A SABEDORIA DA MENOPAUSA

Criando saúde física e emocional,
curando-se durante a mudança

CHRISTIANE NORTHRUP, M.D.

A SABEDORIA DA MENOPAUSA

Criando saúde física e emocional,
curando-se durante a mudança

Tradução
Marcelo Borges

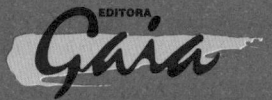

© Christiane Northrup, M.D., 2003
Translation copyright © 2001 by Christiane Northrup, M.D.
Published by arrangement with Bantam Books; an imprint of Bantam
Dell Publishing Group, a division of Randon House, Inc.

1ª Edição, Editora Gaia, São Paulo 2004
1ª Reimpressão, 2011

Diretor-Editorial	Jefferson L. Alves
Assistente-Editorial	Ana Cristina Teixeira
Gerente de Produção	Flávio Samuel
Consultoria Editorial	Bel Cesar
Revisão Técnica	Eliezer Berenstein
Revisão	Ana Cristina Teixeira
	Fábio Gonçalves
Capa	Eduardo Okuno
Editoração Eletrônica	Lúcia Helena S. Lima

Dados Internacionais de Catalogação na Publicação (CIP)
(Câmara Brasileira do Livro, SP, Brasil)

Northrup, Christiane
    A sabedoria da menopausa: curando e criando saúde física e emocional / Christiane Northrup; tradução Marcello Borges. – São Paulo: Gaia, 2004.

    Título original: The wisdom of menopause
    Bibliografia.
    ISBN 978-85-7555-032-8

    1. Medicina alternativa 2. Menopausa 3. Menopausa – Aspectos psicológicos 4. Menopausa – Aspectos religiosos I. Título

04-5160   CDD-618.175
                                                     -WP 580

Índices para catálogo sistemático:

1. Menopausa : Ginecologia : Ciências médicas   618.175

Direitos Reservados
EDITORA GAIA LTDA.
(uma divisão da Global Editora e Distribuidora Ltda.)
Rua Pirapitingui, 111-A – Liberdade
CEP 01508-020 – São Paulo – SP
Tel.: 11 3277-7999 – Fax: 11 3277-8141
e-mail: gaia@editoragaia.com.br
www.editoragaia.com.br

Obra atualizada conforme o
Novo Acordo Ortográfico da Língua Portuguesa

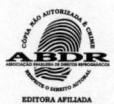

Colabore com a produção científica e cultural.
Proibida a reprodução total ou parcial desta obra
sem a autorização do editor.

Nº DE CATÁLOGO: **2443**

Muitas das histórias que aparecem neste livro são a combinação de diversos relatos; características e nomes que poderiam identificar as pessoas envolvidas foram alterados. Entretanto, refletem situações autênticas das vidas de milhares de mulheres na menopausa, ou próximas a ela, que conheci ao longo dos anos de prática médica. Se você acha que se reconheceu nessas narrativas, trata-se de pura coincidência, a menos que eu tenha recebido sua permissão específica e por escrito para usar sua história.

Este livro é dedicado ao espírito pioneiro incorporado nas mulheres da geração nascida após a Segunda Guerra Mundial.

Sumário

Agradecimentos 13
Introdução: Começa a viagem 15
   Meia-idade: redefinindo criatividade e lar 17
   Por que estou escrevendo agora um livro sobre a menopausa 18
   Desbravando uma nova trilha 20

1. A menopausa põe sua vida sob o microscópio 21
   "Eu não, meu casamento está ótimo" 21
   Época de criar filhos: equilibrando
   a vida pessoal e a vida profissional 24
   Por que o casamento deve mudar na meia-idade........................28
   Minha história pessoal sobre fibromas: o capítulo final................31
   Sentindo a alegria da parceria cocriativa 35
   As forças que mudam a gansa também mudam o ganso 37
   Ataques da menopausa – A sério 38
   Meu casamento faliu 38
   Remédio do tatu: o poder da vulnerabilidade..............................42
   Celebrando o passado enquanto se cria um novo futuro...........43

2. O cérebro pega fogo na menopausa............................46
   Nossa herança cultural 46
   Nossos cérebros pegam fogo na menopausa 48
   Aprendendo a identificar e a obedecer
   nossas chamadas para despertar 48
   Sou eu ou serão meus hormônios?
   Desmascarando o mito dos hormônios enfurecidos....................52
   Os diversos papéis de seus hormônios "reprodutivos" 56
   Acolhendo a mensagem por trás da raiva da menopausa...........62
   Emoções, hormônios e sua saúde 66
   Como nosso cérebro e nosso corpo de meia-idade se
   dispõem a curar nosso passado 75
   Encontrando um significado maior 79

3. **Retornando para si mesma:
da dependência para a autonomia salutar**.................84
   A síndrome do ninho vazio.................................84
   Bebês-bumerangue..87
   Sentimentos poderosos, cura poderosa......................89
   Cuidando de nós mesmas, cuidando dos outros: encontrando
   o equilíbrio..91
   Sucesso financeiro:
   esclarecendo o dinheiro na meia-idade.....................97
   Retornando para você mesma...............................103
   Despertar vocacional na meia-idade.......................105
   Roteiros para viagens por territórios desconhecidos......108

4. **Isto não pode ser a menopausa, não é?
Fundamentos físicos da mudança**.........................111
   O que está acontecendo com seu corpo:
   mudanças hormonais.......................................111
   A perimenopausa é um processo normal, não uma doença....113
   Os três tipos de menopausa...............................116
   Perimenopausa e níveis hormonais.........................118
   Existe algum teste que eu possa fazer?...................119
   Menopausa e função tireóidea.............................123
   Menopausa e função suprarrenal...........................124
   O que esperar durante a sua transição....................128

5. **Reposição hormonal: uma escolha individual**..........138
   Breve história da reposição hormonal.....................138
   Hormônios bioidênticos: o projeto ideal da natureza......142
   Cartilha dos hormônios: informações essenciais que toda
   mulher deveria aprender..................................146
   Como decidir se você deve tomar hormônios ou não.........158
   O enfraquecimento dos hormônios..........................173
   Por quanto tempo você deve tomar hormônios?..............175

6. **Alimentos e suplementos
para suportar a mudança**................................178
   Princípios básicos da terapia herbárea na menopausa......179
   Alimentos saudáveis na menopausa.........................184
   Medicina chinesa tradicional
   e acupuntura durante a menopausa.........................192
   Comece em algum lugar....................................195

7. **Regime alimentar da menopausa:
   um programa para equilibrar seus hormônios
   e prevenir o aumento de peso da meia-idade..........196**
   Fazendo (novamente) as pazes com meu peso......................197
   Cinco etapas para se controlar o peso na meia-idade.............199
   Os elementos do desequilíbrio...................................204
   Plano alimentar para o equilíbrio hormonal......................208
   Otimizando a digestão na meia-idade.............................223
   A fronteira final: aceitando nossos corpos......................228

8. **Dando saúde e poder à pelve..................230**
   O que é seu, o que é meu, o que é nosso?
   Resgatando nossos limites.......................................230
   Desequilíbrio hormonal: lenha na fogueira.......................233
   Cólicas e dores pélvicas..234
   Sangramento intenso...237
   Fibromas..242
   Uma avaliação corajosa de
   procedimentos cirúrgicos ou invasivos...........................249
   Fortaleça sua saúde urinária e seus músculos pélvicos...........256

9. **Sexo e menopausa: mitos e realidade.....................265**
   A anatomia do desejo..266
   Sexualidade na menopausa: nossa herança cultural................268
   Menopausa é a época de redefinir
   e atualizar nossos relacionamentos..............................274
   Os níveis hormonais são apenas uma parte da libido..............277
   Suporte secundário à libido: estrogênio e progesterona..........279
   Testosterona: o hormônio do desejo?.............................281
   Auxílio à lubrificação..283
   Dizendo a verdade...286
   Nove etapas para reativar a libido..............................288

10. **Alimentando o cérebro:
    sono, depressão e memória..................292**
    Reforçando o sono na meia-idade................................296
    Depressão: oportunidade de crescimento.........................303
    Perda de memória na menopausa: será Alzheimer?.................312
    Estrogênio e Alzheimer...315
    Formas não hormonais de proteger o seu cérebro.................317
    Maximizando a sabedoria da meia-idade..........................321

**11. De botão de rosa a fruto da roseira: cultivando
a beleza na meia-idade** **326**
  Entendendo-se com as mudanças em sua pele 328
  Prevenindo ou tratando as rugas 334
  Acne da meia-idade 343
  Rosácea 347
  Pelos em lugares errados 349
  Quando o cuidado adequado da pele não basta:
  decidindo-se sobre procedimentos cosméticos 356
  Veias varicosas 359

**12. De cabeça erguida para a vida:
formando ossos saudáveis** **364**
  Osteoporose: o escopo do problema 364
  Fomos projetados para uma robustez vitalícia 366
  Como se formam ossos saudáveis 367
  Você corre o risco de ter osteoporose? 372
  Medindo a densidade óssea 375
  Programa para fortalecimento dos ossos 379
  E esses remédios para fortalecer os ossos? 387
  Fique forte 388
  A conexão entre luz solar e saúde óssea 396
  Apoie a conexão com a terra valendo-se da
  medicina herbárea 401

13. Mantendo saudáveis os seios **403**
  Nossa herança cultural: nutrimos e nos sacrificamos 404
  A anatomia emocional do câncer de mama 405
  Estilo de vida e saúde dos seios 410
  Alimentação para a saúde dos seios 413
  Identificando o câncer de mama 416
  Mantendo uma perspectiva sobre
  o risco de câncer de mama 424
  O gene do câncer de mama:
  será que você precisa fazer um teste? 425
  O efeito da terapia de reposição
  hormonal sobre a saúde dos seios 427
  Hormônios bioidênticos e o risco de câncer 430
  O dilema do tamoxifeno 436

14. Vivendo com o coração, paixão e alegria: como ouvir e amar seu coração na meia-idade 441

O coração tem algo a dizer na menopausa:
minha própria história 441
Doença cardiovascular:
quando o fluxo da vida é bloqueado 446
Palpitações: toque de despertar do coração 447
Tendências femininas e doenças cardíacas:
nossa herança cultural 450
Arteriosclerose: reduzindo o risco 453
Carboidratos, açúcar e saúde cardíaca:
o que toda mulher deveria saber 463
Suplementos protetores do coração 465
Alimentos para saúde cardíaca 469
E o que falam da aspirina? 472
Siga em frente, não pare! 473
O vínculo coração-estrogênio:
o que realmente acontece? 476
Como amar e respeitar seu coração na meia-idade 480
Animais domésticos abrem o seu coração 481

Epílogo: A calmaria depois da tempestade 483

Notas 486

Recursos 518

Índice remissivo 520

Agradecimentos

Parte da sabedoria da menopausa consiste em conhecer seus limites e em aprender a aceitar ajuda. Agradeço às seguintes pessoas, cuja ajuda e apoio tornaram este livro real.

Meu agente e amigo, Ned Leavitt, que me mostrou que sólidos acordos contratuais são compatíveis com a sabedoria da menopausa, e essenciais para ela.

Irwyn Applebaum, presidente da Bantam Books, que, ao me aconselhar a escrever um bom livro, deu a tônica para todo esse processo. Beth Rashbaum, por sua sabedoria em editoração. Susan Warga, editora, por afinar este material com sua mente aguçada. Toni Burbank, editor, cuja ética profissional à moda da Nova Inglaterra, de mangas arregaçadas, suscitou o que tenho de melhor. E Barb Burg, do departamento de publicidade da Bantam, por sua contínua orientação e pontos de vista.

Dra. Karen Hayes, cuja formação científica e atitude "vamos em frente" nos primeiros meses deste projeto deram-me coragem para começar e depois dar continuidade a este livro.

Judy Barrington, minha ilustradora médica, por usar como base a Mona Lisa e minhas ideias gráficas caprichosamente malfeitas e aperfeiçoá-las.

Marcella Sweet-Demetriou, que fez minhas transcrições e que também é uma *designer* criativa, cujo estilo e talento se estendem até às notas de rodapé. Minha gratidão por sua ajuda é ilimitada.

A equipe da Phillips Publishing International, que publicam *Health Wisdom for Women*, meu boletim mensal. Agradeço em especial à minha antiga editora Meg de Guzman, cuja visão e habilidade foram uma importante contribuição para mim e para os assinantes de meu boletim.

Jack Wilson e Bill Heitz, que produziram meus programas especiais para o canal público de TV. Obrigada por sua visão, apoio e encantador senso de humor.

Terah Kathryn Collins, cuja simpatia e habilidade com o *feng shui* me ajudaram a transformar minha casa e meu consultório em ambientes que me apoiam, e a meu trabalho, em todos os níveis.

Fern Tsao e sua filha Maureen, cuja habilidade terapêutica com a acupuntura e a Medicina Chinesa Tradicional mantiveram meu *chi* fluindo livremente.

Nancy Etnier, minha professora de Pilates, por ajudar-me a me manter forte, equilibrada e flexível. Você me ajudou a provar para mim mesma que idade e declínio físico não precisam andar juntos.

A atenciosa e simpática equipe da Broad Arrow Tavern do Harraseeket Inn, por seu serviço consistente e pela comida nutritiva nas inúmeras refeições que fiz durante meus "retiros de escritor".

Ao Dr. Joel Hargrove, cujos 25 anos de pesquisas sobre o uso de hormônios bioidênticos proporcionaram as informações científicas corretas a centenas de médicos e os tratamentos hormonais adequados à vida de milhares de mulheres.

A Sue Abel, que ajuda a manter minha casa bela e organizada, e também cuida de meus dois adoráveis e bem-humorados gatos, Buddy (na verdade um gato-cão) e Francine, sua alteza real, que nos permite alimentá-la e mimá-la nos dias em que ela nos julga dignos dessas honrarias.

Minha família, especialmente minha mãe e meu irmão John, que têm sabido como e quando me apoiar ao máximo tanto durante as dificuldades como nas comemorações destes dois últimos anos.

Charles Grover, cujo serviço generoso, senso de humor e disposição para auxiliar em qualquer coisa e a qualquer momento estabeleceram um novo padrão em minha vida.

Dra. Mona Lisa Schulz, minha parceira de pesquisas, colega e melhor amiga. Sua formação acadêmica, sua amizade e seu infalível apoio e senso de humor transformaram minha vida em todos os níveis. Obrigada por ter a força de se recusar a trabalhar em qualquer coisa que não seja digna de sua atenção e por me ajudar a fazer o mesmo.

Diane Grover, minha assistente administrativa com dons espantosos e amiga leal, que esteve comigo desde o princípio. Você tem contribuído para o meu bem-estar em todos os sentidos por mais de vinte anos, e não sei o que faria sem você. Espero poder contar com muitas outras décadas de criação conjunta.

Finalmente, agradeço muito às minhas filhas adolescentes, Ann e Kate, por ficarem ao meu lado e me proporcionarem a prova viva de que a melhor maneira de se ter acesso à sabedoria da menopausa enquanto cuido de vocês como mãe é aprender a cuidar de mim mesma e não me esquecer disso.

INTRODUÇÃO

Começa a viagem

No espaço de um ou dois anos antes de meus ciclos menstruais começarem a falhar, fui tendo cada vez mais a sensação de irritabilidade sempre que meu trabalho era interrompido ou quando eu tinha de lidar com um colega ou funcionário que não fosse tão dedicado às suas tarefas quanto eu. Analisando em retrospectiva, lembro-me de que quando tinha trinta e poucos anos e minhas filhas eram mais moças, suas interrupções quando eu estava no meio de um artigo ou ao telefone eram apenas levemente irritantes. Minha preocupação e meu amor pelo bem-estar delas costumavam superar qualquer raiva ou frustração que eu tivesse sentido.

Contudo, ao me aproximar da menopausa, vi-me incapaz de tolerar coisas como minha filha de dezoito anos perguntando "Cadê o jantar?", apesar de perceber claramente que eu estava ocupada. Por que, eu me perguntava, era sempre minha a responsabilidade de pilotar o fogão e começar a pensar nas necessidades alimentares de minha família, mesmo quando não estava com fome e sim profundamente concentrada em um projeto? Por que meu marido não podia começar a preparar a refeição? Por que minha família dava a impressão de estar quase paralisada na hora do jantar? Por que ficavam esperando na cozinha, como se não pudessem pôr a mesa ou servir um copo d'água, até eu poder chegar e anunciar, apenas com minha presença, "Mamãe chegou. Agora podemos comer"?

A mesma coisa acontecia na hora de entrar no carro e sair de férias. Só no momento em que me dirigia definitivamente para a porta é que a minha família se mobilizava. Tinha a impressão de que minha presença fazia que eles perdessem a iniciativa individual de cuidar de uma situação, fosse o jantar ou uma viagem de carro. No entanto, enquanto minhas filhas eram pequenas e, cuidava delas, aceitei tudo isso com bom humor, como parte e parcela de meu papel como mãe. E, ao fazê-lo, perpetuei o processo sem perceber, em parte porque era muito bom ser indispensável.

No período que antecede à menopausa, perdi a paciência com esse tipo de comportamento em todos os níveis, fosse em casa, fosse no trabalho. Dava para sentir um vulcão ígneo dentro de mim, pronto para entrar em erupção, e uma voz em mim que rosnava: "Chega! Vocês são pessoas aptas e capazes. Todos aqui sabem dirigir ou esquentar uma chaleira. Por que a minha energia ainda é o princípio organizador daqui?". Minha indignação crescia enquanto eu resmungava para mim mesma: "Se eu fosse um homem no apogeu da vida e no cume da carreira, não seria interrompida assim. Todos estariam se perguntando como poderiam me ajudar, e não o contrário!".

Mal sabia que esses pequenos acessos de irritabilidade por causa de detalhes da dinâmica doméstica eram as primeiras e débeis batidas na porta onde se lia "Sabedoria da Menopausa", indicando que eu precisava renegociar alguns de meus padrões de comportamento habituais. Tampouco sabia que quando começasse a sentir calores e a deixar de menstruar, minha vida, tal como a conhecera no quarto de século anterior, estaria à beira de uma completa transformação. Enquanto minha natureza cíclica se reorganizava, coloquei todos os meus relacionamentos importantes sob o microscópio, comecei a resolver assuntos inacabados do passado, senti as primeiras pontadas do ninho vazio e estabeleci uma relação completamente nova e excitante com minha criatividade e vocação.

Todas as mudanças que iria experimentar em breve foram ativadas, apoiadas e estimuladas pelas complexas e intricadas alterações no cérebro e no corpo, fazendo parte – sem alarido, mas de forma inevitável e geralmente avassaladora – da transição da menopausa. Há muito, muito mais nessa transformação da meia-idade do que "hormônios em fúria". Uma pesquisa sobre as mudanças fisiológicas que ocorrem na mulher prestes a entrar na menopausa revela que, além da alteração hormonal que assinala o término da capacidade reprodutora, nossos corpos – e, mais especificamente, nossos sistemas nervosos – estão sendo, literalmente, remodelados. É simples: nossos cérebros estão mudando. Os pensamentos e a capacidade de concentração da mulher, bem como a quantidade de combustível direcionada aos centros intuitivos nos lobos frontais de seu cérebro, estão vinculados aos circuitos sendo remodelados, e são afetados por eles. Depois de atender milhares de mulheres que passaram por esse processo, e de tê-lo vivenciado pessoalmente, posso dizer com segurança que a menopausa é um estágio de desenvolvimento excitante – e, se participarmos dele de maneira consciente, vislumbraremos imensas possibilidades de transformação e de cura de nossos corpos, mentes e espíritos nos níveis mais profundos.

Como uma mulher que está hoje na meia-idade, faço parte de uma população crescente e que totaliza um número inédito, quarenta milhões.* Este

---

* A autora se refere aos Estados Unidos (NT).

grupo não é mais invisível e silencioso, mas sim uma força que precisa ser reconhecida: educada, loquaz, com sofisticados conhecimentos médicos, e determinada a assumir o controle de sua própria saúde. Pense nisso: quarenta milhões de mulheres passando ao mesmo tempo pela mesma atualização dos circuitos. Em virtude de nosso número, bem como de nossa influência social e econômica, somos poderosas – e potencialmente perigosas para qualquer instituição que se fundamenta no *statu quo*. Posso apostar tranquilamente no fato de que o mundo vai mudar, querendo ou não, junto conosco. Provavelmente, para melhor.

Não é à toa que o atual movimento de cura psicoespiritual é formado principalmente por mulheres entre trinta e poucos e cinquenta e tantos. Estamos despertando em massa e começando a transmitir para o mundo uma mensagem – muito necessária – de saúde, esperança e cura.

Minha experiência pessoal me diz que o erguimento pré-menopausa do véu hormonal – o ciclo mensal de hormônios reprodutores que tende a nos manter focalizadas nas necessidades e sentimentos alheios – pode ser tanto libertador como perturbador. O índice de separações, divórcios e mudanças vocacionais na meia-idade confirma isto. Eu, por exemplo, sempre me vi casada com o mesmo homem até a morte, os dois envelhecendo juntos. Este ideal sempre foi um de meus sonhos mais preciosos. Na meia-idade, eu, como milhares de outras, tive de abrir mão dessas fantasias sobre como minha vida deveria ser. Tive de me defrontar com o antigo ditado que diz como é difícil perder aquilo que você nunca teve. Isso significa desistir de todas as suas ilusões, o que é muito duro. Para mim, porém, o problema era maior do que o lugar e a pessoa com quem eu iria envelhecer. Era um aviso, proveniente do fundo de meu espírito, que dizia: "Cresça... ou morra". Eram essas as minhas alternativas. Preferi crescer.

Meia-idade: redefinindo criatividade e lar

Para a maioria das mulheres, identidade e autoestima são geradas por nossas associações e relacionamentos. Isto se aplica até às mulheres com cargos elevados e àquelas que optaram por não se casar. Os homens, por seu lado, costumam definir sua identidade e autoestima a partir do mundo exterior – emprego, renda, realizações, honrarias. Para os dois sexos, esse padrão pode se alterar na meia-idade.

Normalmente, as mulheres começam direcionando mais energia para o mundo situado além do lar e da família, que, de uma hora para outra, pode parecer uma fonte de recursos convidativa, grandiosa e inexplorada, aberta para incursões, expressão criativa e autoestima. Enquanto isso, os homens da mesma faixa etária – que podem estar passando por um tipo todo próprio de menopausa – costumam se sentir apáticos; estão prontos para se aposentar, para se recolher e fugir das batalhas do local de trabalho. Percebem que suas prioridades estão se voltando para o interior, para o lar e a família.

É uma transposição irônica: o homem está começando a procurar o "sumo" dos relacionamentos; a mulher está se sentindo biologicamente pronta para explorar o mundo exterior. Nos casais, isso acaba causando grandes mudanças nos papéis de cada um. No melhor dos mundos, o homem se aposenta ou reduz sua carga profissional, tornando-se o mestre-cuca e faxineiro da casa, e proporcionando apoio emocional e prático para os novos interesses de sua mulher. Ela, por sua vez, sai pelo mundo e abre uma empresa, matricula-se em uma faculdade ou faz aquilo que seu coração manda. Se o relacionamento entre ambos é adaptável e flexível, eles se ajustam a seus novos papéis. Do contrário, ele pode ficar com ciúmes do sucesso e independência da esposa, pressionando-a para que continue a cuidar dele como sempre fez. Ele pode até ficar fisicamente doente, geralmente com problemas cardíacos e/ou pressão excessivamente alta. É importante observar que esse ato não é voluntário; ele está simplesmente reagindo aos ditames de nossa distorcida cultura.

Portanto, a mulher se vê, com frequência, na difícil posição de ter de escolher entre voltar ao papel de responsável pela nutrição de seu marido e a atenção às suas próprias necessidades e de sua própria paixão criativa. A história é antiga, comum às mulheres de todas as culturas, não apenas da nossa. A mulher na menopausa, conhecida mitologicamente como "anciã", vê-se diante de uma encruzilhada da vida, dividida entre o caminho que sempre percorreu e um novo, com o qual ela começou a sonhar. Uma voz proveniente do velho caminho (que em muitos casos é a voz do marido) implora-lhe que fique onde está: "Amadureça comigo, o melhor está por vir". Mas do novo caminho uma voz sugere, implora-lhe que explore aspectos de si mesma que estiveram adormecidos durante todos aqueles anos em que ela focalizou os outros e cuidou deles. Ela esteve se preparando para dar à luz a si mesma, e, como muitas mulheres já sabem, o processo do parto não pode ser detido sem consequências.

Cuidar dos demais e dedicar-se a paixões pessoais inexploradas não são opções que obrigatoriamente excluem uma à outra, mas nossa cultura faz que pareçam ser assim, sempre incentivando a primeira à custa da segunda. Isso é parte daquilo que torna a transformação da meia-idade tão desafiadora – como eu mesma aprendi.

Por que estou escrevendo agora um livro sobre a menopausa

Embora tenha trabalhado de perto com mulheres na menopausa por mais de vinte anos, jurei que nunca escreveria um livro sobre esse assunto enquanto eu mesma não passasse pelo processo. Eu sabia que, vivenciando pessoalmente essa transição, iria aprender alguma coisa que não conseguiria aprender de qualquer outro modo. Minha postura acerca da gravidez e do parto, por exemplo, transformou-se completamente e se aprofundou quando tive minhas duas filhas. O mesmo se aplicou à transição da menopausa e seus desafios.

Para alguns, pode ser surpreendente ouvir um médico fazendo revelações sobre sua vida pessoal. Mas sempre me senti confortável com a ideia de que aquilo que posso oferecer como mulher, esposa e mãe é absolutamente tão valioso quanto aquilo que tenho a oferecer como médica praticante – são ferramentas de ensino igualmente valiosas, e uma incrementa a outra. Na verdade, a ideia de me dividir em duas *personas*, uma profissional e outra doméstica, é inimaginável. É desonesto, e cria uma barreira à comunicação plena nesses dois setores. É por isso que, ao longo de minha carreira profissional como clínica geral, cirurgiã e professora de assuntos relacionados à saúde feminina, lidei com pacientes e alunos com toda a plenitude, em todos os meus papéis. E como essa abertura resultou numa enxurrada de calor e aceitação por parte de minhas pacientes e leitoras, encontrei novamente coragem para relatar neste livro algumas de minhas experiências mais recentes.

A cultura em geral, e a profissão médica em particular, aconselha os médicos a manter suas histórias pessoais para si mesmos, especialmente quando envolvem emoções difíceis, como raiva ou medo – supostamente porque parecer humano demais solaparia nossa autoridade. Contudo, percebi, ao longo do tempo, que nada ilustra um ponto de maneira tão eficiente, ou é tão útil para minhas pacientes, quanto uma sincera história pessoal. Dizer a verdade sobre minha própria natureza humana e vulnerabilidade é útil também para mim. Esse, afinal, é um dos motivos que faz que os programas de doze passos ajudem tão bem as pessoas a se recuperar das garras do vício e da negação. Histórias honestas ajudam a despertar o terapeuta que existe em nós. Compartilhando tanto a alegria como a dor de minha própria transição, espero poder ajudar a ilustrar e também a desmistificar os surtos de energia criativa que ocorrem para tantas de nós na meia-idade. Também apresento muitas histórias pessoais de minhas pacientes e de assinantes de meu boletim, cujas experiências revelam como as mudanças emocionais que ocorrem na menopausa, e que no início podem nos deixar desconfortáveis ou até assustadas, nos ajudam, em última análise, a lidar com o trabalho (e a diversão) que nos aguardam em nossas jornadas.

O dilema que enfrento, com mulheres de todas as partes, é que normalmente nos sentimos culpadas quando fazemos revelações pessoais, pois, ao sermos sinceras conosco mesmas e com nossos sentimentos, achamos que estamos traindo outras pessoas, especialmente membros da família. Asseguro-lhes que reparti com minha família as histórias apresentadas aqui. Quanto às outras histórias, procurei obter a permissão explícita das pessoas envolvidas, exceto nos casos em que os detalhes foram tão alterados que a pessoa não pode ser identificada.

Desbravando uma nova trilha

Ao longo da maior parte da história da humanidade, a imensa maioria das mulheres morria antes de chegar à menopausa; para aquelas que sobreviviam, a menopausa era tida como o prenúncio de um iminente e inevitável declínio. Hoje, porém, com a expectativa de vida da mulher variando entre 78 e 84 anos, é razoável esperar que ela não só viverá trinta a quarenta anos além da menopausa, como estará vibrante, alerta e influente. A menopausa pela qual você passará não é a menopausa pela qual sua mãe ou sua avó passaram.

As mulheres da geração de nossas mães, cujos modelos femininos eram parecidos como o de June Cleaver em *Leave It to Beaver*,* tiveram sua transição em um ambiente social e político totalmente diferente. A menopausa (aliás, tal como a menstruação) não era discutida em público. Hoje não é assim. Ao quebrarmos esse silêncio, também estamos quebrando barreiras culturais, e assim podemos adentrar essa nova fase com os olhos bem abertos – na companhia de quarenta milhões de colegas, todas passando pela mesma transformação juntas. E, como você verá logo mais, as mudanças que ocorrem nas mulheres de meia-idade vão funcionar como o motor de um trem de grande velocidade, promovendo a rápida evolução de toda a sociedade e levando-a a lugares que ainda não foram mapeados. Embarcar nesse trem veloz ou ficar na plataforma e deixá-lo passar é uma decisão que terá efeitos importantes na distância que você irá percorrer e nos seus sentimentos durante a jornada.

No final das contas, descobri que essa viagem é cativante, excitante e salutar. E certamente não me encontro sozinha. Uma pesquisa realizada em 1998 pelo Gallup, apresentada na reunião anual da North American Menopause Society, mostrou que mais da metade das americanas entre cinquenta e 65 anos se sentiu mais feliz e realizada nesse estágio da vida. Comparado ao que sentiram entre os vinte e os cinquenta anos, acharam que suas vidas melhoraram de várias maneiras, inclusive na vida familiar, interesses, amizades e relacionamento com o cônjuge ou companheiro. Em outras palavras, a visão convencional da menopausa como uma transição assustadora que anuncia "o começo do fim" não poderia estar mais distante da verdade. Por isso, queira juntar-se a mim – e aos milhões de mulheres que nos precederam e que virão depois de nós – nessa transformação e melhoria de vida, bem como de nossa cultura, em última análise, devida à compreensão, à aplicação e à vivência da sabedoria da menopausa.

---

* Ou, mais familiar ao público brasileiro, Margaret Anderson, a mãe em *Papai sabe tudo* (NT).

1
A menopausa põe sua vida sob o microscópio

Não é segredo que as crises de relacionamento são um dos efeitos colaterais mais frequentes da menopausa. Geralmente, isso é atribuído aos efeitos alucinantes das mudanças hormonais que têm lugar no corpo da mulher nessa época de transição. O que raramente se reconhece ou se compreende é que embora essas mudanças provocadas pelos hormônios afetem o cérebro, também fazem que a mulher perceba mais facilmente a desigualdade e a injustiça, dando-lhe ainda uma voz para falar desses problemas. Em outras palavras, dão-lhe uma espécie de sabedoria, bem como a coragem de verbalizá-la. Quando começa a se erguer o véu que obscurece a visão, criado pelos hormônios da reprodução, o fogo e o espírito joviais da mulher costumam se reacender, juntamente com desejos e impulsos criativos há muito sublimados. A meia-idade reativa com energia vulcânica esses impulsos, que exigem um canal de saída.

Se eles não encontram uma saída – se a mulher permanece em silêncio em nome da manutenção da paz em casa e/ou no trabalho, ou se ela se contém e não dá vazão a seus ímpetos criativos – o resultado equivale a obstruir a válvula de uma panela de pressão: alguma coisa acaba cedendo. Normalmente, quem cede é a saúde da mulher, e o resultado será um ou mais dos males das mulheres na pós-menopausa: doenças cardíacas, depressão e câncer de mama. Por outro lado, para aquelas que preferem respeitar a sabedoria do corpo e expressam aquilo que existe dentro delas, é uma boa ideia prepararem-se para as turbulências que podem tornar caóticos relacionamentos de longa data. O casamento não está imune a esse efeito.

"Eu não, meu casamento está ótimo"

Todo casamento, até os muito bons, precisa passar por mudanças a fim de acompanhar a reestruturação do cérebro feminino, movida pelos hormônios durante os anos que precedem e incluem a menopausa. Nem todos os casamentos são capazes de sobreviver a essas mudanças. O meu não conseguiu, e ninguém ficou mais surpresa com isso do que eu. Se isso faz que você queira esconder sua cabeça na areia, creia-me, compreendo isso. Mas, em nome de ser honesta consigo mesma e de proteger sua saúde emocional e física na segunda metade de sua vida – provavelmente, uns quarenta anos ou mais –, eu sugiro que se prepare e dê uma boa e séria analisada em todos os aspectos de seu relacionamento (inclusive em alguns recônditos previamente intocados de seu casamento), pois talvez seja essa a única opção que atenda aos seus melhores interesses no longo prazo, seja no campo físico, seja no emocional ou no espiritual.

Do ponto de vista da saúde física, por exemplo, muitas evidências sugerem que o aumento no número de moléstias potencialmente letais após a meia-idade, que não se justifica apenas pelo processo de enfraquecimento, em parte tem raízes nos estresses e nos problemas de relacionamento não solucionados que fervilharam sob a superfície na época em que a mulher criava os filhos e depois borbulharam e explodiram na fase pré-menopausa, sendo abafados em nome da manutenção do *statu quo*. A saúde de seu cônjuge também está em jogo. Manter-se em um relacionamento feito sob medida para um casal de vinte e poucos anos sem que se façam os ajustes necessários diante das pessoas em que vocês se transformaram na meia-idade pode acarretar riscos tão grandes à saúde dele como para a sua.

Isso não significa que suas únicas opções são o divórcio ou o ataque cardíaco. Para alinhar seu relacionamento com seu cérebro reestruturado, você e seu parceiro devem estar dispostos a reservar tempo, e a despender energia, para resolver antigos problemas e estabelecer novas regras básicas para os próximos anos. Se você conseguir fazer isso, então seu relacionamento irá ajudá-la a prosperar na segunda fase de sua vida. Se um de vocês, ou ambos, não puderem ou não quiserem fazê-lo, então a saúde e a felicidade podem correr riscos caso vocês permaneçam juntos.

Preparando para a transformação

Na meia-idade temos à nossa disposição a maior quantidade de energia psíquica que já tivemos desde a adolescência. Se nos esforçarmos e trabalharmos em parceria ativa com essa energia orgânica, confiando nela para revelar as crenças a nosso respeito – inconscientes e autodestrutivas – que têm nos impedido de ser o que poderíamos ser, então veremos que temos acesso a tudo aquilo que é preciso para nos reinventarmos como mulheres mais saudáveis e flexíveis, prontas para adentrar com alegria a segunda metade da vida.

Esse processo de transformação só pode ser bem-sucedido se nos tornarmos ativas de duas maneiras. Primeiro, devemos estar dispostas a assumir a plena responsabilidade por nossa parcela dos problemas que enfrentamos na vida. É preciso ter muita coragem para admitir que contribuímos para as coisas que deram errado conosco e para não nos vermos mais como vítimas de alguém ou de alguma coisa externa a nós mesmas. Afinal, a pessoa no papel de vítima tende a ser alvo de simpatia e a ficar em posição moral elevada, e isso é atraente; ninguém quer se sentir como o vilão da história. Mas, embora, a curto prazo, possa parecer uma boa escolha assumir o papel de vítima, essa posição não nos dá poder algum para mudar, curar, crescer e seguir em frente.

O segundo requisito para a transformação é, de longe, o mais difícil: devemos estar dispostas a sentir a dor da perda e a chorar por aquelas partes de nossas vidas que estamos deixando para trás. E isso inclui aquelas fantasias sobre como nossas vidas teriam sido diferentes *se...* Normalmente, é muito difícil enfrentar essa perda, e é por isso que muitas de nós resistem às mudanças de modo geral e a da meia-idade em particular. Há uma voz que diz: "Por que virar o barco? Já passei por metade da minha vida. Não seria mais fácil aceitar aquilo que tenho no lugar de que me arriscar pelo desconhecido?".

O término de qualquer relacionamento ou de qualquer fase importante de nossas vidas, mesmo que tenha nos deixado tristes ou nos impedido de crescer e de nos realizarmos plenamente, parece-se pura e simplesmente com a morte. Para superar isso, temos de sentir a tristeza causada pela perda e lamentar profundamente aquilo que poderia ter sido e que agora nunca será.

Depois, precisamos nos erguer e seguir na direção do desconhecido. Provavelmente, nossos medos mais profundos irão aflorar quando nos virmos diante da incerteza do futuro. Quando passei por minhas próprias mudanças da pré-menopausa, aprendi isso de forma nua e crua – para minha surpresa.

Quando estava me aproximando da menopausa, já tinha atendido muitas mulheres que passaram pelas "limpezas" da meia-idade; orientei-as e dei--lhes conselhos quando os filhos saíram de casa, seus pais ficaram doentes, seus casamentos terminaram, seus maridos ficaram de cama ou morreram, elas mesmas ficaram doentes, perderam seus empregos – em suma, quando atravessaram todas as tormentas e crises da meia-idade. Mas nunca imaginara que iria enfrentar uma crise no *meu* casamento. Sempre me senti segura e confortável na crença de que estava casada com o homem dos meus sonhos, aquele com quem eu ficaria "até que a morte nos separasse".

Felicidade delirante e joelhos trêmulos

Sempre me lembrarei da felicidade de ter encontrado e me casado com meu marido, uma decisão que tomamos apenas três meses depois de termos nos conhecido. Ele era meu residente quando eu estudava medicina em Dartmouth. Ele parecia um deus grego, e eu me sentia realmente lisonjeada por sua atenção, especialmente porque não me sentia capaz de atrair um homem tão bonito e com tal histórico pessoal – faculdade de elite, clube de campo etc. Alguma coisa lá no fundo foi tocada por ele, algo mais forte que a razão, maior do que já havia sentido por qualquer namorado. Nos primeiros cinco anos de casamento, meus joelhos bambeavam sempre que eu o via. Não havia um poder na Terra que pudesse me convencer de que devia me afastar dele. Lembro-me que tinha vontade de proclamar aos brados o meu amor por ele, do telhado dos prédios mais altos – um sentimento exuberante, pouco característico da discreta e estudiosa oradora da turma de 1967 da Ellicottville Central School.

Ele, porém, estava bem menos disposto a exibir seus sentimentos. Não pude deixar de notar, durante os anos em que ficamos mergulhados no treinamento cirúrgico, que meu marido se sentia pouco à vontade ao entrar em contato comigo enquanto trabalhávamos, e, não raro, parecia frio e distante quando eu tentava demonstrar afeto nessas situações. Isso me intrigava e me magoava, pois sempre me sentia orgulhosa ao apresentá-lo a meus pacientes quando nos encontrávamos por acaso fora da sala de cirurgia. Mas eu me dizia que isso se devia à maneira como ele fora criado, e que, se lhe desse amor e atenção suficientes, ele reagiria mais, tornar-se-ia mais disponível em termos emocionais.

Época de criar filhos: equilibrando a vida pessoal e a vida profissional

A vida de meu marido não mudou muito depois que tivemos nossas duas filhas. A minha, porém, tornou-se uma batalha – que milhões de mulheres conhecem por experiência própria – para encontrar maneiras satisfatórias e eficientes de ser mãe de minhas filhas, a médica que eu queria ser e, ao mesmo tempo, a boa esposa para meu marido. Mesmo assim, foram tempos felizes, pois adorávamos nossas filhas desde que nasceram e gostávamos de tudo que fazíamos juntos – as caminhadas nos fins de semana, as férias da família, o simples contato diário com dois jovens e belos seres em desenvolvimento.

Às vezes, ficava ressentida com a disparidade entre a minha contribuição para a manutenção da vida familiar e a de meu marido. Uma vez, quando as duas ainda eram pequenas, perguntei-lhe se ele não gostaria de trabalhar um pouco menos para que eu não tivesse de abrir mão de minha atividade como obstetra, de que gostava muito. Ele respondeu: "Você já viu um cirurgião ortopedista de meio período?"; eu admiti que não, mas sugeri que isso não seria impossível se ele usasse um pouco a imaginação. Contudo, isso nunca viria a acontecer. Eu é que deveria, como tantas mulheres, tornar-

-me mestra em modelagem, ajustando minhas necessidades pessoais às dos demais membros da família.

Nos primeiros anos de nossa vida familiar, também fui me conscientizando de que as desigualdades que me incomodavam em meu casamento eram um reflexo das desigualdades que existiam na cultura que nos rodeava. Via muitas pessoas como meu marido e eu – pessoas que se casaram em pé de igualdade, tanto em termos financeiros como escolares, até pessoas que, como nós, exerciam a mesma profissão – e sempre, depois da chegada dos filhos, era a mulher que sacrificava seu tempo livre e suas realizações profissionais e pessoais.

Mude a si mesma, mude o mundo

Durante esse período exaustivo, comecei a pôr em prática algumas das ideias que estava tendo a respeito da saúde da mulher – mas sempre tomando cuidado para não revelar muita coisa em casa, sabendo que elas não seriam bem recebidas por meu marido. Inspirada por minhas próprias experiências e as de minhas pacientes, e apoiada na convicção de que minhas ideias poderiam fazer diferença na vida de outras pessoas, associei-me em 1985 a três outras mulheres em um empreendimento, um centro de saúde, ao qual demos o nome de Women to Women (Mulheres para Mulheres). A ideia de um centro de saúde administrado por mulheres, para mulheres, era praticamente inédita naquela época. Nossa missão central consistia em ajudar as mulheres a perceber a unidade entre mente, corpo e espírito, o que lhes permitiria ver a conexão entre saúde emocional e bem-estar físico. Eu queria fortalecer as mulheres, dar-lhes um lugar seguro no qual poderiam contar suas histórias pessoais e descobrir novas e mais saudáveis maneiras de viver suas vidas.

Eu sabia que eventualmente isso iria implicar um desafio ao *statu quo*, pois as desigualdades da cultura cobram um preço terrível dos corpos e dos espíritos das mulheres. Mas quando comecei a praticar essa nova forma holística de medicina, que para a época era bem revolucionária, percebi que o fato de eu ter uma vida familiar normal e feliz, bem como um marido com ideias médicas convencionais e que trabalhava na mesma comunidade, servia como uma cobertura para mim. Fazia que me sentisse "segura" em um momento em que minhas ideias fossem consideradas reprováveis, na melhor hipótese, ou perigosas, na pior.

Minhas três sócias no Women to Women e eu adquirimos uma antiga casa vitoriana que podia ser convertida em um centro para nossas atividades. Concordamos em manter nossos maridos fora de nosso empreendimento para que a participação deles não minasse nossa entusiástica mas ainda frágil confiança em nós mesmas como empresárias.

Naturalmente, pelo menos no meu caso, isso não significava necessariamente que eu não quisesse o apoio de meu marido. Lembro-me muito bem de determinado dia, no começo da reforma da casa. Havia dois tratores no jardim, operários por todos os cantos e o prédio antigo estava todo aberto. Naquele instante, de repente, o projeto ficou muito real para mim, e me dei conta de que minhas colegas e eu éramos responsáveis pelo pagamento de tudo aquilo. Foi um pensamento assustador. Naquela noite, quando cheguei em casa, procurei a ajuda de meu marido para acalmar meus temores, atitude que não me era característica. "Estou assustada", disse-lhe. "Não sei se serei capaz de realizar tudo isso." Ele respondeu: "Não gosto quando você se sente sem forças, como está agora". Não levou muito tempo até perceber que seria tolice esperar alguma coisa dele.

Sua reação diante de um momento pouco característico e arriscado de vulnerabilidade emocional simplesmente reforçou o estilo "aguente firme" que eu tinha desenvolvido na infância, um estoicismo necessário em uma casa na qual as necessidades emocionais eram julgadas fraquezas e onde tínhamos de "manter a pose". Outro dos ditados prediletos de minha família era: "Não peça uma mochila mais leve, peça costas mais fortes". Assim, como de costume, recolhi-me aos meus botões, procurei meus recursos interiores e fingi que não estava com medo.

Pelo que se viu depois, o Women to Women foi um grande sucesso. Nosso trabalho encontrou eco em nossas pacientes, e o centro cresceu sem parar só com recomendações verbais. Embora minha realização me deixasse excitada, nunca consegui atrair o interesse de meu marido por qualquer das ideias sobre medicina alternativa que compunham o núcleo de minha nova atividade médica. Na verdade, estava até orgulhosa de mim mesma por ser capaz de manter um belo relacionamento com um sócio de carteirinha da Associação Médica Americana.

Casando-me com minha mãe

Olhando para trás, vejo que, ao me casar com meu marido, jurei em segredo – e de modo bem inconsciente – que iria fazer qualquer coisa para que esse casamento desse certo, e para ser a mulher que imaginava que ele queria, desde que eu também pudesse me dedicar ao trabalho de que tanto gostava. Sem que percebesse, estava tornando a criar com meu marido muitos aspectos das questões não resolvidas do relacionamento com minha mãe, um fato que só comecei a perceber 22 anos depois, ao chegar no período da perimenopausa.

Até então, em meu casamento, eu continuava a fazer o papel da criança que sempre fora, fácil de satisfazer, enquanto meu marido representava o papel de minha mãe, distante e nunca disponível. Como a filha discreta e sensível em uma família de irmãos atléticos e extrovertidos, que adoravam passar cada momento da vida com o pé no acelerador ou subindo e descendo montanhas com seus esquis, sempre fui do tipo que costuma desaparecer, ficar sozinha no quarto onde ouvia música e lia contos de fadas, devanear diante da lareira ou contemplar o mar. Muito mais sintonizada com os outros membros de nossa grande e agitada família, mamãe sempre parecia ocupada demais para me notar. E, embora meu pai aprovasse minha natureza estudiosa, ele, como a maioria dos homens de sua geração, deixava a prática da criação dos filhos nas mãos de minha mãe.

Ansiosa por obter a aprovação de mamãe, tentava conquistar seu amor sendo boazinha. Assim, trabalhava e estudava muito, nunca me metia em encrencas e me transformava na pequena ajudante da mamãe – cozinhando, limpando, criando centros de mesa para o Natal – qualquer coisa em que pudesse mostrar meu valor. Pressentindo que minha mãe estava sofrendo – embora ainda levasse um bom tempo até compreender a natureza dessa dor – eu tentava ser não apenas um conforto como uma ajuda para ela, tal como tentaria depois, em meu casamento, curar as feridas de infância de meu marido e dar-lhe amor suficiente para que ele conseguisse superar seus antigos medos e mágoas.

Enquanto isso, pedia a meus professores o aplauso que não obtinha em casa. Nessa procura por reconhecimento, tornei-me um caso clássico de aluna excessivamente aplicada, um padrão que continuaria durante a faculdade e em meu casamento.

Finalmente, assim como procurava em meus professores o apoio e a aprovação que não recebia em casa, eu acabaria procurando outras pessoas que não o meu marido para atender às minhas necessidades emocionais. Mas, enquanto não teve início o processo de autoconhecimento que culminou no término de meu casamento, aceitei pura e simplesmente o fato de que, tal como minha mãe, meu marido não conseguia me ver ou me aceitar tal como eu era. Na verdade, nunca esperei que ele o fizesse. Eu agia na premissa de que, basicamente, era indigna de ser apreciada por uma pessoa tão especial.

Se tivesse me sentido mais digna de amor, nunca teria escolhido alguém como meu marido. Vários namorados com quem me envolvi antes de conhecê-lo me admiraram e valorizaram. Mas quando a crença que a leva adiante diz que você precisa merecer o amor – merecê-lo tanto por suas grandes realizações pessoais como por resgatar alguém da dor – então você atrai uma pessoa que reflete essas crenças em você. Era inevitável: os jovens que me apoiavam não eram aqueles que eu queria. Eu desejava justamente aquela indisponibilidade emocional que tanto me fazia lembrar a infância – e eu a consegui.

Desse prisma, meu marido foi uma verdadeira alma companheira, e não posso culpá-lo por tudo que houve entre nós. Só deixamos de ser companheiros de vida quando consegui mudar minha alma – mudá-la de dentro para fora, da maneira mais básica possível.

Minha mãe e eu, por outro lado, resolvemos a maioria de nossos antigos conflitos e hoje estamos mais próximas do que nunca.

Por que o casamento deve mudar na meia-idade

Se analisarmos a dinâmica típica dos relacionamentos familiares íntimos em nossa cultura, podemos dizer com razoável segurança que a grande maioria dos papéis de apoio, de sustentação e subordinação cabem às mulheres, assim como boa parte do autossacrifício. Sim, tem sido cada vez mais comum encontrar mulheres em cargos elevados nos cenários corporativos, políticos e científicos. Mas sempre que devem ser feitas concessões profissionais em nome da família, provavelmente é a mulher que sai de cena ou reduz seu ritmo; é por isso que temos a expressão "mãe profissional".

É verdade que a biologia da mulher tende a estimular seu envolvimento com a família à custa de outros interesses durante a fase de desenvolvimento dos filhos. Mas também é verdade que a atmosfera cultural de desequilíbrio entre os sexos explora essa tendência ao máximo. Isso pode provocar um imenso surto de ressentimento acumulado, quando o véu hormonal se ergue e a mulher subitamente vê com clareza o que aconteceu em sua vida.

As mudanças emocionais que ocorrem nos anos que antecedem e abrangem a menopausa podem ser cataclísmicas, aterrorizantes, especialmente para aquelas que estavam acostumadas a pensar que tinham o controle de suas vidas. Uma coisa é resistir às mudanças advindas de forças externas. Outra coisa bem diferente é a mudança que vem de dentro, fazendo que tudo aquilo a que você se apega, por lhe ser familiar e conhecido, inclusive sua identidade, está se metamorfoseando de dentro para fora. Só há duas maneiras de evitar esse brusco e incômodo nível de mudança: desafiar os ditames sociais e culturais durante a época de criação dos filhos, pois quando a menopausa se aproximar você já terá posto em prática muitas das mudanças que implorarão para ser feitas na meia-idade, *ou* desafiar a sabedoria de seu corpo na fase da perimenopausa e ignorar seu chamado para a verdade e a expressão criativa. Este último caminho pode ter consequências desastrosas para sua saúde e para a de seu cônjuge, para não falar de seu relacionamento, que então terá de se basear em algo além do amor e do respeito mútuo.

Como o seu cérebro está preparado para relacionamentos

Nada em nossas vidas pode nos afetar de forma mais profunda, tanto física como emocionalmente, do que nossos relacionamentos. Os caminhos neurais que nos permitem – na verdade, nos compelem a – relacionarmo-nos com outros seres humanos são construídos em nossos cérebros no início da infância. Nossas experiências nesse estágio crítico vão influenciar os circuitos que estão se desenvolvendo, e permanecerão conosco pelo resto da vida. Se, por exemplo, nossas necessidades como bebês são atendidas por uma pessoa atenciosa e amável, que responde a nosso choro alimentando-nos, trocando nossas fraldas, acarinhando-nos ou embalando nosso sono quando estamos com fome, com frio, molhadas ou assustadas, então a sensação que teremos a nosso próprio respeito será boa, e confiaremos no mundo exterior. Nossas necessidades foram comprovadas e nossos anseios emocionais foram satisfeitos, e nosso relacionamento com outro ser humano serviu para confirmar nosso valor. E certamente a bioquímica da maternidade apoia esse resultado. Os hormônios associados ao parto e à amamentação em uma mãe feliz, saudável e bem apoiada predispõe nela o amor pelo bebê e a necessidade de dar à criança a sensação de ser amada e aceita incondicionalmente.

Às vezes, porém, os pais não tiveram a experiência desse amor incondicional, e por isso não são capazes de repassá-lo aos filhos. E o choro não obterá resposta, ou pior, terá como reação a desaprovação ou o ressentimento, e então a criança sentirá que o universo não é um lugar seguro. Seu relacionamento com outras pessoas parecerá pouco confiável, até ameaçador.

Os sentimentos que desenvolvemos na infância sobre nós mesmos e sobre os outros ficam engastados em nossos circuitos cerebrais, onde vão continuar a afetar, pelo resto da vida, os relacionamentos que escolheremos e nossas reações a eles. Esses sentimentos fazem parte de nosso currículo emocional básico, são acessados com facilidade e expressados livremente, às vezes até demais. Por outro lado, sentimentos que não foram reforçados por experiências da infância tendem a desaparecer, a ficar indisponíveis para nós, a não ser com dispêndio de grandes esforços – ou com a ajuda de um psicoterapeuta.

Sua capacidade de viver de forma bem-sucedida, seja como for que você define sucesso, depende, em grande parte, da forma como você lida com outras pessoas. Se essa parte de sua vida não é satisfatória, o único modo para revisar os antigos circuitos relacionais que determinam seus relacionamentos atuais consistirá em expô-los, para conhecer a maneira como seu cérebro foi "moldado" na juventude. Após conhecer melhor o ambiente no qual você nasceu e foi educada, torna-se possível – embora nunca seja fácil – alterar algumas das opções que você geralmente faz de forma automática em consequência desses antigos circuitos.

Mas a mudança só pode acontecer se você compreende aquilo que precisa mudar. Você deve se perguntar por que está sentindo essas emoções, escolhendo esses parceiros, agindo dessa maneira. A resposta está nessas primeiras experiências de vida, que foram as arquitetas de seus circuitos neurais e que hoje vivem nas células de seu corpo.

Durante e após a adolescência, quase sempre nos vemos atraídas por parceiros que nos possibilitam revisitar e até curar os assuntos emocionais inacabados da infância. Em nossa cultura, é no amor romântico que expressamos nossos mais profundos anseios. Logo, cada relacionamento romântico que temos pode servir de microscópio para a observação de nossos circuitos emocionais. Mais do que qualquer outro aspecto de nossas vidas, nossos relacionamentos íntimos trazem à luz antigas feridas, ainda por cicatrizar.

Em retrospectiva, percebo que isso se aplicou aos sentimentos que nutri pelo homem que se tornou meu marido. Eu estava encenando com ele uma peça familiar, que ainda estava em cartaz dentro de mim. E, embora não possa falar em nome dele, é bem provável que eu tenha representado para ele um papel semelhante. Foi preciso enfrentar mudanças no meu desenvolvimento e nos meus hormônios para conseguir perceber que o papel que representei em meu casamento estava baseado em velhas crenças a meu respeito e a respeito de meu valor, crenças que não me serviam mais e que não eram mais válidas.

A menopausa vem em nosso auxílio

Na época, pode não parecer um auxílio, mas a clareza de visão e a crescente intolerância diante da injustiça e da desigualdade que acompanha as mudanças da perimenopausa são uma dádiva. Nossos hormônios nos estão dando a oportunidade de conhecer, de uma vez por todas, aquilo de que precisamos para viver de modo honesto, pleno e saudável na segunda metade de nossas vidas. É nessa época que as mulheres param de fazer o que chamo "enchimento" – sacrificar suas próprias necessidades a fim de cuidar das necessidades alheias. Nossa cultura espera que as mulheres deem prioridade aos demais, e durante todo o período de criação dos filhos a maioria de nós o faz, não importa qual seja o custo que tenhamos. Mas na meia-idade temos a chance de fazer mudanças, de criar vidas que se ajustam a *quem* somos ou, mais precisamente, a quem nós nos tornamos.

Se, porém, a mulher não consegue se defrontar com as mudanças que precisa fazer em sua vida, seu corpo pode encontrar um modo de mostrá-las a ela, em letreiro luminoso e impossível de se ignorar. É neste estágio que muitas mulheres chegam a uma crise, na forma de um problema físico, de uma moléstia que altera ou, às vezes, ameaça a vida.

Um dos problema físicos comuns nos anos que antecedem a menopausa é, por exemplo, o fibroma do útero. Quarenta por cento de todas as mulheres em perimenopausa em nossa cultura apresentam um ou mais tumores fibrosos, e muitas passam pela histerectomia na meia-idade a fim de lidar com o problema. Na medicina convencional, nós, médicos, explicamos apenas que o motivo para a ocorrência frequente de fibromas em mulheres na faixa dos quarenta anos é a alteração dos níveis hormonais: muito estrogênio produzido em comparação com a progesterona.

Embora isso seja verdadeiro, não representa toda a verdade. Sei disso tanto pessoal como profissionalmente, graças à experiência que tive com um fibroma que foi diagnosticado quando eu estava com 41 anos. Sintomas corporais não têm apenas natureza física; geralmente, contêm uma mensagem sobre nossas vidas, mas é preciso saber decifrá-la. Às vezes, tal como aconteceu comigo, a mensagem vai ficando clara em estágios, e seu significado completo só é percebido em retrospectiva. Mas aquilo que aprendi em primeira mão no decorrer dos oito anos nos quais processei a experiência desse tumor foi que atraímos precisamente a moléstia ou problema que mais nos franqueia o acesso à nossa sabedoria interior – um fenômeno que tanto inspira assombro quanto, às vezes, pavor. Embora isso possa ocorrer durante nossas vidas, atinge-nos de modo mais forte e direto no período anterior e durante a menopausa, como se a natureza estivesse tentando nos despertar uma última vez antes de abandonarmos nossa época reprodutiva, a era em que nossa sabedoria interior, em parte mediada por nossos hormônios, fica mais intensa e eloquente.

Vi meu fibroma como um toque de despertar. Outra mulher pode ter tido um surto de enxaqueca ou TPM, sintomas nos seios, ou qualquer uma entre tantas condições comuns na perimenopausa. A mensagem que seu corpo passa a você será transmitida na linguagem mais adequada para romper suas barreiras particulares, falando mais especificamente dos pontos que você precisa mudar em sua vida. A sabedoria desse sistema é muito precisa.

Minha história pessoal sobre fibromas: o capítulo final

O primeiro diagnóstico sobre meu fibroma foi feito em 1991, vários anos antes da publicação de meu primeiro livro, *Women's Bodies, Women's Wisdom* [Corpos femininos, sabedoria feminina]. Naquela época, fazia três anos que preparava esse livro, e por algum tempo tive a impressão de que estava diante de uma obra encalhada. Em meus momentos mais sombrios, cheguei a duvidar que o livro fosse publicado. Na época, presumi que meu fibroma estava relacionado com a frustração pelo fato de estar demorando tanto para terminar o livro e lançá-lo pelo mundo. Os fibromas podem representar um bloqueio criativo, a criatividade que ainda não aflorou, geralmente porque ela está sendo canalizada para relacionamentos, trabalhos ou projetos que não dão em nada. (A energia criativa bloqueada também pode se expressar em outros lugares, como ovários, trompas de Falópio, intestino delgado, músculos dorsais, bexiga e quadris, bem como no útero – e tudo isso faz parte do segundo centro feminino de energia, chamado pelos médicos orientais de área do segundo chacra.)

Quando *Women's Bodies, Women's Wisdom* foi finalmente publicado, foi muito bem recebido, para meu grande espanto. Secretamente, temia que seria vilificada por minha amada profissão por escrever a verdade, tal como a via, sobre a profunda conexão entre a vida da mulher e sua saúde. Embora o livro não tenha sido recebido propriamente de braços abertos por meus colegas obstetras e ginecologistas, tampouco foi rejeitado. E as mulheres para quem eu o escrevi receberam-no com grande entusiasmo.

Fiquei feliz e aliviada com a reação que recebi, e meu fibroma continuou quieto. Não desapareceu, mas também não aumentou muito. Ficou como uma espécie de sussurro semiadormecido de minha sabedoria interior. Para mim, é fato que não foi por acaso. Teve um significado. Por isso, decidi manter-me aberta à sua mensagem.

Nos próximos anos, continuei a obedecer a minha voz interior – desde que pudesse compreendê-la. Tentei mudar relacionamentos que não estavam dando certo, formei novos relacionamentos, mais recíprocos, mais parecidos com parcerias, e tentei seguir meus instintos criativos até onde me levavam. Portanto, depois de mais de uma década de um trabalho profundamente gratificante com minhas colegas no Women to Women, descobri que meu coração estava me levando cada vez mais para dar aulas e escrever livros. Como estava ansiosa para difundir minha mensagem para um público mais amplo do que nunca, comecei a reduzir meu envolvimento no centro.

Abri mão de minha prática cirúrgica, e gradualmente, muito gradualmente, fui reduzindo o atendimento direto a minhas pacientes. Embora me entusiasmasse pelos novos rumos que minha vida estava seguindo, sentia-me mal por perder uma conexão tão próxima com minhas pacientes. Adorava meu atendimento regular, no qual via as mesmas mulheres ano após ano, ajudando-as em épocas de doenças e comemorando com elas quando aprendiam técnicas para manter a saúde. Mas a pilha de gráficos exigindo minha atenção ao final de cada dia estava me dando um nó cada vez maior no estômago.

Enquanto isso, *Health Wisdom for Women* [Sabedoria da saúde para mulheres], o boletim mensal que lancei em 1994, estava indo bem, e eu estava passando muito tempo pesquisando e preparando textos para ele todos os meses. Também comecei a percorrer o país dando palestras e aulas. Nesse período de mudanças, estava tentando compreender o que meu fibroma estava tentando me ensinar – especialmente quando, após ter ficado estável por quase quatro anos, ele começou a crescer até atingir o tamanho de uma bola de futebol. Embora não achasse que minha vida estivesse muito desequilibrada, em qualquer sentido, tinha consciência de que as diversas mudanças que estava fazendo eram acompanhadas de grande sentimento de culpa, e de que sentir culpa quando fazemos algo de que gostamos muito é sempre um sinal que indica energias bloqueadas. Mas como estava me sentindo muito realizada em minha vida profissional, não compreendi onde poderia ser esse bloqueio.

No Dia de Ação de Graças de 1996, enquanto tentava achar uma roupa para o jantar que disfarçasse o inchaço em minha barriga, agora visível, finalmente compreendi que estava cansada de encobrir meu fibroma, cansada do desconforto que me causava sempre que me deitava sobre o abdômen. Resolvi que já era hora de desistir de encolhê-lo por meios visuais, homeopatia, dieta e acupuntura. Estava pronta para pedir ajuda e remover cirurgicamente meu fibroma.

Depois de marcar a cirurgia, comecei a tomar um agonista GnRH, uma medicação que reduz o nível de estrogênio e, com isso, reduz o volume de fibromas. Isso cria uma menopausa artificial, com muitos dos efeitos colaterais por que passam as mulheres que realmente estão na menopausa, como alterações na memória, surtos de calor e perda óssea. Mesmo assim, resolvi que os benefícios advindos da redução do tumor – quanto menor o tumor, menor a incisão e o risco de perda excessiva de sangue – valiam o inconveniente, especialmente porque iria tomar o remédio apenas durante dois meses.

Mal sabia eu que os benefícios iriam se estender bem além da redução do tumor. Analisando hoje esse período, percebo que os dois meses iniciais de menopausa artificial causados pelo remédio aceleraram as mudanças em meu cérebro – e na minha vida – que prepararam o cenário para uma completa limpeza e reorganização de alguns de meus relacionamentos mais próximos, incluindo, em última análise, meu casamento.

Acesa e tendo o que dizer

Certa noite, duas semanas após começar a tomar o agonista GnRH, toda a minha família, inclusive a governanta e antiga babá, a quem chamarei de Lida, estava reunida diante da televisão assistindo a um episódio de *E.R.* No final, uma das enfermeiras dizia a um visitante que ele deveria entrar e conversar com seu amigo, um homem com queimaduras tão graves que se achava à beira da morte. Vendo que a enfermeira não contava ao visitante que as condições de seu amigo eram graves, Lida me disse: "Eles ensinaram você a ser assim na escola de medicina?". "Assim como?", perguntei. "Eles ensinaram você a não revelar a verdade quando a situação é muito grave?", esclareceu. Depois de meditar por um minuto sobre a pergunta, respondi que, de fato, existia a crença – não verbalizada por nossos professores da faculdade – de que pacientes (e familiares e amigos) não teriam condições de lidar com a verdade, e que essa crença fazia que muitas coisas deixassem de ser ditas, um fato que ficou muito bem ilustrado por aquilo que víramos na tevê.

Nesse momento, meu marido se levantou, aprumou seu corpanzil e proclamou: "É claro que não ensinam isso. Nem sei do que você está falando!". Alguma coisa em mim fez *clique*. Depois de anos e anos de abafamento de minhas verdades pessoais para me manter aceitável para meu marido e para todas as figuras de autoridade semelhantes a ele na faculdade de medicina, não consegui me segurar nem por mais um momento. Disse-lhe que achava que eu (e todos os demais) tinha sido preparada de mil maneiras não verbais para falar com minhas pacientes de determinada forma, e que esta forma deixava de lado boa parte de suas experiências, bem como das minhas. Disse ainda que era claro que não tínhamos uma disciplina chamada Não Converse com Pacientes 1, mas que aprendíamos, mediante exemplos, que uma mão na maçaneta, a visão de um médico fazendo suas visitas de rotina de leito em leito, transmitiam ao paciente um mundo de informações sobre o que podiam ou não esperar em termos de comunicação e de contato com seu médico.

Quando a conversa esquentou, meu marido e eu fomos para o quarto para poupar os demais de nossa raiva. E, nos 45 minutos que se seguiram, senti-me cada vez mais elevada ao lado de minha verdade. Expus a meu marido tudo aquilo em que acreditava – sobre a prática médica, sobre nosso relacionamento, sobre as nossas desigualdades ao longo de tantos anos – e nem me desculpei por aquilo que disse, nem tentei dourar a pílula. Foi uma dessas espantosas erupções vulcânicas que ocorrem de tempos em tempos, quando sai voando a tampa da panela que estava cheia de coisas que sabemos mas de que não podemos falar porque somos mulheres e precisamos sobreviver formando autoridades como nós. Tudo que tentamos ignorar e nos esforçamos para manter sob a superfície explode e aflora em sua inédita glória. No final, meu marido não parecia mais tão alto quanto no início da discussão, e estava falando com calma, desculpando-se comigo. Foi o ponto de inflexão de nosso casamento. Não havia como retroceder.

O que aconteceu naquele momento em que, de súbito, optei por me manifestar em vez de ficar calada foi resultado direto de minha menopausa artificial. É lógico que a menopausa aparece gradualmente. Mas quando ela surge de forma mais ou menos imediata em virtude de alguma medicação, como no meu caso, ou de cirurgia ou radiação, como ocorre com outras mulheres, as repentinas mudanças hormonais podem resultar em *insights* sobre nossas vidas, *insights* tão claros e inesperados quanto os calores que costumam nos afligir nessa época. Embora minha menopausa prematura não tenha sido permanente e os calores tenham cessado assim que deixei de tomar o remédio que os causara, a mudança interior provocada pelo breve interlúdio de menopausa *foi permanente*. Levou à superfície todos os conflitos ocultos em mim mesma e em meu casamento.

Sentindo a alegria da parceria cocriativa

Apesar de ter feito, até então, parte de um casamento que silenciou minha voz em casa, isso não me impediu de ter me tornado cada vez mais verbal em meu trabalho, e agora estava sendo ouvida por pessoas bem além de meu círculo imediato. Minha carreira de estrela estava em franca ascensão. Tinha sido uma das fundadoras de um centro de saúde feminino bem conhecido, tornado-me presidente da Associação Americana de Medicina Holística e escrito um livro que deu grande validade a meu trabalho e às minhas ideias. Minha fé em meu próprio trabalho estava crescendo o tempo todo.

Também estava orgulhosa do fato de estar contribuindo cada vez mais para as finanças da família, e, como de hábito, cheguei a procurar a aprovação de meu marido – que não chegou a ser dada.

Como acontece com muitas mulheres durante a menopausa, nessa época eu descobri um novo modelo de parceria. Conheci a Dra. Mona Lisa Schulz quando estava acabando de escrever *Women's Bodies, Women's Wisdom*. Com título de M.D. e Ph.D. em neurologia, Mona Lisa acabou se tornando tanto parceira de pesquisas como uma de minhas melhores amigas. Ela avaliou meu trabalho do ponto de vista da ciência pura e descobriu comprovações científicas para ele. Até então, meu treinamento levara-me a acreditar que clínicos práticos não eram realmente cientistas. Cientistas eram pessoas que não sujavam as mãos com os detalhes sujos da vida de pacientes, preferindo reunir dados sob condições perfeitamente controladas. A medicina que eu praticava era tudo, menos controlada, posto que estava ajudando mulheres a encontrar soluções individuais para seus problemas de saúde, com base na parceria entre médico e paciente, e entre a paciente e sua própria sabedoria interior. Isso, com certeza, não é ciência.

Mas Mona Lisa me ajudou a olhar para minha contribuição, e para mim mesma, com mais clareza. Antes de conhecê-la, encontrara poucos mas preciosos médicos locais que tinham a mesma postura que a minha diante da medicina, e ainda menos dispostos a falar dessa postura em público. Nessa época, ainda não era seguro chamar-se "holístico", e por isso não havia muitos voluntários para um possível martírio profissional. Mas Mona Lisa foi uma delas. Ela compartilhou minha visão e minha disposição para correr riscos, para me manifestar.

A postura de Mona Lisa diante da ciência não se limita àquilo que se convencionou como aceitável. Além de ser neurocientista, ela pratica a medicina intuitiva. Ela consegue discernir os padrões emocionais e mentais associados à doença de uma pessoa, conhecendo apenas seu nome e idade, sem nunca tê-la visto. Sua comprovação científica da intuição – definida como a capacidade de conhecer alguma coisa diretamente, sem dispor de dados objetivos suficientes – contribuiu para que aumentasse a fé em minha própria orientação interior. Pude repartir com ela o interesse que sempre tive por misticismo, astrologia e anjos. Ela também me ensinou a usar as cartas do tarô como uma ferramenta para focalizar a intuição. Eu, por minha vez, apresentei-lhe um modelo prático de médico que conseguiu combinar a sabedoria intuitiva do hemisfério cerebral direito com a habilidade diagnóstica e cirúrgica.

Nosso trabalho conjunto tornou-se um raro modelo prático de parceria entre duas pessoas que, ao mesmo tempo, são colegas e amigas. Além de ideias e valores, compartilhamos diversas posturas de vida. Temos o mesmo senso de humor, gostamos de ir juntas ao cinema, de dar festas para minhas filhas, rimos quando nos ajudamos mutuamente a escolher as "roupas de coletiva de imprensa" para as aparições públicas que ambas fazíamos com frequência cada vez maior naquela época. A experiência de trabalhar com uma pessoa divertida, alegre, realizada e ambiciosa estabeleceu um padrão totalmente novo para o tipo de pessoa com quem eu gostaria de dividir meu tempo.

Mais confirmações: minha mensagem chega à televisão

No início de 1997, comecei a preparar meus dois primeiros programas especiais para a rede pública de televisão. Pouco depois de o GnRH ter ativado meu cérebro em ritmo acelerado, conheci Jack Wilson e Bill Heitz, dois produtores de Chicago cujas esposas lhes haviam sugerido localizar-me e levar meu trabalho para a televisão. A cocriação, com Jack e Bill, de algo que resultou em quatro especiais de sucesso para a rede pública também aumentou minha autoconfiança. Agora, eu tinha a experiência de estar sendo realmente vista e bastante valorizada, não só por uma cientista rigorosa, como também por duas pessoas que acreditaram em mim, mesmo quando era uma completa novata no papel de personalidade da tevê.

Foi uma época muito excitante para mim. Contudo, nessa altura eu passava mais tempo fora do consultório do que dentro dele. Meu sonho de ensinar e de escrever, de levar minha mensagem para um público cada vez maior, tornara-se realidade em tempo integral – e até mais. De modo relutante, cortei completamente o cordão umbilical que me unia à Women to Women, vendendo às minhas sócias as cotas que eu detinha tanto na empresa como no prédio. O trabalho que estava realizando não se ajustava mais ao modelo segundo o qual começáramos a trabalhar. Eu sabia que era chegada a hora de seguir meu próprio rumo.

As forças que mudam a gansa também mudam o ganso

Enquanto realizava e passava por todas essas mudanças em minha vida, meu marido estava passando por suas próprias mudanças. Sua reavaliação da meia-idade começou pelo questionamento de suas metas profissionais. A era da medicina administrada estava forçando-o a modificar seu modo de trabalho, e ele se viu cada vez menos satisfeito com ele. Ele também estava ficando cada vez mais ansioso com respeito a dinheiro, um medo que meu sucesso parecia intensificar, em vez de desanuviar. Não conseguia entender por que ele se preocupava tanto com nossas finanças. Afinal, raciocinei, eu estava ganhando bem, e estávamos juntos nisso.

Um motivo para sua ansiedade era que ele estava pensando em se aposentar quando nossa filha caçula se formasse no curso secundário – o que iria acontecer dali a dois anos. Em contraste, eu me sentia chegando ao apogeu, e não tinha a menor intenção de me aposentar, nem naquela época, nem depois. Nas reuniões em que discutimos aposentadoria com nosso contador, eu me sentia como se estivéssemos em dois mundos diferentes. Acho que não existia programa de computador que levasse em conta dois conjuntos de metas tão diferentes quanto aqueles que meu marido e eu descrevemos nessas reuniões.

Como muitos outros homens de meia-idade, meu marido parecia lidar com sua ansiedade diante de mudanças tentando exercer cada vez mais o controle sobre nossos recursos financeiros – recursos que provinham cada vez mais de meus rendimentos. Ou talvez ele sempre tivesse exercido esse controle e só naquela época me dei conta disso, pois, como muitas mulheres, sempre estive convencida de que meu marido sabia, melhor do que eu, administrar nosso dinheiro, e por isso o entregava a ele. Ele planejava tudo e pagava todas as contas, e, todas as semanas, passava horas ao computador fazendo isso. Ao enfrentar a crise da meia-idade, essa tarefa pareceu-lhe cada vez mais assustadora e preocupante, e o resultado foi que ele tentou fazer a microadministração de meus próprios gastos. Parte de mim estava convencida de que estávamos realmente gastando demais, e eu estava sempre prestes a sucumbir aos mesmos temores que o afligiam.

Mas, por mais que me esforçasse, nunca consegui viver com o orçamento que ele considerava apropriado a nossas circunstâncias. Percebi que estava escondendo compras dele para não ser censurada. Claro que o conflito entre os ideais que estivera promovendo junto a minhas pacientes durante todos aqueles anos e a realidade em que estava vivendo não passou em branco por mim. Mas o medo que sentia da raiva de meu marido era bem real. Eu havia me permitido ser controlada, e silenciada, por ele, durante anos. Mesmo quando ainda era, de algum modo, a pessoa que queria agradar, contentar, acima de qualquer outra coisa.

Ataques da menopausa – A sério

Duas semanas depois de sair do centro que ajudara a fundar, quase quinze anos antes, começaram meus calores "oficiais". Foram muito menos intensos do que os calores que sentira antes, induzidos pelo remédio, pois estes eram tão sérios que volta e meia eu tirava meu casaco de inverno e ficava usando uma blusinha – durante o inverno do Maine! Mesmo assim, foram eloquentes o suficiente para que percebesse que, finalmente, estava entrando na menopausa.

Era o dia 18 de dezembro de 1998 – o final de um ano e, como percebi depois, o final de uma era. A separação que acabara de negociar com a Women to Women fora apenas um aquecimento para o que estava prestes a acontecer no *front* doméstico – embora as coisas parecessem ótimas, até festivas. O dia em que meus calores começaram foi também o dia em que eu, meu marido e nossas filhas embarcamos para a Áustria onde iríamos esquiar e passar o Natal com minha mãe e meus irmãos, uma viagem que estava sempre sendo protelada. Sonhei com ela durante anos.

A viagem foi maravilhosa, de diversas maneiras, e fiquei muito feliz por estar com minha família em um lugar tão mágico, mas senti as tensões de meu casamento como nunca sentira antes. Quando olhava para os outros casais à nossa volta, homens e mulheres que evidentemente estavam ligados uns aos outros, desfrutando mutuamente de suas companhias, eu me sentia muito solitária. Percebi que estava evitando meu marido nessa viagem, esquiando praticamente só com minhas filhas, minha irmã e minha mãe. Não quis usar minhas energias para tentar acalmar meu marido e mantê-lo confortável, como sempre fizera antes. A chegada dos calores havia assinalado outro estágio de minha própria reavaliação da meia-idade, no qual me comprometi a estabelecer limites mais saudáveis, a cuidar melhor de mim mesma, a falar a verdade.

Caso ainda tivesse alguma dúvida, meu corpo reforçou a decisão de respeitar minhas necessidades. Tive uma crise de acne adulta, sinal de que alguma coisa tinha ido para a pele e estava prestes a aflorar. Quando consultei as cartas de Tarô Motherpeace, que usei em tantos momentos de incerteza em minha vida, tirei o Xamã de Espadas várias vezes, e sua mensagem diz respeito à expressão da verdade. O universo estava falando comigo de muitas maneiras. Agora, eu estava pronta para ouvir.

Meu casamento faliu

Pouco depois do Ano Novo, no início de 1999, uma série de avisos de saldo devedor enviados por meu banco simbolizaram para mim até que ponto meu marido e eu deixamos de formar uma parceria viável. A conta com que pagávamos as despesas domésticas estava sem fundos. Nosso casamento também. Quando insinuei que precisava ter meu próprio espaço durante algum tempo e que queria que ele pensasse na ideia de dormirmos em quartos separados durante esse período, meu marido saiu de casa num acesso de fúria. E nunca voltou.

Quase do dia para a noite, recebi a oportunidade – e a responsabilidade – de assumir o completo domínio financeiro sobre meus negócios e meu lar.

Até o momento em que meu marido saiu de casa, nunca havia me ocorrido, em todos aqueles anos de casada, que um dia eu poderia me divorciar. Eu sempre fantasiava que meu marido iria mudar, ou que eu iria mudar, ou que alguma coisa iria mudar para que nós dois pudéssemos ser a equipe que éramos capazes de ser. Durante anos, sensitivos e astrólogos me disseram que estávamos destinados um para o outro. Aquilo não podia estar acontecendo.

No entanto, apesar do que parecia estar escrito nas estrelas, e apesar dos três anos de terapia de casal, eu tinha chegado ao fim da linha. Não podia mais me permitir ficar naquele relacionamento, que, para mim, estava desequilibrado. Eu precisava ficar sozinha. Não estava mais disposta a ser controlada por outra pessoa, fosse em termos emocionais, financeiros ou físicos. Eu tinha ido longe demais.

Finalmente, estava pronta para a última fase da autocura que me tomara meio século de preparação. A menopausa me instigou a tornar reais os ideais que sempre defendi em meu trabalho. Eu sabia que tinha duas opções: emudecer para poder me manter casada, ou encontrar a coragem de que precisaria para chegar ao divórcio. Que escolha difícil.

Talvez um dos motivos para que ela fosse difícil estivesse no período em que meu cérebro foi moldado para relacionamentos, a década de 1950. Se meu casamento tivesse acabado naquela época, a maioria concordaria que eu teria deixado meu relacionamento fracassar por causa de minha ambição. Por que não permiti que as necessidades de meu marido fossem atendidas antes das minhas? Por que insisti em receber apoio pleno e satisfatório em meu relacionamento conjugal? Por que insisti em fazer que meu marido fosse além do ponto em que ele se sentia confortável? Fiz tudo isso porque não tinha outra opção. Alguma coisa dentro de mim, alguma voz proveniente de minha própria alma, estava clamando por isso, e eu tinha de confiar nela.

Apesar de tudo, fiquei assustada diante do que imaginava que seria a vida sem meu companheiro de longa data. Então, um dia, lembrei-me de uma coisa que uma de minhas filhas tinha dito vários meses antes: que o ambiente estava tão desagradável em casa que ela duvidava que fosse passar as férias em casa quando estivesse na faculdade. Isso me encorajou a prosseguir.

Curando através da dor

Mesmo podendo perceber, ao olhar para trás, que eu tinha iniciado o processo de saída de meu casamento muitos anos antes, ainda não estava preparada para a profunda sensação de perda que tive quando ele realmente acabou. Inicialmente, pareceu-me que tinha perdido um membro de meu corpo. Durante semanas, acordava antes do amanhecer com uma dor aguda na garganta e no coração assim que percebia, uma vez mais, que meu marido não estava ao meu lado na cama.

Quando saía de casa, notava que às vezes conseguia passar alguns dias fora sem maiores problemas. Aí, chegava em algum hotel e precisava preencher um desses formulários que a todo momento nos pedem para preencher, e pensava em como seria o dia em que tivesse de marcar o quadradinho com a legenda, "divorciado(a)". Temi muito esse dia.

Lembrei-me de como foi difícil para minha mãe enfrentar o fim de seu casamento. Mas o casamento dela era bom, e foi abreviado quando meu pai morreu subitamente na quadra de tênis, aos 68 anos. Foi um golpe terrível para ela. Contudo, lembro-me de ter pensado, nos meus primeiros meses de separação, que de certo modo minha dor foi ainda pior, pois fez que eu pusesse em dúvida o fato central de minha vida durante 24 anos. Apesar de saber que cinquenta por cento de todos os casamentos terminam em divórcio, senti-me uma tremenda fracassada. Estava me transformando no tipo de mulher que ninguém quer convidar para festas, pois ela acaba tomando o marido das outras: uma mulher de meia-idade sozinha, sem alguém que procure por ela, indesejada e perigosa para o *statu quo*.

A perda é um tema recorrente na meia-idade. Toda mulher que não passa pelo divórcio nessa época acaba enfrentando outras perdas – a morte dos pais ou do cônjuge, o afastamento dos filhos, a saída do emprego, mudanças na aparência física ou a percepção de que acabou a época em que podia gerar filhos. Para uma mulher que nunca teve filhos e que sempre esperou que isso ocorresse no futuro, o fim da fertilidade pode ser uma perda trágica. Porém, não importa quais sejam as circunstâncias, quase todas as mulheres tiveram de abrir mão de *algum* sonho sobre como sua vida poderia ser.

E quando a mulher se dá conta disso, dói muito. Lentamente, permiti-me sentir toda a minha tristeza e dor, pois estava certa de que isso não iria me destruir. Sabia que só assim eu poderia seguir vivendo.

Curando por meio da raiva

Eu estaria mentindo para você, e perpetuando um sério desserviço às mulheres de meia-idade, se deixasse você acreditar que meus sentimentos nessa época deviam-se apenas à tristeza e à dor. Outro sentimento parecia estar aflorando de meu íntimo, e esta emoção poupou-me da paralisia que, de outro modo, eu poderia ter sentido.

Foi a emoção da raiva que me deu energias para continuar com a onerosa tarefa de desmanchar 24 anos de vida conjugal – e construir outro modo de vida. Usei a energia vulcânica de minha raiva para me orientar na identificação de minhas necessidades e em sua satisfação. A partida de meu marido foi para mim um abandono, meu e de minhas filhas, e por isso estava determinada a fazer o que fosse preciso para restaurar a integridade de nossas vidas.

No início, não estava segura de que poderia ter êxito. Minha raiva tinha como tempero uma boa dose de medo. Mas todas as vezes em que ficava à beira do desespero ou do terror, chegava pelo correio alguma prova que me compelia a encarar a verdade: extratos bancários com saldo negativo, faturas de cartões de crédito e cartas de advogados apareciam com grande frequência. Gostasse ou não disso, tudo dependia de mim – dinheiro e tudo mais. Eu teria de abrir mão de imaginar que meu casamento ainda podia ser salvo, uma fantasia sentimental. Meu foco teria de se concentrar em garantir meu bem-estar e o de minhas filhas.

Durante esse período difícil, tive outra fonte de energia. Meu irmão tinha se divorciado alguns anos antes. Ele parecia saber instintivamente quando devia me telefonar e o que devia dizer para me estimular. Sua clareza de visão foi valiosíssima para mim.

Curando por meio da aceitação

Comecei a rezar diariamente para ter a coragem de continuar a me desapegar do casamento e de minha identidade de mulher casada. Isso incluía caminhar todas as manhãs e parar para apreciar a baía. Então, eu pensava em todas as coisas pelas quais deveria me mostrar grata – e eram muitas. Depois, rezava em voz alta e agradecia, mandando as palavras rio abaixo, até sua fonte. Todos os dias, em pé naquele local, observava o gelo derretendo, as marés mudando. A primavera chegaria em breve, eu sabia, e com ela a energia de cura do renascimento e da renovação. Sentia-me grata pelo inverno e pelo tempo que ele me deu para sofrer, grata por poder esperar a primavera.

No fim de semana que antecederia nosso vigésimo quarto aniversário de casamento, uns três meses depois da separação, senti-me particularmente desolada, e a sensação de perda obstruiu temporariamente minha motivação intelectual e emocional para prosseguir com o divórcio. Uma amiga tinha me ligado naquela manhã e disse como estava triste com minha separação, pois ela ainda achava que havia muito amor entre meu marido e eu. Disse-

-me que tinha passado parte do fim de semana queimando incensos para nós no *ashram* que frequentava.

Na segunda-feira, dia do aniversário de casamento, senti-me saudosa. Passei o dia querendo telefonar para o meu marido. Então, no momento em que estava me sentando para jantar com minhas filhas, alguém tocou a campainha. Era a floricultura, entregando uma dúzia de rosas brancas acompanhadas por um cartão onde se lia "Obrigado por quase vinte e quatro anos juntos. E por nossas duas filhas". Chorei e disse às minhas filhas: "Nunca duvidem que seu pai e eu sempre nos amamos".

Remédio do tatu: o poder da vulnerabilidade

Nas semanas seguintes à minha separação, uma repórter de jornal me entrevistou para uma matéria que ela estava fazendo a respeito de meu trabalho. "Só mais uma pergunta", disse no final. "Alguma vez Chris Northrup chegou a sofrer?"

Fiquei chocada. Naquele exato momento, estava sentindo a perda do relacionamento mais importante de minha vida, sentindo-a em cada célula de meu corpo. Como ela podia supor que minha vida era fácil? Mas eu não disse nada. Era muito cedo para discutir minha situação em público. As feridas eram muito recentes, ainda estavam abertas.

Antes disso, no mesmo mês, Mona Lisa tinha me dito: "Você não demonstra vulnerabilidade, por isso ninguém sente vontade de cuidar de você. Eu, por meu lado, tenho tido tantos problemas de saúde que todos querem cuidar de mim. Atraio 'mamães' onde quer que vá".

Isso me deixou furiosa. Não teria sido nem um pouco seguro permitir-me ser vulnerável diante de meu marido ou, antes disso, de minha mãe. Em algum ponto do trajeto, eu tinha perdido essa habilidade. Além disso, nunca fora uma habilidade que admirasse. Vira muitas mulheres representando o papel de vítima, jogando com a simpatia dos outros para satisfazer suas necessidades. Nunca quis ser uma dessas mulheres. Mas sabia que a nossa cultura se identificava tão profundamente com as vítimas que chegava a duvidar da natureza humana daquelas que não assumiam esse papel. Era isso, na verdade, que a repórter do jornal estava me dizendo com sua pergunta.

Durante duas noites seguidas, após minha conversa com Mona Lisa, procurei orientação em um baralho de "cartas medicinais" com animais que funcionava como um Tarô. Todas as vezes, tirei a carta conhecida como Tatu, mas invertida, cuja mensagem é a seguinte:

> Você pode achar que a única maneira de vencer na atual situação consiste em se esconder ou em fingir que você tem uma armadura e

é invencível, mas este não é o modo certo para crescer. É melhor se abrir e descobrir o valor e a força de sua vulnerabilidade. Se fizer isso, irá experimentar algo maravilhoso. A vulnerabilidade é o segredo para desfrutar os dons da vida física. Permitindo-se sentir, surgem milhares de formas de expressão para você. Por exemplo, um elogio sincero é um fluxo de energia de admiração. Se você receia se magoar e se esconde diante de qualquer coisa, nunca descobrirá a alegria de ser admirada por outras pessoas.[1]

Essa mensagem acertou em cheio o meu alvo. E, uma vez mais, lembrei-me de quão bem tinha aprendido, com minha estoica mãe, a esconder minha vulnerabilidade. Agora, era a hora de mudar esse padrão, como parte do processo de desapego ao passado.

Na meia-idade, algumas mulheres procuram satisfação no mundo que existe além do lar e da vida familiar. Elas podem precisar de alguma proteção. Mas outras mulheres precisam abaixar um pouco a guarda. Era o meu caso. E também é o caso de muitos homens, que tradicionalmente passam os anos que antecedem a meia-idade concentrados no sucesso profissional. O problema é que na meia-idade, mais do que em qualquer outra época, os aspectos da personalidade que nos mantiveram vivos e funcionais durante a primeira metade da vida podem, na verdade, colocar-nos em risco na segunda metade. Todos precisam ter a coragem de fazer as mudanças que nos permitirão viver com energia.

Celebrando o passado enquanto se cria um novo futuro

Nossa rotina doméstica tornou-se muito mais tranquila depois que meu marido se foi. Não havia mais tensão. Adotei um casal de gatinhos no abrigo de animais da prefeitura e descobri que eles davam muito conforto e alegria para mim e para minhas filhas. Nunca tivemos animais domésticos antes porque os cachorros pareciam muito bagunceiros e meu marido era alérgico a gatos.

Com surpresa, também descobri que estava dormindo muito bem, melhor do que em muitos anos, acordando facilmente pela manhã sem precisar de despertador. Isso nunca acontecera antes. Hoje, quando analiso essa época, consigo perceber quanta energia estivera gastando para manter meu casamento.

Após algumas semanas, dei início ao lento processo de sentir o que significava ter tempo só para mim mesma. E em um nível muito profundo, comecei a sentir, muito lentamente, que estava recarregando as baterias internas em uma fonte no meu âmago. Tal como acontece sempre que passamos por um processo difícil e temos de abrir mão de algo, esse processo teve altos e baixos. Em determinada semana, por exemplo, chorei enquanto assistia aos *sitcoms* da TV na quinta-feira, pois eram programas a que costumava assistir com meu marido e minhas filhas, como se fosse um ritual semanal. Mas na semana seguinte, pude passar a noite sozinha, longe da tevê, apreciando os reflexos da lua sobre o rio que passa perto de minha casa. Estava sozinha, mas não solitária. Eu sabia que iria conseguir. Estava feliz.

O tipo de casamento que tive foi positivo para mim durante muitos anos, e sinto-me grata por ter podido experimentar todas as alegrias e prazeres da vida familiar com meu marido e nossas duas filhas. Essas alegrias eram bem reais, como pude perceber no dia em que meu marido foi buscar parte dos quadros que decoravam nossas paredes. Depois que ele os retirou, fiquei com a horrível sensação de perda que uma parede recém-desnudada costuma nos dar nessas ocasiões. Para superar este último marco de minha dor, duas amigas e eu passamos a tarde criando uma parede repleta de fotografias da família na sala de jantar – proporcionando uma evidência concreta e reconfortante dos bons momentos de meu passado. Um ano mais tarde, substituí as fotos onde meu marido aparecia por outras onde só minhas filhas e eu fomos retratadas. Descobri que abrir mão de alguma coisa é um processo, não um evento.

Também aprendi que parte do processo consiste em reconhecer o valor do relacionamento que você está deixando para trás, não apenas em silêncio, para você mesma, mas, quando apropriado, também para a pessoa que fez parte desse relacionamento.

Eu mesma fiz isso cinco meses após nossa separação, quando meu marido e eu estávamos perto de um acordo. Quando estávamos saindo de uma de nossas sessões de meditação, pedi-lhe para se encontrar comigo em uma sala reservada e despejei tudo o que estava em meu coração. Pedi desculpas por tentar mudá-lo. Disse como estava contente por nenhum de nós ter usado um caso amoroso para sair do casamento. Agradeci-lhe pelo refúgio seguro da família que criamos juntos, e pelas maravilhosas filhas que não existiriam se não fosse por nosso amor. Disse que me sentia grata pelo apoio e pela estrutura que ele me proporcionou quando eu estava abrindo novas trilhas na área da saúde feminina. Também disse a ele que o amava.

Meus sentimentos foram tão pungentes durante essa declaração de gratidão que pude compreender facilmente o motivo pelo qual casais separados podem querer manter vivos o ressentimento e a raiva. Dessa forma, não precisam sentir toda a dor daquilo que estão perdendo. Mas também pude compreender como esse processo pode ser daninho para os filhos, para o casal e todos os envolvidos, e fiquei contente por ter tido a coragem de expressar aquilo que estava em meu coração.

Abri mão de muitas coisas naquele ano, inclusive minha sensação de fracasso. Margaret Mead, antropóloga famosa, comentou certa vez que, no passado, a maioria dos casamentos continuava "até que a morte nos separe", porque depois de 25 anos de casamento, um ou ambos os membros do casal já teriam morrido! Em outras palavras, na mesma idade em que a maioria de nós passa pelas mudanças da menopausa, nossos ancestrais adoeciam e morriam – ou já estavam mortos. "Até que a morte nos separe" era uma promessa muito mais fácil de se cumprir quando a vida era mais curta. O comentário de Mead me ajudou a me sentir menos fracassada por não ter sido capaz de preservar meu casamento.

Minha saúde ficou boa ao longo do difícil e doloroso ano de meu divórcio. Deixei as lágrimas correrem soltas, deixei minha raiva aflorar e se dissipar. Também convoquei incessantemente a ajuda espiritual, e isto, juntamente com minha nova abertura emocional, ajudou-me a levar um período caracterizado por significativas mudanças hormonais, mas com sintomas mínimos. Também usei uma série de técnicas naturais para promover o equilíbrio hormonal, como mostro no Capítulo 6.

Agora é a hora em que eu, e tantas outras mulheres da geração da explosão populacional, devemos ser pioneiras na recriação, sob nossas condições, da segunda metade de nossas vidas. Ao fazê-lo, devemos levar em conta que a saúde física e emocional é nosso estado natural, mesmo durante essa época de transição. E embora a vida à nossa frente seja um território inexplorado, com todas as incertezas que acompanham as mudanças, é não menos preciosa e não precisa ser menos alegre do que a vida que, rapidamente, recolhe-se às páginas de nossa história pessoal.

Não sinta remorsos, seja qual for a sua decisão. Tire proveito da clareza de visão que é o dom da menopausa, e use esse dom para fazer que a segunda metade de sua vida seja realmente sua.

2
O cérebro pega fogo na menopausa

Recentemente, uma mulher me disse que quando sua mãe estava se aproximando da menopausa, seu pai reuniu a família e disse: "Crianças, sua mãe deve passar por algumas mudanças, e quero que vocês estejam preparados. Seu tio Ralph me disse que quando a tia Carol passou por essas mudanças, jogou uma perna de cordeiro assado pela janela!". Embora essa história se encaixe muito bem no perfil "biruta" da mulher na menopausa, não devemos menosprezar o fato de que o lançamento da perna de cordeiro pela janela pode ter sido a manifestação exterior do processo pelo qual passava a alma da tia Carol: o resgate de si mesma. Talvez tenha sido seu modo de dizer que estava cansada de cuidar da família, de avisar que tinha superado o estágio de cozinheira/motorista/faxineira em sua vida. Para muitas mulheres, se não para a maioria, parte desse processo de resgate inclui o contato com a raiva, até mesmo a explosão com entes queridos pela primeira vez. Os eventos que despertam a raiva nunca são novos. O que é novo, porém, é nossa disposição e energia para que essa raiva seja reconhecida e expressada, tanto para conosco mesmas como para os outros.

Nossa herança cultural

Independentemente do ponto da transição entre a fase menstrual e a perimenopausa em que você se encontra, é bem provável que você tenha herdado algumas crenças a respeito de seu ciclo que se resumem ao seguinte: "Os problemas que surgem antes do período menstrual não têm nada a ver com minha vida atual. São estritamente hormonais. Meus hormônios existem em um universo completamente separado das outras áreas da minha vida". Encontrei um ótimo exemplo dessa falta de consciência sancionada culturalmente acerca da Tensão Pré-Menstrual (TPM) em uma revista feminina popular:

> Adoro a TPM! Ela me dá outras perspectivas! Faz que eu chore no corredor do supermercado porque não tem azeitonas Calamata – é um complô

deliberado do rapaz que organiza as gôndolas para sabotar a nova receita que quero experimentar no meu dia de folga! Ela faz que eu discuta com meu marido por coisas incrivelmente importantes, como o fato de ele ter se esquecido de colocar minha xícara de café do lado da dele, o que é incrivelmente simbólico de coisas mais profundas, não acham?... E de repente, Puf! Chega a menstruação e acordo para um mundo que parece cor-de-rosa. Nada daquela pressão para me divorciar, mandar meus filhos para o colégio interno ou me mudar para outro país. Na verdade, se for comparar com o meu estado na semana passada, estou me sentindo muito bem.[1]

A autora prossegue explicando que sua TPM ficou mais intensa com a idade e que sua ginecologista sugeriu que ela voltasse a tomar a pílula ou que tomasse Prozac antes de menstruar. Em outras palavras, ela precisa ser "consertada". Mas ela está ignorando mensagens potencialmente importantes enviadas por seu corpo. A TPM e a intensificação de sintomas que são tão comuns durante o período que antecede à menopausa são, na verdade, nosso sistema de orientação interior tentando fazer que prestemos atenção aos ajustes que devem ser feitos em nossas vidas, ajustes que ficam particularmente urgentes durante a perimenopausa.

Se não prestarmos atenção nos problemas que surgem todos os meses quando nosso ciclo é regular, nossos sintomas irão se agravar quando ficarmos mais velhas. Todo problema pré-menstrual cuja culpa essa autora lança sobre a TPM está potencialmente relacionado a uma necessidade maior e mais profunda que não está sendo satisfeita. À primeira vista, as questões que ela suscita podem parecer superficiais, até tolas. Mas se ela fosse completamente honesta consigo mesma, perceberia que a falta de azeitonas no supermercado e o fato de seu marido não servir sua xícara de café de manhã podem ser o portal de acesso a necessidades maiores e mais profundas, que talvez ela esteja ignorando: a necessidade de ter mais tempo livre, o anseio pela satisfação sensual de preparar um prato novo, a vontade de ser acolhida carinhosamente pelo marido toda manhã. Quando essas necessidades não são reconhecidas, o corpo acaba gritando mais e mais alto para chamar nossa atenção.

Reduzindo os sinais de seu corpo a sintomas físicos, a autora mostra que assumiu o sistema de crenças dualista que permeia a medicina ocidental. Sua crença – que é muito comum – diz que hormônios encrenqueiros são a cruz que a mulher precisa carregar, mas, com uma variedade de remédios e senso de humor, esses hormônios podem rosnar mais baixo, e assim ficam toleráveis. Em vez de compreender que está tendo a oportunidade de perceber algo mais sutil, ela menosprezou e dispensou sua orientação interior.

Nossos cérebros pegam fogo na menopausa

Nossos cérebros começam mesmo a mudar na perimenopausa. Assim como nossos corpos passam por uma elevação de temperatura, nossos cérebros pegam fogo! Ativada pelas mudanças hormonais que são típicas da transição da menopausa, comuta-se uma chave que assinala alterações em nossos lobos temporais, a região do cérebro associada à intuição mais aguçada. O modo como isso irá nos afetar, depende, em última análise, de quão dispostas estamos a fazer as mudanças em nossas vidas que os hormônios nos impelem a fazer ao longo dos dez anos da menopausa.

São abundantes as evidências científicas das mudanças cerebrais que começam a ocorrer na perimenopausa. Diferenças nos níveis relativos de estrogênio e de progesterona afetam o lobo temporal e as áreas límbicas de nossos cérebros, e podemos ficar irritadiças, ansiosas, emocionalmente voláteis. Embora nossa cultura nos leve a crer que nossas mudanças de humor são simplesmente o resultado de hormônios ensandecidos e que não têm nada a ver com nossas vidas, há evidências sólidas que mostram que episódios repetitivos de estresse (causados por relacionamentos, pelos filhos e por problemas profissionais nos quais nos sentimos iradas ou impotentes, por exemplo) estão por trás de muitas das mudanças hormonais do cérebro e do corpo. Isso significa que se uma situação de vida – seja no trabalho, seja junto aos filhos, ao marido, a seus pais ou algo assim – não muda, então o estresse emocional não resolvido pode exacerbar um desequilíbrio nos hormônios durante a perimenopausa. Em um estado normal pré-menopausa, é muito mais fácil deixar de observar os aspectos da vida que não funcionam, assim como você deixa de observá-los mais facilmente na primeira metade de seu ciclo menstrual – época em que você está mais apta a se sentir animada, feliz e capaz de esconder materiais difíceis debaixo do tapete. Mas isso não significa que os problemas não estão aí.

Aprendendo a identificar e a obedecer nossas chamadas para despertar

Quer você esteja com uns 35 anos, no começo da perimenopausa, ou no limiar da menopausa propriamente dita, a sabedoria interior do seu corpo tenta chamar sua atenção por meio de quatro tipos de chamadas para despertar, com crescente intensidade física e emocional.

Nossa primeira chamada para despertar: TPM

O que acontece se, na época em que podemos ter filhos, ignoramos nossa natureza cíclica, desligamo-nos da sabedoria do corpo e tentamos funcionar como se fôssemos seres lineares, com os mesmos impulsos, o mesmo foco e as mesmas atitudes, dia após dia? Normalmente, o que acontece é a TPM. Com seu desconforto físico e emocional, a TPM é a forma de que o corpo da mulher dispõe para lembrá-la, todos os meses, do número crescente de problemas sem solução que estão se acumulando dentro dela. Qualquer coisa, desde alimentação desequilibrada até relacionamentos mal resolvidos, pode desagregar o meio hormonal normal, causando o caos físico e emocional durante o período reprodutivo. Ignorar mês a mês esses primeiros toques, relativamente suaves, predispõe a mulher a mensagens mais intensas e urgentes. Por mais inconvenientes que sejam, essas dores são nossas aliadas, pedindo-nos que percebamos o que não está funcionando direito em nossas vidas. Contudo, normalmente não percebemos isso. A maioria de nós está muito ocupada, e o desconforto não é tão ruim assim, afinal. É mais fácil ignorá-lo, pura e simplesmente. Mas o corpo é insistente!

Figura 1: Os dois primeiros avisos: TPM e DAS

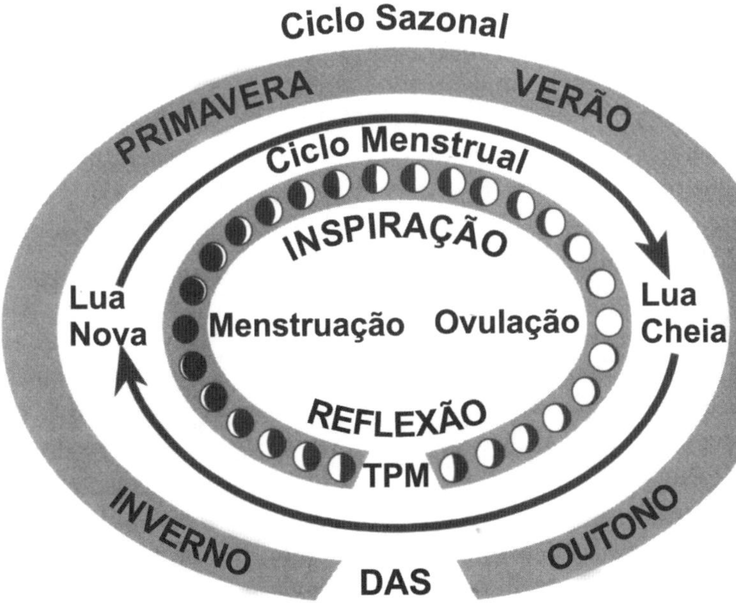

A TPM está para o ciclo mensal assim como o DAS (Distúrbio Afetivo Sazonal) está para o ciclo anual.
Ambas as condições respondem ao mesmo tratamento, e pedem-nos para aprofundarmos a conexão com nossa sabedoria cíclica.
© 2001 por Northrup e Schulz

Um pungente chamado para despertar: a depressão pós-parto

Já foi bastante documentado que mulheres que têm TPM intensa também estão mais predispostas a sofrer de depressão pós-parto nos primeiros dias ou semanas após darem à luz. Ou então, aquelas que sofrem de depressão pós--parto percebem que ficam com TPM após a volta do ciclo menstrual. Como normalmente as mães recentes se sentem vulneráveis demais para reclamar, a depressão pós-parto não costuma ser bem diagnosticada ou tratada em nossa cultura, embora dez a quinze por cento de todas as mulheres passem por algum tipo de variação no humor após o parto, que vão desde depressão intensa até distúrbios de ansiedade, como crises de pânico. Tal como acontece com toda doença, há fatores genéticos, ambientais e nutricionais associados à depressão pós-parto. Mas também é verdade que a depressão pós-parto costuma ser um aviso da sabedoria interior da nova mamãe, indicando que ela não está recebendo o apoio e o auxílio de que necessita nessa época, e que alguma área de sua vida, em especial seu relacionamento com o cônjuge, com seus pais ou com um deles, está exigindo atenção. Se esses problemas não forem solucionados, provavelmente tornarão a aflorar durante as alterações hormonais da perimenopausa.

Uma chamada anual para despertar: DAS

Se as mensagens mensais não forem ouvidas, o corpo da mulher pode enviar uma chamada para despertar mais forte e anual, na forma do Distúrbio Afetivo Sazonal, ou DAS. Começa com a intensificação dos sintomas da TPM no outono e no inverno, quando os dias são mais curtos e a escuridão predomina. Eventualmente, pode se transformar em depressão e desespero intensos na época do ano em que a luz é mais breve. Sabe-se que a oferta, à noite, de duas horas de luz artificial de pleno espectro, para enganar o corpo e fazê-lo pensar que os dias são mais longos, pode reverter problemas como aumento de peso, depressão, desejo por carboidratos, afastamento social, fadiga e a irritabilidade da DAS. Mas os estudos também mostram que, sem o uso continuado das luzes artificiais, os sintomas voltam no outono seguinte... a menos que a chamada para despertar seja ouvida. O vínculo entre TPM e DAS está codificado simultaneamente em nosso ciclo mensal e no ciclo anual das estações.

Perimenopausa: a mãe de todas as chamadas para despertar

Para muitas mulheres, a perimenopausa pode ser, como uma de minhas pacientes a descreveu, "a TPM multiplicada por dez" – e isso se aplica em especial àquelas que, por algum motivo, apertam o botão de "soneca" em vez de acordar ao toque de despertar mensal e sazonal. Não estou menosprezando os efeitos físicos diretos das mudanças nos níveis hormonais. Entretanto, pode-se dizer com segurança que quaisquer sintomas desconfortáveis que se apresentem em épocas de alterações hormonais serão amplificados e prolongados caso a mulher esteja carregando uma bagagem emocional muito pesada. Esses sintomas são a sabedoria do corpo, pedindo, uma vez mais, que os problemas não resolvidos sejam solucionados. Durante todos os anos reprodutivos da mulher, estabelece-se uma espécie de "conta de débitos", na qual se acumulam problemas atuais e futuros, com juros compostos acumulados todos os meses que se passam sem que o débito seja pago.

Assim, a mulher normal, abençoada com aproximadamente 480 períodos menstruais e quarenta ciclos sazonais que a levam ao limiar de sua menopausa, obtém aproximadamente quinhentos relatórios de progresso. Como está sua saúde física e sua nutrição? Como estão suas emoções? O que está acontecendo em seus relacionamentos e em sua carreira? A mulher teve umas quinhentas oportunidades de resolver esses problemas... ou de varrê-los para debaixo do tapete. Na perimenopausa, o processo se agrava. O eu interior, sincero e objetivo, que durante anos tentou chamar nossa atenção, faz uma última tentativa – com base hormonal – para convencer-nos a lidar com nossas necessidades, carências e desejos. É provável que esse seja um período de grandes perturbações emocionais, pois a mulher se esforça para mudar sua vida e adaptar-se a seu eu emergente. Externa e internamente, esse período é a imagem especular da adolescência, época em que nossos corpos e cérebros também estavam passando por importantes mudanças hormonais, que nos deram energias para tentarmos nos individualizar de nossas famílias, tornando-nos a pessoa que queríamos ser. Na menopausa, recomeçamos do ponto que paramos na adolescência. Agora, é a hora de dar cabo da tarefa.

Não deve nos surpreender, portanto, que as pesquisas comprovaram que as mulheres que têm sintomas desconfortáveis – ou mesmo graves – de TPM são, normalmente, as mesmas que têm uma perimenopausa tumultuada, com sintomas físicos e emocionais que se tornam cada vez mais impossíveis de se ignorar.[2]

Quando uma mulher faz a transição para a segunda metade de sua vida, ela se vê diante de um conflito, não apenas com sua própria aversão a conflitos e confrontações, como também com a visão cultural de como as mulheres "devem" ser. A sabedoria interior do corpo tem a última e melhor chance de romper barreiras erguidas pela cultura, lançando, ao mesmo tempo, luz sobre os aspectos da vida da mulher que demandam atenção. Portanto, para resolver a situação, cada mulher precisa chegar a um consenso com a sabedoria de seu corpo.

Sou eu ou serão meus hormônios?
Desmascarando o mito dos hormônios enfurecidos

A flutuação nos níveis hormonais que muitas mulheres passam na perimenopausa e durante a menopausa não causa, em si e por si só, os perturbadores sintomas emocionais e psicológicos (como raiva e depressão) de que sofrem tantas mulheres na TPM e na meia-idade. Mas se existe uma suscetibilidade subjacente à perturbação, não há dúvida de que as oscilações hormonais ajudarão a levar a perturbação à superfície.

Embora níveis hormonais e humor tendam a flutuar bastante durante nossos anos reprodutivos, e ainda mais nos anos da perimenopausa, as pesquisas não mostraram qualquer diferença significativa entre os níveis hormonais das mulheres que têm sintomas como os da TPM e as que não têm. O que ficou bem documentado, porém, é que os *cérebros* das mulheres que mais sofrem com sintomas semelhantes aos da TPM são mais suscetíveis aos efeitos da flutuação nos níveis hormonais.[3] Em outras palavras, o problema não está nos hormônios em si. É a combinação específica do nível hormonal da mulher, de sua química cerebral já existente e de sua situação de vida que produz esses sintomas. Estima-se que 27 por cento de todas as mulheres que sofrem de agitação e depressão durante a menstruação e que 36 por cento de todas as mulheres que ficam deprimidas antes da menstruação serão bastante sensíveis às mudanças hormonais que ocorrem na menopausa.[4]

Embora tenhamos a tendência de culpar as mudanças hormonais pelos sintomas que antecedem a menopausa, suas origens são bem mais complexas. Pelo que vi em minha prática clínica, por exemplo, várias mulheres têm tido sintomas como calores e variações de humor aos quarenta e tantos – embora tenham feito reposição hormonal plena por mais de vinte anos em função de terem se submetido a histerectomias e à remoção de ovários enquanto ainda tinham vinte e poucos anos. Fica claro que só as mudanças nos hormônios reprodutivos não explicam esses sintomas. São sinais, enviados por nossa mente e nosso corpo, que indicam que chegamos a um novo estágio de desenvolvimento – a uma oportunidade de cura e crescimento.

ANATOMIA DA SABEDORIA DA MENOPAUSA	
A menopausa combina a sabedoria dos estágios anteriores e a leva até um novo nível.	
Processo corpóreo	**Sabedoria codificada**
CICLO MENSTRUAL	Sabedoria intuitiva cíclica e reciclagem e processamento das emoções

GRAVIDEZ/FERTILIDADE	Capacidade de conceber uma ideia ou uma vida com outra, retê-la, nutri-la e deixá-la nascer
MENOPAUSA	Passagem para os anos de sabedoria Capacidade de estar aberta ao constante conhecimento intuitivo Nova semeadura da comunidade

Movendo-se para dentro

Até a meia-idade, as energias da mulher caracterizam-se por se concentrarem nos outros. Ela é estimulada a fazê-lo, em parte, pelos hormônios que geram seus ciclos menstruais – os hormônios que fomentam seu instinto de nutriz, sua devoção à coesão e a harmonia em seu mundo. Mas, durante dois ou três dias de cada mês, um pouco antes ou durante a menstruação, dá-se um interlúdio hormonal quando o véu entre nossos eus consciente e inconsciente fica mais tênue e a voz de nossa alma nos chama, lembrando-nos sutilmente de nossas próprias paixões, de nossas próprias necessidades, que não poderiam e nem sempre deveriam ser subordinadas às necessidades de nossos entes queridos.

Essa flutuação entre mundo interior e exterior, e o modo como ela é influenciada por nossos hormônios, foi revelada em um fascinante estudo realizado na década de 1930 por uma psicanalista e um médico. A Dra. Therese Benedek estudou os registros psicoterapêuticos de pacientes e o Dr. Boris Rubenstein estudou os ciclos hormonais ovarianos das mesmas mulheres. Avaliando apenas o estado emocional das mulheres, a Dra. Benedek conseguiu identificar, com incrível precisão, se elas estavam ou não no período menstrual. Os dois profissionais descobriram que, pouco antes da ovulação, quando o estrogênio atingia o nível máximo, as emoções e o comportamento das mulheres eram voltados para o mundo exterior. Na ovulação, as mulheres ficavam mais relaxadas e satisfeitas, e bem receptivas à atenção e aos cuidados de outras pessoas. Após a ovulação e antes da menstruação, aumentava a probabilidade de a mulher se concentrar em si mesma e de se envolver em atividades dirigidas para seu interior.[5]

Gosto de pensar na primeira fase de nossos ciclos como a época em que estamos nos preparando, biológica e psicologicamente, para dar à luz a alguém ou a alguma coisa fora de nós mesmas. Na segunda fase de nossos ciclos, preparamo-nos para dar à luz nada menos do que a nós mesmas. É nesta época em que as partes mais intuitivas de nossos cérebros se ativam, dando-nos *feedback* e orientação sobre o estado de nossa vida interior. Uma das assinantes de meu boletim, Lucinda, descreve o processo com eloquência.

LUCINDA: CURANDO A TPM

A TPM é um problema que tem limitado seriamente a minha vida, distorcido a experiência que meus filhos têm com a mãe e tornado muito assustadora a vida de meu marido a meu lado. Durante anos, ele afirmou que um alienígena devia tomar conta de meu corpo quando os hormônios flutuavam na época da preparação para o ciclo menstrual! As enxaquecas também faziam parte desse quadro. Eu dizia que era a "verdadeira eu feia" que aflorava em um momento de fraqueza! Num momento eu estava racional, cuidando pacificamente de minhas atividades cotidianas, e no momento seguinte, discutia até começar a guerra!

Aí, eu chorava e me sentia a pior pessoa sobre a Terra. Isso não acontecia todos os meses, mas quando acontecia era bem pontual, por volta do décimo sétimo dia de meu ciclo. Em virtude desse padrão, eu imaginava que estava louca, e não confiava em mim mesma para planejar o dia a dia da casa, tornando-me desacreditada como membro da família. Embora desejasse a intimidade, eu era uma pessoa assustadora demais para se abordar. Via-me diante de uma agenda atarefada como trabalhadora e mãe de família, e não conseguia resolver esse problema. Arrastava-me pelo dia, tentando parecer normal para o mundo exterior, mas tornando-me cada vez mais exaurida.

Com o passar dos anos, conheci novas teorias a respeito da conexão mente-corpo e informei-me sobre os benefícios do esforço emocional que relaxa o físico, seja chorando, bocejando, suando, sacudindo o corpo e assim por diante. Essas coisas ficaram no nível conceitual durante um bom tempo. Tinha em mente a informação, mas ainda não a assimilara interiormente para uso prático. Ainda brigava com a incapacitação mensal causada pela TPM e por dentro me perguntava o porquê – por que eu, criativa, inteligente e amável, sofria com essa condição que estava arruinando a minha vida?

Um dia, quando estava com enxaqueca, tive um *insight* e percebi o que viria depois. Conscientemente, perguntei-me o que aconteceria se, em vez de lutar contra a sensação e me julgar uma pessoa deficiente, eu me permitisse sentir plenamente o que estava acontecendo com o meu corpo. Abri mão de meu controle e me concentrei apenas em estar presente em meu corpo, pela primeira vez.

Senti-me vulnerável. A mudança hormonal deixou-me com a sensação de vulnerabilidade. Era um estado de espírito que não conseguiria suportar. Eu era uma guerreira, não uma donzela. Chorei, admitindo que estava indefesa. Pela primeira vez, vivenciei minha faceta feminina. No passado, com medo, me enfurecia com ela. Não era à toa que estivesse me sentindo uma vítima. Estava combatendo meu próprio lado feminino – minha deusa interior.

Deixei a sensação ficar comigo. Não morri. Precisava de sua ternura e sabedoria. A enxaqueca se esvaiu. Parei de me julgar com tanta severidade e abracei aquela parte de mim mesma que há tanto permanecera oculta – até de minha própria vista.

Os sintomas físicos que acompanhavam minha TPM diminuíram. Usei o ganho de energia para fazer outras coisas para mim. Tenho uma nutricionista holística e, pouco a pouco, estou melhorando minha alimentação. Faço massagens terapêuticas. Continuo a extravasar emoções passadas e presentes. Divirto-me com as coisas que faço porque são importantes, são minha expressão criativa. Converso com os outros antes que sobrevenha a crise.

Ainda tenho sido castigada pelas reações de meu corpo às minhas escolhas equivocadas. Sou grata por meu corpo fazer isso, e agora, quando me questiono, é mais *o que* do que *por quê*: o que estou fazendo para que minha sabedoria feminina interior esteja sendo negada, indo contra minha verdadeira identidade espiritual?

Quando me sento para meditar sobre essa pergunta, a resposta vem rapidamente de dentro. Nós nascemos com um manual de instruções, mas precisamos nos aquietar para receber as informações e aprender algumas técnicas novas.

Passando de uma corrente alternada de sabedoria para uma corrente contínua

Na meia-idade, o meio hormonal que ficou presente apenas por alguns dias a cada mês na maioria de seus anos reprodutivos, o meio que se destinava a levá-la a reexaminar sua vida aos poucos, agora fica, a cada vez, na mesma posição durante semanas ou meses. Passamos de uma corrente alternada de sabedoria interior para uma corrente contínua, que fica ligada todo o tempo depois que a menopausa se instala. Na perimenopausa, nossos cérebros fazem a mudança de um para outro modo de ser.

Biologicamente, nesse estágio da vida você está programada para se afastar do mundo exterior durante certo tempo a fim de revisar o seu passado. Você precisa estar livre das distrações que surgem quando focaliza exclusivamente nos outros os seus cuidados maternais. A perimenopausa é a época em que você precisa ser sua própria mãe.

Talvez não seja por acaso que a palavra *menopausa* sugira uma associação na língua inglesa: *"pause from men"*, ou "pausa com relação aos homens". Na verdade, você está sendo impelida, biologicamente, a fazer uma pausa com relação a todos – a humanidade em geral – a fim de realizar importantes tarefas em você mesma. Talvez seja por isso que uma das frases mais comuns que ouvimos, na descrição que as mulheres fazem de suas sensações durante a transição para a menopausa, é o anseio por um pouco de isolamento, por um refúgio que lhes dê paz e quietude e que as livre de distrações e cobranças.

É um sonho aparentemente inalcançável nesta agitada era de cabos de guerra multidirecionais. Mas aquelas que têm com frequência esse anseio acreditam, mesmo assim, que seus desconfortáveis sintomas da menopausa se dissolvem, pura e simplesmente, caso elas possam se dar ao luxo de se fechar ao mundo, sintonizando-se com o processo de crescimento que está ocorrendo dentro delas. Esse sonho é real. Origina-se em sua alma. Descobri que você pode confiar nele, acreditar nele – e que você deve fazer o que ele sugere.

Mesmo que esse sonho pareça fora de alcance, a verdade é que toda mulher *pode* encontrar refúgio dentro de seu ambiente atual. Mesmo que você não possa alugar um avião que a leve para uma ilha deserta, é provável que, se você é capaz de reconhecer e confirmar sua necessidade de solidão, você é capaz de reservar algum tempo e encontrar um canto só seu, no qual possa se isolar diariamente. Você pode se isolar de barulhos, telefonemas e da interação com outras pessoas. Encorajo todas as mulheres a descobrir um modo de fazer isso, qualquer que seja o nível de afastamento que consiga. Quando nos comprometemos a dar esse primeiro passo, temos a chance de desenvolver uma noção, recém-descoberta, acerca de nós mesmas e de nosso propósito na vida, e isso nos mostra, de forma marcante, o que podemos fazer na segunda metade de nossas vidas.

Os diversos papéis de seus hormônios "reprodutivos"

Há muito se sabe que nossos hormônios femininos não estão envolvidos unicamente com a reprodução. Estão relacionados com nossos humores e com o modo como nossos cérebros pensam. Meninos e meninas têm os mesmos índices de depressão até a puberdade. Depois disso, quando os hormônios ovarianos aparecem e começam os ciclos menstruais, a depressão aumenta nas mulheres, com a incidência máxima ocorrendo entre as idades de 22 e 45 anos. A incidência de depressão durante toda uma existência masculina é de apenas um em dez, enquanto nas mulheres é de um em quatro. Depois da menopausa, os índices de depressão nos homens e nas mulheres tornam a atingir a paridade. Estudos transculturais mostram que, em outras culturas, as mulheres também têm uma incidência maior de depressão.

Acredito que esta suscetibilidade do gênero feminino à depressão está, em parte, relacionada com os papéis subservientes que a maioria das mulheres, em muitas culturas, têm sido forçadas a representar ao longo de milênios. Dito isso, também é fato que o ciclo menstrual, a gravidez, o período pós-parto e o período da perimenopausa estão, em muitas mulheres, associados com a depressão. Parte da razão para isso deve-se à complexa interação

FIGURA 2: CORRENTES DE SABEDORIA

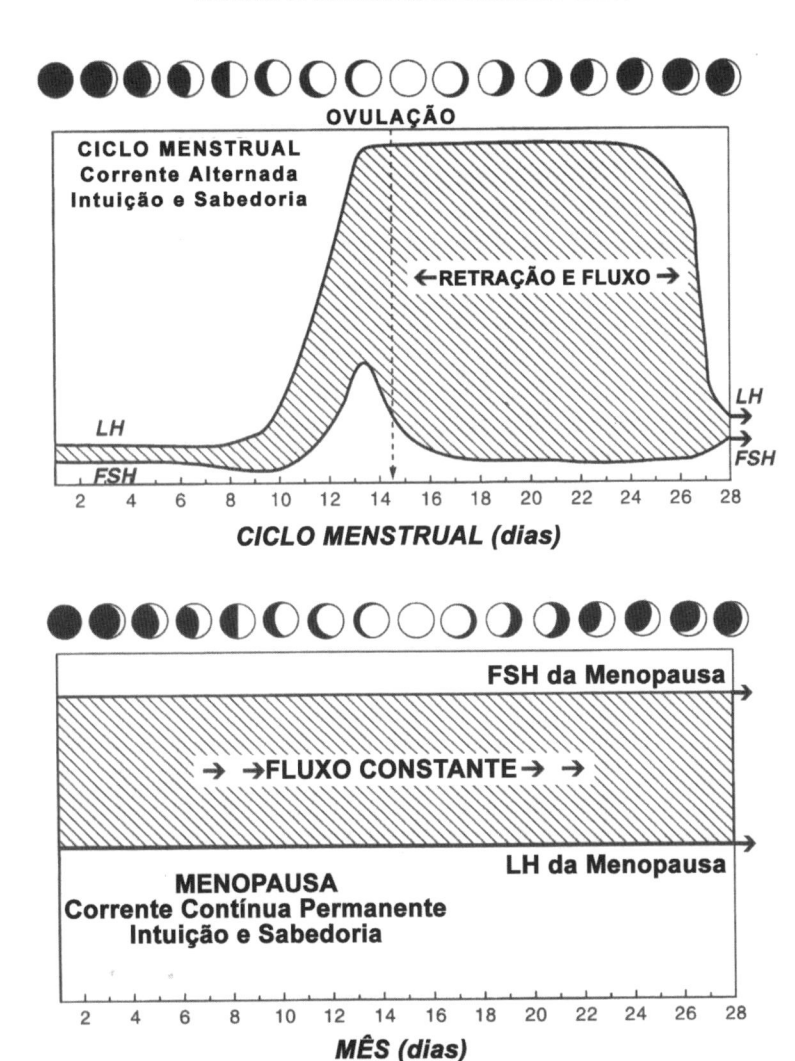

●●◐◐◐◐○○○○◯◯○◯◐◐●●●

CICLO MENSTRUAL
Corrente Alternada
Intuição e Sabedoria

OVULAÇÃO

←RETRAÇÃO E FLUXO→

LH
FSH

LH
FSH

2 4 6 8 10 12 14 16 18 20 22 24 26 28

CICLO MENSTRUAL (dias)

●●◐◐◐◐○○○○◯◯○◯◐◐●●

FSH da Menopausa

→ →FLUXO CONSTANTE→ →

LH da Menopausa

MENOPAUSA
Corrente Contínua Permanente
Intuição e Sabedoria

2 4 6 8 10 12 14 16 18 20 22 24 26 28

MÊS (dias)

O FSH e o LH estimulam a ovulação e são liberados ciclicamente todos os meses até os anos que precedem a menopausa. Então, passam por uma transformação, durante a qual, gradualmente, a ovulação vai cessando e os níveis de FSH e de LH vão aumentando. Acredito que esses níveis elevados têm relação com a passagem de "Corrente Alternada" (CA) para "Corrente Contínua" (CC). A sabedoria intuitiva, que antes só ficava disponível com clareza em certas partes do ciclo menstrual, agora está disponível potencialmente o tempo todo.

© 2001 por Northrop e Schulz

entre o hipotálamo, a glândula pituitária, os ovários e os diversos hormônios produzidos por essas áreas importantes e que interagem com elas. Esses hormônios importantes são:

- **GnRH** (hormônio liberador de gonadotrofinas), que é produzido no hipotálamo;
- **FSH** (hormônio folículo-estimulante) e **LH** (hormônio luteinizante), que são produzidos pela pituitária e que estimulam o aumento do estrogênio e da progesterona, respectivamente, durante o ciclo menstrual mensal;
- **Estrogênio**, produzido pelos ovários, pela gordura corporal e em outras áreas;
- **Progesterona**, produzida principalmente nos ovários – e que, com o estrogênio, prepara o revestimento do útero para a implantação e o crescimento de um embrião.

O hipotálamo regula a produção de todos esses hormônios e é, por sua vez, regulado por eles – e por muitos outros. Ele possui receptores tanto para a progesterona, estrogênio e androgênio (como DHEA, testosterona) como também para a norepinefrina, dopamina e serotonina, neurotransmissores que regulam o humor e que, por sua vez, são afetados por nossos pensamentos, crenças, dieta e ambiente.

Se o estrogênio, a progesterona e o androgênio não tivessem outro papel no corpo além da reprodução, o nível desses hormônios cairia para zero após a menopausa. Mas não é o que acontece. Do mesmo modo, se o GnRH, o FSH e o LH tampouco tivessem propósito após a menopausa, poderíamos imaginar que nessa fase da vida esses hormônios não seriam encontrados em circulação pelo sistema feminino. Na verdade, o que acontece é exatamente o oposto.

Durante a perimenopausa, os níveis de GnRH começam a aumentar no cérebro, fazendo que o FSH e o LH atinjam níveis que nunca serão superados. Uma explicação popular diz que isso é o corpo tentando fazer que os ovários "peguem no tranco" e retomem sua função original, o que faria sentido se não fosse por um fato eloquente: esses elevados níveis de FSH e LH *ficam* elevados permanentemente, bem depois de ser fisiologicamente óbvio que os ovários (que simplesmente não têm mais óvulos) não demonstram qualquer intenção de voltar para o cenário reprodutivo. Tem-se a impressão de que o corpo da mulher, em sua sabedoria, tem motivos ulteriores para continuar a gerar os hormônios ditos reprodutivos, mesmo que a reprodução não seja mais o alvo. Com efeito, são cada vez mais abundantes as evidências que mostram que ao menos um dos papéis dessa produção extemporânea de

FSH e LH, e do GnRH que precipita esse aumento, é suscitar as mudanças que ocorrem no cérebro da mulher na meia-idade.

Por motivos biológicos, normalmente as fêmeas da espécie humana são mais fáceis de controlar – em termos intelectuais, psicológicos e sociais – no período reprodutivo da vida do que antes da puberdade (do nascimento até os onze anos) ou após a menopausa. Quando estamos criando um lar e construindo uma família, nossa preocupação primária é a manutenção do equilíbrio e da paz. Parece que sabemos instintivamente que, quando estamos formando um lar, será melhor para todos se chegarmos a um consenso e mantivermos qualquer apoio que nos seja dado, mesmo que não seja o ideal, do que arriscarmo-nos a atravessar esse período por conta própria. Embora isso pareça indicar que perdemos de vista nossas metas individuais, nossa habilidade de "seguir o roteiro" é, na verdade, protetora. Um estudo médico feito recentemente na Suécia, por exemplo, demonstrou que mães solteiras tinham um risco de morte prematura quase setenta por cento superior ao de mães com parceiros. E, surpreendentemente, esse aumento no índice de mortes prematuras era o mesmo, independentemente de fatores de saúde ou socioeconômicos. Em outras palavras, até mães solteiras com recursos econômicos adequados e que eram física e psicologicamente saudáveis corriam risco maior.[6]

Esse processo de sublimação de nossos eus mais autênticos começa cedo – na adolescência. A disposição mental "ativista" da garota pré-púbere, sua franqueza e honestidade infantis e sua tendência a participar de qualquer conflito tornam-se sublimadas pelos hormônios. Embora a adolescente possa se preocupar com injustiças sociais, a tendência é que se preocupe ainda mais com sua imagem corporal e o poder de atrair parceiros em potencial. Dito de outra forma, enquanto a mulher está se preparando psicologicamente para gerar e criar filhos e cuidar de terceiros – papéis vitais e que reforçam a espécie – os conflitos do mundo exterior ficam um tanto quanto difusos. Sua preocupação com injustiças sociais e com traumas de infância também podem se esvair ou ficar reprimidos. É provável que ela dê atenção superficial a pequenas ofensas, pois lamber suas próprias feridas, analisar antigas mágoas ou enfrentar abusos de longa data exigiria dela preciosa energia. Ela precisa cumprir seu papel primário: em termos biológicos, reproduzir e nutrir.

Ela recebe belas recompensas por seguir essa agenda biológica. Os hormônios reprodutivos são diretamente responsáveis pelo estímulo de centros opioides do cérebro. Essas áreas produzem, de fato, compostos químicos semelhantes a narcóticos que entram na corrente sanguínea e dão uma sensação de bem-estar, um "barato" natural. O estrogênio, por exemplo, fica abundante na fase altamente fértil do ciclo menstrual, quando a mulher fica mais "elétrica" perto dos homens e mais receptiva a seus avanços.

FIGURA 3: A CONEXÃO HIPOTÁLAMO-PITUITÁRIA-OVÁRIO

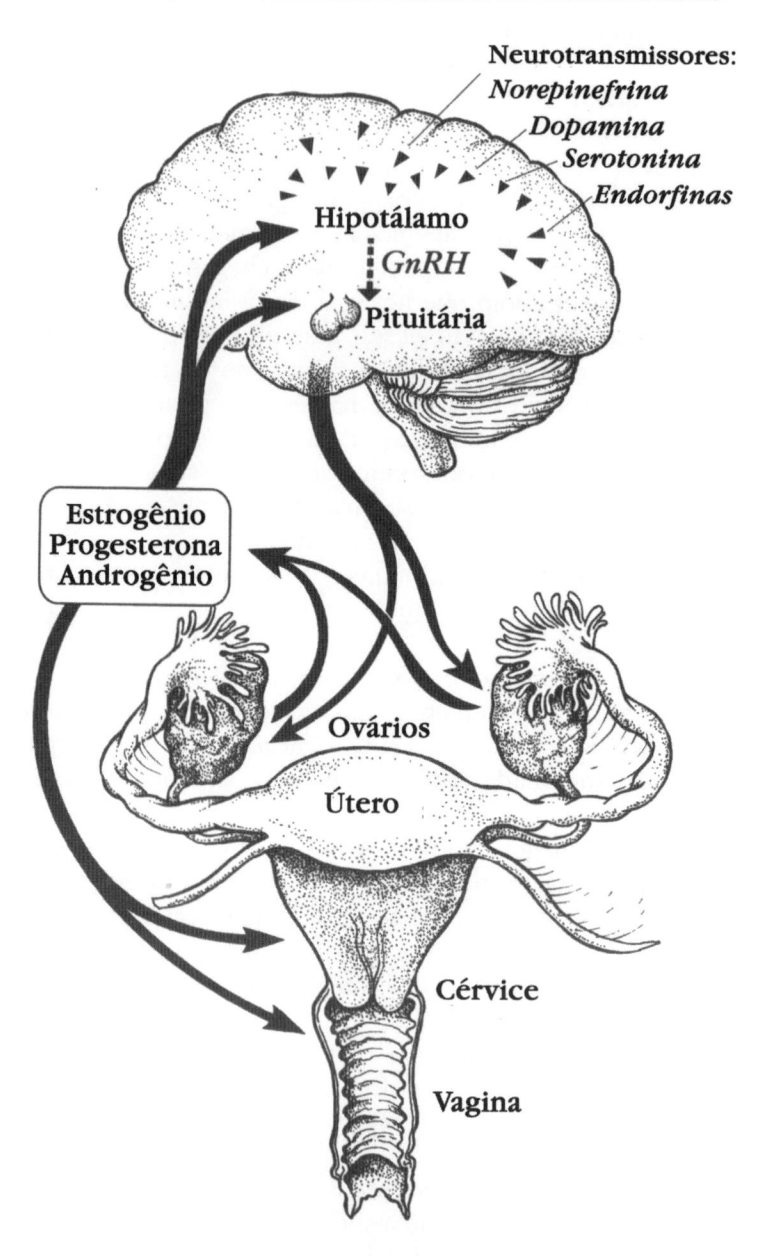

Neurotransmissores:
Norepinefrina
Dopamina
Serotonina
Endorfinas

Hipotálamo
GnRH
Pituitária

Estrogênio
Progesterona
Androgênio

Ovários
Útero
Cérvice
Vagina

O cérebro e os órgãos reprodutivos estão intimamente conectados por meio de uma série complexa de ligações de *feedback*.
© 2001 por Northrop e Schulz

Hormônios, como prolactina, também inundam o sistema quando ela está na fase maternal, amamentando seu bebê ou cuidando de seus entes queridos. Esses fortes sentimentos de atração, esse profundo senso de satisfação, essa aura de determinação e de calor afetivo que a mulher percebe enquanto cuida dos outros – tudo isso deve-se, em parte, a ingredientes químicos naturais e semelhantes a narcóticos produzidos pelo cérebro em resposta aos hormônios reprodutivos. Como a sensação é maravilhosa, ela se sente estimulada a prosseguir. Esse é um dos motivos pelos quais as mulheres são tão boas no cuidar.

Mulheres lésbicas e/ou que preferiram não se casar ou não ter filhos não estão isentas desse sistema intrínseco de incentivos, pois ele é gravado nos circuitos dentro dos primeiros dias de vida do embrião feminino. Qualquer que seja a causa do comportamento maternal – gravidez, amamentação ou alguma outra forma de atenção e de cuidados – o *feedback* biológico é inevitável, poderoso e muito, muito positivo.

FIGURA 4: RECOMPENSA AO LONGO DO CICLO DE VIDA

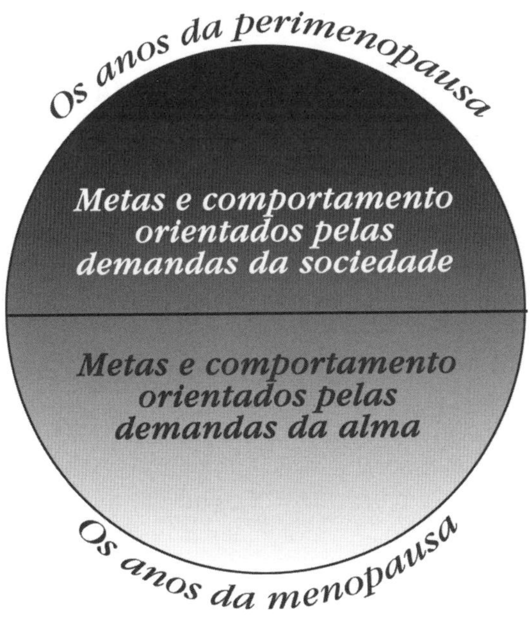

Os anos da perimenopausa

Metas e comportamento orientados pelas demandas da sociedade

Metas e comportamento orientados pelas demandas da alma

Os anos da menopausa

© 2001 por Northrop e Schulz

Como as alterações hormonais facilitam a remodelagem do cérebro

Quando a mulher entra na menopausa, abandona o papel de criadora e protetora dos filhos que os hormônios escreveram para ela. Isso não significa que a mulher pós-menopausa não seja mais capaz de cuidar dos outros, mas sim que ela fica mais livre para decidir a forma de dirigir suas energias criativas, mais livre para "pintar fora das linhas". Muitos dos problemas que ficaram difusos quando os hormônios da puberdade entraram em cena podem tornar a aflorar com grande nitidez quando esses hormônios se atenuarem. É por isso que muitas mulheres na meia-idade se lembram de abusos do passado e decidem enfrentá-los. Temas como a preocupação com injustiças sociais, paixões pessoais e interesses políticos, que foram sublimados na fase de criação de filhos, agora vêm à tona sob intenso foco, prontos para serem examinados e trabalhados. Algumas mulheres canalizam essa energia intensa para novos negócios e novas carreiras. Algumas descobrem e cultivam talentos artísticos que nem sabiam que possuíam. Outras percebem que o desejo sexual aumentou até níveis que nunca foram experimentados em suas vidas. Há as que relatam mudanças na preferência sexual.

Acolhendo a mensagem por trás da raiva da menopausa

Os impulsos de GnRH associados com a menopausa preparam o cérebro para novas percepções – e, depois, para novos comportamentos. É muito comum as mulheres ficarem mais irritadiças, até mesmo iradas, diante de coisas que antes foram menosprezadas com facilidade. Muito antes de começarmos a sentir os calores causados pela mudança nos níveis hormonais, nossos cérebros passam por mudanças no hipotálamo, o lugar onde o GnRH é produzido. Essa mesma região do cérebro é a chave para se sentir – e, em última análise, para expressar – emoções como a raiva. É bem sabido que os hormônios modulam tanto a agressividade como a raiva.[7] Na meia-idade, nossos corpos e cérebros dão pleno suporte à nossa capacidade de vivenciar e expressar a raiva com uma clareza que nunca seria possível antes da meia-idade.

O GnRH é apenas um entre os vários hormônios que apoiam as mudanças ocorrendo no cérebro. As moléculas do estrogênio e da progesterona se ligam a áreas como a amígdala* e o hipocampo, que são relevantes para a memória, a fome, o desejo sexual e a raiva. Mudanças nos níveis desses hormônios e de outros podem ajudar a evocar antigas recordações, acompanhadas por fortes emoções, especialmente a raiva. Isso não significa que a

---

* Amígdala cerebral; não confundir com a lingual (NT).

raiva seja causada por mudanças hormonais, mas sim que estas simplesmente propiciam a recordação e a solução de assuntos inacabados.

Muitas mulheres se sentem perturbadas ou assustadas quando sentem o afloramento dessa raiva. Talvez você não se sinta irada. Talvez fique "apenas" irritadiça, rabugenta, ofendida, invejosa, assoberbada ou deprimida, ou talvez tenha "apenas" colesterol alto ou pressão alta. Creia-me, todas essas emoções e condições físicas estão associadas à mesma coisa: raiva. Nas mulheres, geralmente, a raiva causa sérios problemas, a menos que surja a serviço dos demais. Provavelmente, isso explique por que, embora a raiva masculina, gênero sexual no qual ela é aceitável, tenha sido estudada à exaustão, a única forma de raiva feminina que recebeu muitos estudos é a raiva maternal, cuja função é proteger um filho que esteja sendo ameaçado. Também é culturalmente aceitável que a mulher expresse sua raiva pessoal lutando por justiça social, a qual, com muita frequência, torna-se uma plataforma para a liberação da raiva pessoal. Apesar de sermos orientadas para acreditar que nossa raiva se origina na observação das injustiças feitas a terceiros, a política é sempre pessoal: nossa raiva, em última instância, diz respeito a nós mesmas, e sua energia está sempre nos impelindo rumo à autorrealização.

Isso não quer dizer que devamos deixar de praticar o protesto social ou de buscarmos reformas e a prática da justiça. Significa apenas que devemos ter em mente nossa motivação pessoal para participar desses cenários, não permitindo que eles nos distraiam da autotransformação e da autocura – processos que sempre nos tornam agentes ainda mais eficientes da mudança social.

Precisamos resgatar nossa raiva. Na meia-idade, em particular, ela pode ter um papel importante na melhoria da nossa qualidade de vida e de nossa saúde. É um sinal poderoso enviado por nossa sabedoria interior – um sinal que deveríamos aprender a ouvir e a responder. Geralmente, é provocado por coisas como:

- não conseguirmos contar com compromissos de terceiros ou promessas que nos fizeram;
- perda de poder, *status* ou respeito;
- sermos insultadas, solapadas ou diminuídas;
- sermos ameaçadas com dor física ou emocional;
- termos um evento importante ou agradável adiado ou cancelado para a conveniência de outrem;
- não obtermos algo que achávamos que deveria ser nosso por direito.[8]

Se, antes da menopausa, a mulher não aprendeu a identificar sua raiva e aquilo que ela está lhe dizendo (o que se aplica a muitas mulheres), a perimenopausa é a melhor oportunidade que lhe resta para fazê-lo. Na perimenopausa, a remodelagem de seu cérebro torna sua visão mais clara e suas motivações mais fáceis de identificar. Usar a raiva como catalisadora de crescimento e de mudanças positivas é sempre libertador.

Nos primeiros estágios da perimenopausa, a irritabilidade que você sente pode ser sutil. A irritabilidade é uma forma de raiva de baixa voltagem, e não costuma levar a mudanças duradouras – ou a qualquer mudança. A irritabilidade equivale a manter uma panela com água à beira da fervura, mas sempre acrescentando mais água ou abaixando o fogo antes que realmente ferva. Se não cuidamos das coisas que nos irritam na vida, a natureza vai aumentar a chama da boca do fogão para tentar nos mobilizar.

GLADYS: NUNCA FEZ A ÁGUA DA PANELA FERVER

Gladys poderia ser a garota-propaganda da irritabilidade na menopausa. Em meu consultório, ela costumava reclamar do marido, dos filhos e de seu trabalho. Tinha sinusite crônica, mal que normalmente está associado à irritabilidade emocional e à raiva que está prestes a ferver sob a superfície. Toda vez que perguntava a Gladys quando ela iria tomar medidas para mudar os aspectos de sua vida que tanto a irritavam, ela se recompunha, dava um grande sorriso e dizia: "Ah, querida, na verdade meu marido é um homem maravilhoso. E meus filhos são adoráveis. Não tenho como reclamar de qualquer coisa em minha vida". Gladys procurou sua psiquiatra, que lhe receitou Prozac, mas nunca chegou a achar que o medicamento, ou qualquer outra coisa, a tivesse realmente ajudado. Durante todos os anos em que cuidei dela, a saúde de Gladys nunca melhorou.

Matando o mensageiro: medicando nossa raiva e irritabilidade para manter o *statu quo*

Em nossa cultura, infelizmente, o tratamento que se costuma dar a sintomas da perimenopausa como mudanças de humor e irritabilidade é a prescrição de alguma coisa que nos deixe tranquilas, para nos sentirmos melhor. Mal nos perguntamos – e certamente nossos médicos raramente o fazem – "O que está desequilibrado e necessita de mudanças?". Se procurarmos alívio na terapia de reposição hormonal sem cuidar dos problemas subjacentes, então nem as doses apropriadas de hormônios conseguirão ajudar muito.

As mulheres mais vulneráveis aos efeitos das oscilações hormonais e que têm a maior dificuldade para encontrar alívio em tratamentos de reposição hormonal e em outras medicações são aquelas que sofreram problemas com seu humor durante a menarca, após partos e durante a perimenopausa.[9] Se os problemas emocionais em suas vidas não forem tratados, se suas perdas da meia-idade não forem plenamente lamentadas e libertadas (se, em outras palavras, elas não derem ouvidos à raiva e agirem), podem se ver diante da depressão plena – que às vezes é descrita como raiva voltada para dentro. Está bastante comprovado que a depressão, por sua vez, é um fator de risco independente para doenças cardíacas, câncer e osteoporose.

Traumas emocionais afetam o cérebro e todas as suas funções. Permanecer na mesma situação perturbadora praticamente garante que os hormônios da mulheres irão permanecer desequilibrados. Quanto mais ela permitir a persistência das situações negativas, mais desalinhados seus hormônios irão se tornar e maior será o desconforto físico que ela sentirá. Doses de estrogênio podem fazer que esse ciclo cesse temporariamente, mas cedo ou tarde o corpo irá exigir que sua mensagem seja ouvida.

Muitas mulheres menosprezam a dor comparando-se com alguém que esteja muito pior. Se esse padrão não for resolvido, pode acarretar problemas de saúde, especialmente na meia-idade. Eis um exemplo extraído de meus atendimentos clínicos.

DORIS: ATRAVESSANDO UMA PONTE SOBRE A RAIVA

Doris estava sofrendo de pressão alta e colesterol levemente elevado, e os dois problemas estavam piorando com a aproximação do término da transição da menopausa, aos 52 anos. Doris me disse que sua mãe, uma *socialite*, dedicara-se a seu marido e à carreira dele de forma desequilibrada, o que a fez negligenciar emocionalmente seus filhos de forma perceptível; eles eram educados por babás e empregados domésticos. Sem querer, Doris criara o mesmo padrão com seu marido, que estava tão mergulhado no trabalho que não ficava emocionalmente disponível para ela. Mas Doris não se permitia expressar a raiva que nutria pelo marido e pela mãe. Doris, como muitas mulheres cuja vida parece relativamente privilegiada, disse-me: "Sinto-me tão egoísta e tola quando me apiedo de mim mesma. Na verdade, não posso reclamar de nada. Afinal, há mulheres que foram estupradas ou vítimas de incesto, ou cujos maridos as abandonaram na meia-idade sem um tostão. Tenho muito que agradecer".

Chamo a postura de Doris de "ponte intelectual" – intelectual porque a parte lógica de nossas mentes sempre acaba encontrando boas razões para não termos do que reclamar. E na superfície isso até pode parecer verdade. Contudo, há um problema maior. Comparar nossa dor com a de outras pessoas acaba nos afastando de nossas emoções e do que precisamos fazer a respeito delas. Isso se deve ao fato de que a parte do cérebro que nos permite sentir emoções tem conexões bem mais ricas e complexas com nossos órgãos internos, como o coração e o sistema vascular, do que a área associada ao pensamento lógico e racional.[10] A comparação faz que fiquemos aferradas ao intelecto. Não basta pensar em nossos sentimentos ou falar deles. Lembre-se, a palavra *emoção* contém em si a palavra *moção*, movimento! Nossos sentimentos têm a função de nos comover.

A cura só acontece quando nos entregamos a nossos sentimentos e nos deixamos banhar por eles. Doris não irá conseguir ter boa saúde cardiovascular caso não se permita sentir a dor de ter um marido que não se apresenta emocionalmente diante dela, uma situação que reflete muitos aspectos de sua infância. Quando ela se entregar à raiva e à dor que têm se mantido presas por anos, primeiro na infância e depois no casamento, ela estará a caminho não apenas da boa saúde cardiovascular como da dádiva de uma vida curada.

Emoções, hormônios e sua saúde

Suas emoções são seu sistema de orientação interior. Só por meio delas é que você pode saber se está vivendo em um ambiente de saúde bioquímica ou em um ambiente de perturbação bioquímica. Compreender como suas emoções e seus pensamentos afetam cada hormônio e célula de seu corpo, e saber como modificá-los para que gerem boa saúde, dá a você acesso ao mais poderoso e fortalecedor segredo de saúde sobre a Terra.

Alimentos naturais, suplementos vitamínicos, ervas, meditação, acupuntura e outras terapias são poderosas ferramentas para constituir e proteger a saúde. Porém, quaisquer que sejam os suplementos que você toma ou os exercícios que você faz, depois que tudo for dito e feito, sua atitude, suas crenças e seus pensamentos diários é que farão o efeito mais profundo sobre sua saúde. Quantas vezes você já ouviu alguém dizer: "Não entendo, ela sempre se alimentou bem e fez exercícios. Como é que foi ficar doente?". Do outro lado do espectro, há a pessoa que fuma cigarros e bebe demais, e que mesmo assim vive sem doenças aparentes e tem uma velhice saudável. A resposta, ao menos em parte, está nas atitudes e emoções da pessoa. Atitudes e crenças também influenciam a maneira como digerimos os alimentos e a eficiência de nossos exercícios. Há, dentro de você, o poder de criar uma vida de alegrias, abundância e saúde, bem como a mesma capacidade de criar uma vida repleta de estresse, fadiga e doenças. Com muito poucas exceções, a escolha é sua.

Padrões emocionais específicos estão associados com moléstias específicas em partes específicas do corpo

Já foi documentado cientificamente que padrões específicos de vulnerabilidade emocional afetam órgãos ou sistemas específicos do corpo. Há dezenas de estudos médicos, só sobre câncer de mama, por exemplo, mostrando que a sensação de impotência em relacionamentos importantes e a incapacidade de expressar uma gama completa de emoções aumentam o risco de se desenvolver câncer de mama, e reduzem a probabilidade de sobrevida decorrente dele. De modo análogo, dezenas de estudos têm sugerido que a dificuldade de lidar com emoções negativas, especialmente a hostilidade, estão associadas à morte súbita causada por ataque cardíaco.[11] Além desses, há literalmente centenas de estudos que mostram que a falta de apoio social, a perda da família ou sua separação, ou dificuldades para equilibrar a participação com a independência, podem afetar o sistema imunológico e aumentar a suscetibilidade à infecção e a doenças autoimunes.

Há centenas de anos, os clínicos praticantes sabem que a conexão entre emoções e saúde é direta e poderosa. Surpreendentemente, nossa cultura voltada para fora, crente na *causa e efeito* e movida por dados, simplesmente ignorou as evidências. Até na década de 1970, o trabalho pioneiro de cientistas como Walter B. Cannon e Hans Selye, que fizeram pesquisas revolucionárias sobre estresse e a conexão corpo-mente, não era aceito por não ser convencional. Era cientificamente preciso e sugestivo, mas nossa cultura simplesmente não estava pronta para ele.

Nós, mulheres de meia-idade, *estamos* prontas, e temos neste momento a oportunidade perfeita para viver pessoalmente esse conhecimento, enquanto ainda cintila o fogo da mudança na cultura como um todo.

Nosso estado de saúde e de felicidade depende mais de nossa percepção dos eventos da vida à nossa volta do que dos próprios eventos em si. Essa é uma verdade que nossa cultura não ensina. Em vez disso, aprendemos desde cedo que nossa saúde é, principalmente, o resultado de nossa herança genética, tenhamos ou não sido vacinadas, tomemos ou não muitos suplementos vitamínicos e façamos ou não exercícios. Sei que esses fatores podem contribuir para nosso estado de saúde. Mas sua influência empalidece se comparada com o poder de nossas crenças e atitudes.

Como seus pensamentos e percepções tornam-se realidades bioquímicas em seu corpo

Seu sistema nervoso autônomo é o sistema que ajuda a transformar seus pensamentos e emoções no ambiente físico que, com o tempo, transforma-se em seu corpo físico. Essa parte do sistema nervoso, que também governa a atividade cotidiana de todos os seus órgãos internos, divide-se em duas partes: o sistema nervoso *parassimpático* e o sistema nervoso *simpático*. Esses dois sistemas têm ligações nervosas com cada órgão de seu corpo, inclusive com seus olhos, ductos lacrimais, glândulas salivares, vasos sanguíneos, glândulas sudoríparas, coração, laringe, traqueia, brônquios, pulmões, estômago, suprarrenais, rins, pâncreas, intestinos, bexiga e genitália externa.

Em termos gerais, o Sistema Nervoso Parassimpático (PNS) é o freio do seu organismo. Promove funções associadas a crescimento e restauração, repouso e relaxamento, e trata basicamente da conservação da energia do corpo, fazendo que seus órgãos vitais "descansem" quando não estão "em serviço".

Em contraste com o PNS, o Sistema Nervoso Simpático (SNS) é a gasolina. Ele acelera seu metabolismo para que este lide com desafios externos. O estímulo do SNS mobiliza rapidamente as reservas do seu corpo para que você consiga se proteger e se defender. É aqui que o mítico mecanismo "lute ou fuja" entra em cena: seus olhos se dilatam, a velocidade e a força das contrações cardíacas aumentam e seus vasos sanguíneos se estreitam para que sua pressão sanguínea aumente. O reservatório dos intestinos empresta sangue para seus principais músculos, para os pulmões, coração e cérebro, preparando-a para a batalha. As funções dos intestinos e da bexiga cessam temporariamente, conservando a energia necessária para fortalecer os músculos, quer você decida ficar e lutar, quer decida correr. (É o oposto exato da função do PNS, que é a de contrair as pupilas, reduzir o ritmo cardíaco, movimentar os intestinos e relaxar a bexiga e o esfíncter.)

Como o Sistema Nervoso Parassimpático lida basicamente com a restauração e a conservação da energia corporal e com o descanso dos órgãos vitais, qualquer atividade ou padrão de pensamento que ative o PNS faz depósitos em seu banco de saúde. A ação do SNS, por sua vez, faz saques desse banco.

É nesse ponto que a percepção adquire importância. Aquilo que é visto pelo corpo como um desafio externo ou agente estressante, varia de pessoa para pessoa, influenciada pelo histórico dessa pessoa, sua infância, ambiente familiar, dieta, trabalho e atividades do momento. Muitas mulheres de meia-idade vivem em um estado de constante sobrecarga ansiosa, da qual boa parte se deve à cultura que nos rodeia. Queremos ser boas mulheres. Queremos fazer o que é certo. Mas a cultura que nos cerca muda tão depressa, e a sobrecarga de informações que ela gera é tão grande, que ficamos fatigadas e confusas com facilidade, dançando cada vez mais rápido só para nos mantermos atualizadas. Sem saber o que escolher e o que evitar, enviamos a nossos corpos sinais embaralhados. Pisamos no acelerador e no freio ao mesmo tempo. Ou deixamos o combustível parado no lugar, vivendo em um constante estado de "luta ou fuga" – e fazendo saques demais no banco de saúde.

Em termos biológicos, é possível que estejamos passando por um processo evolucionário que permitirá que nossa espécie suporte todo esse estresse com graça e saúde. Francamente, acredito que o cérebro plurimodal da mulher de meia-idade está abrindo o caminho. Sempre tivemos de fazer pelo menos três coisas ao mesmo tempo. E agora, na meia-idade, quando os ditames de nossas almas se fazem compreender de maneira mais completa do que nunca, despertamos e descobrimos que nossos cérebros e corpos estão sendo redesenhados para facilitar – com elegância – esse processo.

Estresse e seu temperamento

Estudos científicos descobriram um vínculo entre temperamento, personalidade e a capacidade de lidar com elementos estressantes. Já percebeu que algumas pessoas, independentemente do que aconteça em suas vidas, parecem estar sempre felizes, enquanto outras estão cabisbaixas mesmo quando a vida parece estar lhe sorrindo? Ou que algumas se mostram ansiosas e amedrontadas mesmo que estejam seguras? Até certo ponto, nascemos com um desses temperamentos, e existem evidências que mostram diferenças *biológicas* mensuráveis acompanhando cada temperamento. Stephen Porges, M.D., por exemplo, descobriu que cada indivíduo tem, desde que nasce, seu próprio equilíbrio característico entre PNS e SNS, resultando naquilo que é conhecido como "tono vagal".[12] Seu equilíbrio individual fica visível em uma espécie de ECG (eletrocardiograma) e ilustra como o ritmo do seu coração se coordena com seu ritmo respiratório, produzindo valiosas informações a respeito de seu equilíbrio metabólico e de sua capacidade intrínseca de suportar estresse. Porges descobriu que, mesmo em bebês prematuros, aqueles que têm tono vagal mais elevado, o que significa que seu sistema nervoso parassimpático se acha mais ativado, são menos estressados por eventos externos no berçário (como manuseios e injeções) do que bebês cujo tono vagal é mais baixo. Ele também observou que as características de personalidade que acompanham um tono vagal baixo ou alto (feliz, flexível, deprimido, melancólico, ansioso, confiante, temeroso) parecem acompanhar cada indivíduo ao longo da vida.

Isso explica muita coisa a respeito de nossas respostas individuais a situações de vida. Por exemplo, mostrou-se claramente que um paciente pode sentir grande estresse ao se submeter a um procedimento médico relativamente simples, enquanto um procedimento bem mais complexo pode deixar outro paciente pouco estressado. Contudo, também é fato que a mesma pessoa pode responder minimamente a uma experiência em dada ocasião, tendo depois uma resposta fisiológica maciça diante da mesma experiência em outra época. É por isto que as tentativas de se indexar fatores de estresse não são muito úteis. Um estudo recente do Dr. Charles B. Nemeroff na Emory University School of Medicine revelou que mulheres que foram vítimas de abusos sexuais ou físicos na infância, comparadas com outras sem esse histórico, mostram mais tarde reações fisiológicas muito exageradas diante de situações como fazer um discurso ou resolver problemas de aritmética diante de outras pessoas. Também estão mais propensas à depressão, distúrbios ansiosos e outros problemas emocionais na vida madura.[13] Tendo em vista o grande número de mulheres com histórias de algum tipo de abuso, não é de surpreender que tantas sofram de problemas de humor e outros durante a perimenopausa.

Uma das piores coisas que as pessoas podem fazer a si mesmas é se punirem por causa de seu comportamento ou padrão de resposta ao estresse. É por isso que não quero sugerir que existe um padrão régio de emoções ideais. Não seria diferente de dizer às mulheres que elas devem almejar um peso, uma altura ou um manequim ideais. Além disso, cada temperamento parece predispor as pessoas a certos tipos de índole. Se você passar a vida desejando ter tido um temperamento mais "saudável", por exemplo, você não estará aceitando sua índole como um todo, nem tirando proveito de seus dons naturais.

Como as emoções na menopausa afetam nossa saúde

Desequilíbrios entre os sistemas nervosos simpático e parassimpático, combinados com o cambiante meio hormonal da menopausa, podem aumentar a suscetibilidade do corpo a sintomas ou doenças. O timo (que cria as células T de seu sistema imunológico), os nódulos linfáticos (que criam as células B do sistema imunológico) e a medula espinhal (que cria suas células sanguíneas brancas e vermelhas) estão ligados ao sistema nervoso autônomo. Portanto, toda área que cria células do sistema imunológico têm um pedal de acelerador (tom simpático) e um pedal de freio (tom parassimpático).

Por que isso é importante? Porque é graças a esse sistema que seu corpo registra e processa suas emoções e os hormônios e componentes neuroquímicos que elas promovem. Como já comentei, se você tem um registro histórico de emoções que não foram processadas, elas irão tornar a aflorar mais ou menos na época da menopausa. Por isso, sua suscetibilidade a doenças pode aumentar. Com o tempo, se a resposta "lute ou fuja" movida pelo medo for repetidamente ativada, você pode se ver vítima de diabetes, hipertensão ou até uma doença do sistema autoimune, como lúpus ou artrite reumática. O ponto que será afetado é determinado pelo mais fraco entre os elos do corpo, o lugar onde sua estrutura genética tornou-a mais vulnerável.

Em última análise, aquilo que acontece em sua mente gera atividades em seu sistema nervoso, quer o parassimpático, quer o simpático. Cada pensamento, cada percepção que você tem, modifica a homeóstase do seu corpo. Será o freio ou o acelerador? Um depósito ou um saque na conta da saúde? É assim, em síntese, que seu sistema nervoso autônomo transforma a maneira como você encara o mundo no estado de sua saúde.

Como os pensamentos afetam
os níveis hormonais na menopausa

A "língua" falada por seu sistema nervoso autônomo é traduzida pelos hormônios para o resto de seu corpo. Os principais mensageiros do sistema nervoso simpático são os hormônios chamados norepinefrina e epinefrina, que, juntos, costumam ser chamados adrenalina. São produzidos pelo cérebro e pelas glândulas suprarrenais. Sempre que o nível de adrenalina sobe, o nível de outro hormônio suprarrenal, o cortisol, também sobe.

Embora o cortisol represente um incentivo bastante necessário no curto prazo, ajudando-a a superar uma crise ocasional, ele tem um lado sombrio. Se você percorre a "pista expressa" do SNS por muito tempo, a elevação prolongada do cortisol pode causar diversos problemas. Inicialmente, o cortisol ativa seu sistema imunológico, mas se o estresse mantém o corpo em um estado constante de prontidão do tipo "lute ou fuja", os efeitos do cortisol sobre o sistema imunológico transformam-se rapidamente em obstáculos. As células brancas são despejadas na corrente sanguínea, inundando o sistema com guerreiros que combatem os germes. Com o tempo, o sistema imunológico e a medula espinhal se esgotam. A superexposição prolongada ao cortisol faz que sua pele fique fina, seus ossos se tornem mais fracos, seus músculos e tecidos conjuntivos sofram perdas, seu corpo metabolize a insulina de maneira anormal, seus tecidos retenham fluidos, seus braços e pernas se machuquem mais facilmente e seu humor tenda à depressão.

Se você continuar a achar que os eventos e demandas de sua vida são estressantes e incontroláveis, você estará adotando a postura mental que faz que suas suprarrenais produzam cada vez mais cortisol. Com o tempo, as suprarrenais se exaurem, perdendo a capacidade de acompanhar a demanda por quantidades cada vez maiores desse hormônio. Isso costuma estar vinculado à nutrição abaixo do ideal, digestão difícil e baixa assimilação de nutrientes, elementos que andam de mãos dadas com a vida sob estresse. A incompetência do sistema imunológico que resulta disso aumenta a suscetibilidade a doenças infecciosas, bem como a distúrbios imunológicos e a todo tipo de câncer.

O sistema nervoso simpático superestimulado também causa o desequilíbrio de um grupo de hormônios conhecidos como icosanoides, fazendo que se reduza a capacidade celular de metabolismo dos ácidos graxos. Isso está associado a aumento de peso, pois o corpo tende a perder massa muscular e a substituí-la por gordura localizada e acúmulo de líquidos. Icosanoides desequilibrados também estão associados à inflamação de tecidos, aumentando o desconforto sentido em diversas doenças crônicas como lúpus e artrite reumática. Também se descobriu que eles aumentam o ritmo de crescimento de tumores em indivíduos que já estão com câncer.

Em um corpo saudável, normal, os níveis de cortisol estão no ponto máximo pela manhã, perto da hora de despertar. Durante a noite, o Sistema Nervoso Parassimpático fez o seu trabalho e proporcionou repouso e renovação para seus órgãos. Em outras palavras, fez um depósito no "banco de saúde". Pela manhã, os níveis elevados de cortisol ajudam-na a sair da cama e se preparar para o dia que terá pela frente. Quando você relaxa, à noite, os níveis de cortisol costumam decrescer, atingindo o mínimo por volta da meia-noite e levando-a a um repouso noturno rejuvenescedor. Para muitas mulheres estressadas, porém, o padrão de aumento e declínio da secreção de cortisol vai se invertendo. Os níveis ficam mais baixos pela manhã, com pouca ou nenhuma "gasolina no tanque" para começar o dia, e ficam mais altos à meia-noite, tornando virtualmente impossível o repouso e o relaxamento.

E não termina por aí. Além de causar uma vazão desordenada de cortisol, o estímulo exagerado do Sistema Nervoso Simpático também causa uma redução na produção de progesterona, um dos calmantes naturais do organismo. Como resultado, mulheres que se mostram constantemente estressadas também tendem ao desequilíbrio hormonal entre estrogênio, progesterona e testosterona (que é tão importante para as mulheres como para os homens).

Suavizando suas emoções antes que se tornem doenças

Primeiro, não ganhamos nada categorizando as emoções como "boas" ou "más". Em lugar disso, pense nelas como uma orientação. As emoções que trazem sensações agradáveis guiam-na para a saúde, enquanto aquelas que parecem negativas estão tentando chamar sua atenção, fazendo que você mude sua percepção ou seu comportamento. É simples.

As emoções também podem se tornar tóxicas caso deixemos que passem sem solução, em vez de lidarmos com elas de frente e nos desapegarmos delas. Pense, por exemplo, na mulher que perdeu um filho e que, quinze anos mais tarde, já na menopausa, ainda não mexeu em nada no quarto dele, mantendo-o exatamente do jeito que ele o deixou no dia em que morreu. As emoções que a levaram a transformar esse quarto em templo – o pesar não resolvido, a recusa em prosseguir com a vida, a negação – são tóxicas. Não apenas privaram-na de quinze anos de vida, como a estão preparando para doenças físicas, levando-se em conta especialmente a intensidade com que a bagagem não resolvida do passado se apresenta na menopausa.

As dores e os problemas de saúde que você pode experimentar na meia-idade não são causados por emoções difíceis em si, mas sim pela disposição em deixar que essas emoções continuem sem solução – ou pela percepção errônea do sentido que elas têm em sua vida. Emoções mal resolvidas, "entaladas", ficam produzindo a mesma bioquímica corporal, vez após vez. O efeito das emoções sobre o corpo pode ser comparado à água de um rio. Nossos corpos se mantêm limpos e refrescados enquanto as emoções fluem, provocando mudanças em nossa percepção e comportamento. No minuto em que a água fica estagnada, começa a decomposição e florescem germes de todo tipo.

Uma de minhas pacientes na menopausa teve um *insight* maravilhoso. Ela começou a perceber que, sempre que se sente feliz, vai também ficando nervosa, pois ela acha que sempre que acontece alguma coisa boa em sua vida, precisa deixar para trás aspectos passados que a apoiaram. Conseguir uma promoção no trabalho, por exemplo, sempre foi algo repleto de crises de arrependimento, porque ela sabia que a promoção alteraria a dinâmica de seus antigos relacionamentos. As pessoas com quem mantinha amizade não a aceitaram mais da mesma maneira. Eu mesma passei por essa experiência. O único conforto nessa situação é que, se nos permitimos chegar cada vez mais perto do sucesso e da alegria, atraímos novos amigos e circunstâncias que irão nos apoiar plenamente por aquilo em que estamos nos tornando. Para essa mulher, a chave consiste em se concentrar naquilo que lhe aconteceu de bom quando ela se permitiu ser mais feliz e realizada.

O foco na faceta positiva de uma situação pode ter um efeito poderoso sobre nossa saúde. O Dr. Bernie Siegel conta a história de um paciente que ouviu os médicos dizerem que ele tinha um "ritmo galopante" no coração. Um ritmo galopante é uma condição perigosa, mas esse paciente achou que seu coração era forte como um cavalo. Em virtude dessa percepção, o quadro geral do paciente melhorou sensivelmente, e ele saiu da UTI cardíaca em tempo recorde.

Porém, repito: cuidado com a ideia excessivamente simplificada de que a "felicidade" é boa e a "tristeza" é ruim. As duas emoções são necessárias para nosso funcionamento como seres humanos normais. Sem a tristeza, a experiência da felicidade perderia sua doçura. A maneira saudável consiste em procurar o equilíbrio dos componentes químicos que promovem a saúde em seu corpo, e deixar suas emoções entrarem e saírem como as marés do oceano. Assim como as marés são essenciais para limpar o oceano, nossas emoções limpam nossa mente e corpo. Na meia-idade, a tristeza e os arrependimentos do passado podem assumir um papel de destaque durante certo tempo, ajudando-nos a limpar, de fato, o fundo pedregoso do rio de nossa vida emocional.

Somos responsáveis por nossa saúde?

Os críticos da conexão mente-corpo dizem que a focalização na dimensão emocional da doença faz que as pessoas se sintam pior quando já estão vulneráveis, como se fossem culpadas por causar sua própria doença. Concordo que é possível levar essa filosofia longe demais e nos culparmos por problemas de saúde. Entretanto, o valor da conexão mente-corpo é grande demais para a descartarmos. A verdade é que as pessoas que se curam mais rapidamente e ficam saudáveis por mais tempo são aquelas que sentem que suas vidas são gratificantes e jubilosas. Mesmo quando estão doentes, elas sentem que a vida tem sentido e que elas ainda possuem certo controle. Aqueles que pensam "O mundo está fazendo isso comigo... Não posso fazer nada para evitar... Não consigo um alívio... O mundo está me perseguindo... Esse mundo é assim mesmo" etc. são enfraquecidos por seus pensamentos e percepções. Isso contribui diretamente para o desequilíbrio do sistema nervoso autônomo e sistemas hormonais associados. Vinte anos de prática médica me mostraram muito claramente que as emoções são a energia primária em ação, levando o fiel da balança para um lado ou para o outro, para a doença ou para a saúde, e que a mentalidade de vítima é encontrada na raiz de muitas enfermidades.

Apesar do que aprendemos diariamente a respeito de atividades físicas saudáveis, dietas salutares e cuidados médicos adequados, o modo mais significativo de contribuir para nossa boa saúde é, em última análise, por meio da qualidade de nossos processos mentais. Esse poder é um dom valioso, à luz da absoluta falta de controle que temos sobre outros aspectos da vida. Imagine-se em um voo turbulento em um dia de mau tempo. Você não pode controlar os ventos, a perícia ou o estado mental do piloto que comanda o avião. Mas você tem o poder de minimizar seu desconforto. Você pode ler um livro, conversar com o vizinho de poltrona, tomar seus comprimidos de antioxidantes, enrolar-se em um cobertor quentinho, dormir, ouvir música ou assistir ao filme. Por outro lado, você pode ficar atenta a cada som das turbinas e permitir que a preocupação a debilite durante todo o voo. A escolha é sua.

No final, você é a única pessoa que pode fazer depósitos importantes em sua conta bancária de saúde. Isso não é tarefa para o seu médico, sua nutricionista, seu companheiro ou seus pais. Não existe suplemento vitamínico, provedor de serviços de saúde ou erva exótica que possa fazer aquilo que você pode fazer por sua saúde.

A chave é a compaixão por si mesma. O conhecido terapeuta Gay Hendricks observou que todo ponto de dor, culpa ou vergonha em nossas vidas está ali porque não amamos suficientemente aquele nosso ponto. Não importa o que você esteja sentindo: o único modo de fazer que uma emoção difícil se vá é, pura e simplesmente, amar-se por isso. Se você se considera estúpida, ame-se por se sentir assim. É paradoxal, mas funciona. Para curar, você precisa ser a primeira a lançar a luz da compaixão sobre qualquer área em seu íntimo que você julgue inaceitável (e todas nós as temos). As mudanças hormonais que você experimenta perto da menopausa podem propiciar isso.

Como nosso cérebro e nosso corpo de meia-idade se dispõem a curar nosso passado

Embora as memórias se distribuam pelo corpo e pelo cérebro, certas áreas deste último, notadamente a amígdala cerebral e o hipocampo, são particularmente importantes para a codificação e a recuperação das memórias. É interessante observar que essas áreas do cérebro são bastante ricas em receptores de estrogênio, progesterona e GnRH, os hormônios que mais flutuam durante a perimenopausa. Tendo em vista o aumento de atividade desses hormônios nessas áreas, faz sentido o aumento na ativação e recuperação de memórias nos anos mais próximos à menopausa.[14] Mágoas e perdas que conseguimos esquecer ou minimizar durante anos ou mesmo décadas podem se tornar avassaladoras de uma hora paa outra – mesmo que achemos que já deveríamos ter "superado" essa dor do passado.

FIGURA 5: PORQUE MEMÓRIAS TRAUMÁTICAS PODEM SER REVIVIDAS NA MEIA-IDADE

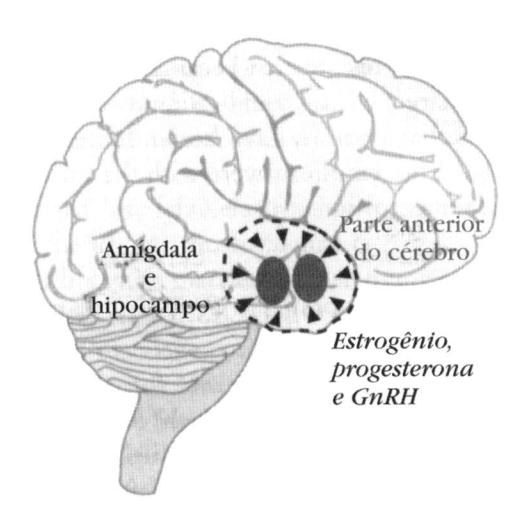

Os centros de memória do cérebro são ricos em receptores dos hormônios que flutuam durante a perimenopausa.
© 2001 por Northrup e Schulz

CHRISTINE: A MEIA-IDADE PROVOCA A AUTOCURA

No décimo aniversário do dia em que foi estuprada, escreveu Christine, ela acordou com uma sensação de energia mais intensa do que nunca.

Essas torrentes de emoção estavam ficando cada vez mais fortes com a passagem pela perimenopausa, como aumentos dos picos hormonais e trechos dos ciclos mensais que ela descreve como "TPM vezes dez". Sintomas físicos desconfortáveis cada vez mais frequentes acompanhavam essas ondas, como se o seu corpo pedisse atenção pelos ferimentos deixados pela agressão sexual.

Dores de cabeça, dores musculares, enjoos, insônia, crises de ansiedade, diarreia, dores de dente e muitos outros sintomas se manifestaram repetidas vezes ao longo do caminho para minha recuperação. Com o tempo, aprendi a me acalmar e a experimentar plenamente aquilo que sentia quando cada uma dessas "doenças" me atingia. Toda vez, afloravam fortes emoções que acabavam sendo postas para fora, às vezes em questão de minutos – e os sintomas desapareciam.

A abertura de Christine para as mensagens sendo enviadas por seu corpo facilitou sua cura.

O mais incrível *insight* que ficou claro para mim durante o processo de descarga, liberação e cura que ocorreu tantas e tantas vezes foi que eu sou minha própria terapeuta. Para mim, foi espantoso perceber como minhas emoções estavam entrelaçadas com os diversos sintomas que se manifestavam em mim.

SUSAN: EXIGINDO MAIS DE SI MESMA NA MENOPAUSA

Aos 45 anos, Susan escreveu: "Para mim, a menopausa é a coragem e o impulso de que sempre precisei na vida". Os pais de Susan eram alcoólatras de fim de semana, e enquanto se "divertiam", ela e seu irmão cuidavam das irmãs menores. Ela saiu de casa aos dezoito anos para se casar.

É claro que me casei com um alcoólatra, mas só descobri isso anos depois. O relacionamento era muito controlador e abusivo – mental, emocional e fisicamente. Ele controlava todas as minhas decisões, desde a hora em que podia visitar meus parentes, até o lugar onde eu iria trabalhar, os móveis que devia comprar, os carros que devia dirigir e a decisão de não termos filhos. Convenci-me de que nosso relacionamento era maravilhoso, íntimo. Ficamos iguais aos meus pais, divertindo-nos e bebendo nos finais de semana, tal como eles – eu bebia para fazer companhia a meu marido e para "participar" de alguma coisa. Também comecei a fumar até dois maços de cigarros por dia. Quando engravidei, aos trinta anos, ele me convenceu a abortar, dizendo que estava sofrendo muita pressão e prometendo que iríamos tentar novamente no ano seguinte. Em vez disso, ele teve um caso. Fiquei firme, e ele terminou o caso e voltou para mim. Acho que isso é uma prova positiva de que ele realmente me amava.

Quatro anos depois, Susan procurou a terapia de casais, mas na última hora seu marido se recusou a ir. Em vez de cancelar a consulta, ela foi sozinha. Por intermédio de seu terapeuta, ela começou a assistir a reuniões da Adult Children of Alcoholics [Filhos Adultos de Alcoólatras] e da Associação dos Alcoólatras Anônimos, onde ficou sabendo que não estava sozinha. Isso marcou o começo de uma nova vida para ela.

Para Susan, o primeiro marco importante foi falar de seu aborto. Depois, ela parou de fumar: "Isso abriu um mundo novo para mim. Eu não precisava mais sufocar meus sentimentos e acender um cigarro. Eu tinha voz. Eu tinha algo a dizer – e, olhe, falei *um bocado*, tive diarreias verbais. E fui muito franca!". Depois, ela parou de beber: "Meu marido não gostou nem um pouco desse novo eu. Eu não era mais uma garota divertida, pronta para atender a seu chamado".

Quando Susan mudou, sentiu-se dividida ao meio, pois a vida à sua volta, aquela que seu marido havia organizado para ela, não estava mudando nem um pouco: "Tornei-me uma mulher casada vivendo como se fosse solteira. Não íamos mais a lugar nenhum, não queríamos mais nada um com o outro". Houve uma série de tentativas de terapia conjugal, separação, reconciliação e terapia para alcoólatras para seu marido, mas nada funcionou. Depois, veio o incentivo final – menopausa! Susan escreveu: "Entrei na perimenopausa com 42 anos. Tenho certeza de que isso me deu a coragem, o alento e a honestidade de que precisava para analisar a minha vida e saber o que queria". Ela começou a fazer "tantas coisas que tenho querido fazer e que nunca fiz". Finalmente, pediu o divórcio e começou a viver do jeito que sempre quis, a cinco mil quilômetros de sua cidade natal, Nova York. "Minha transição foi tão fácil", comentou, espantada. "Saí de toda uma vida lá – marido, emprego, amigos, tudo menos as poucas coisas que levei comigo – mas acho que lamentei o suficiente enquanto estava casada. Hoje, minha vida é completa."

A primeira defesa contra memórias e emoções desagradáveis consiste em evitá-las. Esse subterfúgio costuma funcionar razoavelmente bem até a transição da perimenopausa, quando as mudanças focais causadas pelos hormônios e as alterações na atividade cerebral que as acompanham conspiram para fazer que traumas enterrados e problemas não solucionados venham à luz, expressando-os por meio de sintomas físicos que não podem ser ignorados. Seja qual for a causa dos ferimentos que a mulher abriga, a perimenopausa pode ser entendida como um sistema interno de apoio que a auxilia a curá-los profundamente. Embora nem sempre o percebamos desde o início, é uma dádiva.

Além de proporcionar a clareza e a coragem para enfrentar abusos ou dores do passado, a menopausa pode ajudar a mulher a recuar um pouco para perceber a necessidade de mudar e para fazer o que for necessário para se separar de padrões de vida que, a longo prazo, podem ser destrutivos. Até os padrões mais profundamente arraigados podem ser alterados com o apoio das mudanças no cérebro, na energia e no foco que a menopausa induz.

Cuidado: reforçando traumas do passado

As lembranças perturbadoras e a depressão que normalmente surgem na menopausa são muito menos assustadoras e limitadoras se as virmos tal como são. Elas evidenciam que agora, lá no fundo, estamos fortes o suficiente para deixar que a dor e os segredos do passado aflorem e sejam sanados de uma vez por todas. A investigação e libertação dos padrões dolorosos do passado que fazemos na meia-idade são necessárias se você realmente deseja se curar. Acredite que seu corpo e seu cérebro lhe darão as informações com que você terá de lidar quando estiver preparada para lidar com elas.

É valioso ter alguém para testemunhar e constatar a sua dor. Muitas pessoas perceberam que não foi apenas a experiência dolorosa em si que as teria magoado tanto quando eram crianças, mas também o fato de que não havia ninguém por perto a quem recorrer, ninguém que pudesse compreender ou confirmar essa realidade naquele momento.

Você pode optar por trabalhar com um terapeuta, e também pode pensar em tomar algum medicamento para tratar de problemas como insônia, ansiedade ou pânico que eventualmente surjam. Contudo, perceba que muitos ansiolíticos criam dependência com facilidade. Muitas mulheres tomam remédios como Dixotom ou Valium durante a transição para a menopausa e acabam descobrindo que ficaram dependentes deles pelo resto da vida. Se você está disposta a fazer terapia e a mudar o que for preciso mudar em sua vida, provavelmente não precisará desses medicamentos por um período maior do que seis meses a dois anos. (Veja o Capítulo 10, Alimentando o cérebro, para obter mais informações sobre remédios de venda controlada e alternativas de venda livre.)

Embora não possa descrever detalhadamente o curso da recuperação aqui, quero alertá-la para um possível problema: algumas formas de terapia acabam reforçando padrões negativos, quer em seu cérebro, quer em seu corpo. Entre elas, "reviver" o trauma repetidas vezes, procurando lembranças enterradas. Eis o motivo: qualquer tipo de estresse significativo, inclusive tornar a vivenciar lembranças dolorosas do passado, está associado a elevados níveis de cortisol. Esse é o mesmo meio hormonal que aumenta a chance de se armazenar lembranças de todos os tipos, especialmente as traumáticas, que são encaminhadas por meio de uma área do cérebro conhecida como amígdala.[15]

Se você é uma pessoa muito sensível ou sugestionável, receptiva a imagens mentais e possui muito cortisol na corrente sanguínea (como nos momentos de estresse), é bem possível que você acabe incorporando novas "lembranças" traumáticas em seu cérebro e corpo, sem base em suas experiências passadas. Elas podem ser o produto de seu ambiente atual, em combinação com as sugestões e imagens que você selecionou de um terapeuta bem intencionado. Se, por exemplo, o terapeuta lhe pergunta: "Seu pai a estuprou quando você estava com três anos?" e você está em uma condição biológica suscetível, seu cérebro pode simplesmente incorporar a pergunta como se fosse um fato ("meu pai me estuprou quando eu tinha três anos"), quer isso tenha realmente acontecido, quer não. Esse cenário pode então ser codificado como uma nova recordação traumática com a qual você terá de lidar, além daquelas lembranças originais que afloraram por conta própria.

No final, procure ter como meta perdoar a si mesma e às pessoas que a tenham magoado no passado. Perdoar não implica que o que aconteceu com você seja aceitável. Simplesmente significa que você não está mais disposta a permitir que um ferimento do passado a impeça de viver hoje de forma plena e saudável.

Encontrando um significado maior

Em algumas culturas, como a hindu, na Índia, a meia-idade é uma época associada a uma séria procura do significado espiritual da vida. Vejo que algo comparável está acontecendo nos EUA, onde a grande maioria dos inscritos em conferências sobre a conexão entre corpo e alma são mulheres de meia-idade. Com a época de criação de filhos para trás, nossas energias criativas são liberadas. A busca pelo significado da vida começa a assumir nova premência, e começamos a nos ver como possíveis veículos do Espírito. Há muito acredito que cada uma de nossas vidas é dirigida por uma força que imagino como sendo Deus. Essa força é muito maior do que nossos intelectos, e sempre nos conduz ao mais elevado propósito possível, atuando diretamente por meio da expressão singular que cada uma de nós representa. Meu interesse vitalício pela metafísica e pela astrologia me forneceu evidências muito claras acerca dessa verdade.

Barbara Hand Clow, escritora que se especializou no uso da astrologia como forma de ganharmos mais acesso ao nosso poder, explica que todos nós devemos nos sujeitar a diversas passagens vitais a fim de atingir nossa

OS SETE CENTROS DE ENERGIA EMOCIONAL
Efeito Físico dos Padrões Mentais e Emocionais

Centro Emocional	Órgãos	Questões Emocionais, Mentais
7	Pode envolver qualquer sistema	Capacidade de sentir ou de confiar no propósito da vida. Conexão com Deus ou fonte universal de energia Habilidade de equilibrar a responsabilidade pelos eventos da vida com a aceitação de coisas que não podemos controlar
6	Cérebro Olhos Ouvidos Nariz Glândula pineal	Percepção: clareza *versus* ambiguidade Pensamento: hemisfério cerebral esquerdo *versus* direito; racional *versus* não racional Moralidade: conservadora *versus* liberal; regras sociais *versus* consciência individual; repressão *versus* falta de inibição
5	Tireoide Traqueia Vértebras do pescoço Garganta, boca, dentes e gengivas	Comunicação: expressão *versus* compreensão (falar *versus* ouvir) Ritmo: forçar *versus* esperar Vontade: voluntariosa *versus* flexível
4	Coração/pulmões Vasos sanguíneos Ombros Costelas/seios Diafragma Esôfago superior	Expressão emocional: capacidade plena de sentir, expressar e resolver a raiva, hostilidade, alegria, amor, tristeza, perdão Relacionamentos: capacidade de formar parcerias mútuas com equilíbrio entre cuidar de si mesma *versus* cuidar dos outros; ter intimidade com os outros *versus* capacidade de ficar sozinha

3	Abdômen Intestino superior Fígado, vesícula biliar Esôfago inferior Estômago Rim, pâncreas Glândula suprarrenal Baço Meio da espinha	Autoestima, autoconfiança e autoaceitação Poder pessoal: competência e habilidade no mundo exterior; excesso de responsabilidade *versus* irresponsabilidade Viciada em açúcar, álcool, drogas ou fumo Agressão *versus* defesa Competição *versus* não competição; vencer *versus* perder
2	Útero, ovários Vagina, cérvix Intestino grosso Vértebras inferiores Pélvis Apêndice Bexiga	Poder pessoal: sexo, dinheiro e relacionamentos Fertilidade e capacidade de gerar; criatividade individual; criação com outras pessoas Limites nos relacionamentos: dependência *versus* independência; dar *versus* receber; afirmação *versus* passividade
1	Músculos, ossos Espinha Sangue Sistema imunológico	Segurança no mundo; saber quando confiar ou desconfiar Saber quando deve sentir medo e quando não deve Equilíbrio entre independência e dependência

Fontes: C. N. Shealy e C. M. Myss, *The Creation of Health: Merging Traditional Medicine with Intuitive Diagnosis* (Walpole, NH: Stillpoint Publications, 1988). Documentação científica do sistema energético humano e informações atualizadas de Mona Lisa Schulz, M.D., Ph.D., *Awakening Intuition: Using Your Mind-Body Network for Insight and Healing* (Nova York: Harmony Books, 1998).

FIGURA 6: ANATOMIA EMOCIONAL

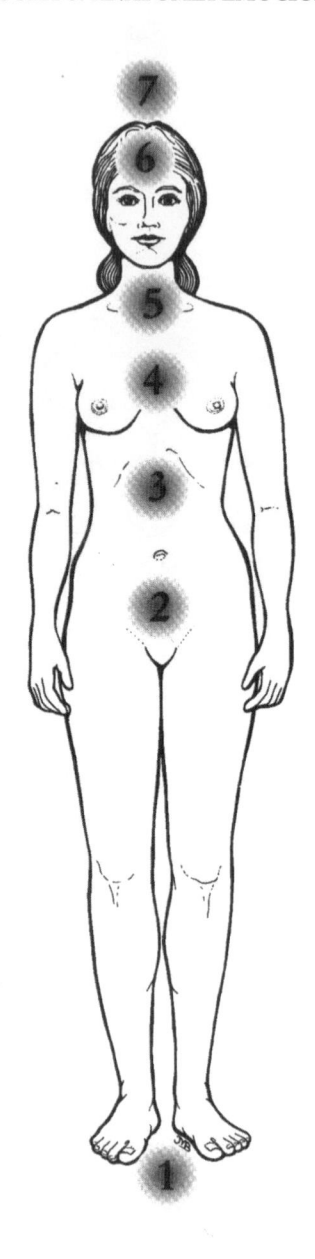

A conexão entre emoções e anatomia física se encontra nos sete centros emocionais. Eles correspondem aproximadamente aos mapas energéticos tradicionais do corpo que delineiam sete centros energéticos, ou chacras.
© 2001 por Northrup e Schulz

sabedoria plena. Cada passagem está associada a mudanças muito específicas e previsíveis que, se trabalhadas de forma consciente, abrem-nos para nosso potencial pleno. Em seu livro de 1996, *The Liquid Light of Sex: Kundalini Raising at Mid-Life Crisis* [A luz líquida do sexo: elevando o *kundalini* durante a crise da meia-idade], Clow diz que "nos *formamos* aos 30, nos *transformamos* aos 40 e *transmutamos* aos 50".[16]

Por volta dos quarenta anos de idade, a energia universal conhecida como *kundalini* (que é representada como uma cobra em muitas tradições antigas de cura) começa a se elevar natural e gradualmente desde a base da espinha, ativando, nesse processo, cada centro de energia (ou chacra) do corpo. Às vezes, a energia sexual resultante, que é liberada nessa época, pode ser bastante intensa, levando algumas mulheres a terem casos ou a canalizar essa energia para a pintura, a formação de um novo lar ou alguma outra atividade criativa.

Essa ativação energética também pode se manifestar como sintomas corporais. O número e o valor dos assuntos não resolvidos que temos em cada um desses centros energéticos determinará o tipo e a gravidade dos sintomas que teremos naquela área. Eu, por exemplo, tive várias crises de dores agudas no peito no ano em que comecei a sentir calores e o ritmo de meus ciclos se alterou, uma indicação de tristeza e de desespero, emoções das quais eu não estava plenamente consciente. Muitas mulheres experimentam palpitações, ansiedade, dores pélvicas ou indigestão na meia-idade.

Quando modificamos a postura diante de nossos sintomas e os vemos como guias interiores batendo à porta de cada centro emocional, pedindo-nos que lancemos mais luzes e sabedoria sobre aquela área específica, então nós não nos sentimos vítimas de nossos corpos e temos a oportunidade de nos sentir fortalecidas pela energia vital que nos percorre durante a meia-idade.

Meu divórcio, por exemplo, culminou durante uma época conhecida na astrologia como retorno de Quíron, momento de pico para me transmutar e me conectar mais fortemente do que nunca com meu espírito e com meu propósito de vida. Ao mesmo tempo, estive sob a influência de uma configuração astrológica conhecida como *yod*, que significa "o dedo de Deus". O propósito dele foi me afastar de minha "antiga" vida para que tivesse o tempo e a motivação para formar novos e mais saudáveis relacionamentos. Embora esse conhecimento não tenha me livrado inteiramente do sofrimento pelo qual passei, consola-me muito saber que havia um propósito e sentido maior nos eventos dos últimos anos – que a minha experiência era um pouco maior do que um divórcio doloroso e o início dos calores.

3

Retornando para si mesma: da dependência para a autonomia salutar

A necessidade e o desejo de assumir um controle maior sobre nossas vidas torna-se um tema premente na menopausa. De repente, nos vemos questionando o significado e o valor de muitos dos relacionamentos que antes nunca ousáramos analisar mais de perto. Apesar de todos quererem manter os relacionamentos que nos apoiam nos mais profundos níveis, geralmente descobrimos que os antigos padrões emocionais e comportamentais que seguíamos junto das pessoas mais próximas – fossem pais, filhos, cônjuges, amigos ou chefes – precisam ser atualizados. E sempre que nossas vidas são atualizadas, precisamos lamentar aquela vida que foi perdida. Ter a coragem de realizar as mudanças necessárias da meia-idade e de sentir a perda associada a essas mudanças é uma etapa crucial da criação de uma base sólida de saúde para a segunda metade de nossas vidas.

A síndrome do ninho vazio

Você não precisa ser mãe para sentir o ninho vazio, aquela dolorosa sensação de perda pessoal, solidão e limbo que costumam advir quando sua vida passa por mudanças significativas. Por mais segura e assentada que a mulher possa se sentir antes da meia-idade, a passagem transformadora para a segunda metade da vida quase sempre envolve algum tipo de êxodo. Quer seja o rompimento final com um marido do qual você se sente afastada há muito tempo, mudanças ou reviravoltas na carreira, filho maior de idade que saiu de casa para viver sua própria vida – vida que não inclui mais você como uma presença ou necessidade cotidiana – ou todas essas opções, quando sua casa, antes efervescente, torna-se silenciosa e/ou a rotina diária muda subitamente e deixa você se sentindo desorientada, a experiência não é diferente da morte inesperada de um ente querido. E mesmo que você tenha pressentido o fato e tenha se preparado para ele – mesmo que, na verdade, seja você a partir – é doloroso. Acontece que é impossível nos prepararmos plenamente para uma comoção tão profunda que tem o potencial para transformar-nos completamente, para virar-nos do avesso.

Uma de minhas amigas, uma mulher que conseguiu manter uma carreira empresarial de alto nível enquanto criava dois filhos, disse-me recentemente: "Quando meu caçula foi para a faculdade no outono passado, fiquei ocupada prestando consultoria para uma empresa muito rica e criativa, que volta e meia me mandava para o exterior. Embora meu tempo estivesse repleto de excitação, novidades e aventuras, vi-me chorando um pouco em cada semáforo enquanto dirigia. Às vezes, sinto que parte do meu coração foi arrancado do peito. Depois de tantos anos de dedicação maternal, sempre conseguindo dar prioridade a meus filhos em detrimento da carreira, surpreendi-me quando percebi como essa perda foi física e dolorosa. E não havia como prevê-la".

Entendo isso muito bem. Como uma visão prévia do meu próprio cenário de ninho vazio, minha filha mais nova saiu de casa em junho de 1999 para passar um mês em um acampamento, apenas duas semanas depois de minha mais velha ter saído para outro programa preparatório para a faculdade no outono seguinte. Meu marido tinha saído de casa e o divórcio estava quase encerrado, e isso marcou a primeira vez em minha vida, desde a faculdade e a escola de medicina, em que fiquei absolutamente sozinha em minha casa. Durante certo tempo, foi até bom. Minha casa estava mais limpa do que nunca (embora não fosse uma de minhas metas), e estar livre do caos alheio era um efeito colateral agradável, pois comecei o processo de recriar a casa segundo meus padrões. Eu comia o que quisesse, quando quisesse, trabalhava quando sentia vontade, acendia velas e assistia filmes até tarde da noite. Lentamente, comecei a desfrutar a oportunidade de ficar tranquila e contemplar minha vida sem interrupções. Afinal, disse a mim mesma, eu não estava realmente sozinha. Minhas filhas voltariam para casa em breve.

Mas colidi de frente com a dor e com a solidão no mês seguinte. Peguei minha caçula no acampamento, e juntas fomos passear por Dartmouth, pois ela estava começando a pensar em escolher uma faculdade. Como minha escola de medicina, para não falar do lugar em que conheci meu marido, ficavam em Dartmouth, a cidade me evocava lembranças muito queridas. Lembrei-me claramente da alegria que senti ao chegar lá 28 anos antes, quando fiquei completamente apaixonada pelo lugar. Agora, estava no mesmo campus, uma mãe de cinquenta anos recém-divorciada, observando sua filha caçula fazer planos para sua própria vida. Não estava apenas diante da perda de meu marido e de minhas filhas, mas também de todos os sonhos que tinha para o futuro. Durante as três horas de estrada na volta para casa, minha filha ficou dormindo o tempo todo, e percebi com surpresa que estava me sentindo ainda mais solitária do que no mês em que ela ficou no acampamento.

Já em casa, na manhã seguinte, acordei me sentindo muito abatida e triste, e disse para mim mesma: "Ah, é essa a sensação de ninho vazio de que ouvi falar, a sensação que diz, 'Você não se sente à vontade em seu novo mundo, e seu antigo mundo não se ajusta mais a você'". Eu estava no limbo, sentindo-me mal por aquilo que era e por aquilo que poderia ter sido. Intelectualmente, sabia que era uma fase de crescimento, uma espécie de trabalho de parto que traria frutos maravilhosos caso eu me permitisse vivenciá-lo. (Ajudava saber que, na verdade, eu não tinha escolha.) Em vez de dourar a pílula e encontrar maneiras de entorpecer a mente para me poupar da angústia, permiti-me sentir tudo. Eu estava sozinha, desapontada, com o coração partido e assustada, e sentei-me em minha cama e chorei por tudo que estava desaparecendo em minha vida.

Mas também tive minhas boas notícias. Qualquer pessoa que tenha passado pelo caos emocional das mudanças da meia-idade pode lhe dizer que, embora os sentimentos dolorosos associados ao ninho vazio aflorem de vez em quando, com o tempo eles retornam com menos frequência, sua duração é menor e a dor que provocam é menos profunda a cada visita. Assim, nosso trabalho consiste apenas em estarmos presentes. Minha experiência pessoal, e a de todas as mulheres que repartiram comigo suas experiências de ninho vazio, indica que a maior recompensa pela participação plena nas emoções que nos assomam nessa época é que a batalha termina mais depressa do que terminaria caso tentássemos resistir a elas ou negá-las. Quer a mulher perceba o que está acontecendo, quer não, essa experiência oca e perturbadora do ninho vazio é uma bênção disfarçada. Pense nela como uma espécie de dor do parto. Aquilo que você está tentando trazer à luz é sua nova vida, que seus hormônios, seu cérebro e seu corpo já receberam e acolheram, embora você talvez ainda não tenha se dado conta disso. Para criar uma vida renovada, é necessário entrar no abismo, no vazio que você pode ter passado a vida toda evitando por meio de suas atividades e relacionamentos. Como eu mesma contemplei o abismo, posso entender o motivo pelo qual uma mulher que entra nele pode achar muito difícil acreditar na possibilidade de um resultado positivo. Mas agora que saí pelo outro lado, sei que a viagem compensou a dor.

PATRÍCIA: RETARDANDO O INEVITÁVEL

Muitas mulheres fazem tudo o que podem para tentar resistir a mudanças e transformações, normalmente mantendo a postura maternal de nutriz que tiveram a vida toda. Gastam energias preciosas tentando manter à distância mudanças importantes em suas vidas, tentando remar contra a correnteza em vez de deixarem o rio levá-las até novas águas, ainda não mapeadas. O medo de seguir em frente é tão grande que as leva a dar um passo para trás.

Depois de criar cinco filhos, Patrícia chegou a uma encruzilhada que a pegou completamente de surpresa.

Meu marido sempre foi o chefe do galinheiro, tomou todas as decisões – o que comprar no supermercado, quais filhos deveriam ajudar em tal ou qual tarefa, de que cor devíamos pintar a cozinha – e com o tempo eu aprendi a lidar com isso, retraindo-me, fechando-me no mundo que havia criado com meus filhos. Quando o caçula saiu de casa, foi como se uma tonelada de tijolos tivesse me atingido: estávamos sós, ele e eu. Francamente, nunca tinha pensado nisso antes. Nós nos entendíamos, mas principalmente porque ele fazia as coisas dele e eu as minhas. Sempre que nossos propósitos se cruzavam, eu me mostrava submissa e obediente – tornou-se um hábito, e era mais fácil assim. Agora que nossos filhos tinham saído de casa, percebi que era chegada a *minha* hora. Mas meu marido nunca tinha permitido isso antes; sabia que não iria deixar agora.

Aconselhamento conjugal e divórcio eram assuntos proibidos na família de seu marido, e Patrícia percebeu que não estava mais disposta a fazer novas concessões a fim de "colorir dentro das linhas" do modo como haviam delineado suas vidas. Em vez disso, ela decidiu evitar o futuro inaceitável tentando recriar o passado. Com 47 anos, ela o convenceu a adotar uma menina.

Na época, não percebi isso conscientemente, mas, olhando para trás, acho que sabia que o bebê me pouparia de ter de lançar luzes sobre meu casamento. Eu queria fazer retroceder o relógio. Ir em frente era assustador demais. De certo modo, deu certo – manteve-me ocupada. Porém, embora criar filhos me desse alegria na juventude, percebi – tarde demais – que tinha mudado. Dedicar minha vida a filhos era algo do meu passado. Agora, com cinquenta e poucos anos, sei que não é o que eu queria fazer nessa fase de minha vida. Fico tão cansada o tempo todo que me sinto entorpecida, e não é tanto pelo trabalho físico – é que meu coração não está nisso. Sinto-me puxada, como se alguma coisa tentasse me arrastar dali. Tenho a impressão de que envelheço dez anos a cada dois. Mas estou me dedicando a essa menina, que merece tudo que eu puder lhe dar. Espero durar até ela crescer.

Bebês-bumerangue

Variações sobre o tema de Patrícia estão ficando cada vez mais comuns, graças ao número, maior do que nunca, de filhos adultos que, por um motivo ou por outro, voltam para casa como bumerangues, geralmente com seus próprios filhos, que a vovó cria enquanto eles tentam encontrar seus caminhos. Se uma mulher deseja reclamar para si a segunda metade de sua vida, explorando o seu próprio potencial criativo e escolhendo as atividades nas quais focalizará sua energia vital, então ela deve encontrar um modo de fincar pé contra forças que possam induzi-la a assumir responsabilidades de longo prazo que deveriam ser assumidas por terceiros – forças como a culpa e a compulsão de proteger seus filhos das consequências de suas próprias escolhas. Quando decisões e circunstâncias externas conspiram para manter o ninho cheio, existe a grande possibilidade de que a nova vida da mulher torne-se uma fatigante reprise da anterior.

ANITA: FINALMENTE, CORTANDO O CORDÃO UMBILICAL

Quando a filha recém-casada (e grávida) de Anita e Ralph e seu marido alugaram um apartamento no mesmo condomínio, Anita ficou encantada. Mas, ao longo dos meses seguintes, alguma coisa começou a parecer errada.

> No começo, pensei que estivesse no paraíso. Jenny estava sempre por aqui, às vezes para lavar as roupas (alegando que sua máquina estava encrencada e que Jim não tinha tempo para consertá-la), às vezes para pedir emprestada uma xícara de açúcar, às vezes só para "ficar por ali". Achei isso bárbaro – era como se nunca tivesse perdido minha filha. Em vez de um ninho vazio, ganhei a promessa de mantê-la e de ter ainda um bebê novinho por perto. Mas depois, pouco a pouco, comecei a retirar as camadas daquilo que estava me incomodando. Lembrei-me da época em que era recém-casada, e de que, embora adorasse meus pais, não passava com eles, nem de longe, o tempo que Jenny estava passando comigo. Comecei a buscar indícios de problemas em seu casamento, sem perceber que já havia identificado o maior deles – Jenny, na verdade, ainda não tinha saído de casa.
> Um mês depois, Jim foi promovido, o que significava uma mudança para a Costa Oeste. Senti-me como se tivesse levado um soco no estômago. Jenny é nossa única filha, e sempre foi a minha existência. A mudança devia ser rápida – eles tinham seis semanas para resolver pendências e se instalarem na Califórnia – mas percebi que, no meio de tantos preparativos para a mudança, Jenny começou a passar ainda mais tempo comigo. Duas semanas depois, eles tiveram uma briga feia, e, no instante seguinte, lá estava ela à nossa porta, pronta para "voltar para casa", com uma expressão angustiada e, ao mesmo tempo, um pouco triunfante. Mais tarde, ela me disse que achava que eu iria ficar contente, pois sabia como sentiria a falta dela.

Meu coração apertou. Detestava ver minha filha magoada, seu rosto avermelhado de tanto chorar e sua barriga começando a dar sinais de gravidez. De algum modo, felizmente, acordei a tempo. Eu lhe disse que essa volta para casa não era uma das opções. Disse-lhe que era hora de ir em frente, não de ir para trás. Percebi que precisava cortar o cordão umbilical e começar a explorar minha própria vida, e que ela precisava fazer o mesmo – do contrário, nós duas estaríamos presas a uma fase da vida que não servia mais para nós.

Quando a mulher se defronta com a perspectiva do ninho vazio, por mais assustadora que seja, a essência é esta: a separação é necessária, até abençoada, abrindo caminho para a próxima fase de desenvolvimento. Bloquear esse processo equivale a deixar uma planta restrita e aleijada em um recipiente pequeno demais. A mulher pode querer facilitar seu crescimento, o que no início pode ser doloroso, ou pode decidir bloquear seu crescimento, um caminho que resulta em enfraquecimento acelerado e perda de vitalidade – o que também aconteceria com essa planta no vaso. Ficar no lugar, em outras palavras, não é uma opção viável. Cresça – ou morra.

Sentimentos poderosos, cura poderosa

Para seguir um novo caminho, você deve deixar o antigo para trás. Este é um dos mais assustadores aspectos da transformação da meia-idade – deixar para trás o que é familiar e acolher o desconhecido. No primeiro verão depois de meu divórcio, por exemplo, vi minha filha e meu ex-marido saírem de carro em um dia perfeito de verão para velejarem juntos, uma atividade familiar que desfrutamos durante anos. Senti-me deixada para trás, perguntando-me o que teria acontecido com a minha vida. Para falar a verdade, foi como se, além do meu trabalho, não tivesse mais uma vida de verdade. Quando nos vemos diante de uma encruzilhada na vida, é inevitável que surjam dúvidas. "Será que vou conseguir superar isto? Tenho o talento necessário? As forças? Serei capaz de me sair bem?" Ou, como no meu caso, "De que adianta ser um sucesso lá fora se não tenho alguém à minha espera em casa?". Tirada à força do meio no qual ela já se mostrou hábil, e lançada à deriva em ambiente pouco familiar, a mulher teria de ser extraordinária para não ter medo. Suas dúvidas acerca de si mesma podem ser aumentadas pelo fato de que, diante da perda, normalmente não vemos com clareza o caminho que leva a uma vida nova.

Para o nível de conforto da mulher, é vital compreender que a direção desse novo caminho, e sua disposição para tentar segui-lo, virão... com o tempo. Os passos que separam sua antiga vida da nova não são necessariamente simples, não mais do que um processo de parto é simples. Por mais que seja difícil de aceitar, especialmente em nossa cultura de soluções rápidas, a luta que enfrenta a mulher na transformação da meia-idade parece fazer parte do processo de aprendizado, sem o qual ela não teria o incentivo para pôr um pé à frente do outro. Seu ninho vazio, seu espaço vital alterado, seu foco sobre a vida perdido, a sensação de falta de rumo – tudo deve ser antes aceito e vivenciado, com as respectivas emoções, para que tenha início o processo de cura. Nesse ínterim, enquanto experimentamos o caos e esperamos que o novo caminho fique mais claro, temos de ficar algum tempo no "mundo interior" para que nossos medos, nossa tristeza e confusão sejam vivenciados plenamente. Então, e somente então, a névoa começa a esvaecer, revelando pistas que levam a novas portas, a novas direções e a um novo foco para essa reluzente vida nova.

Muito bom, muito bem, você dirá. Mas como vivenciamos emoções poderosas em sua plenitude sem nos deixarmos envolver excessivamente por elas ou sem cairmos na autocomiseração?

Identificando suas emoções por escrito

Há uma técnica de escrita que tem se mostrado eficiente para ajudar a mulher a aceitar, identificar e expressar essas emoções com atenção concentrada, liberando-as depois de forma ativa, momento a momento, tal como vêm, espontaneamente. É uma técnica que exige prática, mas as recompensas são imediatas – e só melhoram com a prática. Eis o que ela envolve.

Prometa para si mesma que irá honrar e respeitar seu corpo, dispondo-se a aprender com as emoções que o afetam, mesmo que isso signifique apenas dar sua amável atenção a ele. Em outras palavras, disponibilize-se para seu corpo e suas emoções, assim como você faria com um filho ou com uma pessoa querida. Se você se sentir subitamente tomada pela tristeza ou pela raiva, por exemplo, decida parar e identificar essa emoção, em vez de reagir a ela, pura e simplesmente. Aceite-a. Diga para si mesma: "Estou triste" ou "Estou com raiva".

Contemple sua tristeza sem tentar corrigi-la. Dar ouvidos, seja a si mesma, seja a uma pessoa querida, consiste simplesmente em permitir que a emoção se expresse de forma livre e honesta. Com o tempo, o foco de sua atenção pode converter a dor em compaixão. Esforce-se para observar suas emoções e para estar com elas, em vez de tentar mudá-las, ignorá-las ou enfiá-las em um recanto secreto. Então, tendo-as em foco, reserve algum tempo para registrá-las por escrito.

Quando sinto alguma emoção forte e que realmente me abala, quase sempre me é útil registrar a experiência, tão logo consiga um momento. Sento-me, acendo uma vela, ponho para tocar uma fita com música barroca lenta (um adágio), respiro fundo três vezes e começo a escrever, registrando meus pensamentos como uma boa secretária. Quando determinado pensamento ressoa de certa forma ou evoca certas energias, sinto necessidade de ir mais fundo, perguntando-me o que quero dizer com "triste", "zangada", "irritada" ou seja o que for. No final de um dos lados da fita, geralmente já compreendi exatamente o que aquela emoção estava tentando me ensinar. E, mais do que isso, descobri que escrever leva minha energia para um lugar completamente novo.[1]

Identificando suas emoções por meio do seu corpo

Uma forma parecida de conscientização envolve a sintonia com as sensações corporais. Quando você sentir um aperto nos músculos das têmporas, por exemplo, apenas observe-os e perceba como eles relaxam em virtude de sua atenção focalizada. De forma tranquila, procure identificar as diversas maneiras com que as emoções se manifestam em seu corpo – o dar de ombros, o nó na garganta, a tensão nos músculos do maxilar, o tremor em suas pernas, o vazio na boca do estômago, a congestão nasal quando você chora. Aplique o poder de cura de sua consciência a todas essas sensações, tanto emocionais como físicas. Primeiro, sua atenção confirma a existência dessas emoções, e depois vai afastando quaisquer bloqueios à sua capacidade de ser saudável e de estar completamente presente em sua vida. A graça e a beleza dessa técnica é que ela permite que seu sofrimento tenha vez, fluindo através e para fora de você, o que efetivamente ocorrerá. Fazendo isso, você está montando o palco para sua própria cura... e para sua própria capacidade de ir em frente.

Cuidando de nós mesmas, cuidando dos outros: encontrando o equilíbrio

Estamos todas entrelaçadas em virtude da continuidade do cuidar, um dos valores femininos de que o mundo necessita mais, e não menos. No entanto, também é verdade que às vezes a vida das mulheres é sacrificada desnecessariamente por conta dessa virtude.

Dizem que as mulheres da minha idade pertencem à geração "sanduíche", pois muitas ficam divididas entre a atenção que precisam dar aos filhos ainda dependentes e os cuidados que seus pais ou familiares mais velhos exigem. É uma época em que nossa programação e nosso desejo de sermos boas filhas, boas mães e boas esposas – papéis que nos granjeiam o amor e a aprovação dos outros – caminham lado a lado com a necessidade, cada vez mais premente, de cuidarmos de nós mesmas e das necessidades de nossas almas. A competição resultante entre esses dois desejos fortes, mas aparentemente conflitantes, pode provocar o caos em nossa saúde caso não examinemos cuidadosamente esses desejos, estabelecendo prioridades.

Vi centenas de mulheres desesperadas na meia-idade, tentando cuidar do pai com Alzheimer, mantendo o seu emprego e administrando a casa e a família. Essa postura de vida, um circo de três picadeiros, normalmente contribui para problemas de saúde como pressão alta, colesterol, ataques de ansiedade, palpitações, calores intensos e insônia. Na verdade, as pesquisas mostram que as pessoas que cuidam de pais com doenças crônicas têm mais problemas médicos exigindo tratamento do que aquelas que não têm essa responsabilidade.[2]

SHARON: BOM DEMAIS PARA SEU PRÓPRIO BEM

Na primeira consulta que teve comigo, Sharon estava com 51 anos, reclamando de calores e de dificuldade para dormir. Quando lhe perguntei como eram seus hábitos alimentares e seus exercícios diários, ela deu de ombros e disse: "Quem tem tempo para se exercitar ou para comer bem?". Embora Sharon estivesse com catorze quilos acima do peso normal e quisesse emagrecer, ela não compreendia como poderia ter tempo para melhorar sua qualidade de vida. Descobri que Sharon era a mais velha de cinco irmãos, e única filha. Quando sua mãe morreu, ela passou a tomar conta do pai, um homem que, aos 72 anos, fora um tanto quanto abusivo e distante em relação aos filhos na maior parte da vida de Sharon. Sua saúde piorara um pouco depois da morte da esposa. Embora não necessitasse da atenção de um enfermeiro, ele precisava que alguém fosse até sua casa para preparar refeições, lavar roupas e manter a casa limpa – tarefas que sempre foram de sua mulher.

Sharon acrescentou automaticamente essas tarefas à sua própria rotina, embora seu pai morasse a meia hora de carro, ela mesma tivesse um emprego de enfermeira em período integral, fosse casada e tivesse dois filhos adolescentes morando em casa. A primeira coisa que perguntei a ela foi: "Onde moram os seus irmãos?". Ela me disse que dois moravam em outro estado, mas dois moravam na cidade de seu pai. E a óbvia pergunta seguinte foi: "Seus irmãos alternam com você as visitas a seu pai?". Sharon disse que não podia contar com eles para isso. Afinal, eles tinham seus empregos, suas esposas e seus filhos. "Além disso", acrescentou ela, "eles não sabem cozinhar ou limpar a casa direito. E meu pai quer sempre que *eu* vá ajudá-lo".

Mostrei a Sharon que, se ela não obtivesse ajuda nessa tarefa, provavelmente também iria acabar com um problema de saúde. E aí ela não poderia ajudar seu pai! Vi isso muitas vezes em meus atendimentos e em minha vida. Também confirmei o medo de que seus irmãos poderiam mostrar resistência a um pedido de ajuda, e que provavelmente iriam ficar magoados com ela durante algum tempo. Sua disposição para assumir o fardo todo deixou a situação muito confortável para seus irmãos, algo de que eles não abririam mão com facilidade. E sua disposição para se sacrificar em nome da aprovação dos irmãos e do pai lhe trouxe amor, gratidão e um senso de propósito na vida.

Embora Sharon se sentisse vítima da situação, nunca lhe ocorreu que poderia pedir ajuda aos irmãos. E ela não gostou de ouvir a minha sugestão. Mas quando suscitei a possibilidade de que seu problema de peso e a pressão alta estivessem relacionados com sua carga de trabalho atual, ela percebeu que teria de abrir mão de alguma coisa. A primeira coisa que aconselhei a Sharon foi uma longa e séria análise de suas crenças a respeito de cuidar dos outros.

Sharon, tal como sua mãe, acreditava piamente no ditado "se eu não fizer isto, ninguém fará". Ela cresceu em uma casa cheia de rapazes, mas nenhum deles cozinhava, limpava a casa ou lavava a louça. Ela e sua mãe, uma mulher que a família descrevia como "santa", faziam todo o trabalho doméstico. Não me surpreendeu saber que Sharon se casou com um homem que também não auxiliava nas tarefas domésticas. E todos os irmãos se casaram com mulheres que se contentavam em ficar em casa, como a mãe, cuidando do lar e dos filhos.

Infelizmente, esse tipo de martírio já havia levado a mãe de Sharon, que estava apenas com 68 anos quando morreu de ataque cardíaco. Se Sharon quisesse escapar do destino de sua mãe, teria de rever suas crenças e atitudes com relação a sacrificar-se e a cuidar das pessoas.

Mudar esse tipo de padrão, porém, raramente é fácil porque, quando uma pessoa como Sharon assume uma posição, entra em jogo uma espécie de efeito dominó emocional. Quando a encontrei, vários meses depois, ela já tinha conversado com os irmãos a respeito de repartir com eles os cuidados com o pai. Um deles ficou tão bravo com ela que ficou um mês sem procurá-la. Mas o outro foi um pouco mais compreensivo. Hoje, enquanto escrevo, Sharon me conta que houve uma cisão na família com relação à postura adotada por ela. Seus irmãos assumiram uns quarenta por cento da atenção dispensada ao pai. Este tem aprendido a fazer mais coisas por conta própria, e Sharon perdeu algum peso e reduziu a pressão arterial. Embora ela ainda se sinta mal pela encrenca que causou na família, também se sente estimulada pelas mudanças positivas em sua saúde. Agora, ela sabe que está no caminho certo.

Quebrando a corrente do autossacrifício

Todos os dias, cada uma de nós faz opções. Cada opção feita acarretará certas consequências. Quanto mais honestas somos conosco mesmas a respeito daquilo que nos motiva a fazer esta ou aquela opção, mais saudáveis seremos. Isso se aplica tanto aos cuidados com entes queridos como a qualquer área de nossas vidas. Os passos apresentados a seguir foram idealizados para ajudá-la a cuidar conscientemente de si mesma, mesmo que tenha de cuidar dos outros, se e quando esta necessidade surgir.

Primeiro passo: Reconheça que as mulheres herdaram um legado cultural e pessoal de autossacrifício que nos tem sido passado há gerações. Se você se sacrifica rotineiramente pelos outros, relaxe. Você é normal. Você foi criada para valorizar mais a contribuição que faz à família ou ao grupo social – nosso valor social – do que a nós mesmas e a relação que temos com nossa alma. Faz cinco mil anos, pelo menos, que o valor da mulher tem sido determinado, na maior parte, pela quantidade e qualidade dos serviços prestados àqueles que têm mais poder e combatividade do que ela. Se duvida disso, lembre-se de que, nos EUA, as mulheres só ganharam o direito de votar em 1920, há pouco mais de oitenta anos. Antes disso, as opiniões e vidas das mulheres não mereciam do governo um reconhecimento oficial. Não tivemos tempo suficiente para nos despojarmos do papel automático de "cuidadora" que nos renderam tantos elogios durante milênios, muito menos para substituí-lo por novas crenças e comportamentos associados a quem leva sua vida tão a sério quanto a de terceiros, especialmente a dos homens.

Segundo passo: Aprenda a diferença entre cuidar e cuidar demais. Cuidar realmente dos outros, em virtude de um amor incondicional, melhora a nossa saúde. É por isso, em parte, que serviços voluntários e comunitários estão associados à boa saúde. Mas cuidar demais, esgotando-se, destrói a saúde e mina as energias. O cuidado excessivo costuma ser motivado pela culpa e por problemas pendentes que desejamos compensar, de algum modo, no papel de cuidadoras. O melhor modo para entender a diferença entre esses papéis é observar como você se sente ao cuidar de alguém. Você também precisa ser cem por cento honesta a respeito do que está ganhando por cuidar demais.

Uma amiga me disse: "Quando faço alguma coisa para deixar a minha família feliz, sinto-me bem e amada. Quanto mais faço – cozinhar, assar e manter a casa limpa – mais elogios recebo. Embora possa ser muito cansativo, e embora eu sempre diga que preciso de um pouco de tempo para mim, além de trabalhar e limpar o que os outros fazem, no íntimo receio que, se adotar uma postura firme e delegar responsabilidades para outros membros da família com relação a cuidar das coisas, eles irão ficar magoados comigo e não me amarão tanto. Assim, a compensação que recebo por fazer tudo isso sozinha é receber o amor de meus pais e o amor do meu marido". Quando ouço algo como isso, fico me perguntando se de fato é o prazer que motiva o cuidar, como ela acredita, ou o medo.

Cada uma precisa examinar o que obtém com seu martírio. Uma de minhas pacientes, uma mulher cuja mãe era física e verbalmente abusiva, aprendeu desde cedo que a única forma de não levar uma surra era preparar todas as refeições, esfregar o chão e limpar o resto da casa. Até hoje, sempre que conhece alguém, ela se sente compelida a cozinhar, limpar e levar presentes para conquistar o seu amor. Recentemente, ela me disse que teve o seguinte *insight*: "Se você agir como uma santa, ninguém irá enfrentá-la, ninguém lhe dará surras. Você se torna um membro valioso de cada grupo de que participa".

Uma santidade assim me parece mais uma estratégia para evitar confrontações. Por outro lado, o desejo de cuidar dos outros, inclusive de plantas e animais, é uma emoção positiva que parece estar embutida na programação biológica da maioria das mulheres (e também de muitos homens). Estudos mostraram, por exemplo, que quando voluntários em asilos de idosos aprendem a fazer massagem nos residentes, a saúde dos voluntários melhora, bem como a dos residentes. Quem já não se sentiu satisfeito ao ver uma criança alegre e surpresa ao encontrar um lanche especial, ou ajudando uma amiga doente que precisa de alguém que dê uma mãozinha na casa ou que tome conta dos seus filhos?

Sinto-me muito bem, no fundo, quando levo conforto àqueles que estão sofrendo. Na verdade, minha carreira toda se baseia nisso – ajudar as pessoas a se sentirem melhor. Volta e meia, ao dar assistência médica a alguém, tenho a impressão de que estou em contato com um poder maior do que eu e que age por meu intermédio, ajudando-me enquanto ajudo a outra pessoa. Mas muitas mulheres, inclusive eu, aprendemos com o tempo, às vezes pela sabedoria da enfermidade pessoal, que não podemos estar disponíveis e saudáveis para outras pessoas se nossas necessidades não estiverem sendo satisfeitas.

Terceiro passo: Aprenda os benefícios que o autointeresse benigno traz para a saúde. Eis uma verdade científica básica: nossa saúde melhora quando participamos de atividades que são do nosso mais elevado e melhor interesse. Isso não é egoísmo. É a base para uma vida saudável. Não há uma única célula em nossos corpos que prospere com o sacrifício de sua própria saúde, em nome da saúde das células que a rodeiam. Não faz sentido. Na verdade, as células se comunicam constantemente entre si. A saúde de uma delas afeta a saúde de todas elas. Quanto mais você participar de um trabalho que lhe traz grande satisfação, mais saudável você e o seu grupo estarão.

Quarto passo: Entenda que cuidar dos pais ou de parentes idosos pode ser uma tentativa de sanar assuntos não resolvidos do passado da família. Claris, uma de minhas pacientes na menopausa, estava com sérias dificuldades para controlar a diabetes enquanto cuidava de seu pai agonizante, e me disse que a mera ideia de não cuidar dele, que estava morrendo de câncer, deixava-a cheia de culpa. Ela disse: "Meu pai não queria estranhos na casa, e por isso achei que não deveria contratar uma enfermeira ou uma empresa de cuidados paliativos, embora tivéssemos recursos para isso. Para lhe dizer a verdade, a insistência com que ele me pediu para ser a única pessoa a ajudá-lo fez que eu me sentisse especial". Quando Claris retornou à terapia após a morte do pai, percebeu que nunca achou que seu pai a valorizasse tanto quanto valorizava seus irmãos, e por isso ela tentou provar seu valor cuidando dele, algo que podia fazer melhor do que seus irmãos. Ela acabou compreendendo que sua disponibilidade ao lado do pai, embora dispusessem de outras opções, era um modo de tentar conquistar o amor e a aprovação que nunca recebeu dele na infância.

Quinto passo: Aprenda a delegar e a pedir ajuda. Cuidar dos outros na meia-idade é mais uma oportunidade para aprender como ter limites salutares, como estabelecê-los e como exigir (e não *pedir*) que outros membros da família assumam parte do fardo ou a compensem por sua ajuda. Se o seu marido não está trabalhando, ou tem um horário menos exigente que o seu, por exemplo, não há motivo para que ele não possa ajudar também.

Sei muito bem que muitas mulheres não se acham numa posição financeira que permita contratar ajuda externa para cuidar de membros da família. Mas, em quase todas as situações, há uma solução para esses cuidados que não precisa necessariamente ficar sobre os ombros da mulher. Já está mais do que na hora de que os homens aprendam o básico sobre cozinhar e limpar. Ou então, se nenhum outro membro da família pode ou quer auxiliar, outra tática seria descobrir quanto vale o tempo que você passa cuidando de um familiar, ou seja, quanto custaria contratar alguém para fazer as tarefas que você está fazendo. Com isso, você pode pedir que seus irmãos ou familiares paguem a você essa importância, e assim você pode reduzir o tempo que passa trabalhando fora. Desse modo, você acaba dispondo de mais tempo para recuperar as forças, incluindo um tempo para fazer exercícios e para se alimentar bem.

Como Sharon, talvez você precise se recuperar da programação familiar que a leva a crer que seu papel como mulher tem de incluir o autossacrifício. Sharon precisou mostrar ao pai que ele precisava aprender a receber cuidados de outras pessoas além dela. E que seu pai também precisava se livrar de toda uma existência de condicionamento, que lhe dizia que todas as suas tarefas domésticas seriam automaticamente feitas por terceiros. Sabe-se bem que pessoas mais velhas, inclusive homens, podem aprender e crescer até o final da vida. Não há motivo para que um homem não possa aprender a cozinhar um ovo, assar um frango ou enfiar um monte de roupas na máquina de lavar! Os pais que realmente nos amam querem o que é melhor para nós, mesmo que isso signifique fazer alguns ajustes em seus hábitos e expectativas.

Sexto passo: Planeje com antecedência. Não espere até que seu pai, sua mãe ou um tio precise de atenção antes de discutir um plano de contingência com seus irmãos. Desse modo, você evita a situação em que precisa cuidar de alguém em caráter de emergência, que aparentemente "acontece" conosco mas que, na verdade, é fruto de nossas crenças e escolhas, plantadas muitos anos antes. Uma amiga minha, a filha mais velha que acabou de fazer quarenta anos, já deixou claro para sua irmã mais nova, que mora na mesma cidade que a mãe delas, que não tem intenção alguma de permitir que a mãe, uma mulher muito dependente, vá morar com ela caso aconteça alguma coisa com o marido. Minha amiga não está sendo egoísta, mas realista. Ela adora a mãe, mas não tem a intenção de sacrificar sua vida e sua carreira por ela. Sua posição decidida a respeito dos possíveis cuidados futuros com a mãe foi um alerta aos outros membros da família, informando que eles não podem confiar automaticamente nela para hospedar a mãe, caso um dia essa necessidade surja. Isso rompeu a corrente de sacrifícios da filha mais velha antes mesmo que ela começasse a ser soldada.

Sucesso financeiro: esclarecendo o dinheiro na meia-idade

Sejam quais forem as mudanças que provoquem a experiência do ninho vazio na mulher, o único caminho que irá permitir a expressão plena de seu potencial criativo na segunda metade de sua vida é o caminho que estabelece sua verdadeira independência, tanto a financeira quanto a emocional. Mesmo que atualmente ela conte com um marido que a sustente ou que receba dinheiro da família, é importante que ela saiba que, se a necessidade surgir, ela pode se sustentar. A incapacidade de se sustentar é a principal razão pela qual as mulheres se mantêm em relacionamentos que não são o ideal, no qual não são tratadas como pessoas autônomas, com o mesmo poder de decisão.

Embora não seja uma especialista em finanças, sei o seguinte: como, no que, onde, quando e com quem a mulher gasta seu dinheiro, e como obtém esse dinheiro, diz-nos mais a respeito de seus verdadeiros valores, crenças e prioridades do que qualquer outro aspecto de sua vida. Nossos hábitos financeiros – como ganhamos, gastamos e economizamos – mostram nossas crenças centrais a nosso próprio respeito e a respeito de nosso valor no mundo, pura e simplesmente.

A dinâmica do dinheiro também se reflete em nossos relacionamentos, dizendo-nos como a contribuição de cada parceiro é apreciada e se estamos em uma parceria efetivamente cocriativa. É por isso que as discussões sobre quem paga isto e quem faz aquilo em um relacionamento são temas tão carregados e geralmente desagradáveis.

Ambivalência cultural a respeito de mulheres e dinheiro

Embora hoje muitas mulheres ganhem mais do que seus parceiros, os dados sugerem que ainda não nos sentimos à vontade, quer como indivíduos, quer em termos culturais, com esse padrão. Veja esta pesquisa: apesar de um estudo da Universidade de Missouri-St. Louis ter mostrado que as mulheres agora ganham mais do que os maridos em um de cada cinco casais, apenas 56 por cento dos homens entrevistados na Pesquisa de Opinião Virginia Slims 2000 disseram que seria aceitável que suas esposas fossem a principal fonte de rendas da casa.

Quando a mulher ganha mais do que o marido, isso não altera muito o diferencial do poder. Na verdade, parece que o exacerba, em virtude da ambivalência que os casais sentem com a inversão do *status*. Julie Brines, socióloga da Universidade de Washington que estuda casais de *status* invertido, descobriu, por exemplo, que quanto maior a contribuição da mulher para a receita familiar, *menor* a probabilidade de seus maridos contribuírem para os serviços domésticos.[3] De fato, quando só as mulheres ganham dinheiro e os maridos ficam em casa, esses homens realizam menos tarefas domésticas por semana do que homens que trabalham fora! Brines também descobriu que nesses casamentos com inversão dos papéis habituais, as mulheres cedem boa parte do poder de decisão para seus maridos. É o oposto do que acontece nos casamentos tradicionais, em que o marido, que leva o pão para casa, costuma ser o manda-chuva. Em outras palavras, quando o trabalho da mulher é a principal renda da casa, a relação entre renda e poder não é direta. Ao contrário: existe o esforço para se chegar ao equilíbrio, muito embora o suposto equilíbrio seja tudo, menos isso.

As implicações da pesquisa são claras: independentemente do tamanho do ônus financeiro que assumimos, ainda nos sentimos responsáveis pela felicidade de nossos maridos, por fazer que se sintam bem consigo mesmos – especialmente se não estão ganhando tanto quanto nós.

A triste verdade é que muitas ainda não estão seguras de seu valor como mulheres em relação aos homens – o que é perfeitamente compreensível se analisarmos nossa história. Assim, fazemos ainda mais do que nossa parcela para mantermos felizes os homens em nossas vidas, impedindo com isso que eles nos troquem por alguém que os valorize mais do que nós. Receamos em segredo que, se exigirmos demais, acabaremos sozinhas.

E depois há aquele outro desejo, profundamente feminino: queremos ser mimadas e cuidadas. Achamos (às vezes, apesar de amplas evidências em contrário) que ter um marido significa sermos protegidas. Quando menina, adorava os filmes do Tarzan. Recentemente, assisti ao clássico *Tarzan e sua companheira*, ao qual há anos não assistia. Desta vez, vi-o através de novas lentes. A programação dos papéis sexuais era muito clara: Jane proporcionava descontração e sexo, e Tarzan protegia Jane lutando contra feras e levantando muitas coisas pesadas para garantir a ela um lar seguro e confortável. Muito constrangedor. Muito atraente.

Nesse aspecto, a evolução é lenta. Uma amiga me disse que, em 1984, no último ano de seu curso na Brown University, nenhuma das dez mulheres que ela conhecia melhor em seu prédio estava namorando sério. E então, aconteceu algo fenomenal. Na metade do inverno, de uma hora para outra, todas as suas amigas apareceram grudadas em colegas de classe para o baile de formatura – e depois se casaram com eles. "Foi quase químico", disse-me ela. "Foi como se uma espécie de frenesi biológico, mais forte do que elas, tivesse tomado conta de todas. Elas precisavam de pares para a formatura, e também precisavam de maridos. Estavam no fim da faculdade: era hora de criarem raízes, de se acertarem com um companheiro e terem uma vida "normal". Ela se lembra de ter pensado: "Puxa. Estamos em uma faculdade da Ivy League,* onde se imagina que as mulheres levam a sério a carreira. Como é que, de uma hora para outra, elas se sentem tão compelidas a fazer parte de um casal?".

Não há nada de intrinsecamente errado em desejar se casar e constituir família após a faculdade ou mesmo o colegial. O problema é que muitas mulheres saem diretamente de seus lares natais, onde são bem tratadas, para outras instituições – casamento, faculdade ou ambas – que também lhes dão a ilusão de que estão sendo alvo de cuidados.

Na minha família, assim que meus irmãos faziam dezoito anos, meu pai se sentava com eles e lhes dizia que eles precisavam começar a se sustentar. Mas ele pagou a minha faculdade sem hesitar. Arquei com os últimos anos de medicina graças a créditos estudantis e bolsas de estudo, mas, quando me casei, no último mês de aulas, fiquei feliz em deixar meu marido cuidar de todos os detalhes da aquisição de nossa primeira casa – um processo que me fascinou e me aterrorizou na época. Ele usou o resto de seu fundo educacional como entrada, e eu me considerei uma mulher de muita sorte por estar iniciando uma vida de conto de fadas! Pagamos todos os créditos estudantis sem qualquer dificuldade.

Meu marido também tomava todas as decisões a respeito de investimentos e de donativos para instituições de caridade, embora nossas rendas fossem

---

* Grupo de oito faculdades tradicionais da Costa Leste dos EUA (NT).

praticamente iguais. As doações iam para as instituições educativas e de caridade que ele preferia. Nunca questionei isso. Achava muito incômodo lidar com a questão do dinheiro, até ser forçada a acordar quando cheguei à meia-idade. Não estou sozinha; muitas mulheres se encontram na mesma situação. Embora tivéssemos conhecido o movimento de liberação feminina na época da faculdade, em nome do interesse em criar um lar feliz e de ter uma vida familiar, estávamos sempre dispostas a cuidar um "pouco mais" de tarefas domésticas e dos filhos do que nossos maridos. Agora, nossa geração precisa dar o próximo passo.

MARY: NUNCA É O SUFICIENTE

Mary tem 46 anos e há muito se convenceu de que seu marido era melhor em finanças do que ela. Ele pagava todas as contas e fazia o imposto de renda de ambos, todos os anos. Mas essas atividades sempre o irritavam. Seu mantra parecia ser: "Nunca é o suficiente. Nunca é o suficiente". Pouco a pouco, Mary foi sentindo que não podia pedir ao marido mais dinheiro do que o estritamente essencial, e ela tinha a impressão de que a única maneira de que dispunha para ajudar era gastar menos. Finalmente, após muito meditar, Mary decidiu fazer novos exames para validar seu diploma de enfermeira, profissão que exercia antes de conhecer e de se casar com seu marido. Em virtude da falta de profissionais e de morarem em uma cidade com muitos hospitais de porte, Mary não teve dificuldade para obter um emprego com bom salário e benefícios razoáveis. Dentro de um ano, mais ou menos, ela começou a contribuir substancialmente para a renda familiar. Isso fez que ela se sentisse bem, apesar de não gostar de ter de fazer plantões. Mesmo com essa contribuição, porém, seu marido continuou a exercer controle férreo sobre todas as decisões financeiras do casal.

Mary achava que a razão pela qual seu marido estava hesitante em repartir as decisões financeiras com ela, por mais que isso aparentasse irritá-lo, era que ele estava atravessando sua própria crise da meia-idade. Ele parecia deprimido com relação à carreira e com o fato de ainda não ter atingido o sucesso que imaginava conseguir em sua quarta década de vida, que ele chamava "a época do meu poder". Ele começou a falar em aposentadoria precoce, em vender a casa e em viajarem juntos pelo país em um *trailer*. Mary esperava que ele estivesse apenas em uma fase ruim, e que em pouco tempo iria se recuperar. Ela lhe sugeriu que procurasse orientação profissional, mas ele ficou aborrecido com ela e disse que não havia nada de errado com ele e que não estava deprimido.

Entretanto, o fato de levar um salário para casa dera a Mary a chance de se sentir muito mais forte lá fora, se não em casa. Mesmo assim, ela começou a ter uma série de problemas de saúde, inclusive palpitações, calores intensos e dores na região lombar. Foi nessa época que Mary se consultou comigo, e eu lhe perguntei o que estava acontecendo na vida dela. Depois de me contar tudo, dei-lhe diversas recomendações para ajudá-la em seus sintomas físicos. (Falo disto em capítulos posteriores.) Também sugeri que ela começasse a assumir uma postura mais ativa na administração das finanças da família, o que ela concordou em fazer.

Quando voltou a me procurar, três meses depois, muitos de seus sintomas da menopausa tinham melhorado. Ela disse que, no início, seu marido resistira a seu desejo de conhecer melhor as finanças da casa e de ajudar a tomar decisões quanto a gastos. Porém, pouco depois de ter suscitado o assunto, ele começou a sentir dores no peito, que foram diagnosticadas como angina. Ele percebeu que, se sua vida continuasse na direção que estava tomando, poderia morrer do coração. Essa foi a sua chamada de despertar da meia-idade, e fez que soubesse que ele também precisava revisar algumas de suas crenças e atitudes.

Enquanto isso, Mary tomou medidas para aumentar seus conhecimentos financeiros. Naturalmente, sua nova confiança obrigou-os a mudarem algumas coisas na vida conjugal. Ela me disse que os dois refizeram seus acordos quanto a dinheiro e tarefas domésticas. Não foi fácil. Com o tempo, porém, o marido de Mary compreendeu que seria bom para ele e para Mary se ambos soubessem tudo a respeito das finanças do casal e mudassem a forma de gastar dinheiro.

Mudando seu legado cultural

As mulheres de classe média da geração de minha mãe foram educadas para acreditar que seus maridos cuidariam delas. Com a ajuda de apólices de seguro e do crescimento econômico sem precedentes que se seguiu à Segunda Guerra Mundial, muitas delas viveram dessa maneira. Muitas das amigas de mamãe, mulheres que hoje estão na faixa dos sessenta aos setenta e tantos, nunca trabalharam depois de casar e nunca precisaram voltar a trabalhar depois da viuvez. O movimento feminino cobrou da consciência coletiva o preço que nossas mães pagaram para receber esses cuidados, e minha geração jurou que nunca seríamos como nossas mães. (Minha mãe me diz que fica sempre espantada com o desprezo e com a insolência com que muitos dos maridos de suas amigas tratam suas esposas.)

Embora preferíssemos pensar que fizemos muitas conquistas no que se refere a ganhar e administrar dinheiro, a verdade é que muitas mulheres ainda carecem de conhecimentos financeiros básicos, e dependem demais de maridos, empregadores ou familiares que fazem o planejamento econômico para elas. O ponto é o seguinte: as mulheres são educadas para pensar que alguém irá cuidar de nossas finanças caso façamos todas as outras tarefas de manutenção. Nosso conceito de investimento é que investimos nas pessoas (nos maridos, normalmente, mas nem sempre) que achamos que irão nos sustentar e amar.

Como as mulheres podem investir em sua aposentadoria e planejá-la se continuam achando que não dispõem da capacidade ou do interesse para lidar com dinheiro, que não podem viver sem o amor ou a aceitação das pessoas, e que devem se sacrificar tomando conta dos outros a fim de receber seu amor? Não é à toa que as pesquisas mostram que muitas mulheres mal entendem o que é planejamento financeiro para a aposentadoria, o que são metas financeiras ou o que é investimento, pois limitam-se a ganhar dinheiro e gastá-lo.

Felizmente, essa situação está começando a mudar. As mulheres, especialmente as de meia-idade, foram descobertas como um novo e lucrativo nicho para a indústria financeira. E acontece que somos boas administradoras. Há estudos que mostram, por exemplo, que clubes de investimentos administrados por mulheres têm tido melhor resultado, no longo prazo, do que clubes semelhantes mas geridos por homens. As mulheres tendem a analisar mais as metas financeiras de longo prazo que o desempenho imediato, talvez porque vivam mais e saibam que provavelmente irão sustentar filhos ou pais idosos.

O valor de se tornar hábil financista

Sejam quais forem suas circunstâncias atuais, é vital que você deixe muito claras as suas ideias a respeito de dinheiro para que possa começar a assumir o controle sobre suas finanças, assim como você controla, cada dia mais, a sua saúde. O dinheiro é uma forma muito concreta de energia: em nossa sociedade, representa o poder, permitindo-lhe ir aonde você deseja ir e ficar onde quer ficar. Ter o controle do seu dinheiro dá-lhe a sensação de liberdade e de segurança. Estudos e mais estudos mostram que um *status* socioeconômico mais elevado está consistentemente associado à melhor qualidade da saúde. Mas creio que é a sensação de poder e de controle, e não o valor financeiro absoluto em si, que faz a verdadeira diferença.

Muitas mulheres contam que nos primeiros estágios da tomada de controle de suas finanças, sentiram-se movidas tanto pelo medo como pela raiva. Eu não fui exceção. Nesses primeiros meses após a separação, vi-me tomada por uma nova determinação, impelida pela necessidade de ver a minha vida livre, transparente e assentada. Tive de quitar minhas dívidas, zerar o cheque especial e organizar as onerosas despesas domésticas. No início, pareceu-me assustador e difícil, mas em pouco tempo fiquei exultante por saber que eu *podia* fazer tudo sozinha. A verdade é que nem me lembrei de que um dia duvidara dessa capacidade. Descobri que podia administrar as finanças domésticas de forma tão eficaz quanto pude administrar, durante anos, minhas finanças profissionais e empresariais – e tudo sem a renda, os conselhos ou o apoio de meu marido. Não tenho a intenção de minimizar ou de ignorar sua contribuição em todos os nossos anos de casamento. Quero apenas mostrar que nos fortalecemos quando nos tornamos independentes financeiramente.

As mulheres que hoje estão sendo sustentadas pelo marido ou por algum outro membro da família podem pôr o pé na estrada que conduz à competência financeira fazendo, durante um mês, o seguinte exercício: finja que você se divorciou, está viúva ou que subitamente se viu diante da necessidade de se sustentar sozinha. Faça continuamente perguntas como: "Onde estão as apólices de seguro? A escritura da casa? O contrato da hipoteca? O plano de aposentadoria? As declarações de imposto de renda dos últimos cinco anos? Qual a avaliação desta casa? Qual o meu patrimônio líquido? Quando foi a última vez em que preenchi um cadastro?". Saber lidar com esse tipo de informação de maneira segura pode ajudá-la a manter seu relacionamento pelos motivos corretos – porque você se sente realizada e porque sua vida melhora em muitos sentidos – em vez de ficar com alguém só porque acha que desmoronaria sem essa pessoa. Não dá, pura e simplesmente, para estarmos disponíveis para a verdadeira parceria e a exultante cocriação com alguém enquanto não soubermos como podemos nos sustentar e enquanto não olharmos de frente para nossa dependência, fazendo depois alguma coisa a respeito dela.

Retornando para você mesma

Enquanto escrevo estas linhas, já estou avançada na perimenopausa, uma época em que deveria estar bem diante do "inferno hormonal". Contudo, sinto-me melhor do que nos anos anteriores. Os calores intensos que estava sentindo nos últimos meses de casamento praticamente desapareceram depois que meu marido saiu de casa, um fenômeno que vi repetir-se em muitas mulheres que tiveram a coragem de sair de relacionamentos que não levariam a lugar algum. Foram inúmeras as vezes em que vi os sintomas da perimenopausa desaparecerem em mulheres que tiveram a coragem de enfrentar, consciente e vigorosamente, as corredeiras das transições da meia-idade.

Mas também observei a ocorrência de algo mais profundo ainda: o aparecimento daquilo que só pode ser descrito como pura alegria, a sensação que surge quando a mulher está realmente retornando para si mesma. Minha própria experiência demonstra isso, e me encanto com o poder de meu instinto recém-descoberto de poupadora e com o fato de querer fazer as coisas de modo diferente, agora que tenho os dois pés sobre o limiar de minha nova vida.

Uma das coisas mais surpreendentes que descobri depois que meu marido saiu de casa foi a necessidade quase física de resgatar e redecorar a minha casa, especialmente a sala de visitas e a sala íntima. Um dia, com listas telefônicas, telefone e cartão de crédito na mão, em menos de uma hora comprei um sofá, um tapete, criados-mudos para o quarto de hóspedes e até cortinas, algo que, antes dos 49 anos, nunca tinha feito. Meu trabalho e a criação de minhas filhas não me deixavam tempo ou disposição para pensar em decoração, muito menos para escolhê-la. Mas isso era na minha antiga vida. Agora, com minha paisagem interior mudando rapidamente, senti uma poderosa compulsão para fazer que meu ambiente externo refletisse o rejuvenescimento que estava acontecendo dentro de mim.

Descobri que o *feng shui*, a arte chinesa da disposição dos objetos, ajudou-me muito nesse processo. Percebi que nossos lares refletem nossas vidas, e que mudá-los conscienciosamente, segundo os princípios do *feng shui*, acarreta melhorias em todos os níveis de nossas vidas. Usando uma ferramenta conhecida como mapa *baguá*, podemos determinar as áreas de um cômodo ou de uma casa que correspondem a aspectos específicos da vida – como saúde e família, riqueza e prosperidade, viagens e pessoas úteis, amor e casamento. Essa informação lhe permite realçar e alterar seu espaço físico, a fim de realçar e alterar essa área específica de sua vida. E, tal como acontece em tudo na vida, quando você faz isso, as coisas pioram antes de melhorar – como quem tira o lixo da garagem como parte da faxina da primavera. Quando minha amiga e colega Terah Kathryn Collins, autora do livro *The Western Guide to Feng Shui*, lançado em 1999, recebeu-me para uma consulta, rimos quando percebi que meu marido saiu de casa antes de completar quatro meses em que eu "realçara" com uma bela pérgula a parte de nossa propriedade que diz respeito ao amor e casamento. Ela disse: "Já vi isso muitas vezes. Quando você realça uma área da vida que não está funcionando, primeiro você precisa abrir mão daquilo que a impede de obter o que você realmente deseja". Coloquei um tocheiro na área relativa a lugares e pessoas úteis da propriedade. Em dois meses, minha vida se encheu de pessoas habilidosas que me auxiliam em todos os níveis, tanto em casa como no trabalho. (Procure mais informações sobre *feng shui* em Recursos.)

Eu queria que minha casa fosse o tipo de lugar onde as pessoas se sentissem confortáveis e bem-vindas. E queria me sentir à vontade nela, cercada de cores e texturas atraentes. Pela primeira vez na vida, soube exatamente qual era o meu estilo e como eu queria que ficassem as dependências da casa. Quando os móveis começaram a chegar e os cômodos foram tomando forma, fiquei encantada com os resultados, e a toda hora ia contemplá-los. Lentamente, fui percebendo o que estava fazendo: estava criando um espaço potencial para as novas energias que estavam começando a fluir em minha vida. Se antes lamentava o ninho vazio, agora estava transformando meu antigo ninho em um novo lugar, que refletia aquilo em que estava me transformando. Um ninho que iria, naturalmente, acomodar confortavelmente minhas filhas, amigos e as novas pessoas que, com certeza, entrariam em minha vida.

PAMELA: UMA CASA SÓ DELA

Enquanto o processo de retornar para mim mesma significou aceitar o fim de meu casamento, Pamela encontrou um caminho diferente – e nada convencional. Ela escreveu o seguinte:

> Tenho 47 anos, relaciono-me com Don há oito e estamos casados há cinco. Ele é vinte anos mais velho do que eu, e sua filosofia de vida é: "Do meu jeito, ou a estrada". As decisões unilaterais de Don nem sempre me favorecem, e no ano passado decidi que precisava fazer escolhas que refletissem minhas crenças e me preparassem para o futuro. Ele viaja bastante a negócios e por prazer, e eu passo um bom tempo sozinha em uma casa que não parece ser minha. Cheguei a decorar um quarto só para mim, mas não foi o suficiente.
>
> Assim, comprei uma casa para mim. Nosso casamento tem passado por transformações, pois não estamos juntos todos os dias, e poderia até ter acabado. Don mora onde quer, eu moro onde preciso. Não dá para descrever a alegria que sinto por viver em um lugar que me traz apoio emocional e espiritual. Sinto-me motivada para cuidar da casa e de minhas plantas, assim como ela cuida de mim. Encanto-me com as coisas mais simples. Os amigos que me visitam dizem que ela é a minha cara.
>
> Estou grata por ter minha própria renda e por conseguir me manter assim, independente de Don. Talvez o fato de ter conseguido me realizar profissionalmente tenha me dado confiança para criar a casa dos meus sonhos. Após uma vida inteira determinando meu valor por meio da aprovação masculina, vivo agora segundo o meu coração, e não segundo minhas obrigações.

Despertar vocacional na meia-idade

Para algumas mulheres, o lar – que foi o ponto focal antes da meia-idade – torna-se secundário diante de uma nova paixão, que se manifesta na forma de uma vocação. Outras mulheres deixam seu trabalho anterior "em casa" e fundam suas próprias empresas, ou mudam de carreira. E outras são simplesmente forçadas pelas circunstâncias da vida a seguirem um novo caminho.

A amplitude dos interesses e contatos que a mulher mantém fora de casa na época em que está cuidando dos filhos influi na facilidade com que ela passará a esse novo modo de vida. Talvez a mulher precise pesquisar um pouco antes de descobrir onde estão suas paixões, e talvez algumas demorem mais do que outras para encontrar seu espaço. Aquelas que continuarem a se definir conforme o papel que não representam mais – como o de mãe ou de esposa – e que viveram por muito tempo enclausuradas nesses papéis podem se assustar e ficarem imobilizadas. Mas o segredo para descobrirmos novas paixões consiste em começar e prosseguir, mesmo que não saibamos aonde estamos indo. Às vezes, é simplesmente uma questão de ir tropeçando desde o ponto A até o ponto B, mantendo os olhos bem abertos para as possibilidades.

SYLVIA: DESCOBRINDO A ARTISTA

Sylvia se aposentou como professora no ano em que seu filho caçula se casou e se mudou para a Califórnia. Para ela, foi difícil abrir mão, ao mesmo tempo, dos papéis de mãe e de mentora de seus filhos e dos seus alunos de terceira série, para os quais dera aulas nos últimos 25 anos. Ela se manteve em contato comigo durante esse processo difícil, e admitiu que houve ocasiões em que achou que nunca iria se encontrar.

"Tudo que me define envolve crianças", escreveu. "Por um lado, ter mais tempo livre dificultou ainda mais as coisas, pois eu não sabia o que fazer comigo mesma. Meus dias eram longos e sombrios." Mas ao analisar essa época em retrospectiva, vê-se que foi ótima, pois lhe permitiu focalizar a atenção em seus sentimentos, extravasando-os – em voz alta e clara. "Meu marido continuou trabalhando, e assim eu podia chorar em voz alta, uivar, até urrar de frustração. Sozinha em casa, eu produzia sons animalescos, angustiados – éramos só eu e essas emoções fortes, ecoando pelas paredes."

Algumas semanas depois, porém, Sylvia começou a olhar para sua casa como se ela fosse uma propriedade à venda – tinha muito potencial, mas precisava de alguns ajustes para se adaptar à sua nova vida. Ela derrubou paredes e juntou o quarto dos filhos com a nova sala de estar, criando um grande espaço para realizar as reuniões mensais com um grupo de mulheres da região que se encontravam em nome da amizade e para repartir novos conhecimentos, projetos, habilidades e filosofias. Sylvia fez boa parte da reforma com suas próprias mãos, apesar de nunca ter levantado paredes ou aplicado azulejos antes. Quando chegou sua vez de demonstrar uma nova habilidade para o grupo, ela mostrou os azulejos que colocou no banheiro. Sylvia começou a azulejar os banheiros das amigas, usando peças exclusivas, feitas à mão, com padrões criativos. Aquilo que começou como um projeto de alguns fins de semana transformou-se em segunda profissão. Dois anos mais tarde, com divulgação feita apenas de boca em boca, ela atendia clientes até em Nova York, e contratara e treinara duas assistentes para ajudá-la a acompanhar a demanda. "Adoro viajar – sempre fui caseira e nunca ia a lugar algum sem o meu marido. Agora, visito belas residências e faço minhas mágicas para torná-las ainda mais belas, enquanto meu marido fica em casa e a administra. Muitas clientes me pediram para que eu assinasse um azulejo de destaque em seus banheiros, como uma artista que assina seu quadro. Sinto-me exultante e livre como um passarinho. Adoro esta nova vida."

JUDITH: DESCOBRINDO SUA VERDADEIRA VOCAÇÃO

Para muitas mulheres, o segredo para encontrar seu nicho na meia-idade está na identificação das paixões que sempre tiveram, mas às quais nunca se dedicaram em tempo integral. Com 54 anos, após mais de trinta de dedicação ao mundo empresarial, Judith decidiu se aposentar. Analisando todo o período em que fez trabalhos como voluntária, ela percebeu que desejava se dedicar a um sonho: cuidar de idosos. Em vez de se desculpar por sua idade, ela se submeteu a um exigente programa de preparação para essa nova atividade. Ela disse o seguinte:

> Decidi me aposentar como analista de mercado e embarcar em uma mudança de carreira. Tinha uma noção clara do que queria: dedicar meu tempo à autoiluminação, ao desenvolvimento criativo e à alegria de ser uma pessoa de idade, prestando serviços a idosos para aprimorar seu crescimento físico, mental e espiritual. Conversei com diretores de asilos e gerentes de programa enquanto ainda era voluntária, entregando refeições quentes para idosos internados. Em junho passado, concluí o curso exigido para meu mestrado em psicologia geriátrica.
>
> Aprendi que, embora possa ser ocasionalmente muito doloroso, é só pelo processo de transição, com olhos e coração bem abertos, que o indivíduo pode ter êxito em seu crescimento pessoal. Agora, sinto a excitação e o medo de pôr em prática o meu plano – poder fazer aquilo para que estudei e de que tanto falei. Minha filha me perguntou: "Mãe, quem vai contratar você, com essa idade?". Meu marido deseja o meu sucesso. Sei que disponho de *ilimitados recursos internos* e que meu novo nascimento está chegando, anunciando esta nova fase da minha vida.

Muitas mulheres de meia-idade descobrem, ao encontrar novos rumos na vida, que elas mesmas se renovaram, e por isso atraem novos amigos. Uma paciente me disse isso com estas palavras: "Fiquei mais interessante. Tenho mais a oferecer como pessoa, tenho mais a dizer do que falar de filhos, futebol ou a promoção do marido. Esse novo eu é alguém de quem gosto muito!".

Roteiros para viagens por territórios desconhecidos

Dar esses primeiros passos de sua jornada rumo ao reencontro de si mesma pode ser uma das coisas mais difíceis que você já fez ou fará. Mas quando você se aventurar nesse novo caminho, verá que ele perde o aspecto intimidador, tornando-se uma jornada de exploração e descobertas. Eis algumas sugestões que podem ajudá-la no percurso.

Crie coragem. Embora seja dolorosa, sua sensação de solidão, como toda sensação, ficará mais leve e mudará com o tempo. Vivencie plenamente sua experiência enquanto ela está acontecendo. A profundidade até a qual você se permitir sentir dor será a profundidade até a qual você também sentirá alegria. E você precisa ter confiança na chegada dessa alegria, embora sua vida nunca volte a ser a mesma. Sei que a notícia é boa, pois eu a tenho ouvido há anos. Uma assinante de meu boletim escreveu-me dizendo o seguinte:

> Não me sentia tão bem desde que comecei a ter essas coisas absurdas no início da adolescência. Após uma perimenopausa horrível, com quarenta e poucos anos, aguardei meu quinquagésimo segundo aniversário com um grande sorriso! Tantos anos perseguindo relacionamentos para criar minha identidade! Hoje, vivo exultantemente feliz sozinha (exceto por minha gata Harriet) e mantenho um relacionamento interessante com um homem incomum, que não me define. Embora meu corpo não aceite mais tudo o que eu desejaria fazer, as dores são tratadas com aceitação e equanimidade. A vida está repleta de possibilidades e de ótimas amizades, a casa e o jardim, dançar um tango argentino, viajar, montes de coisas para fazer – mas com grande respeito pelos momentos de quietude, repouso, autoindulgência.

Aceite a sabedoria da rotina e da disciplina. Inicie, ou pelo menos dê continuidade, a uma atividade regular. Você não pode imaginar como uma rotina regular pode ser curativa. No meu caso, essa rotina inclui exercícios diários e duas aulas semanais de Pilates. Pilates é um tipo de exercício avançado que envolve movimentos que focalizam a atenção da pessoa no que chamam de "centro" ou "usina de força" – os músculos da pelve, nádegas e abdômen, que formam uma faixa ao redor da parte inferior do corpo. Aconteça o que acontecer em minha vida, reservo um tempo para ir à academia e trabalhar a ligação entre meus músculos e meu cérebro. A repetitividade dos exercícios e a disciplina que eles exigem funcionam como uma excelente âncora para mim – uma parte de minha vida que não mudou, ou que não se foi. Com efeito, na manhã em que meu marido saiu de casa, fui para minha aula, como de costume. Embora não tivesse a menor ideia, na época, do que iria acontecer com nosso casamento, e embora meu coração estivesse acelerado e eu, assustada, o fato de subir no equipamento de Pilates e repetir minha série habitual foi muito tranquilizante e reconfortante. Mesmo que uma parte importante do meu mundo estivesse desmoronando, eu ainda conseguia me concentrar em minha respiração, na força dos meus músculos e no fato de que o mundo continuaria a girar.

Realce sua vida diária. Nos primeiros meses de ninho quase vazio – minha caçula ainda estava em casa, mas muito envolvida em suas próprias atividades – comecei a acender a lareira todas as noites e a mantê-la aberta para que pudesse contemplar as chamas enquanto jantava. Em todos os anos de casamento, meu marido e eu raramente deixávamos a lareira sem a grade, pois ela reduz o calor produzido. Agora, porém, não estava muito interessada em termodinâmica, queria apenas levar o conforto da lareira para a sala, especialmente na hora do jantar, quando a perspectiva de me defrontar com uma noite solitária se abria à minha frente. Além disso, acendia velas ao jantar e punha para tocar meus CDs prediletos. Seis meses mais tarde, quando minha caçula saiu de casa para cursar o primeiro semestre da faculdade e me vi de fato sozinha todas as noites, decidi usar meu tempo para me sintonizar comigo mesma e com meu espírito, aprofundando esse relacionamento. Ademais, queria curar aquelas partes de mim mesma que haviam me levado a precisar do divórcio. E queria me sentir suficientemente à vontade em casa para não precisar entrar em um novo relacionamento de imediato, apenas para evitar a dor da ausência de meu marido ou de minhas filhas. Eu sabia que isso poderia resultar em um relacionamento que simplesmente repetiria antigos padrões ainda não resolvidos.

Saiba que o medo da perda costuma ser maior do que a perda em si. Descobri que meu medo do ninho vazio era muito pior do que a própria experiência. Para dizer a verdade, estava tão atarefada com meu trabalho que gostava de poder cuidar apenas de mim. Além disso, descobri que gostava de ler na cama até a hora que quisesse, de assistir a todos os filmes que desejasse, de tomar meu banho em qualquer horário do dia ou da noite, e de descobrir quais eram minhas vontades e necessidades. Embora tivesse planejado receber a visita de minha mãe para esquiarmos juntas no meu primeiro inverno de ninho vazio, o tempo passou tão depressa que não chegamos a fazê-lo. Mesmo assim, era bom saber que ela estava disposta a me visitar e a me dar apoio e distração, caso eu precisasse.

Lembre-se de que somos mais fortes e flexíveis do que podemos pensar. No dia em que eu comemoraria o vigésimo quinto aniversário de casamento, acordei e fiquei na cama, permitindo-me vivenciar minhas emoções durante alguns minutos. Eu não tinha conseguido chegar à marca dos

25 anos de casada, e isso estava me fazendo mal. Pensei que iria passar o dia triste. Para minha surpresa, porém, isso não aconteceu. Diane, uma mulher que trabalhou comigo durante mais de vinte anos, deu-me um desses cartões humorísticos. Na frente, via-se a foto ridícula de um homem musculoso com saiote de balé e uma cobra enrolada nos ombros. Ao abrir o cartão, lia-se: "Ainda está procurando o Sr. Certinho?". Ri alto e colei o cartão na minha agenda. Mais tarde, fui jantar para comemorar o aniversário de uma amiga. O dia tinha se passado e eu permanecera calma e feliz. No ano anterior, meu coração estava se partindo no dia do aniversário de casamento, e naquela noite havia me dissolvido em lágrimas com minhas duas filhas. Um ano depois, estava renovada, feliz.

Não vou fingir que passar por um divórcio e ver minhas filhas saírem de casa no mesmo ano tenha sido fácil. O primeiro ano de ninho vazio foi o mais difícil de minha vida, pois sofri com o desmoronamento de tudo aquilo com que sempre imaginei que poderia contar. Paradoxalmente, aquele ano se revelou como o mais fortalecedor e exuberante de toda a minha vida. Analisando-o hoje, fico fascinada com o progresso que fiz. Entregando minha vida à Fonte de energia e ficando disposta a arregaçar as mangas e reconstruir minha vida, imbuí-me da energia da esperança, do alívio e de novos inícios. Todos os dias, lembro-me de que a energia que dá suporte à nova vida é abundante. Basta acreditarmos nela, entregarmo-nos a ela e pedir ajuda.

4

Isto não pode ser a menopausa, não é? Fundamentos físicos da mudança

Muitas mulheres são pegas de surpresa pelos primeiros sintomas do climatério. Elas não esperam que ocorram sintomas senão quando tiverem atingido o ponto final – a cessação absoluta das menstruações. Mas a última menstruação da mulher costuma ser precedida de um longo período de transição, que pode incluir sintomas como calores, mudanças de humor, dificuldade para dormir e suores noturnos.

Doreen era uma mulher de 46 anos, jovial e cheia de vida, quando teve o primeiro surto de calores. Ela tinha percebido certa irritabilidade no modo como tratava o marido, que a andava provocando com a hipótese de ela estar na menopausa, mas ela negava veementemente a possibilidade. "Minha menstruação ainda é pontual como um relógio", argumentou. "Minha mãe estava com 53 anos quando entrou na menopausa. Ainda não tenho idade para passar por essa mudança!"

É verdade que a idade em que a mãe de uma mulher tem a última menstruação pode ser o melhor indicador daquilo que irá acontecer com ela. Mas se ela não compreender que os primeiros sintomas do climatério podem se revelar bem antes da hora – às vezes, dez anos antes ou mais – ela irá protestar, como Doreen: "Isto não pode ser a menopausa... não é?".

Em poucas palavras, a resposta é: "Se você tem motivos para perguntar, então provavelmente é".

O que está acontecendo com seu corpo: mudanças hormonais

A menopausa é definida oficialmente como o momento em que cessam permanentemente nossos ciclos. A mulher que entra naturalmente na menopausa não tem mesmo como saber se um ciclo é, de fato, o último, enquanto não tiver transcorrido um ano. Com a aproximação da menopausa, os ciclos podem ficar instáveis, e não é incomum um intervalo de vários meses entre ciclos. Por volta dos quarenta anos, algumas das primeiras mudanças hormonais associadas com a perimenopausa (*peri* significa "por volta" ou "perto") já estão ocorrendo. As pesquisas mostram, por exemplo, que por volta dos quarenta anos muitas mulheres já sofreram mudanças na densidade óssea, e que em torno dos 44 muitas começaram a ter menstruações mais leves ou mais curtas do que o normal, ou mais densas e/ou mais longas. Aproximadamente oitenta por cento das mulheres começam a ter falhas em seus ciclos menstruais.[1] Com efeito, apenas uns dez por cento das mulheres param de menstruar sem ter tido antes um prolongado período de irregularidade nos ciclos. Em um amplo estudo envolvendo mais de 2.700 mulheres, a maioria teve uma transição de perimenopausa que durou de dois a oito anos.[2]

A menos que você tenha iniciado a menopausa bruscamente por causa de cirurgia ou de tratamento médico, a perimenopausa pode ser entendida como o outro lado de um processo que começa quando você tem suas primeiras menstruações. O primeiro período menstrual costuma ser seguido de cinco a sete anos de ciclos relativamente longos, geralmente irregulares e frequentemente anovulatórios. Mais tarde, no final da adolescência ou aos vinte, vinte e poucos anos, o ciclo fica mais curto e mais regular com a aproximação da idade reprodutiva por excelência, que durará mais uns vinte anos. Quando chegamos à faixa dos quarenta, os ciclos tornam a se alongar. Apesar de a maioria ter sido levada a crer que a duração normal do ciclo é de 28 dias, as pesquisas mostram que apenas 12,4 por cento das mulheres têm, de fato, um ciclo de 28 dias. A grande maioria tem ciclos que duram de 24 a 35 dias, e vinte por cento de todas as mulheres têm ciclos irregulares.[3]

Dois a oito anos antes da menopausa, a maioria das mulheres começa a ter ovulações falhas. Nesse período, os folículos ovarianos, que produzem óvulos maduros todos os meses, passam por um acelerado índice de perdas, até o estoque de folículos se esgotar completamente. As pesquisas sugerem que, pelo menos nesta cultura, a aceleração na perda de folículos começa por volta dos 37 ou 38 anos. A inibina, substância produzida pelos ovários, se reduz, o que acarreta uma elevação nos níveis de FSH, o hormônio estimulante de folículos produzido pela glândula pituitária.

Ao contrário do que se acredita, os níveis de estrogênio costumam permanecer relativamente estáveis, ou chegam a crescer, durante a perimenopausa. Eles não se reduzem senão a menos de um ano antes do último ciclo menstrual.[4] Até a menopausa, o estrogênio primário produzido pelo corpo da mulher é o estradiol. Contudo, durante a perimenopausa, o corpo começa a produzir maior quantidade de um tipo diferente de estrogênio, chamado estrona, produzido tanto nos ovários como na gordura corporal.

Normalmente, os níveis de testosterona não se reduzem de forma sensível durante a perimenopausa. Na verdade, os ovários de muitas mulheres (mas não de todas) após a menopausa segregam mais testosterona do que os ovários pré-menopausa.

Por outro lado, os níveis de progesterona começam a reduzir na perimenopausa, geralmente antes das mudanças nos níveis de estrogênio ou de testosterona. Como discuto a seguir, esse é o principal problema que a maioria das mulheres enfrenta na perimenopausa.

A mensagem parece ser a seguinte: embora a reprodução não seja mais a meta, ainda há papéis importantes para esses hormônios ditos reprodutivos – papéis vitais e salutares, que nada têm a ver com a geração de filhos. Podemos encontrar evidências disso no fato de os receptores de hormônios esteroides serem encontrados praticamente em todos os órgãos do corpo. Estrogênio e androgênios (como a testosterona) são importantes, por exemplo, para a manutenção de ossos fortes e saudáveis e para a flexibilidade dos tecidos da vagina e da uretra. E tanto o estrogênio como a progesterona são importantes para a manutenção de uma saudável camada de colágeno na pele.

A perimenopausa é um processo normal, não uma doença

O mais importante a se recordar sobre a perimenopausa é que se trata de um processo absolutamente normal, e não de uma doença a ser tratada. Mas para que o corpo da mulher continue a produzir níveis hormonais adequados para a saúde, ela deve estar com uma ótima saúde, em termos físicos, emocionais, espirituais e situacionais. Em outras palavras, seu bem-estar futuro depende tanto da saúde de seu corpo físico como também de seu sistema de suporte extrafísico, pois ambos refletem o modo como ela cuida de si mesma hoje e como ela viveu até este momento. Como a perimenopausa ocorre no ponto médio de nossa vida, é um bom momento para fazermos uma análise e nos certificarmos de que estamos fazendo tudo que é possível para restaurar ou manter uma boa saúde.

Malgrado todo o foco que a mídia lança sobre os suplementos hormonais – quais devemos tomar, que dosagem, naturais *versus* sintéticos, e assim por diante – é importante ter em conta este fato, geralmente negligenciado: o corpo da mulher inicia a vida plenamente equipado para produzir todos os hormônios de que ela irá precisar durante a vida. Todos os chamados hormônios sexuais (estrogênio, progesterona e os androgênios) são produzidos a partir da mesma e onipresente molécula precursora: colesterol. Além disso, nossos corpos têm ainda a capacidade de converter um tipo de hormônio sexual em outro. Assim, o estrogênio pode ser convertido em testosterona ou a progesterona pode ser convertida em estrogênio, por exemplo. Essas conversões irão ocorrer – ou não – em função das necessidades imediatas do corpo, de nosso estado emocional, nutricional e assim por diante.

O que isso tudo significa é que nem todas as mulheres vão precisar de suplementação hormonal. Em muitas culturas, raramente se prescrevem suplementos hormonais, mas as mulheres dessas culturas quase nunca têm sintomas desconfortáveis na perimenopausa. Como isto é possível?

Em primeiro lugar, os ovários apenas reduzem seu ritmo; eles não param completamente. Além disso, o corpo da mulher está apto a produzir estrogênio, progesterona e testosterona em outros lugares além dos ovários, e está pronto e disposto a aumentar ou mediar a produção nesses locais auxiliares na meia-idade, quando surge essa necessidade. As pesquisas mostram, por exemplo, que o estrogênio, a progesterona e o androgênio são produzidos pela gordura corporal, pele, cérebro, glândulas suprarrenais e até por nervos periféricos! A produção adequada ou não, porém, é função de outros fatores na vida da mulher.

Se, por exemplo, a mulher está submetida a certo estresse – trabalhando demais, ou com uma dieta que não atende às necessidades do corpo, ou fisicamente doente, se fuma e/ou bebe, se está deixando de lado questões espirituais que clamam por solução, ou se está envolvida em relacionamentos nos quais a saída de energia não é igualada pela energia recebida – então ela pode acabar descobrindo que sua capacidade de atender à demanda sobre seu sistema endócrino foi reduzida. Ela permanecerá assim a menos que – e até que – consiga realizar algumas mudanças nas áreas da vida que precisam de atenção. O resultado pode ser uma transição tumultuada para a meia-idade, com sua própria combinação individual de sintomas – dores de cabeça, calores, inchaços e redução da libido, além de oscilações de humor e distúrbios do sono.

Dada a natureza de nossa cultura atual, com um ritmo de vida cada vez mais acelerado, aproximadamente 75 por cento das mulheres na perimenopausa têm sintomas da menopausa tão desconfortáveis que fazem que elas procurem alívio em suplementos hormonais, mudança na alimentação, exercícios ou terapias alternativas. Se a mulher percebe que precisa de suplementos hormonais para restabelecer uma zona de conforto físico e emocional, não pode entender isso como uma derrota pessoal. Na verdade, é uma chamada para despertar e uma oportunidade para implementar mudanças muito importantes. Uma mulher nessa situação pode pensar em aceitar aquilo que chamo uma pitada de suplementos hormonais – o suficiente para que ela receba o suporte de que precisa para seu conforto e sua saúde, e nada mais. Ao mesmo tempo, ela também deve prestar atenção nas mensagens que seu corpo está enviando. Ele está pedindo mais do que uma simples receita ou suplemento.

FIGURA 7: PONTOS DE PRODUÇÃO DE HORMÔNIOS NO CORPO HUMANO

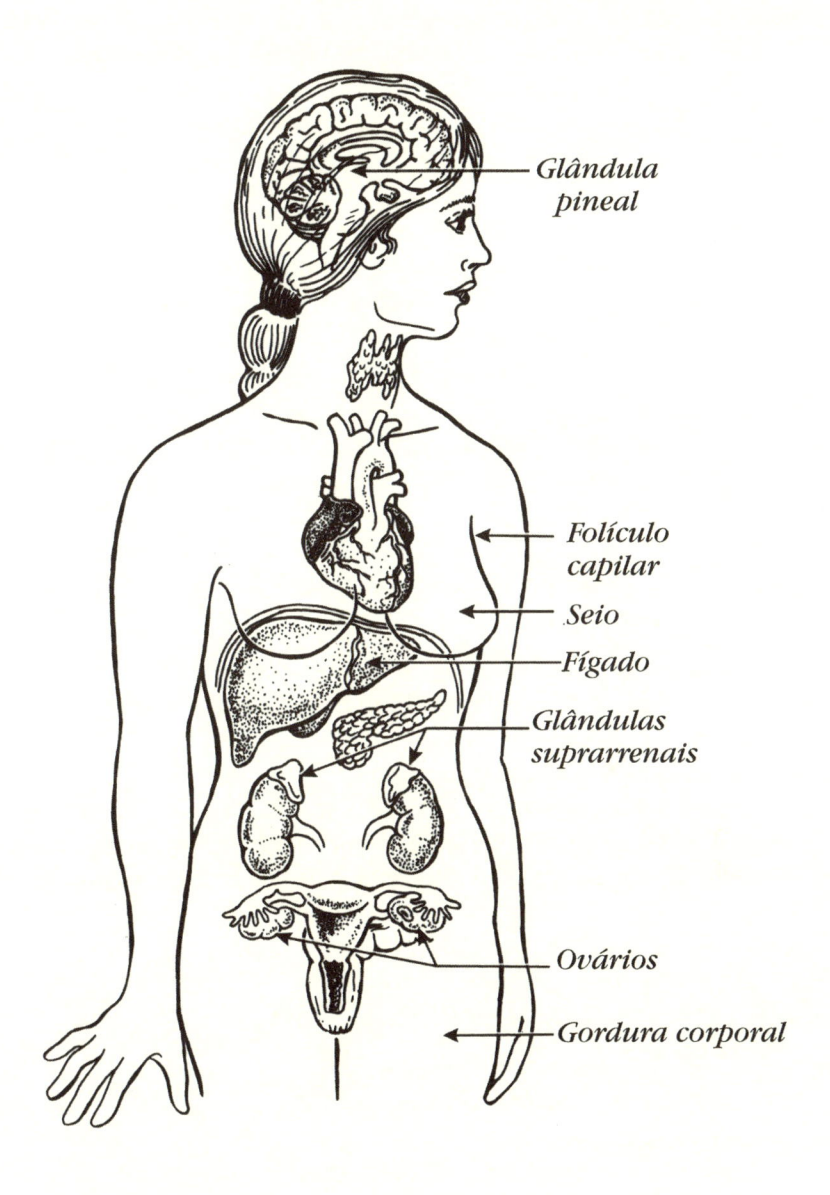

Glândula pineal
Folículo capilar
Seio
Fígado
Glândulas suprarrenais
Ovários
Gordura corporal

O corpo saudável está equipado para produzir todos os hormônios de que a mulher precisa ao longo de sua vida. Essa capacidade natural pode ser amparada ou limitada pelo estilo de vida da mulher e por seu estado de saúde – física, emocional, espiritual e situacional.
© 2001 por Northrup e Schulz

O importante é o seguinte: antes de se valer de qualquer coisa para aliviar os sintomas da menopausa, identifique e ouça a sabedoria interior do seu corpo na criação desses sintomas externos. Eles são exclusivamente seus. O modo como seus hormônios se comportam durante a perimenopausa e como seu corpo e sua mente respondem às mudanças hormonais é tão personalizado quanto suas impressões digitais.

Os três tipos de menopausa

Imagine que você está no sopé de uma linda montanha. Você vê a luz por trás do pico, e está ansiosa para desfrutar a vista de lá de cima. Há três caminhos para se chegar lá: você pode subir pelo caminho sinuoso e cada vez mais íngreme, que pode exigir que você ultrapasse alguns rochedos aqui e ali. Você pode ir pelo caminho curto, que é muito mais difícil e pode exigir mais equipamento e suporte técnico. Ou você pode pular a parte da subida e pedir a alguém que a leve de helicóptero – o que parece fácil, enquanto você não percebe que seus músculos e órgãos não tiveram tempo ou condicionamento para suportar o frio e a falta de oxigênio lá do alto.

• A ***menopausa natural*** (caminho sinuoso e íngreme) ocorre gradualmente, via de regra entre os 45 e os 55 anos, em uma mulher que possui ao menos um dos ovários. A duração, na maioria dos casos, é de cinco a dez anos, embora o processo como um todo chegue a exigir até treze anos. Durante esse período, os ciclos podem cessar por vários meses e depois voltar, e depois podem ter variações na duração, intensidade e fluxo. Descontando-se outros fatores, as mulheres que estão na menopausa natural podem ou não necessitar de tratamentos em nome do conforto físico, pois sua saúde global pode ser boa e sua transição pode estar ocorrendo de forma bem gradual, para que seus corpos atendam às exigências mutáveis. Em outras palavras, tudo irá depender dos outros fatores envolvendo seus corpos e suas vidas.

• A ***menopausa prematura*** (o caminho curto) ocorre tanto mais depressa como mais cedo em mulheres na faixa dos trinta anos e que têm pelo menos um ovário. Aproximadamente uma em cada cem mulheres conclui a transição para a menopausa ao redor dos quarenta anos, ou um pouco antes. Ela pode ter uma doença (como do sistema imunológico ou deficiência nutricional) ou um estresse crônico (incluindo-se aqui um condicionamento atlético exagerado) que afetou adversamente as funções reprodutivas relacionadas com os hormônios. Geralmente, a duração é menor do que a menopausa natural (um a três anos). Como a transição é mais rápida e a mudança prematura está relacionada com uma condição física preexistente, é bem provável que a mulher passando por uma menopausa prematura necessite de hormônios suplementares durante o ajuste.[5]

- A ***menopausa artificial*** (o passeio de helicóptero) pode acontecer subitamente, induzida pela remoção cirúrgica do trato reprodutivo ou sua ruptura (inclusive a remoção cirúrgica dos ovários ou a ruptura cirúrgica do suprimento sanguíneo para os ovários), por quimioterapia ou radiação, ou pela administração de certos medicamentos, por motivos médicos (como a redução de fibromas uterinos), que induzem ou imitam a menopausa.

Segundo se descobriu, até a ligação das trompas reduz os níveis de progesterona por um ano, no mínimo, após o procedimento cirúrgico.[6] E muitas mulheres que se submeteram à histerectomia *com* preservação dos ovários têm sintomas de mudanças hormonais – além, é claro, da perda de seus ciclos.

As estimativas atuais são de que uma em cada quatro mulheres americanas entrará em uma menopausa abrupta e artificial. Como não há a oportunidade de um ajuste gradual à redução hormonal, os sintomas da menopausa artificial podem ser graves e debilitantes. Em quase todos os casos, a terapia de suplementação hormonal é escolhida para aliviar o desconforto físico.

PATTI: MENOPAUSA ARTIFICIAL

Seis semanas depois que vagos sintomas (suores noturnos, perda de peso e uma insistente irritação na região do biquíni) foram erroneamente diagnosticados em um pronto-socorro como "perimenopausa e estresse", Patti, mãe solteira de 41 anos e proprietária de uma pequena empresa, recebeu o diagnóstico de doença de Hodgkin, um tipo de linfoma. Duas séries de seis semanas de quimioterapia deixaram-na temporariamente exaurida e sem seus cabelos loiros e encaracolados... mas curada. O único efeito colateral permanente foi a perda de seus ciclos menstruais.

Ela escreveu: "Duas semanas após o término da quimioterapia, quando estava começando a recuperar as energias, comecei a ter suores noturnos novamente. Isso me assustou, pois eu achava que era a volta do câncer, e imaginei que minhas oscilações de humor se deviam apenas à preocupação constante". Sua médica fez alguns exames e confirmou que Patti passara para a menopausa, e receitou a terapia apropriada de reposição hormonal na forma de adesivos transdérmicos, que deram lentamente ao frágil corpo de Patti doses suaves de hormônios, dia e noite. "Senti-me muito melhor após alguns dias, e creio que na minha situação – depois de tudo que passei – ajudou-me muito essa recuperação rápida, pois meu corpo estava muito traumatizado e minha mente embaralhada."

Perimenopausa e níveis hormonais

A ideia convencional daquilo que ocorre na perimenopausa é que os níveis de estrogênio despencam. Isso é uma simplificação grosseira e exagerada, e costuma levar a tratamentos que podem agravar sintomas levemente desconfortáveis. Na menopausa natural, a primeira mudança hormonal que ocorre é o declínio gradual dos níveis de progesterona, enquanto os níveis de estrogênio se mantêm dentro da faixa normal, ou chegam a aumentar. Como a progesterona e o estrogênio devem se contrabalançar mutuamente ao longo do ciclo menstrual (um diminui enquanto o outro aumenta, e vice-versa), um declínio geral no nível de progesterona permite que os níveis de estrogênio fiquem sem oposição – ou seja, sem o contrabalanço habitual. O resultado é um *excesso* relativo de estrogênio, condição que costuma ser chamada dominância do estrogênio – que é exatamente o oposto da ideia convencional.

Se a mulher começa a ter sintomas desconfortáveis nesse estágio, é porque seu corpo pode sentir – e tenta se ajustar a – esse relativo excesso de estrogênio. Infelizmente, porém, há uma boa dose de superposição nos sintomas de diversos desequilíbrios hormonais, e não é incomum que se receite ainda mais estrogênio para a mulher com sintomas de excesso de estrogênio. Não é de surpreender que seus leves sintomas piorem em função disso.

Com a continuidade da transição, a progesterona continua a declinar, e eventualmente os níveis de progesterona podem começar a oscilar bastante. Os picos de estrogênio ocorrem porque os ovários começam a permitir que grupos de folículos cresçam e amadureçam durante sucessivos ciclos menstruais, no lugar de apenas um por vez, como se tentassem rapidamente "gastar" esses óvulos restantes. (É por isso que a incidência de gêmeos aumenta com a idade da mãe.) O declínio na progesterona ocorre porque cada vez menos óvulos maduros chegam a concluir o processo completo de ovulação.

Os níveis dos hormônios FSH e LH, que a glândula pituitária costuma liberar em quantidades precisas para estimular o crescimento folicular e a ovulação, tornam-se erráticos quando nossos ovários começam a pular ovulações. Perto da menopausa, os níveis hormonais começam a se estabilizar. Os níveis de FSH e de LH se equilibram e sobem até sua nova e elevada altitude de cruzeiro, onde permanecem pelo resto de nossas vidas.

Sintomas da Redução no Nível de Progesterona e da Dominância do Estrogênio

- Redução no impulso sexual
- Ciclos irregulares ou anormais (geralmente, com sangramento vaginal excessivo)

- Inchaços (retenção de líquidos)
- Inchamento e sensibilidade dos seios
- Oscilações de humor (normalmente, irritabilidade e depressão)
- Aumento de peso (particularmente ao redor do abdômen e dos quadris)
- Mãos e pés frios
- Dores de cabeça, especialmente antes da menstruação

Existe algum teste que eu possa fazer?

Durante anos, o diagnóstico da menopausa baseou-se simplesmente na idade e em sintomas. Agora, tem sido cada vez mais comum o uso de exames de laboratório para confirmar os níveis hormonais. Eis o motivo: primeiro, como ilustrado pela história de Patti, há doenças que imitam a perimenopausa de forma bastante convincente. (Outro exemplo é o hipotireoidismo; veja a página 123). Ao confirmar sua entrada no climatério, você estará, ao mesmo tempo, excluindo a hipótese de um problema médico inesperado. Segundo, ao determinar seus níveis hormonais relevantes – estrogênio, progesterona e testosterona, e possivelmente também o DHEA e o hormônio da tireoide – você e seu médico podem determinar melhor o ponto cronológico da perimenopausa em que você se situa e a melhor maneira de lidar com seus sintomas, se houver algum.

Se você decidir que deve obter uma confirmação em laboratório, é importante que conheça os exames disponíveis e o que eles podem (ou não podem) revelar sobre seu estado atual.

Níveis de hormônios no sangue: FSH e LH

O método de testes empregado pela maioria dos profissionais consiste em extrair uma amostra de sangue e submetê-la à análise em laboratório para verificação dos níveis de FSH e/ou LH. Isso se baseia no fato de que, na menopausa, e depois, os níveis de FSH e LH da mulher se elevam ao ponto mais alto em toda a sua vida. Mas esse método tem seus problemas. Primeiro, ele não lhe dirá nada sobre os níveis de estrogênio, pois o FSH é controlado pela inibina e não pelo estrogênio. (Essa é uma das razões pelas quais a reposição de estrogênio não reduz os níveis de FSH após a menopausa.)[7] Além disso, durante os cinco ou dez anos da perimenopausa – antes da cessação definitiva da menstruação – os níveis de FSH e de LH podem flutuar sensivelmente. Os ovários podem ficar inativos durante alguns dias ou semanas e depois retomarem a produção de óvulos. É possível, por exemplo, que os níveis de FSH da mulher atinjam níveis encontrados após a menopausa (mais do que 30 UI/l) enquanto ela ainda tem menstruações normais. Nesse ínterim, seus níveis de LH permanecerão na faixa normal da pré-menopausa. Por essa razão, um nível elevado e isolado de FSH/LH não pode ser usado para determinar se a mulher está na menopausa ou não. Enquanto a mulher não tiver deixado de menstruar durante um ano e os níveis de FSH/LH estiverem dentro da faixa da pós-menopausa – FSH maior do que 30 UI/l e LH maior do que 40 UI/l – chega a ser possível uma gravidez. Por isso, é prudente usar contraceptivos durante um ano depois da suposta cessação da menstruação.

Níveis de hormônios no sangue: estrogênio, progesterona e testosterona

Outro exame de sangue comum analisa a quantidade total de estrogênio, progesterona e/ou testosterona na corrente sanguínea. O maior inconveniente desse método é que a maior parte do hormônio medido por ele está inativo. O corpo da mulher saudável produz mais de dez vezes a quantidade necessária desses hormônios, e assim proteínas especializadas se unem a mais de noventa por cento das moléculas de hormônio produzido, as desativam e fecham as "portas" que poderiam permitir que elas saíssem da corrente sanguínea e chegassem aos tecidos. A forma biologicamente ativa do hormônio é a parte desvinculada ou livre. Esta vai rapidamente para os tecidos em vez de permanecer na corrente sanguínea. Logo, o exame de sangue padrão, que não distingue hormônios livres dos vinculados, dará um resultado irrelevante, pois basicamente mede hormônio inativo, inútil e vinculado a proteínas.

Métodos de exame preferenciais

Há dois exames menos comuns, mas muito úteis. Os custos são equivalentes, a coleta de amostras é similar, ou até mais fácil, o serviço de laboratório está prontamente disponível, e estudos mostram que os resultados proporcionam um retrato preciso do ponto em que o corpo da mulher se encontra na transição para a menopausa.

• O ***exame de hormônio na saliva**** mede o hormônio livre presente na saliva, que é comparável à quantidade presente em outros tecidos do corpo. A saliva não apresenta níveis mensuráveis de hormônios vinculados a proteínas, ou desativados. Usado até pouco tempo em pesquisas, principalmente, o exame de hormônio salivar é uma tecnologia que tem se mostrado confiável há quase trinta anos, mas que ainda é pouco familiar para muitos médicos.[8]

---

* Esses exames salivares não estão facilmente disponíveis no Brasil.

O método também se presta a amostras coletadas em um mesmo momento do dia, para comparações mais significativas. Um conjunto para exame é enviado para a casa da pessoa, com um folheto de instruções. A saliva é colhida e posta em frascos que acompanham o conjunto em um ou mais momentos específicos do dia, e depois enviada em embalagens com postagem pré-paga para o laboratório. Os resultados são enviados tanto para a paciente como para o médico que a acompanha, se desejado.

Recomendo que os exames para contagem dos níveis de estrogênio, progesterona e testosterona sejam feitos com base nas amostras de saliva, pois isso lhe dará uma boa avaliação básica de seu estado hormonal geral. Você pode adquirir esse conjunto para exame caseiro de seu médico ou de um número de fontes cada vez maior – pelo correio, por telefone ou pela internet – sem necessidade de receita. (Ver Recursos.)

- O ***exame de sangue para medição dos níveis de hormônios livres (desvinculados)*** é outra opção viável. A principal vantagem deste método é que o procedimento é bastante similar ao dos exames de sangue que a maioria dos profissionais de saúde estão acostumados a pedir. O principal inconveniente é que o horário no qual a amostra é colhida acaba sendo determinado pelo laboratório, e não quando você decide realizá-lo no conforto de sua residência. Como os níveis hormonais variam ao longo do dia, sua posição com relação à faixa normal pode ser afetada pelo horário da coleta – a variação diária de cada mulher pode ser exclusiva dela. Mesmo assim, medir os níveis de estrogênio, progesterona e testosterona livres no sangue da mulher será bem mais significativo do que determinar os níveis hormonais totais.

LINDSAY: NÍVEIS HORMONAIS NA SALIVA VERSUS NÍVEIS NO SANGUE

Lindsay, de 45 anos, percebeu uma redução gradual em sua libido, apesar de ter um relacionamento firme com o marido e amor pela vida de modo geral. Na primeira visita à sua médica após essa constatação, ela fez questão de mencionar essa queixa, e a médica recomendou que fossem examinados seus níveis hormonais. Lindsay achava que estava entrando na menopausa, e estava animada diante da possibilidade de obter apoio hormonal para reativar seu desejo sexual. Mas os resultados do laboratório indicaram que tudo estava dentro dos limites normais, e sua médica achou que não seria adequado receitar hormônios nessas circunstâncias.

Lindsay não ficou convencida e entrou em contato com um laboratório que oferecia exames hormonais salivares e encomendou um conjunto para avaliar os níveis de progesterona, estrogênio e testosterona. Ela me escreveu dizendo o seguinte:

Os resultados mostraram que minha progesterona estava no nível mais baixo da faixa normal, que o estrogênio estava no meio dessa faixa e que a testosterona estava bem abaixo do normal. Mas minha médica disse que não confiava em exames salivares porque a técnica era nova. Fiquei frustrada, mas gosto muito de minha médica e não queria trocar de profissional. Assim, deixei a questão de lado durante algum tempo. Depois, resolvi procurar um endocrinologista, profissional que lida com hormônios o tempo todo. Ele se mostrou cético quanto a exames hormonais salivares, mas ficou intrigado com os resultados que eu recebera e com o fato de confirmarem meus sintomas, que persistiam. Por isso, ele pediu outro exame hormonal – de sangue – mas especificou que se procurassem hormônios livres na amostra. Os resultados mostraram um padrão similar ao exibido pelos exames salivares – níveis de estrogênio normais, progesterona mais para baixo e testosterona em nível tão baixo que nem aparecia no resultado. Pedi-lhe que telefonasse para minha médica e passasse as informações, e desta vez ela se convenceu. Receitou-me progesterona e uma pequena dose de testosterona (na forma de creme para uso tópico). Minha libido voltou ao normal, e sinto-me muito bem por saber que agora a minha médica está pedindo exames de hormônio na saliva para suas outras pacientes. Sinto que ajudei muitas mulheres por meio dela.

Exames duplicados: se já fez um, faça outro

Qualquer que seja o método preferencial que a mulher e seu médico escolham, recomendo que sejam feitos exames em duplicata, que confirmem o fato de que os níveis de hormônios flutuam, especialmente durante a perimenopausa. A melhor hora do dia para coleta de amostras é o início da manhã, e o melhor momento do mês situa-se entre os dias 20 e 23, quando os níveis de progesterona costumam estar em seu ponto mais elevado. Se os seus ciclos são irregulares, fica mais difícil avaliar com precisão os níveis de progesterona com apenas uma amostra – mais um motivo para se fazer dois exames. Com dois exames, as amostras são extraídas ou colhidas e avaliadas em duas ocasiões diferentes, pelo menos, *antes* do tratamento. (Se os sintomas forem realmente intensos, você não precisa retardar o tratamento. Basta obter outro conjunto de resultados mais ou menos um mês após o início do tratamento para que sejam feitos ajustes.)

Exames duplos aumentam a chance de que as variações biológicas naturais, bem como flutuações da perimenopausa sejam reveladas. Se os resultados do segundo exame forem muito diferentes dos obtidos no primeiro, pode ser necessário fazer um ou mais exames adicionais para determinar se a diferença se deve a erro de laboratório ou a flutuações naturais. Desse modo, evita-se receitar hormônios que, na melhor das hipóteses, deixam de atender às necessidades do corpo ou que, na pior, agravam o problema.

Menopausa e função tireóidea

Os ovários são os órgãos sobre os quais normalmente nos concentramos na menopausa, mas a base física dessa experiência é a saúde de todos os órgãos endócrinos (produtores de hormônios). Problemas tireoidianos são muito comuns nos períodos pré e pós-menopausa. Embora muitas mulheres com esses problemas sejam absolutamente assintomáticas, outras podem ter uma ampla gama de sintomas. Entre os sintomas mais comuns, encontramos distúrbios do humor (geralmente na forma de depressão e irritabilidade), baixo nível energético, aumento de peso, confusão mental e perturbações do sono.

Os problemas tireoidianos estão intimamente ligados à menopausa, e não apenas por causa do fato epidemiológico que revela que cerca de 26 por cento das mulheres na perimenopausa ou perto dela têm hipotireoidismo.[9] Segundo o famoso médico e autor John R. Lee, parece existir uma relação de causa e efeito entre o hipotireoidismo, no qual os níveis de hormônio tireóideo são inadequados, e a dominância do estrogênio. Quando o estrogênio não está apropriadamente contrabalançado pela progesterona, ele pode bloquear a ação do hormônio tireóideo; assim, mesmo quando a tireoide está produzindo níveis normais do hormônio, este torna-se ineficaz e surgem os sintomas do hipotireoidismo. Nesse caso, os exames laboratoriais podem mostrar níveis normais de hormônio tireóideo no sistema da mulher, pois a glândula tireoide em si funciona corretamente.

Portanto, não é de surpreender que esse problema seja agravado quando a mulher recebe estrogênio suplementar, levando a um desequilíbrio ainda maior. Nessa circunstância, a prescrição de hormônio tireóideo suplementar deixará de corrigir o problema subjacente: dominância do estrogênio.

Mesmo que o hormônio tireóideo suplementar alivie o hipotireoidismo existente, em uma parcela significativa desses casos o sintoma da depressão persiste por um motivo distinto e até surpreendente: a própria depressão pode causar disfunção tireóidea. O tratamento do hipotireoidismo, em outras palavras, pode ser o tratamento do sintoma, e não da causa subjacente.

Permita-me explicar. Em muitas mulheres, a disfunção tireóidea se desenvolve por causa de um bloqueio energético na região da garganta, em função de toda uma vida em que ela "engoliu" palavras que estava ansiosa para dizer. Em nome da preservação da harmonia, ou porque ela aprendeu a viver como um membro relativamente indefeso de sua família ou grupo social, ela aprendeu a abafar sua autoexpressão. Na verdade, ela pode ter se esforçado para se manifestar, mas acabou descobrindo que isso não faria nenhuma diferença – pois em seus relacionamentos mais íntimos ela fora definida como alguém insignificante. Para que esse complexo e emaranhado estado de coisas seja resolvido, a mulher pode precisar não só de suplementos de progesterona e de hormônio tireóideo, como de uma análise fria das áreas de sua vida e dos relacionamentos pessoais que precisam ser mudados.

Menopausa e função suprarrenal

As duas glândulas suprarrenais, do tamanho de um polegar, segregam três hormônios fundamentais, que nos ajudam a suportar boa parte dos estresses e fardos da vida. Contudo, se a mulher viveu um bom tempo com a sensação de que sua vida é inevitavelmente estressante, ou tem alguma doença crônica, é bem provável que ela tenha exigido muito de suas suprarrenais e não lhes tenha dado tempo suficiente para se recarregarem. Ela pode ser uma entre muitas mulheres que iniciam a menopausa num estado de exaustão suprarrenal.

Para entender o que a exaustão crônica pode fazer com o corpo e como ela afeta a forma pela qual você vivencia a menopausa, é importante conhecer o trabalho diário das glândulas suprarrenais por meio dos efeitos de três hormônios distintos, mas complementares, que elas segregam.

• A ***epinefrina*** é o hormônio "foge ou luta", produzido quando alguma coisa a está ameaçando (ou quando você acha que alguma coisa a está ameaçando). Ele faz seu coração acelerar, o sangue correr para o coração e para os grandes grupos musculares, suas pupilas se dilatarem, seu cérebro se aguçar e sua tolerância à dor aumentar, para que você possa dar o melhor de si em uma batalha. Na vida moderna, é provável que suas batalhas consistam em desafios cotidianos como manter seu corpo ativo quando você está fatigada, enfrentar um trabalho estressante e reagir com reflexos rápidos para evitar um acidente de trânsito. Pense nesses surtos de epinefrina como saques no banco, que a ajudam a lidar com os momentos difíceis da vida. Se você adquiriu o hábito de retirar epinefrina de sua conta com muita frequência, vai acabar deixando a conta devedora. Suas glândulas suprarrenais ficarão esgotadas e você terá muito pouca epinefrina quando realmente precisar dela.

• O ***cortisol*** aumenta seu apetite e seu nível energético, controlando, ao mesmo tempo, as reações alérgicas e inflamatórias de seu sistema imunológico. Ele estimula a liberação e o armazenamento de energia no corpo, ajuda o corpo a resistir aos efeitos estressantes de infecções, traumas e extremos de temperatura e a manter suas emoções estáveis. Versões sintéticas do cortisol – como prednisona e cortisona, por exemplo – costumam ser receitadas com frequência na medicina humana e veterinária para ajudar o paciente a se recuperar e a se sentir melhor para comer, beber e se movimentar, e com isso ficar mais apto a combater a doença ou a se recuperar de um ferimento. Idealmente, o cortisol é liberado apenas ocasionalmente no sistema, e não como reação a estresse crônico. Podem ocorrer efeitos colaterais indesejados caso os níveis de cortisol fiquem elevados por muito tempo. Entre eles, perda de densidade óssea, perda muscular, redução da capacidade de formar proteínas, danos aos rins, retenção de líquidos, níveis elevados de açúcar no sangue, aumento de peso e aumento da vulnerabilidade a bactérias, vírus, fungos, alergias, parasitas e até ao câncer.

- O hormônio **deidroepiandrosterona**, também conhecido como DHEA, é um androgênio produzido tanto pelas glândulas suprarrenais como pelos ovários. Tanto nos homens como nas mulheres, o DHEA ajuda a neutralizar o efeito imunossupressor do cortisol, aumentando assim a resistência a doenças. (O cortisol e o DHEA são inversamente proporcionais um ao outro. Quando o nível de um aumenta, o do outro diminui.) O DHEA também ajuda a proteger e a aumentar a densidade óssea, protege a saúde cardiovascular mantendo os níveis do colesterol "ruim" (LDL) sob controle, proporciona uma sensação geral de vitalidade e energia, ajuda a manter a mente aguçada e auxilia na manutenção dos padrões normais de sono. Como a epinefrina e o cortisol, o DHEA também aumenta sua capacidade de se recuperar de episódios estressantes ou traumáticos, de excesso de trabalho, extremos de temperatura e assim por diante. E se uma mulher está passando por uma redução da libido por causa dos níveis declinantes de testosterona, normalmente é a queda nos níveis de DHEA que está na raiz da deficiência de testosterona, pois o DHEA é o principal ingrediente com que o corpo produz testosterona.

Paga-se um preço por se exigir demais de suas glândulas suprarrenais. A excessiva exposição de seu corpo à epinefrina e ao cortisol podem causar distúrbios de humor, perturbações do sono, redução da resistência a doenças e mudanças na circulação vital, queixas comuns no atual estilo de vida "no limite". E como esses efeitos colaterais não são intensos a ponto de causarem desconforto, o estilo de vida autodestrutivo tem continuidade. O DHEA, que ajuda o corpo a se recuperar desse tipo de abuso crônico, atua em tempo integral, em vez de fazê-lo apenas de vez em quando. Lentamente, as glândulas suprarrenais vão ficando seriamente exauridas, e o primeiro e mais profundo efeito disso é a redução da capacidade de produção do DHEA. Quando os níveis desse hormônio restaurador baixam, os níveis de cortisol e de epinefrina também começam a flutuar, pois as glândulas suprarrenais tentam atender a pedidos cada vez mais impossíveis de apoio. Um dos principais sinais de exaustão das suprarrenais – uma fadiga incessante e debilitante – é a queixa mais frequente. Embora essa fadiga seja acompanhada de depressão, irritabilidade e perda de interesse pela vida, isso não significa que o problema das suprarrenais seja necessariamente a causa das flutuações de humor, assim como problemas similares nem sempre são causados por distúrbios de tireoide. É por isso que esses sintomas emocionais nem sempre desaparecem com o tratamento – os problemas subjacentes permanecem sem solução.

A mulher no estado de exaustão suprarrenal acaba ficando com clara desvantagem quando entra na menopausa, pois, em termos mais simples, a perimenopausa é uma forma de estresse. Além disso, a exaustão das suprarrenais sugere a existência de problemas antigos na vida dessa mulher, problemas que precisam ser resolvidos. Esses problemas ficarão ainda maiores quando vistos sob a clareza e sensatez mental da perimenopausa, mas a exaustão suprarrenal não apenas torna a transição desnecessariamente desagradável, como priva a mulher dos recursos de que necessita para lidar com esses problemas e para tirar pleno proveito da promessa criativa da segunda metade da vida.

Se a mulher se acha cronicamente fatigada ou deprimida, se começa o dia com a sensação de que não descansou o suficiente ou se acha que o estresse do cotidiano está causando um impacto desproporcional à sua importância, talvez ela esteja sofrendo de disfunção das glândulas suprarrenais.

Exames das suprarrenais

Os níveis de DHEA e de cortisol na saliva ou no soro podem ser medidos facilmente em laboratórios habilitados. (Ver Recursos.) Exames de sangue convencionais, feitos no momento em que o laboratório a atende, podem indicar que suas suprarrenais estão "normais". Porém, um método de diagnóstico mais adequado consiste em examinar seus níveis em diferentes momentos do dia, o que pode revelar, com probabilidade bem maior, um padrão incomum de secreção de cortisol ou de DHEA. Se você quiser fazer o exame da função suprarrenal, procure um médico que compreenda as complexidades desses exames.

Estressores suprarrenais

Os estressores indicados a seguir podem levar à fadiga e, em última análise, à disfunção suprarrenal – o que, por sua vez, pode fazer que alguns estressores se agravem:

- Preocupação, raiva, culpa, ansiedade ou medo excessivos e incessantes

- Depressão
- Exercícios excessivos
- Exposição crônica a toxinas, industriais ou de outro tipo
- Alergias crônicas ou graves
- Excesso de trabalho, tanto físico como mental (isso só se aplica se você estiver trabalhando em alguma coisa que não a satisfaz)
- Dormir sempre tarde ou ter período insuficiente de sono
- Trauma ou ferimento não sanado
- Doença crônica
- Ruptura no ciclo de luminosidade: trabalho em turnos
- Cirurgia

Como suplementar sua função suprarrenal

Se, após o exame, você constatar que está produzindo níveis inadequados de hormônios suprarrenais, pode suplementar o DHEA, o cortisol, ou ambos, de várias formas alternativas. Mas a meta final, com relação às suprarrenais, é produzir os hormônios de que você precisa sem suplementos externos. Provavelmente, isso irá exigir que você faça mudanças no estilo de vida que causou o esgotamento das suprarrenais. Se você suplementar os hormônios suprarrenais em dosagens excessivas, ou se tomar esses suplementos por período demasiadamente longo, o resultado pode ser a depressão permanente da função suprarrenal.

DHEA: Há suplementos disponíveis na forma de pastilhas, cremes transdérmicos ou tinturas sublinguais. Embora os suplementos de DHEA sejam encontrados para venda sem receita médica em lojas de produtos naturais, sua qualidade varia muito. O ideal é trabalhar com um médico que possa ajudá-la a monitorar sua dosagem e seus níveis sanguíneos ou salivares. Além disso, recomendo que você se certifique de que está tomando DHEA de nível farmacêutico. (Ver Recursos.) Qualquer que seja a forma de absorção do DHEA, os níveis sanguíneos ou salivares devem ser tomados a cada três meses. Quando os níveis voltarem à faixa normal, a dosagem deve ser lentamente reduzida até você cortar completamente o suplemento.

CORTISOL: Alguns indivíduos requerem dosagens muito pequenas de hidrocortisona, que pode ser usada segura e eficientemente se prescrita por um médico que sabe como e quando utilizá-la.[10]

DIETA: O plano alimentar apresentado no Capítulo 7 visa dar suporte e novas energias às suas suprarrenais, entre outros benefícios. Não deixe de ingerir muitas proteínas; toda refeição ou lanche deve conter um pouco de proteína. E lembre-se de que a cafeína deixa suas suprarrenais alucinadas; evite-a. Além disso, evite o jejum ou regimes de desintoxicação.

SUPLEMENTOS: Suplemente sua dieta com as faixas mais elevadas dos nutrientes relacionados no Capítulo 7 durante três meses, pelo menos, para obter os melhores resultados. Depois disso, você pode reduzi-los, dependendo de como se sentir.

ERVAS: A raiz de alcaçuz costuma ser recomendada em alguns casos de exaustão das suprarrenais. Ela pode ajudar a aumentar a vida útil do cortisol em seu corpo, embora sejam necessários muitos estudos para que isso seja avaliado a fundo.[11] Há vários tipos de extrato de alcaçuz à venda; eu prefiro o extrato sólido. Comece com uma pequena porção na ponta de um palito de sorvete e misture-a com água quente ou chá. Vá aumentando até chegar a 1/4 de colher de chá, três vezes ao dia, se necessário. Não deixe de acompanhar sua pressão, pois o alcaçuz pode aumentar a pressão arterial. Como a pressão baixa costuma ser sintoma de exaustão das suprarrenais, é desejável um leve aumento da pressão arterial, até esta atingir níveis saudáveis.

O que esperar durante a sua transição

Apesar de haver pilhas de livros descrevendo os sintomas "normais" da perimenopausa, muitas mulheres deixam de ter a maioria deles, ou todos. Mesmo assim, há diversos sintomas que as mulheres ocidentais relatam com frequência, e talvez você queira estudar as páginas a seguir para ficar informada e preparada. Também pode reduzir sua ansiedade quanto a determinado sintoma saber que ele está relacionado com uma transição normal.

FIGURA 8: LINHA CRONOLÓGICA DOS SINTOMAS DA MENOPAUSA

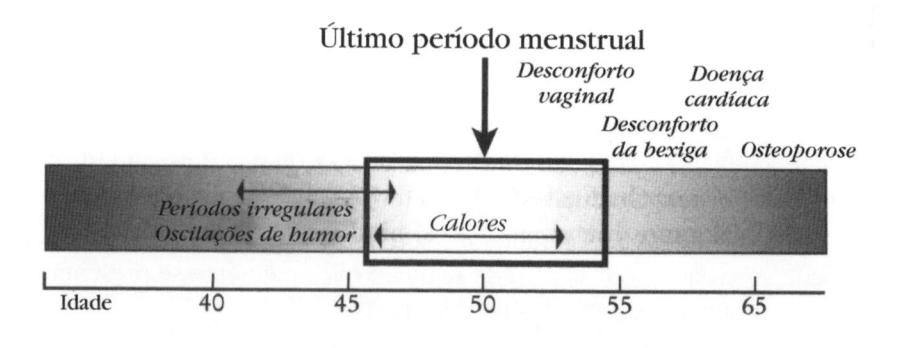

© 2001 por Northrup e Schulz

Leve em conta a seguinte *pegadinha*: é possível que a expectativa que você tem acerca de sua experiência da menopausa se torne realidade simplesmente porque é isso que você acha que vai acontecer. Lembre-se, em algumas culturas as mulheres raramente relatam sintomas da perimenopausa, e tampouco está necessariamente gravado em seu roteiro biológico que você chegará a sentir algum desconforto.

Lembre-se de que a experiência que sua mãe teve com a menopausa pode ter criado um poderoso roteiro inconsciente para você. Se a experiência de sua mãe foi negativa, não presuma que você seguirá os passos dela. Em vez disso, procure se lembrar dos muitos pontos em que você é diferente de sua mãe, e escolha um novo roteiro aprimorado para seu uso.

As citações que descrevem os sintomas a seguir são de pacientes ou assinantes de meu boletim. Indiquei os capítulos nos quais descrevo em detalhes os sintomas e suas soluções.

Calores

"Tive de parar de usar suéteres porque sinto tanto calor de repente que preciso abrir as janelas (mesmo no inverno) e tirar o máximo de camadas de roupa que posso."

Os calores são o sintoma mais comum da perimenopausa em nossa cultura, ocorrendo em setenta a 85 por cento de todas as mulheres na perimenopausa.[12] Podem ser muito brandos, ou tão intensos que ocasionam a privação do sono e subsequente depressão. Começam como uma súbita e transitória sensação de calor que depois pode se transformar em calor intenso no rosto, couro cabeludo e peito; pode ser acompanhado de rubor e transpiração. Às vezes, os calores são acompanhados pela aceleração dos batimentos cardíacos, formigamento nas mãos e/ou náuseas. Na maioria das mulheres, os calores costumam ter início imediatamente antes ou durante os ciclos menstruais no contexto da perimenopausa. Ocasionados pela queda no nível de estrogênio e aumento no nível de FSH, tendem a se tornar mais frequentes depois que nossos ciclos realmente cessam. Esse é o momento em que os níveis de estrogênio estão no ponto mais baixo e os níveis de FSH atingem seu ponto mais alto. Geralmente, os calores cessam um ou dois anos após a menopausa em si, embora, em alguns casos (relativamente raros), prossigam por anos.

Também conhecidos como descarga vasomotriz, os calores ocorrem quando vasos sanguíneos da pele da cabeça e do pescoço se dilatam mais do que o normal, permitindo que mais sangue vá para essa área e criando calor e vermelhidão. Além das mudanças hormonais, fatores externos podem influenciar a intensidade e a duração dos calores. A ansiedade e/ou a tensão podem amplificá-los, bem como uma dieta com elevado teor de açúcar simples e carboidratos refinados, como os encontrados em sucos de frutas, bolos, biscoitos, doces, pão brando, vinho, cerveja e assim por diante.

Há várias maneiras de resfriar os calores. A reposição de estrogênio costuma ser 95 por cento eficiente. Um creme para a pele com dois por cento de progesterona também funciona em 85 por cento das mulheres na perimenopausa; até uma porção pequena, como 1/4 de colher de chá, esfregada na pele uma vez ao dia, pode dar alívio.[13] (Ver Capítulo 5, Reposição hormonal.) Além disso, técnicas de meditação e relaxamento (como a famosa Resposta de Relaxamento do dr. Herbert Benson) têm sido eficazes no resfriamento de calores em noventa por cento das mulheres, sem qualquer terapia hormonal.[14]

Muitas mulheres encontram alívio ao melhorar a alimentação. (Ver Capítulo 7, Regime alimentar da menopausa.) Alimentos à base de soja (um total de 45-160 mg de isoflavonas de soja por dia) proporcionam alívio, bem como ervas como *black cohosh* (*Cimicifuga racemosa*), dong quai (*Angelica polymorpha sinensis*) ou o fruto do agnocasto. A acupuntura também é eficaz. (Essas técnicas estão detalhadas no Capítulo 6, Alimentos e suplementos para suportar a mudança.)

Suores noturnos

"Transpiro tanto à noite que tenho de me levantar para trocar os lençóis."

Os suores noturnos são quase indissociáveis dos calores. A medicina tradicional chinesa nos diz, e muitas de minhas pacientes o confirmam, que o horário das 3 às 4 da manhã é o mais comum para os suores noturnos, que podem fazê-la acordar ensopada de suor.

Palpitações cardíacas

"É como se de repente eu me conscientizasse de meus batimentos cardíacos, enquanto antes meu coração fazia seu trabalho sem que eu percebesse."

Como os calores, as palpitações podem ser desde suaves até intensas. Raramente são perigosas, embora, às vezes, possam ser muito assustadoras. São o resultado do desequilíbrio entre os sistemas nervosos simpático e parassimpático, e costumam estar relacionadas com medo e ansiedade. Se persistirem, consulte seu médico. (Ver Capítulo 14, Vivendo com o coração, paixão e alegria.)

LESLIE: SURTOS DE ENERGIA NA MENOPAUSA

Leslie é uma professora de artes em um colégio local e também faz o papel de conselheira não oficial de seus alunos, que, sem exceção, a respeitam e a adoram em virtude de sua óbvia devoção. "Sou uma dessas professoras de artes que você consegue identificar a um quilômetro de distância", escreveu ela. "Acho que gosto do papel. Tento fazer mais do que apenas ensinar os garotos a pintar ou esculpir – sabe, a arte nos envolve por toda a parte, e a alegria da vida está, no mais das vezes, em apreciá-la. Tento demonstrar isso no modo como vivo."

Leslie gosta da imagem dos calores como "surtos de energia", simbolizando um processo positivo e transformador, e ela nem considera desconfortáveis seus calores ou quaisquer outros sintomas, nem quer mascará-los ou abafá-los com medicamentos. "Minha médica não se surpreendeu quando eu lhe disse que não queria fazer a terapia de reposição hormonal. Ela sabia que, para mim, era uma forma de respeitar o meu corpo e as mudanças naturais que estavam acontecendo. Ao mesmo tempo, eu quis proporcionar ao meu corpo suporte e ajuda para que ele se ajustasse, de modo tal que seus sintomas não fossem intensos." Leslie decidiu que esse suporte seria dado por meio de alimentação melhorada, ervas e hormônios de origem vegetal (fitoestrogênios). Ela toma *black cohosh*, que ameniza seus calores na primeira semana e os mantêm tão suaves que eles são apenas "interessantes", e não incômodos. Ela bebe ainda um copo de leite de soja, sabor baunilha, pela manhã e à noite.

Enxaquecas

"Desde que completei quarenta anos, venho tendo enxaquecas intensas um ou dois dias antes de começar a menstruação. Isso nunca me aconteceu antes."

Níveis desequilibrados de hormônios contribuem para a chamada enxaqueca menstrual durante a perimenopausa e a menopausa. Esse tipo de enxaqueca costuma ocorrer um pouco antes do início da menstruação, quando os níveis de estrogênio podem cair drasticamente. Centenas de mulheres conseguiram se recuperar completamente de enxaquecas menstruais e da menopausa usando cremes de progesterona a dois por cento. Aplique 1/4 a 1/2 colher de chá de creme à sua pele todos os dias das duas semanas que antecedem sua menstruação, ou por três semanas/mês se você não tem mais menstruações. (Para outros remédios para enxaqueca, ver Recursos.)

Inchaço e sensibilidade dos seios

"Às vezes, meus seios ficam tão sensíveis que doem até quando abraço meus filhos."

Muitas mulheres têm seios sensíveis logo antes da menstruação. Na perimenopausa, porém, você pode observar que seus seios ficam sensíveis ou inchados com muito mais frequência. Isso é bem mais comum quando a mulher está tendo dominância do estrogênio. O efeito pode ser aliviado seguindo-se uma dieta para equilíbrio hormonal (ver Capítulo 7, Regime alimentar da menopausa), garantindo uma ingestão diária de vitamina B e de gorduras Ômega-3 como EPA e DHA (100-200 mg, uma a duas vezes por dia), parando com o café e/ou usando creme de progesterona a 2 por cento (1/4 de colher de chá por dia). A adição de alimentos de soja integral à dieta também pode ser bastante útil. (Ver Capítulo 13, Mantendo saudáveis os seios.)

Menstruações intensas

"Minhas menstruações ficaram tão intensas que preciso usar dois tampões e um absorvente noturno maxi a cada quinze minutos. Às vezes, enquanto trabalho, o fluxo chega até a roupa."

Quando os níveis de estrogênio ficam elevados ou até normais, mas os níveis de progesterona estão muito baixos, por falta de ovulação, o acúmulo mensal de revestimento uterino (endométrio), causado pelo estrogênio, não recebe oposição. Quando finalmente se rompe, o resultado pode ser um sangramento imprevisível e intenso que pode durar vários dias.

A situação pode ficar tão embaraçosa que algumas mulheres recorrem à histerectomia para resolvê-la, mas como a menstruação intensa costuma se reduzir com a proximidade da menopausa, esse procedimento raramente é necessário. O estrogênio incontestr pode ser tratado com diversos tipos de progesterona ou com pílulas anticoncepcionais. Como o problema costuma ser mais sério em mulheres com excesso de gordura corporal (a gordura produz estrogênio), exercícios e dietas são úteis. Alternativas como acupuntura e medicina chinesa tradicional também ajudam. Em casos mais graves, o revestimento do útero pode ser cauterizado com cirurgia a *laser* em um procedimento conhecido como ablação endometrial. (Ver Capítulo 8, Dando saúde e poder à pelve.)

Menstruações irregulares ou erráticas

"Nunca sei quando vou menstruar. Às vezes, a menstruação é normal. Na semana seguinte, percebo algumas manchas. Depois, passo três meses sem qualquer sangramento. Preciso ter sempre absorventes comigo, só por precaução."

Quando a mulher passa por mudanças hormonais da perimenopausa, qualquer forma de sangramento uterino é possível, desde menstruações leves e curtas a períodos que ocorrem de três em três meses ou mais. E há mulheres com padrões de sangramento tão irregulares que nem se parecem com uma menstruação.

Se você conseguir conviver com menstruações irregulares durante algum tempo, tranquilize-se, pois o problema deverá passar. Na verdade, não é nada anormal. Mas se você tem outros sintomas, como oscilações de humor ou dores de cabeça, ou quer apenas regularizar seus ciclos, há uma grande variedade de tratamentos à disposição, desde pílulas anticoncepcionais convencionais a alternativas eficientes, como creme de progesterona natural ou a erva agnocasto (*Vitex agnus-castus*), que ajuda a regular o eixo hipotálamo--pituitária-ovário para que produza mais progesterona. (Ver Capítulo 8, Dando saúde e poder à pelve.)

Fibromas

"Meus sangramentos estavam irregulares, e quando fui fazer minha visita anual à ginecologista, ela me disse que eu tinha algo no útero, um fibroma. O ultrassom confirmou o diagnóstico. Minha médica disse que só podemos mantê-lo em observação."

Aproximadamente quarenta por cento das mulheres desenvolvem fibromas no útero durante a perimenopausa. Seu crescimento é estimulado pelo estrogênio, e eles podem atingir um tamanho considerável. Os fibromas reduzem sensivelmente após a menopausa, e, como o sangramento intenso, normalmente não exigem cirurgia ou algum outro tratamento, especialmente pelo fato de não produzirem sintomas. Alguns fibromas, porém, podem causar sangramento intenso, dependendo de sua posição na pelve. Os menores podem ser removidos por laparoscopia ou, às vezes, por cirurgia realizada através da vagina. Os maiores podem requerer cirurgia abdominal mais abrangente. Perda de peso, acupuntura, ervas, alteração na alimentação e progesterona natural são alternativas eficientes na maioria dos casos. (Ver Capítulo 8, Dando saúde e poder à pelve.)

Perda do desejo sexual

"Não há nada de errado com meu casamento. Eu amo o meu marido. Mas, para ser sincera, não tenho me excitado nem vendo o Tom Cruise, quem dirá o meu marido."

A primeira coisa que precisa ser avaliada em uma mulher com perda de desejo sexual são os seus níveis hormonais. Por motivos que não são claros, algumas mulheres passam por uma queda nos níveis de testosterona durante a perimenopausa; isto pode resultar em falta de desejo sexual. A exaustão das suprarrenais pode ser outro fator. Se esses níveis estiverem baixos, a suplementação com pequenas doses de testosterona ou de seu precursor, o DHEA, restauram a libido a seus níveis normais. Para algumas mulheres, os problemas da libido estão relacionados com a falta de estrogênio ou com o afinamento do tecido vaginal. (Ver Capítulo 9, Sexo e menopausa.) Mulheres que se submeteram à remoção dos ovários, ou cuja função ovariana ficou comprometida por motivo de doença, por quimioterapia ou radioterapia, perderam uma fonte importante de produção hormonal normal. Diversas alternativas seguras, como altas doses de isoflavonas de soja, podem ser úteis em situações como essas.

Ressecamento vaginal e/ou intercurso doloroso

"Tenho a impressão de que não fico mais lubrificada durante o sexo. E quando chegamos a fazer sexo, dói."

O revestimento da parte exterior da uretra e o revestimento da vagina são sensíveis ao estrogênio. Podem surgir sintomas causados pela falta de estrogênio, bem como pela redução do tônus muscular e subsequente irrigação sanguínea na região urogenital.

Para muitas mulheres, o primeiro sinal da perimenopausa é a redução dos fluidos vaginais. É resultado direto da redução dos níveis de estrogênio. Algumas mulheres podem ter de usar um lubrificante vaginal durante o intercurso porque leva mais tempo até ficarem excitadas e plenamente lubrificadas. Cremes de estrogênio, supositórios de vitamina E, terapia sistêmica de estrogênio ou a ingestão de fitoestrogênios, como a soja, podem ajudar bastante. Algumas de minhas pacientes conseguiram aumentar a lubrificação vaginal por meio da visualização criativa. (Ver Capítulo 9, Sexo e menopausa.)

Sintomas urinários

"Tenho sempre os sintomas de infecção do meato urinário. É como se precisasse urinar o tempo todo, mas os exames de urina não mostram qualquer evidência de infecção."

"Tive minha primeira infecção do sistema urinário em 45 anos – e, como percebi depois, a primeira de muitas."

"Às vezes, não consigo reter a urina ao tossir ou espirrar. Se continuar assim, terei de usar fraldas geriátricas."

Infecções recorrentes do meato urinário ou incontinência urinária de estresse (a perda de urina quando rimos, tossimos, espirramos etc.) podem ocorrer em virtude do afinamento do revestimento da porção externa da uretra, que depende do estrogênio. Normalmente, sintomas urinários são solucionados com a aplicação local de uma pequena porção de creme de estrogênio. Exercícios Kegel também podem aumentar o fluxo sanguíneo para a região e ajudar a reduzir a incontinência de estresse. (Ver Capítulo 8, Dando saúde e poder à pelve.)

Pele

"Tenho a sensação de que minha pele, especialmente ao redor dos olhos, tornou-se seca e escamosa quase que do dia para a noite."

A camada de colágeno da pele fica mais fina com a queda dos níveis hormonais. Hoje em dia, há um bom número de tratamentos para a pele altamente eficazes, que ajudam a formar colágeno, a alisar a pele e prevenir rugas. Hormônios sistêmicos, alimentos ricos em fitoestrogênios, como a soja, e suplementos antioxidantes, como a vitamina C, vitamina E, glutationa e pró-antocianidinas (de sementes de uva ou cascas de pinheiro) também ajudam a formar colágeno e a rejuvenescer a pele. (Ver Capítulo 11, De botão de rosa a fruto da roseira.)

Perda óssea

"Minha avó fica mais baixa a cada ano, e mais recurvada. Não quero que isso aconteça comigo."

Para muitas mulheres, a perda óssea advinda do insidioso processo conhecido como osteoporose começa aos trinta anos – ou até antes. Em virtude de dietas permanentes, alimentação deficiente, excesso de exercícios, falta de nutrientes ou anorexia, muitas mulheres não chegam à densidade óssea ideal que deveriam ter na adolescência ou na faixa dos vinte ou trinta anos. Por isso, quando a mulher faz quarenta e seus níveis hormonais começam a mudar, sua densidade óssea pode já estar comprometida. Quando os níveis de estrogênio, progesterona e androgênios começam a mudar, a matriz de colágeno que forma a base dos ossos saudáveis pode começar a enfraquecer, especialmente quando a mulher não tem alimentação adequada ou não se exercita regularmente. Há diversas maneiras de manter a matriz de colágeno de seus ossos e para reconstruir ossos saudáveis, incluindo fito-hormônios adequados encontrados em alimentos como a soja, ervas, reposição hormonal e suplementos de cálcio e magnésio, bem como a prática de exercícios com pesos. (Ver Capítulo 12, De cabeça erguida para a vida.)

Oscilações de humor

"Às vezes, choro durante comerciais de tevê. Depois, berro com meus filhos sem motivo aparente."

Como disse no Capítulo 2, muitas mulheres sentem a intensificação daquela volatilidade no humor que sentiam principalmente antes da menstruação, se tanto. Parte do motivo para essa volatilidade, ou para o aumento de humores negativos, é hormonal. Mas também pode ser um aviso de sua sabedoria interior, tentando chamar sua atenção.

Insônia

"Tenho a impressão de que não consigo dormir à noite. Quando consigo, acabo acordando encharcada e acalorada. Jogo o cobertor para o lado e aí morro de frio!"

Muitas mulheres não sentiriam insônia se não fosse pelos calores e pelos suores noturnos. Para outras, a ansiedade é que as impede de dormir de maneira salutar. Se os seus problemas de sono estão relacionados aos calores, podem ser resolvidos tratando-se esse sintoma. Se eles se devem à ansiedade, talvez você precise mudar aquelas coisas em sua vida para as quais a ansiedade está chamando a atenção. Outros problemas de sono podem estar ligados ao fato de que a perimenopausa, como a adolescência, é uma época de transição de padrões de sono. Algumas mulheres, como adolescentes, subitamente começam a necessitar de muito mais tempo de sono do que antes. Isso costuma voltar a mudar após a menopausa, quando precisamos de menos tempo de sono do que precisávamos na faixa dos vinte ou dos trinta anos. Há mulheres que encontram alívio tirando sonecas diurnas durante a transição. (Ver Capítulo 10, Alimentando o cérebro.)

Confusão mental

"Estou sempre perdendo as chaves. Entro em uma sala e me esqueço do motivo para ter ido até ali. Às vezes, tenho a sensação de que minha cabeça está cheia de vento."

Muitas mulheres dizem que se sentem esquecidas ou com "cabeça de vento" durante a perimenopausa. Não são incomuns os problemas de concentração, ou fazer coisas como esquecer o telefone celular dentro da geladeira. O mesmo costuma acontecer logo depois do parto: a mulher chega em casa com o bebê recém-nascido e de repente descobre que não consegue mais fazer as contas do supermercado. A diferença entre o período pós-parto e a perimenopausa é que nesta você está dando à luz você mesma. A impressão que se tem é que o lado lógico do cérebro vai descansar um pouco, como maneira de nos forçar a nos tornarmos mais intuitivas, mais sintonizadas com nossas emoções e sabedoria interior. Ervas como *ginkgo biloba* e erva-de-são-joão podem ajudá-la a manter a mente clara. Para algumas mulheres, as isoflavonas da soja ou hormônios como progesterona ou estrogênio também ajudam. Importante é lembrar que você não está com o mal de Alzheimer. Você está apenas remodelando seu cérebro para lidar com um modo de pensar completamente novo. (Ver Capítulo 10, Alimentando o cérebro.)

Quanto tempo duram os meus sintomas?

Boa parte das mulheres acredita que os sintomas que estão enfrentando são aquilo que a menopausa – e a vida – lhes trará deste dia em diante. A verdade é que esses sintomas, quando presentes, são as dores do parto, por assim dizer; são parte de nossa adaptação às mudanças hormonais que ocorrem quando nosso foco biológico se desloca da procriação para o crescimento pessoal. Em outras palavras, os sintomas do climatério são temporários. Sua duração vai depender de uma série de fatores, incluindo-se o tipo de menopausa que a mulher está tendo (ver página 116), outros fatos de sua vida nesse momento e a capacidade de seu corpo e sua alma sustentarem-na durante esse período de transição. Nesta cultura, os sintomas da perimenopausa, em uma transição natural, duram de cinco a dez anos, com um crescendo gradual no início, um pico quando a mulher se aproxima do ponto médio da transição, e um decrescendo gradual daí para o fim, quando o corpo aprende a viver em harmonia com seu novo sistema de suporte hormonal.

Como todos os sintomas da perimenopausa estão interligados, o tratamento de um sintoma também pode aliviar outros. Como há muitos tratamentos eficazes, cada mulher deve escolher aqueles com que se dá melhor. Muitas escolhem vários tratamentos diferentes ao mesmo tempo. Um exemplo disso poderia ser uma reposição hormonal convencional acompanhada de um produto à base de soja e de uma boa vitamina múltipla, além de um programa de exercícios. O importante é o seguinte: não precisa sofrer durante a menopausa. Ao ler os próximos capítulos, escolha os tratamentos que lhe pareçam melhores. Faça experiências. Seu corpo está mudando constantemente. Na verdade, você não tem como errar.

5

Reposição hormonal: uma escolha individual

A ciência da reposição hormonal evoluiu muito depressa desde o lançamento das primeiras pílulas anticoncepcionais na década de 1960. A pílula deu à mulher uma bala mágica, que lhe permitiu viver seu cotidiano sem precisar se conscientizar de seus ritmos hormonal e fértil naturais. O lado ruim disso é que esses ritmos e a sabedoria natural que os criou tornaram-se patológicos, levando a mulher a acreditar que hormônios sintéticos, feitos pelo homem, são mais seguros e melhores do que os "imprevisíveis" encontrados naturalmente em nossos corpos. A reposição hormonal convencional é uma extensão deste pensamento: o corpo feminino é deficiente e precisa ser reparado.

Hoje, contudo, há novas opções que respeitam muito mais a sabedoria do corpo. Para entender como essas opções foram desenvolvidas, é interessante saber de onde viemos.

Breve história da reposição hormonal

Quando estava praticando atendimento familiar em um pequeno hospital de Vermont, fui até a biblioteca e peguei um livro que me chamou a atenção, lá na prateleira do alto. Era *Feminine Forever*, do dr. Robert Wilson. Descrevia em detalhes como a falta de estrogênio na menopausa levava inevitavelmente ao ressecamento do corpo da mulher, deixando-a velha e decrépita.

Sua solução: comprimidos de estrogênio para substituir aquilo que seu corpo deficiente não produzia mais. Isso foi apresentado como uma espécie de poção mágica que deveria deixá-la "feminina para sempre": jovem, flexível, umedecida, sensual e desejável. Do modo como Wilson descrevia os benefícios do estrogênio, não dava para imaginar uma mulher que quisesse viver sem ele na menopausa – uma passagem da vida sobre a qual praticamente nada foi dito em meu curso de medicina.

Ainda não tinha percebido como a desvalorização do corpo da mulher está impregnada em nossa cultura, nem a força com que essa desvalorização influencia a prática da medicina e a ciência que lhe dá sustentação. (Na época, se uma mulher tivesse seu primeiro bebê com trinta anos ou mais, seria chamada de "primigrávida idosa".) Como muitos de meus pares, minhas crenças eram distorcidas por meu legado cultural: assim como o homem é superior à mulher, o jovem é superior ao velho. A salvação viria quando negássemos quaisquer diferenças entre homens e mulheres, esforçando-nos por nos mantermos eternamente jovens. Nossa sociedade *viva melhor com a química* queria ajudar-nos a controlar a irrequieta fisiologia feminina por meio de pílulas anticoncepcionais durante nossa fase reprodutiva e estrogênio durante a menopausa. Não foi à toa que as vendas de Premarin – o primeiro estrogênio comercializado – foram um sucesso.

Uma sombra cobre o Premarin

Quando estava no terceiro ano da faculdade, uma das amigas mais íntimas de minha mãe me confidenciou que teve de parar de tomar Premarin porque estava tendo sangramentos. Mais tarde, descobriram que ela teve hiperplasia adenomatosa do endométrio – indicando que seu revestimento uterino estava sendo superestimulado pelo Premarin. Embora ela nunca tivesse voltado a tomar Premarin, o sangramento não retornou e tampouco ela ficou toda enrugada. Na verdade, está com 86 anos e ainda sobe montanhas e faz longas caminhadas com as amigas.

A amiga de minha mãe não está sozinha. Entre meados e final da década de 1970, fizeram-se estudos e mais estudos que provavam, sem qualquer sombra de dúvida, que a ingestão de estrogênio aumentava em até quatro vezes o risco de câncer do útero. Mais ou menos nessa época, descobriu-se que as pílulas anticoncepcionais aumentavam o risco de apoplexia, ataques cardíacos e embolia pulmonar – complicações mortais em jovens mulheres. As vendas de Premarin despencaram. As mulheres começaram a temer a pílula. Vários anos se passariam até que novos estudos sobre pílulas de baixa dosagem, e grandes esforços de *marketing*, apaziguassem esses medos.

Revivem as vendas de Premarin

Depois, começaram a surgir estudos que mostravam que o estrogênio poderia ajudar a prevenir a osteoporose. Fiquei intrigada. Meu marido estava se especializando em cirurgia ortopédica, e passava muitas noites consertando fraturas nos ossos dos quadris de mulheres mais velhas, muitas das quais nunca voltariam a caminhar ou a viver de maneira independente.

Pesquisei o vínculo entre estrogênio e saúde dos ossos e fiz uma apresentação do tema para a equipe de obstetrícia e ginecologia do hospital. Muitos de meus professores eram frontalmente contrários ao Premarin, pois tinham ficado assustados com as descobertas sobre câncer uterino. E embora eu estivesse convencida de que a reposição de estrogênio poderia ajudar a prevenir a osteoporose, estava bem mais interessada em alternativas como suplementos de cálcio e exercícios. Uma colega e eu chegamos a discutir a elaboração de um estudo a longo prazo envolvendo dietas e exercícios, mas estávamos muito ocupadas tentando concluir a residência, e vinte anos se passariam até que essas ideias fossem provadas e aceitas por médicos mais ortodoxos.

Enquanto isso, outros estudos mostraram que o câncer do endométrio poderia ser prevenido caso a mulher recebesse progesterona juntamente com a dose de estrogênio. A reposição de estrogênio começou a voltar ao cenário, lenta mas firmemente – desta vez em combinação com Provera, uma forma sintética de progesterona, que era dada a todas as mulheres que recebiam estrogênio, a menos que tivessem se submetido a histerectomias. (Nesse caso, raciocinavam os médicos, não havia motivo para tomar Provera.) O papel da progesterona ficava assim reduzido ao de um aspirador uterino – impedia o acúmulo excessivo do revestimento uterino, mas não apresentava benefícios próprios.

Premarin torna-se sinônimo de reposição hormonal

O Premarin é feito de compostos estrogênicos derivados da urina de éguas grávidas. Desde sua introdução em 1949, manteve seu lugar como o rei da reposição hormonal. Com efeito, quando se diz "reposição hormonal", muita gente, inclusive médicos, ainda pensam no Premarin – e ponto final.

Suas vendas atingiram o pico histórico na década de 1980 e início da década seguinte, quando muitos estudos (a maioria promovida pela Wyeth-Ayerst, fabricante do Premarin) começaram a apoiar o papel do estrogênio na manutenção da saúde do sistema cardiovascular. Por exemplo, mostrou-se que ele reduz o colesterol LDL, que o famoso estudo Framingham identificou como elemento de risco, capaz de provocar ataques cardíacos. Como, ao mesmo tempo, as doenças cardiovasculares estavam emergindo como a assassina número um de mulheres que já passaram da menopausa, médicos de todas as partes se convenceram de que toda mulher na menopausa precisava de estrogênio para proteger o coração. Alguns até se recusavam a atender mulheres que não tomavam o hormônio.

Outros benefícios foram alardeados. O Premarin parecia resolver qualquer coisa: animar mulheres deprimidas, espessar o tecido vaginal, acabar com os calores, prevenir doenças cardíacas e osteoporose, e até o mal de Alzheimer. Receitava-se Premarin liberalmente, como um remédio "tamanho único" – a mesma dosagem para todas as mulheres, independentemente de porte ou de histórico médico. O Provera foi acrescentado por dez a doze dias do mês para proteger o útero. Mais tarde, Premarin e Provera foram combinados em um comprimido conhecido como Prempro ou Premphase. Isso era reposição hormonal.

O fim do império do Premarin?

Mas foi então que uma grande mosca pousou no doce. Inúmeros estudos começaram a confirmar um vínculo incontroverso entre suplementação de estrogênio e câncer de mama. Esse vínculo faz sentido em termos biológicos, pois sabe-se bem que o estrogênio estimula o crescimento de tecidos sensíveis a esse hormônio, como os tecidos dos seios e do útero. Mesmo assim, os benefícios cardiovasculares pareciam tão fortes que muitas mulheres foram persuadidas a esquecer o medo do câncer de mama e a continuar a tomar Premarin ou Prempro.

Na virada do milênio, porém, diversos estudos prospectivos importantes puseram em cheque o evangelho da proteção cardíaca. No grande estudo Hers ["dela", em inglês, sigla de Heart and Estrogen/Progestin Replacement Study, ou Estudo sobre Reposição de Estrogênio/Progesterona e o Coração] sobre mulheres que já tinham tido doenças cardíacas, a reposição hormonal na forma de Premarin e Provera não só *não reduziu* o risco de ataque cardíaco subsequente, como na verdade *aumentou* significativamente esse risco no primeiro ano de uso, após o qual o risco voltou ao normal.

Depois, em julho de 2002, um ramo do imenso Women's Health Initiative [Iniciativa de Saúde Feminina], estudo de longo prazo subsidiado pelo governo sobre terapias de reposição hormonal, foi interrompido bruscamente porque os dados mostraram que os riscos do uso de Prempro a longo prazo eram nitidamente superiores aos benefícios. O estudo acompanhou 16 mil mulheres na pós-menopausa, inicialmente saudáveis, designadas aleatoriamente para tomar Prempro ou um placebo de aparência similar. Descobriu-se que as mulheres que ingeriram a combinação de hormônios sintéticos tiveram mais casos de câncer de mama, ataques cardíacos, apoplexia e coágulos do que as mulheres que ingeriram placebo.[1] Um segundo estudo, promovido pelo Instituto Nacional do Câncer, apresentado no mesmo dia, relata que mulheres que fizeram reposição hormonal apenas com estrogênio por mais de dez anos dobraram o risco de terem câncer ovariano.[2]

Quando essas informações foram publicadas, criaram uma terrível confusão para milhões de mulheres e médicos que, por mais de uma década, foram convencidos de que a ingestão de estrogênio pelo resto da vida era o segredo para prevenir doenças cardíacas, ter boa pele, ossos saudáveis e uma ótima vida sexual. Quase que do dia para a noite, houve uma revolução na maneira como nossa cultura vê a reposição hormonal, de modo geral, e o Prempro, em particular. Depois de décadas tentando convencer todas as mulheres de que a menopausa era um estado de deficiência que podia ser "curado" pela reposição hormonal, finalmente percebemos a verdade. Não existe remédio mágico, hormônio "tamanho único" ou medicamento de qualquer espécie que seja adequado e saudável e que todas as mulheres, ou pelo menos a maioria, possam tomar indefinidamente. E como cada mulher é um indivíduo com necessidades, constituição, crenças e ambientes diferentes, nunca existirá algo assim – por mais estudos que se realizem. Francamente, considero essa uma boa notícia.

Por outro lado, não há motivo para fazer tempestade em copo d'água. Embora esteja claro que o estrogênio não impedirá a atual epidemia de doenças cardiovasculares, a terapia de reposição hormonal tem alguns benefícios bastante evidentes. Mesmo no estudo da Women's Health Initiative, as mulheres que estavam ingerindo Prempro (que considero a menos desejável entre as formas de terapia de reposição hormonal) tiveram uma redução no risco de câncer da bexiga e de fraturas em comparação com aquelas que estavam ingerindo placebos. Um outro ramo do estudo, envolvendo 11 mil mulheres ingerindo apenas estrogênio, ainda está em curso. E ninguém pode discordar do fato de que a terapia de reposição hormonal é, para muitas mulheres, uma das melhores maneiras de obter alívio dos sintomas da perimenopausa, como os calores. Felizmente, há maneiras de se obter os benefícios da TRH, reduzindo-se, ao mesmo tempo, os riscos e efeitos colaterais.

Hormônios bioidênticos: o projeto ideal da natureza

Em contraste com Premarin, Provera e Prempro, os hormônios que recomendo são exatamente os mesmos que são encontrados no corpo feminino. Embora sejam sintetizados em laboratório a partir de precursores hormonais provenientes da soja ou do inhame, sua estrutura molecular foi idealizada para ser uma réplica exata dos hormônios encontrados no corpo humano. Por isso, são chamados *bioidênticos* – um termo bem mais preciso do que *natural*, que pode ser usado de forma confusa e ambígua. O Premarin, por exemplo, é considerado por algumas pessoas como um produto "natural" porque é feito a partir da urina de éguas. Como diz o dr. Joel Hargrove, um pioneiro no uso de hormônios bioidênticos e diretor médico do Menopause Center do Vanderbilt University Medical Center no Tennessee: "Premarin é um hormônio natural caso seu alimento seja capim".

Como os hormônios bioidênticos são exatamente como os hormônios que nossos corpos identificam e utilizam, seus efeitos são mais fisiológicos – consistentes com nossa bioquímica normal – e suas chances de, em doses baixas de reposição, produzir efeitos colaterais imprevisíveis são menores do que as dos hormônios sintéticos, não bioidênticos.

Para tirar proveito desses benefícios, primeiro você precisa abandonar a ideia de que existe uma resposta fácil, "tamanho único". Não existe. Algumas mulheres querem ou precisam de TRH, outras não. Algumas precisam dela apenas por um ou dois anos. Para outras, o tempo de terapia será mais longo. Quando o assunto é reposição hormonal, a ciência onde procuramos respostas é inconsistente, influenciada por forças de mercado e confusa tanto para pesquisadores como para médicos e pacientes. A bênção é que esse dilema força-nos a entrarmos em sintonia com nossa sabedoria interior, e a tomarmos decisões em parceria plena com nossa intuição *e* intelecto. Essa abordagem é a essência da sabedoria feminina.

Indo além do Premarin

Quando o Premarin foi lançado, a tecnologia necessária para se produzir outros tipos de estrogênio ainda não estava disponível, e por isso ele se transformou no padrão-ouro. Contudo, esses estrogênios equinos não são normalmente encontrados no corpo humano feminino, e geralmente estão associados a efeitos colaterais como dores de cabeça, inchaços e seios doloridos. Além disso, os subprodutos metabólicos do Premarin no corpo humano feminino são biologicamente mais fortes e mais ativos do que os estrogênios equinos originais. Diversos estudos mostraram que esses subprodutos podem causar danos carcinogênicos ao DNA. Posto isso, não é à toa que a incidência estatística de câncer de mama aumenta quando as mulheres ingerem esse remédio.[3] Em contraste, os subprodutos metabólicos dos estrogênios bioidênticos são biologicamente mais fracos, e por isso seus efeitos sobre os tecidos não duram tanto.

Há razões para acreditar que o estrogênio bioidêntico em baixas doses individualizadas não tem o mesmo efeito carcinogênico sobre o tecido dos seios que apresentam o Premarin ou o Prempro. Mas enquanto não tivermos estudos de longo prazo sobre estrogênio bioidêntico para compará-los com a vasta quantidade de dados sobre o Premarin, não teremos a confirmação científica de que necessitamos. Infelizmente, estudos de longo prazo são imensamente caros. O estudo Women's Health Initiative já custou ao público norte-americano bem mais de 628 milhões de dólares.[4] Também foi parcialmente financiado pela Wyeth-Ayerst, fabricantes de Premarin e Prempro, pois a empresa esperava poder anunciar que seus medicamentos tanto preveniam como tratavam doenças cardíacas, que é a principal causa de mortes prematuras entre mulheres.[5] Tendo em vista os resultados obtidos até então com o estudo WHI, quais as chances de um fabricante de hormônios correr novamente esse risco financeiro? Mesmo assim, certamente haverá mais estudos sobre outros regimes hormonais para o alívio imediato de sintomas, inclusive alguns usando hormônios bioidênticos individualizados. É que a queda do Premarin e do Prempro abriu as mentes de muitas mulheres e de seus médicos para essas alternativas mais fisiológicas e toleradas.

O método equilibrado: reposição hormonal bioidêntica individualizada

Uma ampla gama de hormônios bioidênticos – seja isoladamente, seja em combinação – se acha à disposição mediante receita em farmácias de manipulação (farmácias que aviam receitas por encomenda). As doses podem ser ajustadas individualmente; receito hormônios com base nos resultados dos exames e sintomas da paciente, de modo que ela ingere apenas aquilo de de que necessita para manter os níveis ideais de hormônios em seu corpo. Esse método é o padrão no caso de hormônio tireóideo, mas só começou a ser aplicado a hormônios sexuais há pouco tempo. (Ver Recursos, para localizar uma farmácia de manipulação em sua região.) Também é possível criar um regime de reposição com hormônio bioidêntico usando preparações hormonais encontradas em toda farmácia convencional. Você só precisa saber quais marcas são bioidênticas e quais não são. (Ver quadro das páginas 160-161.)

Esses hormônios individualizados podem ser ingeridos, aplicados à pele ou por via vaginal, dependendo do que for mais adequado à paciente. Apesar de a maioria das mulheres estar acostumada com comprimidos, a via dérmica é a forma fisiologicamente mais apropriada para se tomar hormônios, pois estes entram diretamente na corrente sanguínea a partir da pele. Assim, você pode usar doses mais baixas porque a absorção é mais direta do que pelo trato gastrintestinal. (Os próprios hormônios do corpo são secretados diretamente na corrente sanguínea pelos órgãos endócrinos.)

Preparados orais, por outro lado, precisam primeiro ser absorvidos pelo estômago para depois serem transportados até o fígado, onde passam por mais uma quebra metabólica antes de chegarem finalmente à corrente sanguínea. Esse processo faz que o fígado produza mais fatores coagulantes, um dos motivos pelos quais o estrogênio oral, especialmente em doses elevadas, está associado a um aumento de risco de apoplexia, ataque cardíaco ou tromboflebite.

Uma forma popular de TRH é obter uma receita criada especialmente para você, usando uma combinação de um ou mais estrogênios bioidênticos (estradiol, estrona, estriol) com progesterona bioidêntica e um androgênio na forma de DHEA ou de testosterona, caso necessário. Esses hormônios são misturados na forma de loção, creme ou base e aplicados à pele.

As pesquisas mostraram claramente que esses regimes de reposição hormonal transdérmica bioidêntica proporcionam níveis hormonais sanguíneos adequados, protegem o revestimento uterino de estímulos excessivos, previnem sangramentos espontâneos e dão alívio bastante eficaz nos casos de perimenopausa.[6] Embora o número de combinações de hormônios bioidênticos seja vasto, há duas fórmulas que considero particularmente úteis para o alívio dos sintomas da menopausa. Foram desenvolvidas por dois pioneiros no campo dos hormônios bioidênticos, dr. Joel Hargrove e dra. Erika Schwartz. O dr. Hargrove tem estado na vanguarda das pesquisas com hormônios bioidênticos há mais de vinte anos. Sua fórmula mais recente e útil combina estradiol, progesterona e testosterona (quando necessária), misturados em um frasco dotado de conta-gotas, facilitando a aplicação à pele, gota a gota. Os hormônios são dissolvidos em propilenoglicol, sendo absorvidos quase imediatamente e sem deixar resíduos. Cada gota contém 0,25 mg de estradiol e 12,5 mg cada de progesterona e testosterona (caso necessária). A dose comum é de uma a três gotas por dia. Qualquer farmácia de manipulação habilitada dos EUA ou do exterior pode fazer essa fórmula com a receita de seu médico.

Esse método é particularmente estimulante porque a própria mulher pode ajustar, com muita facilidade, a dosagem necessária sem o risco de efeitos colaterais. O dr. Hargrove comentou, por exemplo, que se uma mulher tem apresentado sintomas de TPM como retenção de líquidos, dores de cabeça e inchaços, é porque está produzindo muito estrogênio e precisa reduzir o número de gotas. O mesmo se aplica caso surja sangramento vaginal. Se ela está sentindo calores sem estar na TPM, precisa de mais estrogênio e deve aumentar a dose. Até hoje, milhares de mulheres muito satisfeitas estão se valendo do método do dr. Hargrove, que também é bastante econômico – dependendo da farmácia, pode-se gastar a partir de 70 dólares por ano por essa fórmula hormonal.[7] (Ver Recursos.)

A dra. Erika Schwartz, autora de *The Hormone Solution*, é a fundadora da Natural Hormone Pharmacy, especializada na preparação de fórmulas com hormônios naturais que atendem aos mesmos padrões rigorosos de controle de qualidade e de padronização que os de medicamentos produzidos pela indústria farmacêutica tradicional. A Natural Hormone Pharmacy oferece serviços de consultoria em reposição hormonal natural para médicos e pacientes, e a dra. Schwartz vem realizando pesquisas contínuas no campo dos hormônios naturais. (Ver Recursos.)

Por que tantos hormônios são sintéticos?

Embora seja intuitivo e cientificamente óbvio que hormônios bioidênticos em doses individualizadas devam dar os melhores resultados, muitos cientistas e médicos têm fechado os olhos para esse conceito. A resposta é simples: dinheiro.

Os hormônios bioidênticos não podem ser patenteados, e por isso não há incentivo financeiro para que uma indústria farmacêutica realize as dispendiosas pesquisas necessárias para desenvolver novos produtos com eles. (Sistemas de aplicação únicos, porém, *podem* ser patenteados, motivo pelo qual adesivos transdérmicos, como Climara, Estraderm e Vivelle, e o anel vaginal Estring, todos contendo estradiol bioidêntico, podem ser lucrativos.)

Hormônios sintéticos, por outro lado, são feitos alterando-se a estrutura molecular de um hormônio a ponto de ele poder ser patenteado. Eles preservam parte da atividade do hormônio natural, mas qualquer mudança na estrutura tridimensional de um hormônio, por menor que seja, altera seus efeitos biológicos sobre a célula de maneiras que ainda não foram completamente compreendidas.

Para ser franca, confio muito mais na sabedoria de milhões de anos de experiência da Mãe Natureza do que nos cinquenta anos de mágica bioquímica do Pai Farmacêutico. Mas nem todas as mulheres sentem isso. Algumas se sentem bem mais seguras usando o que seu médico indica. E como as crenças afetam a biologia, aquilo em que você acredita pode moldar sua experiência. A decisão é sua, e minha preferência não visa solapar a experiência positiva de nenhum indivíduo.

E as pílulas anticoncepcionais?

As pílulas anticoncepcionais são bastante receitadas como forma conveniente de deixar no piloto automático os sintomas físicos da perimenopausa até chegar a hora de adotar a reposição hormonal convencional. Atualmente, vem se popularizando a tendência de querer convencer as mulheres de que os próprios períodos menstruais são perigosos, e que ficar tomando pílulas desde a adolescência, usando-as até o momento de engravidar, previne problemas de saúde a longo prazo. Perceba, porém, que toda pílula anticoncepcional é feita de produtos sintéticos que mascaram nossos ritmos hormonais naturais, bem como as mensagens que eles tentam transmitir sobre nossa saúde. As pílulas anticoncepcionais também estão associadas a vários efeitos colaterais, inclusive coágulos sanguíneos, dores de cabeça e TPM. Muito embora sejam apropriadas em alguns casos, prefiro manter meus hormônios sintonizados com o ciclo da lua e dos planetas – e não com a energia de uma empresa farmacêutica. Talvez você não esteja preparada para usar outros métodos anticoncepcionais agora, ou talvez esteja tomando a pílula para amenizar sintomas como menstruações intensas ou irregulares – mas esteja ciente de que há outras opções.

Cartilha dos hormônios: informações essenciais que toda mulher deveria aprender

É importante lembrar que a reposição hormonal envolve mais do que o mero estrogênio. Inclui ainda os outros hormônios produzidos pelos ovários:

a progesterona e androgênios como a testosterona. Algumas mulheres se sentem confortáveis sem qualquer hormônio suplementar; algumas podem necessitar apenas da progesterona e outras podem precisar dos três. Compreender seu papel original no corpo feminino e os tipos de resposta que algumas mulheres têm quando caem os níveis pode ajudá-la a tomar sua própria decisão quanto à TRH.

Estrogênio

Há gerações, o estrogênio tem sido o primeiro (e na maioria das vezes o único) hormônio receitado para mulheres que sofrem de sintomas como calores, ressecamento vaginal e oscilações de humor. Contudo, como disse no Capítulo 4, os níveis de estrogênio não caem senão no final da transição da menopausa, e a maioria dos sintomas da perimenopausa em mulheres com ovários intactos está mais relacionada com a falta de progesterona do que com a falta de estrogênio.

FIGURA 9: TIPOS DE ESTROGÊNIO

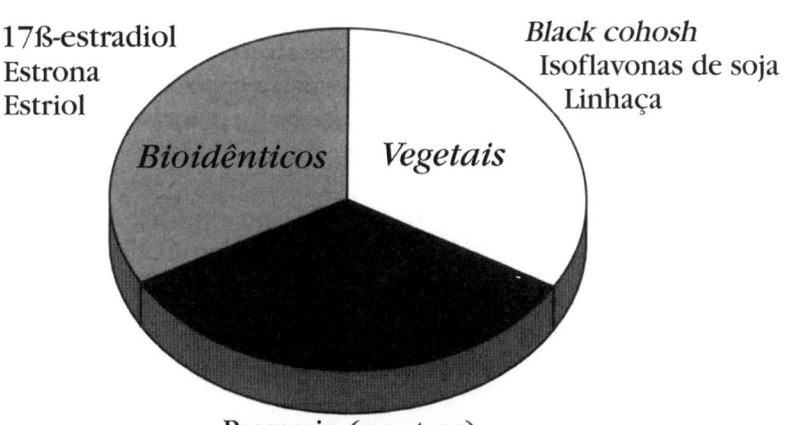

17ß-estradiol
Estrona
Estriol

Bioidênticos

Vegetais

Black cohosh
Isoflavonas de soja
Linhaça

Premarin (e outros)
A maioria das pílulas anticoncepcionais
SERMs

© **2001 por Northrup e Schulz**

Na verdade, o "estrogênio" abrange três compostos estrogênicos distintos, produzidos naturalmente pelo corpo: estradiol, estrona e estriol. O estriol atinge seu nível mais elevado durante a gravidez; tem efeitos biológicos mais fracos sobre o tecido dos seios e do útero do que a estrona e o estradiol. (Mulheres com níveis naturalmente mais elevados de estriol parecem sofrer menos de câncer de mama do que as outras, o que tem levado alguns profissionais a receitar estriol para reduzir o risco de câncer de mama.[8] Ainda será necessário realizar muitas pesquisas para determinar a eficácia desse método.)

Existe uma área na qual se sabe que o estriol suplementar é particularmente eficiente: sintomas urogenitais. Aplicado na vagina, ele alivia a frequência urinária, o ressecamento vaginal e outros sintomas associados ao adelgaçamento desses tecidos.[9]

Como mencionei no Capítulo 4, há motivos para acreditar que o papel do estrogênio durante o período reprodutivo é bem diferente de seu papel após a menopausa. Antes da menopausa, o papel primário do estradiol é estimular o crescimento dos seios, ovários e útero, e participar do crescimento e amadurecimento de folículos portadores de óvulos. Ele também tem um papel importante no comportamento maternal, estimulando-o. Em outras palavras, promove o nascimento de bebês e sua criação. Após a menopausa, a estrona torna-se o estrogênio predominante. Ninguém sabe exatamente por que isso acontece, mas obviamente nada tem a ver com a procriação. Provavelmente, a proteção que oferece ao coração e à função cerebral, bem como aos ossos, são parte de seu propósito nesta fase da vida.

Recorde-se ainda de que os ovários continuam a produzir pequenas quantidades de estradiol, assim como os pontos secundários de produção de hormônios. Como resultado, é biologicamente possível a mulher produzir estrogênio próprio em quantidade suficiente para apoiar a saúde ideal ao longo da segunda metade da vida. Isto raramente é levado em conta, talvez porque o estresse, necessidades espirituais não atendidas e expectativas culturais conspirem para prejudicar a capacidade feminina natural de produzir níveis adequados dos estrogênios.

O benefício mais óbvio e imediato da suplementação de estrogênio é o alívio dos sintomas da deficiência desse hormônio. (Ver quadro.) Um benefício de longo prazo é a capacidade do estrogênio ajudar a impedir o excesso de perda mineral dos ossos, o que leva à osteoporose. Pode ainda ajudar a preservar a função mental ou, pelo menos, retardar as alterações cerebrais ditas normais, relacionadas com a idade, bem como a demência do tipo Alzheimer. Contudo, não há evidências suficientes para sustentar a prescrição desse hormônio apenas para mudanças cognitivas.

O estrogênio é encontrado em comprimidos, adesivos transdérmicos e cremes vaginais. Em doses baixas, até o estrogênio sintético em cremes vaginais tem absorção sistêmica desprezível, e, de modo geral, é seguro para mulheres que necessitam do efeito local do estrogênio mas não desejam se expor a ele mais do que o necessário.

> **Sintomas da deficiência de estrogênio**
>
> - Calores
> - Suor noturno
> - Ressecamento vaginal
> - Oscilações de humor (geralmente, irritabilidade e depressão)
> - Confusão mental
> - Dores de cabeça, enxaquecas
> - Infecções vaginais ou da bexiga
> - Incontinência; infecções recorrentes do trato urinário
> - Adelgaçamento das paredes vaginais
> - Redução na resposta sexual
>
> **Sintomas do excesso de estrogênio**
>
> - Dor de cabeça bilateral, pulsante
> - Infecções vaginais recorrentes por fungos
> - Inchaço e sensibilidade nos seios
> - Depressão
> - Náusea, vômitos
> - Inchaço
> - Câimbras nas pernas
> - Pele amarelada
> - Sangramento vaginal excessivo

NOTA A RESPEITO DE "ESTROGÊNIOS DE GRIFE": SERMs

Os moduladores seletivos de receptores de estrogênio (SERMs, em inglês) são medicamentos como tamoxifeno e raloxifeno. (Estes se encontram hoje à venda; outros certamente aparecerão.) Seu nome provém da capacidade de se ligarem a receptores de estrogênio e de modularem seletivamente os efeitos do estrogênio sobre diferentes tecidos corporais. O tamoxifeno (com o nome comercial Nolvadex) bloqueia os receptores de estrogênio das células dos seios, mantendo, ao mesmo tempo, alguns efeitos positivos desse hormônio sobre os ossos, tecidos uterinos e sistema cardiovascular. O raloxifeno (com o nome comercial Evista) também promove a densidade óssea, reduzindo o estímulo do tecido dos seios pelo estrogênio. Esta atividade seletiva é possível porque há dois receptores diferentes de estrogênio, ER-alfa e ER-beta, cada um predominante em certos tecidos. O mesmo estrogênio pode causar efeitos diferentes segundo o receptor ao qual se liga.[10]

O tamoxifeno, que é o SERM mais utilizado, foi inicialmente aprovado em 1978 pelo FDA para o tratamento de pacientes com câncer de mama do tipo receptor positivo de estrogênio. Hoje, está sendo receitado para metade das mulheres diagnosticadas com câncer de mama nos EUA. Ele reduz o risco de se desenvolver câncer de mama no seio remanescente, bem como a recorrência desse câncer e a morte causada por ele. Recentemente, aprovou-se o tamoxifeno para a prevenção de câncer de mama em mulheres com alto risco ou possibilidade de alto risco de contração da doença. Ele ajuda a prevenir a perda óssea e também exerce efeito benéfico sobre o colesterol LDL. Até agora, os estudos não demonstraram que ele reduz o risco de ataques cardíacos.

Como os resultados do estudo Women's Health Initiative subestimaram os riscos do estrogênio, hoje, mais do que nunca, o raloxifeno está sendo receitado para proteger as mulheres contra a osteoporose. Contudo, ele não protege os ossos tão bem quanto o estrogênio. Com ou sem estrogênio, a maioria das mulheres pode obter a proteção de que necessita para seus ossos fazendo exercícios com pesos, ingerindo minerais e vitamina D suficientes e seguindo os parâmetros para ossos saudáveis que apresento no Capítulo 12. Por que se expor a riscos com um remédio pouco testado?

Estou muito preocupada com os SERMs. Não são encontrados em nenhum lugar da natureza e não estão disponíveis há tempo suficiente para podermos avaliar de fato seus benefícios e riscos. Enaltecidos por sua capacidade de estimular os efeitos "benéficos" do estrogênio, sem apresentarem os "maléficos", esses medicamentos estão na crista da atual onda de pânico com relação ao câncer de mama, e estão sendo solicitados por mulheres que, na verdade, não necessitam deles, ou para as quais há alternativas bem mais seguras. Se uma jovem que receia câncer de mama começar a tomar um SERM, provavelmente irá fazê-lo durante muitos anos. Esse bloqueio a longo prazo de alguns pontos de estrogênio, com o estímulo de outros, é uma faca de dois gumes. E se descobrirmos que, na verdade, esses medicamentos aumentam o risco de mal de Alzheimer por bloquearem os receptores de estrogênio no cérebro?

Já foram documentados efeitos colaterais negativos do tamoxifeno, inclusive o aumento do risco de certos distúrbios visuais, embolia pulmonar fatal e câncer do endométrio. Embora os estudos indiquem que o raloxifeno, diferentemente do tamoxifeno, pode proteger contra o câncer do endométrio, tanto o tamoxifeno como o raloxifeno têm estado envolvidos no aumento do risco de câncer do cólon.[11] Eles também aumentam a frequência dos calores em muitas mulheres, o principal sintoma que leva a maioria das mulheres na perimenopausa a buscar tratamento.[12]

Mais perturbadora ainda é a descoberta recente de que, após cinco anos de uso, os efeitos antiestrogênio do tamoxifeno sobre as células dos seios parecem se reverter. Nessa condição, o medicamento pode até promover o câncer de mama, por motivos que não estão claros.[13]

Em síntese: a menos que você não tenha alternativa, recomendo que evite SERMs ou que limite seu uso a cinco anos ou menos. Melhor ainda é ficar com os hormônios bioidênticos ou com as alternativas que apresento no Capítulo 6.

Progesterona

O declínio da progesterona é a primeira mudança hormonal a causar sintomas na mulher que se aproxima da menopausa – às vezes, anos antes de ela suspeitar que está se aproximando da mudança. Como o corpo espera que a progesterona e o estrogênio se apresentem em equilíbrio mútuo e dinâmico, o resultado é a dominância do estrogênio, com sintomas tanto da deficiência de progesterona como do relativo excesso de estrogênio.

A fonte principal da progesterona são os ovários, tanto antes como depois da menopausa, mas ela também é produzida tanto pelo cérebro como pelos nervos periféricos.[14] Seu principal trabalho durante o período reprodutivo é preparar e manter o útero para sua função mais importante: a gravidez. Ela é também um relaxante da musculatura uterina, prevenindo contrações prematuras. Os níveis de progesterona se elevam para aguardar a gravidez e estimulam o revestimento uterino a se espessar com tecidos ricos e bem vascularizados para dar suporte a um embrião, caindo subitamente caso não aconteça uma gravidez. Essa queda brusca nos níveis de progesterona é que assinala a perda do "ninho" (o revestimento uterino mais espesso) na forma do sangramento menstrual.

A progesterona também afeta a função cerebral. Ela produz a sensação de calma, e seu efeito calmante e ansiolítico ajuda a promover um sono rejuvenescedor.

A progesterona vem de uma glândula amarelada e temporária situada no ovário chamada corpo lúteo, formada rapidamente na pequena estrutura – semelhante a um cisto – deixada para trás quando um folículo ovula. O corpo lúteo produz quantidades cada vez maiores de progesterona, até o corpo enviar a mensagem "não estamos grávidos", quando o corpo lúteo é reabsorvido. Quando a mulher chega à faixa entre os 35 e os quarenta e poucos anos, é mais provável (pelo menos nesta cultura) que o folículo deixe de ovular, o que significa que o corpo lúteo não se forma.[15] Com o tempo, isso contribui para uma deficiência cada vez maior de progesterona.

Sintomas da deficiência de progesterona
- Enxaqueca pré-menstrual
- Sintomas semelhantes aos da TPM

- Menstruações irregulares ou excessivamente intensas
- Ansiedade e nervosismo

Sintomas do excesso de progesterona

- Sonolência
- Tontura
- Depressão

Nota: nossos corpos aceitam níveis bastante elevados de progesterona durante a gravidez. Por esse motivo, são raros os sintomas do excesso de progesterona. Contudo, a depressão é um efeito colateral comum com progesteronas sintéticas, como o Provera. E algumas mulheres são tão sensíveis à progesterona que ficam deprimidas até com doses bem pequenas de progesterona natural, bioidêntica. Mulheres que têm esse efeito colateral devem tentar usar agnocasto (*Vitex agnus-castus*) para aumentar de forma natural a progesterona de seu próprio corpo.

PROGESTERONA BIOIDÊNTICA

A suplementação com progesterona bioidêntica pode ajudar a aliviar os sintomas tanto da deficiência de progesterona como do excesso de estrogênio, restaurando o equilíbrio do corpo.

Isso proporciona benefícios de longo e de curto prazo. Como já comentei, evidências crescentes apontam para a dominância do estrogênio como um fator importante na promoção de câncer uterino ou de mama em mulheres suscetíveis. Estudos mostram que quando a Terapia de Reposição de Estrogênio (TRE) é usada juntamente com uma dose apropriada de progesterona (para formar a TRH), a incidência de câncer uterino não aumenta. Isso é válido tanto para a progesterona sintética como para a bioidêntica. Também está claro que o Prempro (Premarin com Provera), nas dosagens usadas no estudo WHI, aumenta o risco de câncer de mama. Mas ainda não dispomos de estudos a longo prazo sobre os efeitos da progesterona bioidêntica sobre o câncer de mama. (Ver Capítulo 13, Mantendo saudáveis os seios.)

Outra vantagem da suplementação de progesterona está relacionada com uma capacidade relativamente única desse hormônio: a de se converter em outro hormônio quando necessário. Se os níveis de progesterona estão adequados, por exemplo, mas os níveis de testosterona estão baixos, a progesterona suplementar pode, na verdade, transformar-se em testosterona. Sob circunstâncias adequadas, a progesterona suplementar pode até ser metabolizada em estrogênio. Esse é um motivo pelo qual tantas mulheres desfrutam de alívio sintomático com o uso do creme de progesterona natural no início da perimenopausa, quando os níveis dos três hormônios variam bastante.

FIGURA 10: TIPOS DE PROGESTERONA

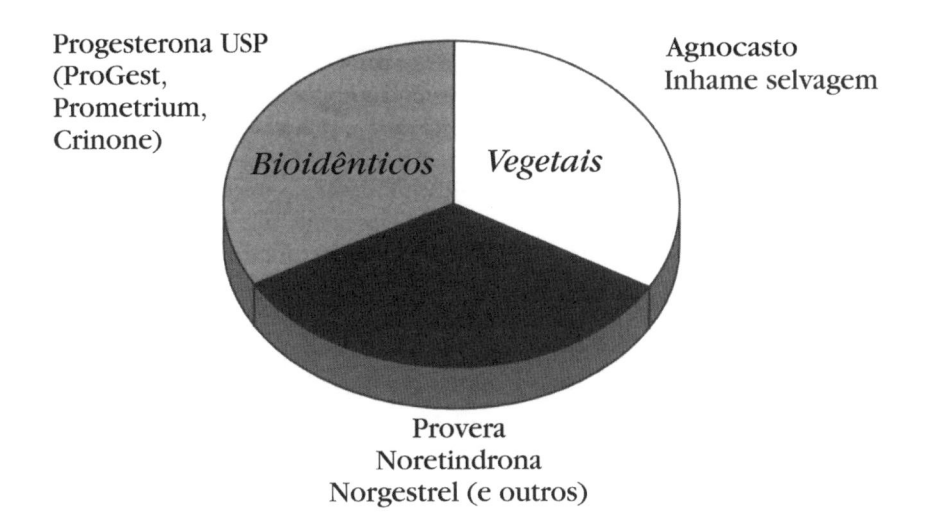

Progesterona USP
(ProGest,
Prometrium,
Crinone)

Bioidênticos

Vegetais

Agnocasto
Inhame selvagem

Provera
Noretindrona
Norgestrel (e outros)

© 2001 por Northrup e Schulz

O creme de progesterona a dois por cento pode ser adquirido em farmácias, e venho recomendando seu uso há anos. Você pode esfregar o creme em qualquer lugar do corpo. As mãos são ótimos lugares, pois são bem vascularizadas. Mas muitas mulheres gostam do modo como o creme de progesterona atua quando esfregado no rosto ou no corpo. (Ver Recursos.)

Um aviso sobre creme de inhame

Como a progesterona bioidêntica costuma ser extraída de inhame selvagem mexicano, algumas mulheres procuram economizar e adquirem um entre vários cremes de inhame selvagem mexicano. O problema é que o inhame em si é apenas um precursor da progesterona, e fica inativo quando absorvido pela pele. A conversão de inhame selvagem em progesterona bioidêntica (USP) só pode ocorrer em ambiente de laboratório. Os cremes de inhame podem proporcionar alguns fitoestrogênios benéficos, mas certamente não apresentam os benefícios documentados da progesterona USP com qualidade de laboratório.

A progesterona natural também é encontrada na forma de gel a oito por cento (Crinone) ou em forma oral, micronizada (Prometrium). Embora o fabricante não endosse esta prática, as cápsulas de Prometrium podem ser abertas, aplicando-se o conteúdo à pele. Descobri que isso funciona muito bem para pessoas que não aceitam muito bem a progesterona por via oral, mas que precisam de uma dosagem superior à que oferecem os cremes vendidos livremente em farmácias.

O problema dos sintéticos

A progestina sintética é uma história bem diferente. A progestina mais receitada é o acetato de medroxiprogesterona (MPA), vendida sob nomes como Provera e Amen. Outras incluem a noretindrona, norgestrel e norgestimato. A progestina causa ou exagera muitos sintomas (ver lista). Esse é outro motivo pelo qual não recomendo nenhum dos programas de reposição hormonal que adotam progestinas sintéticas. Tendo em conta as mais recentes descobertas do Women's Health Initiative, as progestinas sintéticas também estão implicadas como fator de risco para apoplexia, doenças cardíacas e câncer de mama.

Tem sido demonstrado que a MPA tem atenuado alguns dos comprovados efeitos positivos do estrogênio sobre os vasos sanguíneos. Ela aumenta a resistência vascular, inibe o fluxo sanguíneo e aumenta a resistência das artérias cerebrais. Um vasto estudo sobre mulheres que recebem terapia contínua, consistente de estrogênio mais MPA (um exemplo dessa terapia seria o Prempro), mostrou uma acentuada redução de infartos do miocárdio, morte por doenças coronarianas e trombose venosa (coágulos sanguíneos nas veias) durante os dois anos iniciais da terapia.[16]

A progesterona bioidêntica natural não acarreta esse risco, mas sim muitos benefícios. No famoso teste Intervenção com Estrogênio/Progestina Pós-Menopausa (PEPI), a progesterona natural na forma micronizada oral preveniu os efeitos adversos sobre o colesterol observados em mulheres usando Provera.

Sintomas da progestina sintética

- Dor de cabeça
- Depressão
- Aumento de peso e inchaço
- Ciclotimia
- Falta de desejo sexual
- Possibilidade de estreitamento de vasos sanguíneos, causando dores no peito e reduzindo a oxigenação do coração

---

> **Mesma boneca, vestidinho diferente**
>
> A última novidade no cenário da reposição hormonal são as combinações pré-embaladas. Os hormônios sintéticos usados nessas preparações já existem há anos; a diferença está na embalagem e na forma como são receitados. O hormônio mais usado, Prempro, combinação de Premarin com Provera, é o remédio usado no estudo WHI. Há outros, como o Ortho-Prefest (combinação de estradiol bioidêntico com norgestimato, uma progestina sintética) e FemRHT (estradiol sintético com noretindrona sintética). A vantagem dessas combinações é a sua conveniência; além disso, parece que as mulheres que as usam não sangram mais a cada mês. O problema é que muitas reclamam de pequenos e intermitentes sangramentos durante meses enquanto seus corpos não se acostumam com as combinações de remédios, o que faz que muitas parem de usá-los. O maior de todos os inconvenientes é que todas contêm progestina sintética, que aumenta as possibilidades de efeitos colaterais semelhantes aos da TPM e podem também aumentar o risco de doenças cardíacas e de câncer de mama.

ELLEN: ESTROGÊNIO A MAIS, PROGESTERONA A MENOS

Ellen, oleira e professora de ioga em uma cidade repleta de universidades, teve a sensação sutil de confusão mental e tontura matinal no início de seu quadragésimo terceiro ano de vida. Um dia, enquanto punha um frasco de aspirina no carrinho de compras, ela percebeu que, embora nunca tivesse tido dores de cabeça antes, agora elas estavam começando a incomodá-la, com frequência crescente. Atribuiu-as à tensão, ou ao clima, ou à TPM. Visitando seu médico, ele tirou uma amostra de seu sangue e analisou seu nível de FSH, que estava elevado, o que o convenceu de que ela estava na menopausa. Ele disse a Ellen que seus sintomas – a confusão mental, as tonturas e dores de cabeça – eram consistentes com a menopausa e que passariam caso ela fizesse reposição hormonal. Ele receitou Premarin diariamente, e Provera nos últimos doze dias de cada mês.

Em poucos dias, Ellen ficou péssima. O que antes parecia uma dor de cabeça causada pela tensão tornou-se uma enxaqueca pulsante, terrível; ela ficou deprimida; suas pernas se agitavam e ela não conseguia dormir; e a maioria dos outros sintomas persistia.

É verdade que os sintomas de Ellen eram consistentes com o climatério, mas à luz de sua idade, relativamente jovem, e do fato de ela ter tido esses sintomas por poucos meses, ela deveria estar no início da perimenopausa – período que, em muitas mulheres, está associado a baixos níveis de progesterona e a um relativo excesso de estrogênio. O exame de sangue para averiguar o nível de FSH, no qual seu médico baseou seu diagnóstico de menopausa, é um modo impreciso de avaliar o quadro geral. É como observar um único fotograma de um filme longa-metragem. Na verdade, os sintomas manifestados por Ellen após tomar o estrogênio que lhe foi receitado mostraram-se consistentes com uma overdose de estrogênio.

Mesmo sem saber disso, Ellen reagiu instintivamente: parou de tomar estrogênio. Em 24 horas, começou a se sentir melhor, e prometeu "enfrentar" o problema sem voltar ao médico. Mas os sintomas originais persistiram, e uma amiga acabou recomendando outro médico, que solicitou exames salivares para averiguar os níveis de estrogênio, progesterona e testosterona. Os resultados confirmaram que Ellen estava no início da perimenopausa, e sua principal alteração hormonal era a progesterona baixa. Agora, usando um creme de progesterona natural para suplementar suavemente os estoques quase esgotados de seu corpo, Ellen se sente bem melhor, e compreende perfeitamente o processo de transição. "Sou uma obra em andamento", escreveu. "Meu estado hormonal está mudando, e sei que aquilo que funciona para mim hoje talvez precise ser reajustado em seis meses."

Testosterona

A testosterona é produzida pelos ovários e pelas suprarrenais. Seu papel básico consiste em proporcionar energia assertiva vital e o impulso sexual. A testosterona e outros andrógenos podem aumentar a facilidade com que a mulher se excita sexualmente, bem como a frequência com que ela dá continuidade a uma atividade sexual cuja iniciativa partiu dela. A testosterona também aumenta a sensibilidade das zonas erógenas, a frequência orgástica, a intensidade das fantasias sexuais e a incidência de sonhos orgásticos.

Nem todas as mulheres observam queda nos níveis de testosterona – na verdade, os níveis de androgênio chegam mesmo a se elevar em algumas delas. Mas se uma mulher sofre de esgotamento das suprarrenais decorrente de estresse crônico (ver Capítulo 4), pode ocorrer uma queda brusca no nível de testosterona, com sintomas como libido reduzida e baixa energia de modo geral. A remoção cirúrgica dos ovários, do útero ou de ambos, bem como quimio ou radioterapia ou moléstias do sistema imunológico, também podem contribuir para uma queda nos níveis de testosterona, capaz até de produzir sintomas.

Por motivos que ainda precisam ser esclarecidos, algumas mulheres sofrem um declínio gradual – do início da vida adulta até a velhice – nos níveis de testosterona, enquanto outras continuam a produzir quantidades regulares do hormônio durante a vida toda. É claro que as suprarrenais têm participação nisso, mas é preciso analisar outros fatores. Antes de se decidir pelo tratamento com suplemento de testosterona, é essencial obter a confirmação laboratorial dessa deficiência pela saliva ou por exames de sangue que detectem testosterona livre (desvinculada). Tal como ocorre com outros fatores relacionados com a menopausa, há uma considerável superposição entre os três hormônios. Em muitas mulheres, por exemplo, o declínio da libido se deve a uma deficiência de estrogênio, enquanto a testosterona pode estar normal. A testosterona suplementar não traz benefícios se não houver uma deficiência inicial.

É preciso enfatizar isto porque a suplementação com testosterona tornou-se um assunto popular em programas de entrevistas na tevê, e os médicos dizem que há uma enxurrada de pedidos de testosterona por parte de mulheres que acham que o hormônio irá dar novo ânimo a uma tépida vida sexual. Se de fato existir uma deficiência, os benefícios incluem o aumento no impulso e na função sexual, níveis mais elevados de energia, de modo geral, melhor tônus muscular, humor e perspectivas. Há ainda evidências que indicam que a restauração dos níveis normais de testosterona pode ajudar a melhorar a densidade mineral nos ossos. Incorporado a um creme vaginal, a testosterona também pode restaurar a espessura vaginal e trazer sua lubrificação de volta ao normal. Contudo, se não houver uma deficiência, a suplementação pode levar à overdose, a qual pode produzir sintomas que a maioria das mulheres considera indesejáveis.

Sintomas da deficiência de testosterona

- Redução da libido
- Prejuízos à função sexual
- Redução da energia, de modo geral
- Redução na sensação de bem-estar
- Pelos pubianos ficam ralos

Sintomas do excesso de testosterona

- Alterações no humor
- Acne, especialmente no rosto e no couro cabeludo
- Aumento no número de pelos faciais
- Voz mais grave

A testosterona bioidêntica, ou DHEA (deidroepiandrosterona), precursora suprarrenal da testosterona, pode ser adquirida em farmácias de manipulação e pode ser usada como creme cutâneo ou vaginal por mulheres que precisam desse hormônio. (Embora o DHEA possa ser comprado livremente em farmácias, sua qualidade varia bastante. Recomendo o DHEA de qualidade farmacêutica. Ver Recursos.) A testosterona também pode ser encontrada em adesivos transdérmicos.

Existe a testosterona sintética, a metiltestosterona, na forma de comprimido ou misturada com estrogênio em um preparado conhecido como Estratest, que não recomendo.

Como decidir se você deve tomar hormônios ou não

A decisão de tomar hormônios suplementares na menopausa, ou não, depende de diversos fatores, inclusive sua saúde física de modo geral, seu bem-estar emocional e espiritual, seu estado nutricional, estilo de vida e assim por diante. Todos esses fatores podem influir no modo como seus locais de produção hormonal secundária acompanham as novas necessidades do seu corpo. Para algumas mulheres, o mero fato de saberem que os sintomas da perimenopausa são temporários é reconfortante; elas se mostram mais dispostas a suportar esses sintomas sem mascará-los com remédios. E depois que relaxamos e deixamos esvair nossos medos e resistências, os próprios sintomas podem se amenizar. É o "efeito placebo" em ação, e é também um fator significativo no tratamento da menopausa. Saber que podemos pedir e receber ajuda cria sua própria energia curativa.

Analise bem antes de se decidir

Antes de se decidir pela reposição hormonal, é importante dar uma boa e sincera olhada em si mesma e em seu histórico médico – incluindo o de seus familiares – para poder extrair disso um retrato preciso de suas próprias metas e necessidades. Algumas mulheres precisam de hormônios para se sentirem ótimas. Outras não se dão muito bem com os hormônios. Algumas criam uma quantidade suficiente de hormônios em seu próprio corpo e podem enfrentar a menopausa sem ajuda externa. Outras não conseguem fazer as conversões biológicas necessárias para manter um equilíbrio hormonal adequado. E outras retiraram os ovários e precisam de suporte hormonal adicional, pelo menos até atingirem a idade em que a menopausa ocorreria naturalmente.

À luz do estudo Women's Health Initiative, hoje a maioria dos especialistas concorda que muitas mulheres só devem fazer TRH durante a transição da menopausa, quando os sintomas estão no seu pior nível. Para algumas mulheres, porém, os benefícios de uma TRH de longo prazo podem superar os riscos – quando o histórico familiar sugere a propensão para o mal de Alzheimer, osteoporose ou câncer de bexiga, por exemplo.

Dada a natureza da ciência, da medicina e da indústria farmacêutica, você pode imaginar que a sabedoria convencional sobre a TRH vai continuar mudando. Por isso, mantenha-se atenta. Se você apresenta sintomas incômodos da perimenopausa que não se amenizam por outros métodos, pode iniciar uma TRH, manter-se nela durante um ano e reduzir depois a dosagem. Veja como se sente. Se estiver bem, reduza ainda mais até cessar o tratamento. Se, por outro lado, você se sente claramente melhor fazendo a TRH, mantenha-se nela e revise sua decisão anualmente.

O primeiro passo que você precisa dar para tomar a decisão de fazer uma terapia de reposição hormonal é identificar seus fatores de risco e atribuir um peso a cada um deles.

Quando digo, "atribuir um peso a cada um deles", subentendo que só você tem o poder de decidir a influência que seu roteiro cultural e familiar terá sobre sua realidade. O desconforto da perimenopausa é uma realidade para a maioria das mulheres norte-americanas, enquanto mulheres de outras culturas têm uma experiência diferente. Os estudos mostram que enquanto 70 e 85 por cento das mulheres norte-americanas são afetadas por calores, apenas dezoito por cento das trabalhadoras chinesas em fábricas de Hong Kong têm esses desconfortos.[17] Posso lhe garantir que a biologia básica dos ovários chineses não é diferente da norte-americana. Isso mostra a força das expectativas e o modo como uma cultura pode acabar ditando aquilo que cada pessoa sente. Mesmo assim, cada uma de nós tem o poder de reconhecer a existência essa influência, mudando depois a resposta a ela.

As estatísticas predizem aquilo que irá acontecer com grupos de forma geral, e não com indivíduos. Estudos mostraram que a crença (ou a rejeição) da mulher diante de seu roteiro cultural e genético/familiar pode exercer um papel importante no modo como sua realidade se desenvolve. As pessoas tratadas de "ovelhas negras" por suas famílias são aquelas com as menores chances de sofrerem doenças ditas familiares, talvez por sua atitude e estilo pessoais de rejeitar as regras e de colorir o desenho fora das linhas. Como a maioria dos profissionais da área de saúde é educada para analisar as estatísticas ao tomar decisões e ao fazer previsões sobre nossa saúde, é vital que cada uma enfatize sua capacidade inata de ser a "ovelha negra" quando e se essa postura puder melhorar nossa saúde e nossas perspectivas.

Embora estudos científicos possam modificar a forma como analisamos intelectualmente alguma coisa, nosso comportamento e o que realmente fazemos com as informações científicas são modelados bem mais por nosso relacionamento diário com amigos e familiares do que por qualquer

SELEÇÃO DE OPÇÕES HORMONAIS

PRODUTO	FORMA DE ADMINISTRAÇÃO	ESTROGÊNIO	PROGESTERONA	BIOIDÊNTICO OU SINTÉTICO
PREMARIN	Oral	Estrogênios equinos conjugados	Nenhuma	Sintético; derivado da urina de éguas
ESTRACE	Oral	17β-estradiol	Nenhuma	Bioidêntico
ORTHO-EST	Oral	Estrona	Nenhuma	Sintético
ESTRATAB	Oral	Estrogênios esterificados	Nenhuma	Sintético
OGEN	Oral	Estrona	Nenhuma	Sintético
TRIESTROGEN (TRI-EST)	Oral	Estrona; 17β-estradiol; estriol	Nenhuma	Bioidêntico; feito em farmácias de manipulação
ESTRADERM	Adesivo transdérmico	17β-estradiol	Nenhuma	Bioidêntico
VIVELLE	Adesivo transdérmico	17β-estradiol	Nenhuma	Bioidêntico
CLIMARA	Adesivo transdérmico	17β-estradiol	Nenhuma	Bioidêntico
ESTRACE	Creme vaginal	17β-estradiol	Nenhuma	Bioidêntico
PREMARIN	Creme vaginal	Estrogênios equinos conjugados	Nenhuma	Sintético
ESTRIOL	Creme vaginal	Estriol	Nenhuma	Bioidêntico
OGEN	Creme vaginal	Estropipato	Nenhuma	Sintético
ESTRING	Anel vaginal de silicone	Estradiol	Nenhuma	Bioidêntico

PRODUTO	FORMA DE ADMINISTRAÇÃO	ESTROGÊNIO	PROGESTERONA	BIOIDÊNTICO OU SINTÉTICO
AYGESTIN	Oral	Nenhum	Acetato de noretindrona	Sintético
PROVERA	Oral	Nenhum	Acetato de medroxiprogesterona	Sintético
AMEN	Oral	Nenhum	Acetato de medroxiprogesterona	Sintético
PROMETRIUM	Oral	Nenhum	Progesterona micronizada	Bioidêntico
CRINONE	Creme vaginal	Nenhum	Progesterona	Bioidêntico
PREMPRO	Oral	Estrogênios equinos conjugados	Acetato de medroxiprogesterona	Sintético
FEMHRT	Oral	Etinilestradiol	Acetato de noretindrona	Sintético
ORTHO-PREFEST	Oral	17β-estradiol	Norgestimato	Estrogênio bioidêntico; progesterona sintética
COMBI-PATCH	Adesivo transdérmico	Estradiol	Acetato de noretindrona	Estrogênio bioidêntico; progesterona sintética

outro fator. Se, por exemplo, você observou sua mãe, sua irmã ou sua melhor amiga ganharem nova vida depois de se submeterem a algum tipo de TRH, você tende a manter uma opinião bastante positiva quanto aos benefícios desse tratamento. Se, por outro lado, você viu uma parenta sofrer de dores de cabeça, seios doloridos e aumento de peso em função de uma dose excessiva de estrogênio, você não ficará propriamente ansiosa por experimentá-la. E se você está cercada por tias, avós ou algum outro modelo feminino mais velho que vibra de saúde, demonstra boa disposição aos noventa e poucos anos e nunca fez uma TRH, o gabarito interior que mostra o que pode acontecer com você depois de passar a menopausa sem remédios será bastante positivo.

Meu legado pessoal inclui doenças cardiovasculares. Minha mãe perdeu os pais por causa de doenças cardíacas, e meu querido pai teve um colapso e caiu morto na quadra de tênis aos 68 anos, vítima de um aneurisma cerebral rompido, quando minha mãe estava com apenas 52 anos e na perimenopausa. Ela encerrou o climatério como viúva, em uma época na qual as mulheres deviam definhar física e socialmente depois da menopausa. Apesar de minha mãe não gostar muito de ideias convencionais e de visitas ao médico em especial, sua irmã e suas amigas repetiram inúmeras vezes a ladainha – que sem um suplemento de Premarin, elas seriam velhinhas de ossos frágeis e coração fraco. Mas minha mãe recebeu essa predição com um ar de desdém. Agora, com bem mais de setenta anos, ela sobe montanhas com uma mochila pesada às costas e consegue fazer círculos ao meu redor quando esquiamos juntas. Ela tem um calendário social ativo, sua mente está aguçadíssima, sua pressão sanguínea é 12 por 6 e nenhuma variante do estrogênio entrou em seu corpo agitado. (De vez em quando, ela passa um pouco de creme de progesterona na pele, porque ajuda a tirar os "ruídos" de algumas juntas.)

Qual dos legados médicos de minha família irei herdar? Acredito piamente que, com as escolhas físicas e emocionais que faço – e com as expectativas e crenças sob as quais vivo minha vida –, estou modelando meu próprio futuro. Acredito que minhas filhas e netas farão o mesmo. Se eu gostaria de ter aos setenta o mesmo nível de saúde que minha mãe tem hoje? Claro que sim, mas acho que isso vai acontecer porque terá sido uma escolha minha, não algo que herdei.

Quais são as suas metas?

Muitas mulheres (e médicos) encaram a decisão de uma TRH como uma opção do tipo ou/ou, sim/não. Gostaria de defini-la como um processo. Como primeiro passo, é importante definir as metas que você espera atingir com a TRH. Ao contrário da mensagem transmitida pelos esforços de *marketing* da indústria farmacêutica, a TRH não lhe dará um meio de retroagir, de negar o processo do enfraquecimento, mantendo-a eternamente jovem. Na verdade, isso seria contraproducente para sua saúde física, emocional e espiritual. Se você está determinada a negar que passou da meia-idade, não será a TRH que irá deixá-la à vontade com esse fato. No entanto, um programa individualizado – com ou sem suplementos hormonais – pode ajudar a reduzir os sintomas físicos e a preocupação com a saúde para que você consiga concentrar suas energias na descoberta de suas paixões criativas, as quais, *per se*, podem alimentar as chamas de sua força vital. A TRH pode ajudar a mascarar as palpitações cardíacas e a irritabilidade que normalmente estão associadas com a perimenopausa. Mas não pode resolver os problemas subjacentes de relacionamento que podem estar utilizando esses sintomas para chamar sua atenção.

Todos os dias, mais e mais estudos têm mostrado que elementos como mudanças na dieta, suplementos alimentares, exercícios e ervas são suportes bastante eficientes à mulher durante a transição da menopausa. Mesmo que alguns médicos ainda não conheçam essas abordagens e que não as mencionem a você, elas podem funcionar tão bem quanto a reposição hormonal, ou até melhor. Também podem ser usadas adicionalmente à reposição hormonal para reduzir os níveis de dosagem, efeitos colaterais e riscos potenciais. Em outras palavras, você não precisa ter de escolher entre a TRH e alternativas. Imagine que o suporte à perimenopausa é como um bufê. Você escolhe aquilo que lhe apetece no momento e deixa de lado o que não lhe interessa.

Tornando-se parceira ativa na decisão

Geralmente, para nossas mães e avós, a decisão de fazer ou não TRH era passiva, tomada por seus médicos (ou marido, ou melhor amiga!) e seu envolvimento se limitava a "serem boas pacientes". Ou então, decidiam que não iriam decidir nada, e simplesmente deixavam o tempo passar. Nessa época, não eram muitas as alternativas de TRH, e por isso as escolhas eram apenas duas: sim ou não. E até pouco tempo, os possíveis benefícios costumavam ser obscurecidos pelos efeitos colaterais causados por medicamentos errados ou pelo medo de consequências de longo prazo. Até o final da década de 1990, menos de vinte por cento das mulheres americanas faziam reposição hormonal, e aquelas que faziam normalmente a abandonavam após seis meses.[18]

Hoje, muitas mulheres (e seus médicos) estão mais confusas do que nunca com relação à TRH. Parte dessa confusão se deve ao fato de os primeiros relatórios do estudo Women's Health Initiative parecerem condenar toda forma de TRH. Com efeito, as mulheres estudadas no WHI estavam usando a mesma dose de apenas *um tipo de TRH* – ou seja, Prempro. Uma coisa é certa: precisamos de muitas outras pesquisas sobre o papel dos hormônios, especialmente hormônios bioidênticos em baixas dosagens. Ao mesmo tempo, precisamos nos lembrar de que a medicina será sempre uma arte, não uma ciência exata. No início da década de 1990, a ciência parecia indicar que, após a menopausa, a maioria das mulheres se beneficiaria com a TRH. Algumas eram até expulsas do consultório de seu médico se questionassem tal crença. Agora, completamos o círculo. Além da pergunta: "Será que quero fazer TRH, ou preciso dela, pelo menos neste momento?", precisamos nos perguntar ainda: "De que tipo? Com que intensidade? Qual a forma de administração? Em que combinação? Por qual motivo? Durante quanto tempo? A que risco?".

O número de opções pode parecer intimidador, no início, mas no final você se sentirá muito melhor com sua decisão sobre TRH se estiver armada com os fatos, conhecer suas opções e estiver disposta a ouvir tanto seu guia interior como os conselhos de seu médico. E embora eu não incentive o uso da TRH como forma de nos isolarmos daquilo que acontece com o corpo e com a mente durante a perimenopausa, não ganhamos nada com o sofrimento. Dada a gama de fórmulas e dosagens que se acham hoje à disposição – bem como as muitas alternativas à TRH – você pode criar um tratamento individual que irá apoiá-la durante a mudança, em vez de ajudá-la a negar que ela está ocorrendo.

EVIE: DIABETES FRÁGIL, HORMÔNIOS FRÁGEIS

Evie é uma vendedora de seguros ativa e animada que se recusa terminantemente a deixar que sua diabetes – que se manifestou desde os treze anos – domine sua vida. Ela confere regularmente os níveis de glicose no sangue e se aplica duas injeções de insulina diariamente, mas é considerada uma diabética "frágil" e ainda tem pelo menos uma crise diabética por ano.

Evie enfrenta esses episódios com calma, às vezes exasperando seus amigos e entes queridos que gostariam que ela levasse sua condição "mais a sério", mas ela admite que fica "irritada" quando abordam o assunto. Ela também começou a fazer a conexão entre o estado da diabetes e o estado de suas emoções. Quando algum filho, seu chefe ou seu marido a incomoda, a insulina e suas necessidades alimentares podem mudar drástica e rapidamente. Tampouco surpreendeu o médico de Evie o fato de seu nível de açúcar no sangue dar um salto durante a transição da menopausa por causa de seus problemas de metabolismo. Ela escreveu: "Tem um parque de diversões perto de casa, com uma montanha-russa daquelas, bem assustadora. Posso dizer que eu a deixei no chinelo. Estrogênio, glicose, FSH – tudo estava indo de um lado para o outro".

Como seus níveis eram tão erráticos e sensíveis, foi difícil mantê-la regulada, mas após muitas tentativas e erros, Evie e seu médico conseguiram idealizar um programa de reposição hormonal que aliviou suavemente seu desconforto, estabilizou seu metabolismo (e portanto seus níveis de glicose) e deu suporte a seu corpo durante a transição. "Por certo tempo, a viagem foi difícil, mas percebi uma diferença após algumas semanas com os níveis hormonais corretos."

Esclarecendo suas necessidades

Para você poder fazer a melhor escolha, primeiro é preciso esclarecer suas necessidades, para depois tornar-se uma parceira ativa na satisfação dessas necessidades. Isso pode implicar a consulta a mais de um profissional da saúde – um especialista em ervas além de seu obstetra ou ginecologista, por exemplo. Pode implicar também ter de pedir a seu médico que experimente uma técnica com a qual ele não está familiarizado – e em repartir a responsabilidade pelos resultados.

Para começar, analise os oito fatores de saúde que apresento a seguir e determine se algum se aplica a você. Isto irá ajudá-la a concentrar-se no tipo de regime de reposição a se usar, se realmente ele é necessário, e por quanto tempo.

Fator 1: Você quer sentir alívio de desconfortos, especialmente de calores que perturbam o sono. É a razão mais comum para as mulheres procurarem a TRH, especialmente o estrogênio. Contudo, o desconforto também é a razão mais comum para que deixem de fazer a TRH – a fórmula e/ou a dosagem prescrita podem não ser adequadas para seu metabolismo, resultando em efeitos colaterais persistentes devidos à medicação e/ou sintomas de overdose.

Se o único motivo pelo qual você procura tratamento é o alívio dos sintomas, provavelmente o tratamento só será necessário até que se complete a transição da perimenopausa, o que pode ser confirmado quer pela ausência de menstruações durante um ano, pelo menos, quer pelos exames de laboratório relacionados no Capítulo 4. Pode haver um breve ajuste semelhante à perimenopausa quando se termina o tratamento hormonal, mas se você reduz a carga hormonal ao longo de vários meses, geralmente os sintomas são suaves. Muitas mulheres terminam a TRH quando já estão bem estabelecidas em regimes que incluem ervas, soja, exercícios ou suplementos dietéticos. Isso parece suavizar o tratamento.

Se você deseja alívio dos sintomas, mas prefere ficar longe de hormônios suplementares, pode se valer de vários tratamentos não hormonais disponíveis livremente em farmácias ou no consultório de médicos naturalistas ou acupunturistas. (Ver Capítulo 6.)

Fator 2: Você sofre de sintomas urogenitais. A saúde do revestimento vaginal e dos tecidos uretrais é bastante influenciada pelo meio hormonal do corpo. As mulheres podem querer alívio da incontinência causada por estresse (soltam urina quando tossem, espirram, riem ou erguem objetos pesados), incontinência de urgência (têm dificuldade de chegar até o banheiro sem vazar), frequentes infecções vaginais causadas por fungos, ressecamento vaginal e/ou desconforto durante o intercurso, infecções recorrentes da bexiga ou grande frequência urinária (precisam urinar mais de oito vezes por dia, ou uma ou mais vezes durante a noite).

O estrogênio por via oral ou tópica e/ou o androgênio (por via oral, como adesivo transdérmico ou creme formulado para aplicação vaginal) ajudam a manter a saúde da vagina e dos tecidos uretrais, mesmo quando se usam doses relativamente pequenas. Quantidades mínimas como 1 ou 2 mg de testosterona em base de creme, aplicadas à vagina duas ou três vezes por semana, por exemplo, costumam ser suficientes. E às vezes os fitoestrogênios encontrados em ervas, soja ou óleo de linhaça podem devolver ao tecido da vagina a umidade e flexibilidade anteriores à menopausa. (Ver Capítulo 6.)

Para algumas mulheres, o estrogênio sistêmico (oral) não auxilia os tecidos vaginais ou uretrais. Ninguém sabe explicar o motivo, mas a solução é a aplicação local.

Fator 3: Atualmente, seu coração está saudável, mas existe o risco de doença cardiovascular. Geralmente, o risco de doença cardiovascular na mulher deve-se a (1) histórico familiar positivo (doença cardíaca ou infarto do pai antes dos 55 anos, ou da mãe ou de outra parenta do primeiro grau aos 65 anos ou menos) e a todas as emoções que o acompanham, (2) fatores de estilo de vida como o fumo ou o sedentarismo, ou (3) um fator de predisposição como colesterol HDL baixo, colesterol LDL alto ou triglicéride alto.

Desde o final da década de 1980, os médicos têm receitado a TRH de forma liberal para mulheres a fim de prevenir doenças cardíacas, pois diversos estudos epidemiológicos mostraram evidentes benefícios. O estrogênio reduz o LDL (o colesterol ruim) e aumenta o HDL (o colesterol bom.)[19] Também exerce um efeito positivo sobre as paredes dos vasos sanguíneos que parece envolver o óxido nítrico, um composto produzido pelo corpo que ajuda a manter os vasos sanguíneos dilatados. (Viagra, um medicamento para impotência masculina, também exerce seu efeito através do óxido nítrico.)

Mas o ramo do estudo Women's Health Initiative que estava comparando os efeitos do Prempro com os efeitos de placebos em milhares de mulheres foi bruscamente interrompido porque o medicamento aumentava o número de infartos e ataques cardíacos, e os médicos rapidamente recuaram de sua posição original sobre TRH e doenças cardíacas. O Women's

Health Initiative foi o primeiro teste de longo prazo sobre TRH valendo-se de controle com placebos, e mostrou claramente que os riscos cardiovasculares do Prempro superavam seus benefícios. A ideia de que toda mulher deveria fazer TRH para prevenir doenças cardíacas fora deixada de lado, provavelmente para sempre.

O problema é que o Prempro não é sinônimo de TRH. Ele contém progestina sintética, que é conhecida por obliterar parcialmente os efeitos benéficos do estrogênio (isoladamente) sobre os vasos sanguíneos. Além disso, todos os hormônios usados no estudo WHI foram ministrados por via oral. Isso aumenta o risco de coágulos sanguíneos, pois os hormônios orais devem ser processados pelo fígado – o que resulta no aumento dos fatores de coagulação. Há ainda dados sólidos a sugerir que o estrogênio bioidêntico, em doses baixas, sem a progestina sintética, aplicado por via transdérmica e em níveis fisiológicos, pode ser benéfico para o sistema cardiovascular de algumas mulheres. Infelizmente, a maioria das terapias com combinação de hormônios encontradas no mercado contêm progestinas sintéticas, como o Prempro, Combipatch, FemHRT e Activella.

Acredito firmemente que o estrogênio mostraria ainda mais benefícios se as mulheres usassem terapias individualizadas consistentes de hormônios naturais, bioidênticos. Em virtude de seu efeito deletério sobre os vasos sanguíneos, creio que as progestinas sintéticas (especialmente Provera ou Amen) são mais perigosas do que não se usar hormônio algum. Métodos consagrados para redução do risco de doenças cardíacas também incluem evitar o fumo, praticar exercícios vigorosos regularmente, fazer uma suplementação vitamínica (especialmente a E), seguir uma dieta rica em frutas e verduras, consumir alimentos à base de soja e manter um peso normal. (Ver meu programa de saúde cardíaca no Capítulo 14.)

Fator 4: Você já sabe que tem uma doença cardíaca. Agora está claro que a TRH, pelo menos na forma de Prempro (Premarin e Provera), aumenta o risco de apoplexias e ataques cardíacos.

Muitos cientistas acham que isso se deve a um aumento – estimulado por hormônios – do número de componentes químicos chamados "fatores de inflamação", como a proteína C-reativa, que foi encontrada na corrente sanguínea em quantidade 85 por cento maior em mulheres fazendo TRH. Contudo, trata-se novamente de um caso em que é preciso ler as letras miúdas. Como já disse, creio que o aumento de risco acarretado pela TRH deve-se principalmente aos efeitos adversos do acetato de medroxiprogesterona (sob nomes comerciais Provera e Amen). Também é certo que doses suficientemente elevadas de estrogênios há muito têm sido associadas a um aumento no risco de coágulos sanguíneos, predispondo a ataques cardíacos, especialmente em fumantes.

Em resumo: mulheres com ou sem doenças cardíacas devem evitar progestinas sintéticas e manter tão baixas e naturais suas dosagens de estrogênio quanto for possível. E ninguém deve usar o estrogênio como maneira de tratar doenças cardíacas já diagnosticadas.

Fator 5: Você corre o risco de ter osteoporose ou já apresenta perda óssea. A mulher cuja mãe ou avó tem osteoporose está mais propensa a apresentar essa condição potencialmente incapacitante, embora não se saiba se isso se deve a alguma herança genética ou ao fato de tendermos a "herdar" estilos, expectativas de vida e hábitos, os quais podem nos predispor a uma resistência óssea menor do que o ideal. (Ver no Capítulo 12 quais são os outros fatores de risco, muitos dos quais estão sob nosso controle.) A reposição de estrogênio ajuda definitivamente a prevenir a perda óssea associada com a menopausa, e o uso contínuo de estrogênio reduz o risco de fraturas em cinquenta por cento ou mais. O efeito de preservação dos ossos do estrogênio só perdura enquanto a mulher repõe esse hormônio.

Androgênios como a testosterona também têm seu papel na preservação da saúde dos ossos. Mulheres com níveis naturalmente elevados de testosterona têm menos risco de fraturas devidas à osteoporose. Suplementação de testosterona em baixas dosagens ajuda a manter a massa óssea.

Descobriu-se que diversos medicamentos – calcitonina, bifosfonatos como o alendronato (sob nome comercial Fosamax) e SERMs como o tamoxifeno (Nolvadex) e o raloxifeno (Evista) – ajudam a prevenir a perda óssea e a reduzir o risco de fraturas. Tal como ocorre com a reposição hormonal, eles só são eficientes enquanto a mulher se vale deles.

Doses elevadas de proteína de soja, exercícios regulares com halteres e vitamina D também são maneiras bastante eficientes de se manter a densidade óssea e de reduzir o risco de fraturas, tanto na perimenopausa como depois.

Fator 6: O risco de você ter o mal de Alzheimer é maior do que a média. Neste ponto de nossa limitada compreensão desse distúrbio orgânico cerebral, o histórico familiar positivo é o mais forte fator de predisposição, embora a maioria dos indivíduos que têm a doença não mostre qualquer predisposição genética. Há menos consenso quanto à sugestão de alguns estudos que dizem que níveis elevados de ingestão de alumínio (devido ao uso de panelas de alumínio ou ao consumo de alimentos embalados em alumínio) pode contribuir com o risco de se ter a doença.

Apesar de nossa falta de compreensão acerca das causas subjacentes, pesquisas preliminares sugerem que mesmo entre mulheres com forte histórico familiar de Alzheimer, a reposição com estrogênio resulta na menor incidência da doença ou retarda seu surgimento. Infelizmente, não dispomos de estudos prospectivos de longo prazo, feitos com um grande número de mulheres, que nos deem as respostas definitivas que procuramos. Em outras palavras, no tocante ao estrogênio e Alzheimer, estamos no mesmo ponto em que estávamos no início da década de 1990 com o estrogênio e as doenças cardíacas – muitas evidências, mas nenhuma prova definitiva.

Mesmo assim, está claro que todo hormônio afeta a função cerebral – androgênios e progesterona, bem como estrogênio – e que muitas mulheres continuam a fazer uso intenso desses hormônios ao longo da vida para proteger o cérebro. De fato, um recente estudo britânico sobre mulheres na pós-menopausa que não estão fazendo TRH revelou que aquelas com os níveis mais elevados de estradiol endógeno tinham a menor probabilidade de manifestar o mal de Alzheimer.[20] E há muitas outras coisas que a mulher pode fazer para proteger suas funções mentais na idade madura. (Ver Capítulo 10, Alimentando o cérebro.)

Fator 7: O risco de você ter câncer de mama, uterino, ovariano ou da bexiga é maior do que a média. Um histórico pessoal ou familiar positivo para um ou mais desses tipos de câncer relacionados com hormônios torna a decisão de se fazer reposição hormonal particularmente angustiante para muitas mulheres. Eis os fatos: pesquisas recentes sugerem que a dose e a formulação da TRH são fatores importantes na questão do câncer. Qualquer tipo de estrogênio, em doses suficientemente elevadas e por períodos relativamente longos, tem o potencial para estimular câncer de mama, do útero ou dos ovários, pois o estrogênio é um dos fatores de crescimento desses tecidos. Incluem-se aqui os estrogênios produzidos por seu próprio corpo. Por estar associado a danos ao DNA e por ter um efeito biológico mais forte do que os estrogênios bioidênticos, pode ser mais carcinógeno do que estrogênios bioidênticos, especialmente se usados em baixas doses. Em outras palavras, esse maior risco de câncer de mama e do útero revelado por alguns estudos pode estar relacionado com o excesso de estrogênio ou com o tipo errado de estrogênio e não com o estrogênio em si. A adição da progestina sintética complica ainda mais as coisas. O recente estudo do Women's Health Initiative demonstrou claramente que mulheres tomando o medicamento combinado Prempro por cinco anos ou mais estiveram mais sujeitas a câncer de mama do que aquelas que tomaram placebo.

Se o estrogênio é absorvido do modo que melhor imita a maneira como é produzido pelo corpo – em doses fisiológicas, calibradas segundo as necessidades do corpo, em formulação bioidêntica e em parceria com progesterona bioidêntica, e não sintética, ele começa a perder seu perfil sinistro. (Ver Capítulo 13.)

Para a mulher que se encontra na categoria de risco elevado de câncer de mama, de útero ou dos ovários, mas que deseja suporte ao longo da fase sintomática da perimenopausa, há duas opções com pouca probabilidade de afetar adversamente esse risco. Primeiro, ela pode tomar hormônios bioidênticos nos menores níveis possíveis durante os cinco anos – ou menos – em que os sintomas são mais perturbadores. Isso irá envolver um ajuste fino das doses com a ajuda de exames de saliva ou de sangue para detectar hormônios livres, de modo que ela não tenha de tomar mais do que a quantidade necessária para atingir o equilíbrio fisiológico e o alívio dos sintomas. Segundo, ela pode optar por tratamentos herbóreos, não hormonais. (Ver Capítulo 6.)

Com relação ao câncer do cólon e do reto, o quadro é mais claro. O câncer do cólon e do reto é responsável por 11,2 por cento de todas as formas de câncer entre as mulheres americanas – vem em terceiro lugar, logo após o câncer de mama e dos pulmões. Um resumo de dez estudos com informações sobre o momento de uso de estrogênio indica um risco 34 por cento menor de câncer do cólon e do reto em usuárias atuais. O estudo WHI confirmou esses dados. Essa proteção é virtualmente perdida alguns anos após a cessação da terapia hormonal. Embora ninguém saiba exatamente a razão, parece que o estrogênio reduz os ácidos biliares, substâncias produzidas pelo fígado que estão associadas à promoção de câncer do cólon e do reto.[21]

Fator 8: Você chegou prematuramente à menopausa (antes dos quarenta anos) ou de forma artificial e brusca (em função de cirurgia, doença, químio ou radioterapia). Mulheres com esse histórico são as que mais provavelmente precisam de TRH, mas de um programa que proporcione níveis hormonais fisiologicamente apropriados para o corpo todo em vez de produtos aplicados de forma mais local e no lugar de confiar apenas em ervas e dietas. Isso se deve ao fato dos sintomas físicos e mentais associados com a cessação prematura ou brusca da produção hormonal natural serem geralmente mais graves do que aqueles produzidos por um declínio mais gradual da perimenopausa. Na menopausa prematura, o corpo da mulher fica sem suporte hormonal endógeno por mais tempo do que se a menopausa tivesse ocorrido em um momento mais tardio. Recomendo o uso de uma combinação de hormônios bioidênticos com dosagens baseadas nos níveis hormonais presentes no sangue ou na saliva.

SANDY: MENOPAUSA CIRÚRGICA

Sandy teve uma menopausa "instantânea" aos 35 anos, quando seus ovários foram removidos por causa de uma grave endometriose. Isso causou a característica fuga hormonal brusca da menopausa artificial. Seus sintomas estavam bastante acentuados. Antes da cirurgia, Sandy achava que não iria seguir a TRH quando começasse a menopausa natural. Agora, para dizer o mínimo, seu desconforto estava pronunciado. E o fato de ficar sem o complemento normal de hormônios durante mais quinze anos significava que a densidade óssea, a saúde do coração e o funcionamento mental poderiam sofrer no futuro. Como resultado, Sandy achou que não tinha escolha exceto iniciar uma TRH. "Para ser franca", escreveu, "estava me sentindo tão mal que não pude dar plena atenção à minha decisão além daquele ponto." Ela e seu médico decidiram-se por um adesivo transdérmico que liberaria estrogênio bioidêntico (17β-estradiol), juntamente com cápsulas orais de progesterona natural. Com ajustes mínimos, chegaram à dose ideal para ela, e seu nível de conforto melhorou muito.

"Naquele ponto", escreveu Sandy, "pude começar a me dedicar às decisões que afetariam meu futuro. De fato, não tinha a intenção de fazer TRH após a menopausa, mas não quis aumentar o risco de sofrer osteoporose ou doenças cardíacas, e por isso, naquelas circunstâncias, pareceu-me acertado fazer a TRH. E foi então que percebi: posso ter o melhor dos dois mundos! Decidi que vou tomar hormônios até os 55 anos, quando provavelmente terei completado de forma natural a transição da menopausa, e depois reduzirei gradualmente os hormônios e navegarei pela menopausa *au naturel*. Fiquei muito mais contente com esse plano. Acho que a ideia foi um presente de agradecimento que meu corpo me deu por ter quebrado as 'regras' e lhe dado hormônios durante esses quinze anos adicionais de menopausa."

Quando começar a fazer TRH

Ao longo dos anos, tenho visto inúmeras mulheres entregues às "asperezas" tempestuosas da perimenopausa porque seus médicos não quiseram prescrever hormônios senão quando elas já tivessem definitivamente passado a menopausa. Não há necessidade de fazer isso. Você deve se sentir à vontade para começar a fazer aquilo de que necessita quando achar necessário – e isso inclui hormônios, ervas, alimentos, mudanças no estilo de vida ou uma combinação desses itens. Como a menopausa é, na verdade, um diagnóstico em retrospectiva, você só saberá que está nela quando já estiver nela!

Para a mulher que quer aliviar os sintomas da perimenopausa e acha que um método não hormonal não oferece alívio suficiente, mas que receia que o estrogênio suplementar possa aumentar o risco de um câncer de mama ou do útero, a TRH não está necessariamente fora de cogitação. (Ver Capítulos 8 e 13.) Como disse antes, não estou convencida de que haja riscos significativos em estrogênios bioidênticos em baixas dosagens, apenas nos cinco anos (ou menos) em que os sintomas da menopausa são mais incômodos. Depois disso, ela pode reduzir algum ou todos os hormônios ou substituí-los por outras alternativas. É espantoso, mas não há estudos que demonstrem que o estrogênio possa ser contraindicado mesmo no caso de mulheres com câncer de mama, embora, nesses casos, muitos médicos e suas pacientes fiquem justificadamente nervosos com relação ao uso desse hormônio.

Até agora, pude controlar meus calores com uma porção diária de proteína de soja em pó, contendo 160 mg de isoflavonas de soja. Também me valho de creme de progesterona natural, *dong quai* e uma combinação de ervas chinesas. (Ver Capítulo 6.) Posso até tomar algum tipo de estrogênio bioidêntico em baixa dosagem. Atualmente, porém, meus níveis de estrogênio na saliva ainda estão na faixa normal. Sigo ainda uma dieta que mantém meus níveis de insulina dentro da normalidade, exercito-me regularmente e faço acupuntura de tempos em tempos. Minha pressão arterial e meus níveis de colesterol estão baixos, e minha densidade óssea é boa.

Princípios da TRH

- Determine quais são os seus níveis hormonais naturais fazendo um exame de referência quando estiver com trinta e tantos anos, ou no início da perimenopausa.
- Só reponha os hormônios que necessitam de reposição.
- Use a menor dosagem necessária para o seu caso. Avalie anualmente sua decisão de TRH e pense em alternativas quando isso for possível.
- Use hormônios bioidênticos que sejam cópias moleculares exatas dos hormônios produzidos naturalmente em seu corpo.
- Complemente sua TRH com uma dieta saudável, com os suplementos nutricionais adequados e com exercícios.
- Seja realista. Sua meta não é reverter o relógio, mas sim otimizar o seu conforto e sua saúde em geral, para que você possa viver a segunda metade da vida com o máximo de vitalidade e de clareza mental.

RENÉE: PERDENDO O CONTROLE, ENCONTRANDO A COMPAIXÃO

Embora muitas mulheres tenham ideias fixas a respeito do modo como irão enfrentar a menopausa e do que farão ou deixarão de fazer, é preciso estarmos dispostas a abrir mão de concepções errôneas quando estivermos efetivamente nela. A história de Renée é um belo exemplo disso.

Há muito tempo, decidi que não iria tingir meus cabelos quando eles ficassem grisalhos e que não iria fazer reposição hormonal quando chegasse à menopausa. Para mim, a menopausa seria uma coisa bonita. Já estava com tudo pronto na cabeça.

Então, no dia de meu quadragésimo sétimo aniversário, meu pai morreu inesperadamente de um ataque cardíaco fulminante. Minha mãe, confusa e apavorada, e carente de apoio, mudou-se para nossa casa. Foi quando a empresa de meu marido perdeu um financiamento e ele teve de encarar a perspectiva de estar sem emprego por volta do final do ano. E fiquei praticamente sem enxergar na semana seguinte, quando tive minha primeira onda de calor, tão intensa que chegou a embaçar os óculos. Em termos emocionais, financeiros, hormonais e de segurança em geral, parecia que o proverbial tapete sob meus pés estava sendo puxado. Os calores foram ficando cada vez mais incômodos, especialmente quando aconteciam no meio da noite e interrompiam o meu sono. Não estava tendo muita paciência com minha mãe ou com David, e a casa parecia me sufocar – acho que não estava conseguindo enfrentar os estresses inesperados que surgiram no que me pareceu ser o pior período de toda a minha biologia. Quando minha ginecologista sugeriu que eu devia me valer do suporte hormonal, suspirei aliviada e aceitei a ideia, e hoje me sinto muito melhor. Na verdade, o simples fato de decidir aceitar fez uma grande diferença no modo como me senti, e na mesma hora.

A lição que aprendi com isso se aplica a mais coisas do que a mera menopausa: não dá para a gente querer controlar tudo. Sempre fui obcecada pelo controle, mas hoje percebo que, de certo modo, devemos apenas deixar o barco correr, e que precisamos ser compassivos para conosco mesmos, estar dispostos a mudar de direção de vez em quando, a fim de nos ajustarmos e nos acomodarmos com aquilo que a vida lança em nossa direção, não importa em que estágio da vida estejamos nessa época.

O enfraquecimento dos hormônios

Bem, vamos dizer que você decidiu fazer reposição hormonal. Você ainda menstrua, mas tem sentido ondas de calor antes de cada ciclo. De vez em quando, você sua intensamente à noite. Nesse ponto, recomendo que examine seus níveis hormonais. O momento ideal se dá uma semana antes do início previsto para a menstruação, pois você poderá conhecer o ponto máximo da progesterona nesse momento, bem como a quantidade de estrogênio e de testosterona que circula normalmente em seu organismo. Esses níveis também lhe darão uma ideia do nível que você quer repor quando começar a tomar hormônios.

O próximo passo, dependendo de seus níveis hormonais, consiste em começar a repor o hormônio com nível mais baixo. Na maioria dos casos, será a progesterona, e talvez o estrogênio. Estamos descobrindo que muitas mulheres na perimenopausa também têm deficiência de androgênio. Como já mencionei, a progesterona natural, na forma de creme para a pele a dois por cento, proporciona bons níveis de hormônio no sangue e pode ser comprada em farmácias. Talvez você só precise disso. Experimente usá-lo durante duas semanas antes da menstruação, depois faça uma pausa de duas semanas após o início da menstruação. A maioria das mulheres nota uma redução nos sintomas no prazo de um mês de uso do creme. Continue usando enquanto estiver obtendo bons resultados.

Se o seu nível de estrogênio estiver baixo ou se os calores forem frequentes, comece com o nível mais baixo de estrogênio disponível. O estrogênio só é vendido mediante receita, e por isso você terá de se consultar com um médico para saber a dose correta e os níveis hormonais ideais para você. Muitas mulheres apreciam a conveniência do adesivo de estrogênio, que pode ser usado por vários dias e se encontra disponível em diversas dosagens. Outras preferem tomar pílulas. Se você está repondo o estrogênio, precisa se assegurar de que tem progesterona suficiente para prevenir o acúmulo excessivo de revestimento uterino. Em algumas mulheres, isso pode ser feito com um creme para a pele com dois por cento de progesterona. Outras podem precisar de doses maiores, disponíveis apenas mediante receita. Recomendo o gel vaginal Crinone, cápsulas orais de Prometrium, uma das fórmulas que mencionei antes ou alguma outra vendida em farmácias de manipulação.

A boa notícia é a seguinte: atualmente, muitos profissionais de saúde conhecem hormônios naturais bioidênticos e trabalham em associação com farmacêuticos que se especializam em aviar receitas individualizadas, ajustadas às necessidades específicas de cada mulher. Alguns planos de saúde reembolsam despesas com farmácias de manipulação, outros não. Se o seu plano não os reembolsa, recomendo que lute por isso caso o plano cubra medicamentos usados em reposição hormonal convencional. Talvez seu médico possa ajudá-la.

O melhor é telefonar e se assegurar de que seu médico está disposto a discutir o emprego de hormônios naturais individualizados antes de investir seu tempo ou dinheiro em uma consulta. Se o seu médico não conhece essa técnica, instrua-o ou descubra alguém que conhece. (Ver Recursos.)

Por quanto tempo você deve tomar hormônios?

A duração da reposição hormonal depende inteiramente do motivo pelo qual você procura esse tratamento e de outras coisas que está fazendo para obter o mesmo benefício. Se, por exemplo, você começou a tomar estrogênio para manter a saúde de seus ossos, mas desde então tem praticado regularmente exercícios com pesos, provavelmente poderá reduzir o estrogênio sem o risco de perder densidade óssea. Se, por outro lado, você é uma preguiçosa convicta, valeu-se de anabolizantes ou fuma, e sabe que corre o risco de ter osteoporose, então talvez precise de um remédio como o raloxifeno (Evista) ou alendronato (Fosamax) para ajudar a manter a densidade dos ossos.

Valendo-se de hormônios bioidênticos em baixas dosagens, os benefícios da TRH podem ser bem superiores aos riscos – especialmente se você se sente bem com eles, tem fatores de risco que a TRH pode reduzir ou se seu histórico de saúde não inclui um punhado de saudáveis parentas com noventa anos! A grande maioria das mulheres começa a tomar hormônios, ervas ou ambos para obter alívio imediato de sintomas da menopausa como calores ou ressecamento vaginal, que serão necessários por alguns poucos anos. Outras estão bem mais preocupadas com o mal de Alzheimer ou com a osteoporose. Tomar hormônios para aliviar sintomas a curto prazo é bem

---

Se você tem feito terapia de reposição hormonal e quer parar de tomar hormônios

Não pare bruscamente. Vá reduzindo a dose lenta e gradualmente, dando a seu corpo tempo para se ajustar. Eis um exemplo de programa de redução:

- Primeira semana: Pule a pílula do domingo
- Segunda semana: Pule domingo e terça-feira
- Terceira semana: Pule domingo, terça-feira e quinta-feira
- Quarta semana: Pule domingo, terça-feira, quinta-feira e sábado
- Quinta semana: Pule domingo, terça-feira, quinta-feira, sexta-feira e sábado
- Sexta semana: Não tome mais hormônios

Durante e depois desse período de redução, dê sustento a seu corpo recebendo boa quantidade de hormônios vegetais. Coma frutas e verduras variadas, linhaça moída e soja. (Ver Capítulo 6). Você também vai precisar de um bom suplemento multivitamínico e mineral para ajudar as suprarrenais e os ovários e manter seus hormônios equilibrados.

diferente de tomar hormônios para prevenir doenças a longo prazo. Muitas mulheres apresentam os sintomas da menopausa em um período entre cinco e dez anos, após o qual os sintomas se reduzem naturalmente.

Nada está gravado em pedra

Muitas mulheres ficaram em pânico depois que os resultados do estudo Women's Health Initiative foram divulgados e pararam de fazer a TRH na mesma hora. Muitas ficaram preocupadas com a possibilidade de terem causado danos irreparáveis ao organismo pelo fato de estarem fazendo TRH. Isso não é verdade. Para deixar tudo claro, a maioria das mulheres estudadas no WHI não sofreu sintomas adversos pelo uso do Prempro, e seu risco de fatalidades não foi maior do que o das mulheres tomando placebo. Os dados indicam que se 10 mil mulheres tomassem Prempro durante um ano e outras 10 mil não o fizessem, no primeiro grupo, oito mulheres a mais que no segundo grupo desenvolveriam câncer invasivo de mama, sete a mais teriam ataque cardíaco, oito a mais teriam apoplexia e dezoito teriam coágulos sanguíneos. Mas seis a menos teriam câncer do cólon ou do reto e cinco a menos teriam fraturas nos quadris.[22] Infelizmente, vemo-nos hoje diante de uma situação na qual muitas mulheres que poderiam realmente se beneficiar de TRH a estão recusando, sofrendo desnecessariamente. Toda mulher deveria saber, por outro lado, que ela pode reduzir o risco de efeitos colaterais da TRH substituindo produtos sintéticos como Prempro por TRH bioidêntica em baixas dosagens. Ou, se preferir, pode ir reduzindo gradualmente a TRH para evitar sintomas recorrentes.

Como o corpo de cada mulher é uma obra em andamento, seu estado hormonal – e sua necessidade de determinado tipo de programa de apoio – pode variar. Se você optou por hormônios suplementares, é interessante conferir seus níveis hormonais em intervalos entre três e seis meses no primeiro ano de uso dos hormônios. Compare os resultados com o que você estiver sentindo. Isso pode ajudar a indicar se, e onde, sua receita necessita de ajustes finos. Depois de chegar a um nível confortável, pode fazer esses exames anualmente.

Se você tem tomado Prempro ou algum outro tipo de TRH sintética, sente-se bem com o medicamento mas quer reduzir o risco de efeitos colaterais adversos: sugiro que passe a tomar hormônios bioidênticos nas dosagens mais baixas que puder. Seu médico pode receitar hormônios bioidênticos como Estrace oral e um dos adesivos (Estraderm, Vivelle e Climara). Se você ainda tem útero, vai precisar de progesterona. O Prometrium pode ser adquirido em qualquer farmácia. A dose mais frequente é de 100 mg por dia, durante pelo menos doze dias do mês. Se você não quer menstruar, pode precisar do Prometrium diariamente. Essas marcas de hormônios bioidênticos são reembolsadas pela maioria dos planos de saúde que incluem receitas.

Lembre-se, fórmulas que funcionam bem para uma mulher não proporcionam necessariamente ótimos resultados para outras. Você pode experimentar uma formulação diferente, um meio de absorção diferente ou uma dose diferente, ou trocar a suplementação hormonal por suporte herbal não hormonal ou vice-versa. Mantenha a calma e não se preocupe com esse processo de decisão – sempre é possível mudar de ideia se aquilo que você escolheu mostra-se aquém de suas expectativas.

6
Alimentos e suplementos para suportar a mudança

Durante milhares de anos, muito antes de nossa cultura depositar sua confiança em produtos farmacêuticos, as mulheres confiavam na intuição e na Mãe Natureza para manterem a sua saúde e a de sua família. Orientadas pela sabedoria interior, nossas ancestrais colhiam plantas medicinais na variada e pitoresca farmácia da natureza – camomila perfumada para chás calmantes, gengibre fresco para prevenir enjoos e acalmar o estômago e dedaleira para regular os batimentos cardíacos.

É digno de nota o fato de nossas ancestrais herboristas, mesmo separadas por milhares de quilômetros, usarem quase sempre as mesmas ervas para tratar dos mesmos problemas. As nativas americanas e suas colegas chinesas, por exemplo, usavam a angélica (*dong quai*) para tratar sintomas da menopausa.

Hoje, essa antiga sabedoria intuitiva está sendo expandida graças a estudos científicos objetivos que confirmam aquilo que as mulheres mais sábias sempre souberam: as plantas contêm uma ampla variedade de ingredientes, como óleos graxos essenciais, fitoestrogênios e antioxidantes, que podem curar, ajudando-nos a manter a saúde em todos os estágios de nossas vidas, inclusive na menopausa.

O uso ideal de ervas e alimentos exige um ajuste em nosso modo de pensar. Alimentos e plantas medicinais não atuam no corpo do mesmo modo como remédios ou mesmo hormônios bioidênticos. Geralmente, os hormônios e os produtos farmacêuticos modernos consistem de um ingrediente ativo e purificado (quase sempre derivado de uma fonte vegetal e alterado bioquimicamente), cuidadosamente estandardizado e com efeito biológico avaliado e medido.

Ervas e alimentos integrais, por outro lado, contêm muitos ingredientes ativos que agem com sinergia sobre o organismo. Há bons motivos para acreditar que, para obter todos os benefícios, você precisa consumir a planta toda – ou um produto feito de uma parte da planta, como folhas ou raízes – no lugar de um ingrediente apenas. É por isso que alguns estudos mostram que alimentos integrais à base de soja dão melhores resultados do que cápsulas ou comprimidos contendo apenas isoflavonas de soja.

Na medicina alopática ocidental, tentamos focalizar um sintoma ou doença com um único remédio – receitamos pílulas anticoncepcionais, por exemplo, para reduzir sangramentos intensos ou para regular menstruações. Anticoncepcionais controlam sintomas, mas nada fazem para tratar o desequilíbrio subjacente.

Ervas e alimentos, por outro lado, com suas raras combinações de ingredientes interativos, procuram equilibrar o organismo em vários níveis ao mesmo tempo. Por isso mesmo, podem ser usados vários alimentos ou ervas para regular o ciclo menstrual ou para amenizar a perimenopausa, como derivados de soja, linhaça moída, *dong quai* ou agnocasto, para mencionar apenas alguns. Todos eles contêm substâncias que ajudam a equilibrar o sistema endócrino de maneiras levemente diferentes, mas sinergéticas.[1]

As ervas também atuam melhor quando inseridas em um plano global que inclua uma boa dieta, exercícios e melhoria nos relacionamentos. Em outras palavras, precisamos lidar com ervas e alimentos com uma mentalidade holística, perguntando: "Que alimentos ou ervas podem me ajudar a equilibrar meu corpo, para que ele possa se curar sozinho?" em vez da pergunta dualista: "Que pílula devo tomar para remover este sintoma?".

Por que devo pensar em usar ervas?

- Seus sintomas são brandos, mas você gostaria de ter algum suporte.
- Você acredita que as ervas são, pura e simplesmente, mais naturais e benéficas do que os hormônios receitados.
- Você gostaria de evitar uma TRH por motivos de saúde – por temer o câncer de mama ou alguma outra doença.
- Você faz algum tipo de TRH mas gostaria dos benefícios adicionais que as ervas proporcionam.
- Você não tolera a TRH.

Princípios básicos da terapia herbárea na menopausa

Para usar ervas de forma correta e sábia na menopausa, você precisa compreender os seguintes princípios básicos.

- Todo alimento vegetal contém os chamados fitonutrientes. (*Phyto* significa "planta".) São substâncias únicas, produzidas durante o curso natural do crescimento e específicas da genética e do ambiente dessa planta em particular. Além de proporcionar sabor e valor nutritivo, os fitonutrientes podem exercer papéis terapêuticos, modificando os processos fisiológicos do organismo. Essa é a base da medicina botânica. Exemplo disso é o componente fitoquímico indole-3-carbinol, encontrado em verduras crucíferas, como os brócolis. Aparentemente, essa substância converte os estrogênios mais poderosos do corpo em variedades mais fracas, menos carcinógenas. O consumo intenso de verduras crucíferas está associado à redução do risco de câncer de mama, sensibilidade nos seios e inchaços, todos relacionados a níveis excessivos de estrogênios.

- A linha entre o uso alimentício de ervas e seu uso medicinal pode ser difusa. Por exemplo, a éfedra (*ma huang*) pode ser um tratamento eficiente contra asma e sinusite, mas deve ser evitada como suplemento diário. De modo geral, quanto maior a sua ingestão de uma erva, maior o risco de efeitos colaterais, como um medicamento. Por segurança, mantenha as doses moderadamente baixas e siga as instruções na embalagem ou as recomendações de um herborista. Além disso, é importante informar seu médico sobre as ervas que você consome regularmente, pois algumas interagem com alguns medicamentos, reduzindo sua potência ou alterando seus efeitos.

- Progressos recentes na estandardização de suplementos herbais têm tido como resultado qualidade e potência mais consistentes. Os produtos mais eficientes são aqueles que combinam a planta toda (ou parte dela, como a raiz) com uma percentagem estandardizada do ingrediente ativo primário.

- As ervas mais usadas na menopausa, mencionadas neste capítulo, têm sido aplicadas com segurança e eficiência há milhares de anos, raramente apresentando efeitos colaterais. Contudo, algumas pessoas podem reagir a algumas delas, durante algum tempo, o que pode ocorrer com qualquer alimento ou remédio. Além disso, há muitas ervas cuja toxicidade é conhecida e que não devem ser usadas senão sob os cuidados de um herborista experiente. Exemplos: beladona, *blue cohosh*, lobélia e *Phytolacca americana*.

- Fitoestrogênios, os hormônios naturais encontrados em plantas, não são a mesma coisa que os hormônios encontrados no corpo feminino, embora possam ter efeitos benéficos similares. Encontramos fitoestrogênios em mais de trezentas plantas, inclusive em algumas que comemos habitualmente, como maçãs, cenouras, aveia, pêssegos, azeitonas, batatas, chá, café e sementes de girassol. Soja e linhaça são particularmente ricas nessas substâncias.[2] Os fitoestrogênios podem ser divididos em duas famílias principais: as *isoflavonas*, que incluem substâncias como genisteína, daidzeína, equol e coumestrol, e as *lignanas*, que incluem matairesinol, enterolactona e enterodiol.

A atividade estrogênica dos fitoestrogênios é menor do que a dos estrogênios humanos – na faixa de um centésimo a um milésimo da do estradiol. Eles têm atividades antioxidantes e antiproliferativas que ainda estão sendo elucidadas. Isso significa que eles têm a capacidade de prevenir danos causados às células pelos radicais livres, a principal causa de enfraquecimento precoce dos tecidos, e também ajudam a prevenir o crescimento anormal das células.

Como os outros estrogênios, os fitoestrogênios se ligam aos receptores de estrogênio espalhados por nossos sistemas. (Pesquisas mostraram que existem receptores de estrogênio na superfície de quase todas as células do corpo, e não apenas nos tecidos da vagina, do útero ou do seio.) Quando se ligam, exercem um efeito equilibrador ou "adaptogênico".[3] Isso significa que, se os seus níveis de estrogênio estiverem muito elevados, vão bloquear os estrogênios mais fortes. É por isso que a mesma erva – como o *dong quai*, por exemplo – pode ser usada tanto em situações onde há excesso de estrogênio (como a TPM) como naquelas em que há carência do hormônio (calores).

Os fitoestrogênios não estimulam o crescimento de tecidos sensíveis ao estrogênio: na verdade, viu-se, em alguns estudos feitos com animais, que inibem tumores de mama, provavelmente por ocuparem pontos receptores de estrogênio e prevenirem o estímulo excessivo das células.[4] As ervas para alívio da menopausa nunca estiveram implicadas no desenvolvimento de câncer em seres humanos, e algumas são até mesmo famosas por suas propriedades anticancerígenas.[5] Por esse motivo, as ervas da menopausa são uma ótima opção para as mulheres que se preocupam com o câncer.

- Muitos extratos vegetais exercem um efeito tônico sobre os órgãos pélvicos da mulher, e também sobre outros órgãos. Isso significa que estimulam a circulação e chegam mesmo a aumentar o peso desses órgãos.[6] Sabe-se que ervas como o *black cohosh* e o agnocasto também reduzem os sintomas da menopausa, mas agindo sobre a glândula pituitária.

- De modo geral, as ervas exercem sua influência de forma bem mais lenta e gradual que os remédios ou até que os hormônios bioidênticos que costumo recomendar. Por isso, prepare-se para esperar três ou quatro semanas antes de notar algum efeito do suplemento herbóreo.

- Finalmente, as ervas da menopausa costumam ser usadas em combinação, pois herboristas experientes perceberam que a ação delas é sinérgica, e elas produzem melhores efeitos se usadas dessa forma. As fórmulas herbóreas chinesas são o padrão de referência dessa sinergia.

Principais ervas para a menopausa

A seguir, veremos algumas das mais conhecidas e estudadas ervas usadas no alívio de sintomas da menopausa. Elas podem ser usadas individualmente ou em combinação. Observe que a lista está longe de ser completa. Muitas outras, como a peônia, lúpulos, agripalma e raiz-falsa-de-unicórnio, também são eficientes.

DONG QUAI (Angelica sinensis): a erva *dong quai*, também conhecida como angélica, *dang qui* e *tang kuei*, tem excelente atividade fitoestrogênica e foi chamada de ginseng feminino por causa de sua capacidade de dar energias e a sensação de bem-estar. É usada em amenorreias, ciclos irregulares e sangramento uterino excessivo. Meu acupunturista, que é de Taiwan, disse-me que o *dong quai* é uma das ervas mais usadas na China, e que muitas mulheres a tomam durante seus anos reprodutivos e de perimenopausa.

O *dong quai* também tem efeitos analgésicos e antialérgicos, é antibacteriano, relaxante muscular suave e capaz de estabilizar vasos sanguíneos.[7]

Podemos encontrar o *dong quai* pronto para consumo. É a base de quase todas as fórmulas para a menopausa e pode ser tomado sempre. Na Ásia, as mulheres fervem a erva seca crua com frango para fazerem sopas ou cozidos. A raiz de angélica pode ser encontrada em muitas lojas de produtos naturais ou em farmácias homeopáticas. Também é processada na forma de cápsulas, comprimidos e tinturas. (Melhor evitar as tinturas à base de álcool.) As doses recomendadas para a maioria dos preparados de *dong quai* são, provavelmente, baixas demais para terem utilidade (a dose mais comum é de 4,5 g/dia). É pouco provável que você tenha problemas se aumentar a dose por conta própria, mas o ideal é sempre estar sob a supervisão de um herborista qualificado ou de um praticante de medicina chinesa tradicional.

Nota: não tome *dong quai* caso esteja ou possa estar grávida.

AGNOCASTO (*Vitex Agnus-castus*): essa erva vem do agnocasto ou árvore-da-castidade, nativa do Mediterrâneo. É facilmente encontrada em lojas de alimentos naturais, frequentemente com o nome de vitex. Sabe-se que exerce um profundo efeito sobre a função pituitária, aumentando a secreção de LH (hormônio luteinizante) e reduzindo a produção de FSH (hormônio estimulante de folículos), o qual, por sua vez, orienta a produção de hormônios para que haja mais progesterona e menos estrogênio.[8] Acredita-se que seja essa a principal razão pela qual ele ajuda a equilibrar os ciclos irregulares resultantes das oscilações hormonais da perimenopausa. Ele também age de modo similar à dopamina, um neurotransmissor. O agnocasto é particularmente benéfico para mulheres que estão tendo problemas semelhantes aos da TPM ou então ciclos irregulares, escassos. Sabe-se que tira o apetite, alivia a depressão e melhora o sono. Pode levar meses até começar a agir.

A dose normal é de uma colher de chá por xícara de água, uma a quatro vezes ao dia, ou 20 a 75 gotas do estrato líquido a 1:3, uma a quatro vezes ao dia (ou de acordo com as instruções do frasco).

Nota: o agnocasto pode causar irritações cutâneas em pessoas sensíveis. Não o tome com remédios neurolépticos como haloperidol (Haldol) ou tioridazina (Mellaril), ou se estiver grávida ou amamentando.

BLACK COHOSH (Cimicifuga racemosa): a erva *black cohosh* tem sido usada na América há séculos. Os nativos americanos a chamam casca-da--câimbra. Também é uma erva popular na China, e costuma ser usada em fórmulas para os sintomas da perimenopausa. Ela se liga aos receptores de estrogênio, onde reprime seletivamente a elevação do LH que ocorre na menopausa.[9] Seus efeitos estrogênicos reduzem calores, suores noturnos e a vulnerabilidade emocional. Ajuda também a aliviar os sintomas da TPM. Uma das ervas mais usadas na Europa, onde é uma alternativa à TRH bem estudada, é um extrato estandardizado do *black cohosh*, vendido com o nome comercial Remifemin. Estudos clínicos mostram que alivia sintomas da menopausa como depressão, ressecamento vaginal, calores e câimbras menstruais. Muitas mulheres se valem apenas do Remifemin para aliviar, com eficácia, os sintomas da menopausa.

A dose inicial usual de Remifemin é de 1 a 2 comprimidos (com 20 mg cada), duas vezes por dia. O *black cohosh* também pode ser tomado de uma destas formas, três vezes ao dia: raízes moídas ou como chá, 1-2 g; 250 a 500 mg de extrato moído, sólido e seco, a 4:1; extrato fluido, tintura 1:1, 4 mg (1 colher de chá, ou aproximadamente 5 ml).

Nota: o *black cohosh* pode interagir com remédios para pressão alta, o que pode causar pressão excessivamente baixa em algumas mulheres.

RAIZ DE ALCAÇUZ *(Glycyrrhiza glabra)*: o alcaçuz é uma erva perene, encontrada em zonas temperadas, com altura de 0,90 a 2,10 m. As partes usadas são os estolhos e as raízes secas. A raiz de alcaçuz é um dos remédios herbóreos mais usados e investigados pela ciência. Os ingredientes ativos do alcaçuz incluem isoflavonas e lignanas. O alcaçuz tem muitas propriedades farmacológicas, inclusive efeitos estrogênicos, anti-inflamatórios, antialérgicos, antibacterianos e anticancerígenos. Ele ajuda a regular a proporção entre estrogênio e progesterona. Também ajuda a repor a função suprarrenal, e por isso é recomendado em caso de fadiga.

A dose usual é 1/4 de colher de chá de extrato sólido, uma ou duas vezes por dia.

Nota: a pressão arterial deve ser observada para que se assegure sua estabilidade. O efeito dessa erva, semelhante ao do cortisol, pode causar problemas em pessoas com propensão à hipertensão. Em pessoas com pressão baixa, a erva pode ajudar a corrigir e equilibrar o problema.

Qualquer dessas importantes ervas para a menopausa, isolada ou em combinações, pode ajudar a aliviar uma grande variedade de sintomas, inclusive ressecamento vaginal, calores e oscilações de humor. Meu conselho é que você deve experimentar uma ou duas delas durante um mês, pelo menos. Se ainda assim se sentir incomodada pelos sintomas, acrescente outra dessas ervas básicas ou escolha algum dos remédios mais específicos relacionados nos outros capítulos.

Alimentos saudáveis na menopausa

Embora muitos alimentos comuns contenham vitaminas, minerais e fitoestrogênios que são saudáveis na transição da perimenopausa, alguns se destacam por serem particularmente úteis: soja, linhaça recém-moída e alimentos contendo bioflavonoides. Não importa qual tipo de tratamento você escolha para a perimenopausa, se é que fará algum; sugiro, porém, que complemente sua dieta com ao menos um destes "superalimentos".

Soja

Como as ervas da perimenopausa, a soja pode ser usada como alternativa segura à reposição hormonal, oferecendo a maioria dos benefícios da TRH sem qualquer dos riscos ou efeitos colaterais. Por outro lado, se você está tomando hormônios e está satisfeita com seu regime, ainda assim pode desfrutar os benefícios da soja. Na verdade, uma dieta rica em soja e outros fitoestrogênios pode fazer que você reduza a dose total de hormônios que está ingerindo, mantendo ainda todos os benefícios.

Pesquisas médicas conservadoras estão confirmando que a proteína de soja, como componente regular da dieta, pode reduzir tanto a frequência quanto a intensidade dos calores e de outros sintomas da perimenopausa. A proteína da soja parece beneficiar praticamente todos os sistemas do corpo. Muitas mulheres na perimenopausa dizem que ela ajuda a pele, os cabelos e as unhas, e, após dois ou três meses de altas doses de soja, muitas contam que a umidade vaginal voltou aos níveis anteriores à menopausa. Ela também auxilia as mulheres com oscilações de humor, sintomas de TPM, enxaquecas, ciclos irregulares e aumento de peso, e sabe-se que reduz a perda de cálcio através dos rins.[10] Estudos mostram ainda que a proteína de soja ajuda a reduzir a gordura e a aumentar o tecido magro em mulheres na menopausa.[11] Demonstrou-se também que ela reduz o risco de câncer de mama e do endométrio graças às suas propriedades antiproliferativas.[12]

Centenas de estudos têm demonstrado outros benefícios da soja. Por exemplo, um estudo recente acompanhou cinquenta mulheres na pós-menopausa que consumiam três doses de leite de soja (com 225 g cada) ou três punhados de grãos de soja torrados por dia durante doze semanas, numa dose diária total de 60 a 70 mg de isoflavonas.[13] Foram observados os seguintes benefícios:

Coração. Os pesquisadores mediram um aumento de 5,5 por cento no colesterol HDL "bom" e uma redução de nove por cento no colesterol LDL "ruim". Muitos outros estudos também documentaram essa capacidade de redução do colesterol apresentada pela soja. Com efeito, em 26 de outubro de 1999, o FDA [órgão oficial do governo dos EUA que controla a produção e a venda de remédios e alimentos] aprovou a alegação de que a proteína de soja reduz o risco de doenças coronarianas.[14] Demonstrou-se ainda que exerce um efeito benéfico sobre a reatividade dos vasos sanguíneos, que pode ser o motivo pelo qual ela ameniza enxaquecas.[15]

Ossos. O estudo indicou um aumento de treze por cento na osteocalcina, um indicador de formação óssea, e uma redução de 14,5 por cento nos indicadores de osteoclastos, células que causam perda óssea. A proteína de soja revelou um benefício formador de ossos que o estrogênio não provê.

Esses mesmos benefícios não foram encontrados em isoflavonas isoladas na forma de comprimidos, inclusive em um tipo de isoflavona artificial conhecido como ipriflavona.[16] Há no mercado pelo menos oito marcas diferentes de comprimidos de base vegetal que simulam o efeito do estrogênio, mas não se realizou nenhum estudo controlado para mostrar os efeitos das diversas dosagens. Tampouco foram feitos estudos mostrando que o corpo pode absorver isoflavonas de comprimidos com a mesma facilidade com que o faz com alimentos de soja integral. Provavelmente, isso se deve ao fato de a soja integral conter outros ingredientes – conhecidos e desconhecidos – além das isoflavonas.

Câncer do cólon e problemas intestinais. Resultados preliminares de outros estudos mostraram que uma dieta enriquecida com proteína de soja pode ajudar a reduzir a incidência de câncer do cólon em pessoas com histórico da doença ou que já tiveram pólipos pré-cancerosos removidos. Com base nesses resultados preliminares, o dr. Maurice Bennink, da Michigan State University, sugere que pode haver tanto uma redução de cinquenta por cento no risco de incidência de câncer como um retardamento adicional de dez a quinze anos para sua instalação em pacientes tomando soja.[17] Numerosos estudos com animais mostraram que a proteína de soja (e não comprimidos de isoflavona) podem reverter condições pré-cancerosas de câncer do cólon. Estudos com animais também mostram que a soja exerce um efeito que inibe condições inflamatórias do intestino, como a doença de Crohn e colites ulcerosas.

SERMs. Muitas mulheres tomando tamoxifeno relatam que sentiram o alívio de sintomas como calores e depressão quando aumentaram seu consumo de soja.

Existe uma conexão soja-tireoide?

Uma assinante de meu boletim me escreveu para comentar sobre sua doença da tireoide, recém-diagnosticada, e fez uma pergunta que escuto com frequência: O consumo de soja interfere na função tireóidea?

Com base em um exame de sangue simples, soube que estou desenvolvendo a tireoidite de Hashimoto. Meu médico me disse que ela não está relacionada com a perimenopausa, mas tenho 45 anos e você disse em seu boletim que a perimenopausa e problemas de tireoide costumam andar juntos. Gostaria de tomar mais soja para aliviar os sintomas da perimenopausa e proteger meu coração e ossos. Mas já li que o excesso de soja causa hipotireoidismo. Estou confusa. O que devo fazer?

Minha leitora deve ter visto um relatório sobre alguns estudos realizados com células animais *in vitro*, ou com bebês ingerindo preparados à base de soja, que sugerem um possível efeito antitireóideo da soja. Contudo, um estudo aleatório, duplo-cego e controlado por placebo, foi realizado recentemente no Health Research and Studies Center em Los Altos, Califórnia, com 38 mulheres na menopausa, entre as idades de 64 e 83 anos, que não estavam fazendo TRH. Ao longo do período de seis meses no qual essas mulheres tomaram 90 mg de isoflavonas de soja por dia, não se percebeu nenhum efeito antitireóideo.[18] Isso se relaciona com as evidências epidemiológicas no Japão, país cujos habitantes não mostram risco elevado de hipotireoidismo, embora os japoneses consumam, em média, 100-200 mg de isoflavonas de soja por dia.[19]

Em suma: não há evidências convincentes de que o consumo de soja aumente o risco de hipotireoidismo durante a perimenopausa. Entretanto, geralmente as mulheres começam a aumentar o consumo de soja na perimenopausa, época em que também fazem o primeiro exame de função tireóidea. E como 25 por cento das mulheres na perimenopausa têm problemas de tireoide, muitas acabam achando que a responsável é a soja. Se você tiver alguma dúvida quanto à sua função tireóidea, faça um exame. É um exame de sangue simples, e deixa a sua mente em paz.

Benefícios da soja dependem da dose

Nem sempre é fácil comparar alimentos à base de soja, grama por grama, em termos de eficiência, pois alguns alimentos de soja contêm mais isoflavonas do que outros. Depende muito do lugar onde a soja foi cultivada e do modo como foi processada. Uma porção de qualquer alimento típico à base de soja contém 20 g de proteína e mais ou menos 30 mg de isoflavonas de soja (genisteína, daidzeína etc.). Em contraste, alguns dos suplementos feitos de soja integral são muito mais concentrados.

A maioria dos estudos e pesquisas dos EUA tomou por base apenas 40-60 g de proteína de soja por dia (duas a três pequenas porções), porque é isso que a maioria dos voluntários americanos come! Também é a menor quantidade que se pode ingerir para se obter algum efeito perceptível. Nesse nível de consumo, são necessárias quatro a seis semanas de uso consistente para se perceber algum efeito. Isso está coerente com pesquisas que mostram que, quando algumas mulheres ingeriram 60 g de proteína de soja por dia na forma de mistura em pó para bebidas, tiveram uma redução de 45 por cento em seus calores após doze semanas.[20] Tanto as pesquisas como minha experiência clínica e pessoal sugerem que a maioria das mulheres precisa de 100 a 160 mg de isoflavonas de soja por dia para obter alívio significativo de outros sintomas da menopausa, como ressecamento vaginal, bem como para proteger seu coração e seus ossos.

Cada uma das seguintes porções contém aproximadamente 35-50 mg de isoflavonas de soja:

- 1 xícara de leite de soja;
- 1/2 xícara de *tofu*;
- 1/2 xícara de *tempeh*;
- 1/2 xícara de grãos de soja verde (*edamame*), encontrados frescos ou congelados;
- 3 punhados de soja torrada.

A proteína de soja em pó pode ser misturada com água, leite ou sucos. Há várias marcas no mercado. É um modo particularmente conveniente de se obter os benefícios da soja. Algumas marcas, como Revival, contêm o equivalente a 4-6 porções de soja em uma bebida. (Ver Recursos.)

Inclua gradualmente alimentos à base de soja em sua dieta, pois, do contrário, você poderá ter gases, uma vez que suas bactérias intestinais precisam se ajustar a esse novo alimento. Você pode usar enzimas digestivas como Beano para ajudar.

SUE: SAI A DEPRESSÃO, CURAM-SE OS SEIOS

Ouvi muitas histórias inspiradoras a respeito do modo como alimentos à base de soja mudaram a vida das mulheres. Eis a carta de uma mulher chamada Sue.

Faz mais ou menos um ano que minha mãe me apresentou o Revival, e lhe serei sempre grata. Ela mesma começou a tomar Revival após ter sido constatado seu câncer de mama. Mamãe passou por rigorosos tratamentos de quimioterapia, radioterapia e tamoxifeno. Hoje, ela está bem, e sem câncer.

Fiquei tomando Prozac, Premarin e Pravachol durante anos e não consegui me livrar de nenhum deles. Se cortasse o Prozac ou o Premarin, ninguém conseguiria ficar perto de mim. Duas semanas após começar a tomar o Revival, comecei a cortar os remédios fortes e fiquei sem eles e sem hormônios após seis semanas, sem efeitos prejudiciais. Agora, a verdadeira surpresa.

Durante anos, sempre receei a hora de fazer minhas mamografias. Geralmente, chamavam-me no mínimo uma vez para novos exames, pois eu tive muitos cistos de mama e em meu seio esquerdo haviam detectado duas áreas com densidade diferente que estavam sendo observadas de perto. Ontem, fui fazer minha mamografia de rotina e fiquei absolutamente espantada com o resultado. As duas áreas do seio esquerdo tinham praticamente desaparecido – só podiam ser vistas com muito esforço. E a densidade fibrocística se reduziu bastante. Nas chapas anteriores, a densidade estava espalhada pelos seios. Agora, o tecido normal chegava a trinta por cento. Disseram-me que não preciso mais fazer um mamograma a cada seis meses. Basta um exame por ano.

O QUE ESPERAR AO SE ACRESCENTAR SOJA À SUA DIETA

Dependendo da quantidade que você está ingerindo, talvez perceba uma redução nos calores alguns dias após ter acrescentado a soja à sua alimentação. No Japão (onde os calores são um evento relativamente raro), a mulher média ingere 4 a 6 porções de soja por dia, ou o equivalente a 100-200 mg de isoflavonas de soja.

Algumas mulheres na perimenopausa notaram que seus ciclos voltaram quando começaram a ingerir soja ou um dos diversos preparados de ervas para a menopausa disponíveis no mercado. Uma paciente me pediu uma consulta depois que isso lhe aconteceu, pois sua ginecologista estava preocupada com possíveis efeitos colaterais perigosos das ervas. No entanto, os fitoestrogênios da soja ou de ervas da menopausa não induzem a menstruação em mulheres que já passaram pela menopausa.

Na verdade, os ciclos irregulares durante a menopausa se devem à flutuação dos níveis hormonais. É muito comum encontrar uma mulher na menopausa que fica meses sem uma menstruação e que, de repente, volta a menstruar regularmente por vários meses ou até anos. O consumo de soja não impede esse tipo de problema. E o mesmo se aplica a mulheres que dizem que seus fibromas começaram a aumentar quando começaram a ingerir elevadas doses de soja. A soja não contribui para o crescimento de fibromas, embora a grande variação dos níveis de estrogênio relacionada com a perimenopausa costume causar o crescimento rápido de fibromas. Com efeito, algumas mulheres dizem que o tamanho dos fibromas diminui quando tomam soja, o que não ocorre quando tomam hormônios convencionais.

Uma mulher tomando Revival escreveu o seguinte: "Há meses que tomo Revival, com grande sucesso (ele reduziu o tamanho de meu fibroma e fez que o sangramento retardasse). Comecei a fazer TRH e, no prazo de um mês, meu fibroma tornou a crescer e eu comecei a ter sangramentos intensos novamente. Parei. Agora, voltei ao Revival e vou ficar com ele".

Outra paciente me disse que quando começou a tomar uma bebida à base de soja, comprada em uma loja de alimentos naturais de sua cidade, os calores e os sintomas de hipoglicemia cessaram completamente. Mais tarde, disse ela: "Comecei a duvidar de que algo tão simples quanto uma bebida à base de soja poderia eliminar calores. E parei de tomá-la. E não demorou nem uma semana para que os calores voltassem. E por isso comecei novamente a tomar a minha soja. Gostaria de não ter parado de tomar, porque foram necessárias duas semanas até ela voltar a fazer efeito".

A SOJA PODE SER ÚTIL PARA TODA A FAMÍLIA

Incluir a soja nas refeições pode ser benéfico para todos os membros da família. Nos homens, a proteína de soja ajuda a manter a saúde do tecido da próstata. E muitos descobriram que, desde que começaram a tomar suplementos de soja, não precisam mais se levantar à noite para urinar. Há pesquisas em andamento para estudar os efeitos da soja sobre o câncer de próstata.

USE PRODUTOS DE SOJA ORGÂNICOS E NÃO TRANSGÊNICOS

Estima-se que vinte por cento do cultivo de soja dos EUA tenha passado por modificações genéticas para resistir a secas e reforçar outros traços desejáveis. Essa engenharia genética suscita algumas perguntas éticas e médicas perturbadoras, e, na Europa, o desconforto causado por esses desdobramentos levou ao banimento de Organismos Geneticamente Modificados (GMOs), ou transgênicos. O mesmo movimento está ficando ativo nos Estados Unidos. Enquanto não conhecermos melhor os possíveis riscos à saúde ou ao meio ambiente, fique com a soja cultivada organicamente e que não seja transgênica.

Linhaça: superfonte de lignanas, fibras e gorduras Ômega-3

A linhaça é a melhor fonte disponível de compostos anticancerígenos e fitoestrogênicos conhecidos como lignanas – com uma concentração mais de cem vezes maior do que outros alimentos que contêm lignanas, como grãos, frutas e vegetais. As lignanas são substâncias vegetais que as bactérias intestinais dividem em dois componentes, enterodiol e enterolactona. Essas substâncias circulam pelo fígado e depois são expelidas pela urina.[21] A linhaça também é uma excelente fonte de fibras e de gorduras Ômega-3.

Há diversos motivos para incluirmos mais lignanas em nossa alimentação. A seguir, alguns dos mais importantes.

Lignanas

As lignanas exercem poderosos efeitos anticancerígenos. Um impressionante número de estudos mostrou que as lignanas da linhaça ajudam tanto a prevenir como a tratar do câncer de mama e do cólon em função de sua capacidade de modular a produção, a disponibilidade e a ação dos hormônios produzidos em nossos corpos.[22]

As lignanas são poderosos fitoestrogênios. Sobre mulheres que consomem linhaça, há estudos que mostram mudanças hormonais significativas, incluindo alterações nos níveis de estradiol, semelhantes aos vistos com isoflavonas de soja. Isso faz do óleo de linhaça ou da linhaça moída uma ótima escolha para mulheres que não podem ingerir soja ou que simplesmente desejam outra fonte de fito-hormônios.[23]

As lignanas são bons antioxidantes. Como a soja e outras ervas, as lignanas têm propriedades antivirais, antibacterianas e antioxidantes, o que significa que ajudam a prevenir danos causados por radicais livres aos tecidos – o dano a nível celular associado ao enfraquecimento e a doenças.

As lignanas ajudam a proteger o sistema cardiovascular. Estudos mostraram ainda que as lignanas na forma de linhaça reduzem significativamente o colesterol LDL (o colesterol "ruim"), elevam o colesterol HDL (o colesterol "bom") e reduzem a incidência de aterosclerose.[24]

Fibras

A linhaça é uma excelente fonte de fibras. Além de suas propriedades fitoestrogênicas, ela é rica tanto em fibras solúveis como insolúveis. Se você acrescentar uma porção diária de linhaça moída à sua dieta, você pode eliminar problemas de prisão de ventre. (Mas lembre-se de ingeri-la com muito líquido.) Enquanto a fibra de farelo de trigo é dura e pode irritar os intestinos, a fibra da linhaça é bastante mole. Combinada com líquidos, a fibra de linhaça forma uma mucilagem no corpo que ajuda significativamente a reduzir o risco de diabetes e de doenças cardiovasculares. Viu-se que a fibra reduz tanto o nível de colesterol como de triglicérides na corrente sanguínea.

O conteúdo total de fibras alimentares em 45 g de linhaça (mais ou menos 1/4 de xícara) é de 11,7 g. É quase quatro vezes maior do que as fibras contidas em 1/2 xícara de farinha de aveia.

GORDURAS ÔMEGA-3

A linhaça é uma excelente fonte de gorduras Ômega-3. Essas gorduras são essenciais para a saúde de cada célula de nossos corpos, incluindo as células de nossos cérebros e corações. Uma deficiência de ácidos graxos Ômega-3, que é bastante comum, pode resultar em fadiga, pele seca, unhas quebradiças, cabelos finos e frágeis, prisão de ventre, problemas no sistema imunológico, juntas doloridas, depressão, artrite e desequilíbrio hormonal.

As gorduras Ômega-3 são encontradas não só na linhaça, como em peixes gordurosos (especialmente salmão, pomátomo, cavala, sardinhas e anchovas), óleo de peixe, carnes de órgãos (como fígado), gema de ovos e algas. A farinha de linhaça também é uma excelente fonte de gorduras Ômega-3, desde que recém-moída. (O óleo de linhaça também fornece Ômega-3, mas não a fibra. Além disso, o óleo precisa ser mantido refrigerado, ou fica rançoso.)

Lembre-se, porém, que não se pode confiar apenas em produtos da linhaça para atender a todas as suas necessidades de óleos graxos essenciais. Embora contenha EPA (ácido icosapentanoico), a linhaça não contém DHA (ácido docosaexanoico), formador de tecidos que seu corpo não é capaz de produzir. Os pescados, especialmente os peixes gordurosos de águas frias, são uma boa fonte de DHA. Pode ser por isso que estudos mostram que indivíduos que consomem peixes apresentam uma incidência menor de depressão. Se você não pode ou não quer consumir pescados com frequência, creio que o DHA (100 a 400 mg por dia) é um dos melhores suplementos que você pode ingerir. (Ver Recursos.)

COMO INGERIR LINHAÇA

Nem todas as linhaças são iguais. Recomendo a linhaça dourada cultivada nas regiões das Grandes Planícies do norte dos Estados Unidos (em Manitoba ou nas Dakotas), onde o solo rico e o clima servem de suporte adequado a uma linhaça rica em sabor e em gorduras Ômega-3. (Ver Recursos.) Embora a linhaça marrom encontrada na maioria das lojas de produtos naturais contenha todos os benefícios nutricionais da linhaça dourada, pessoalmente eu prefiro o sabor da última. Para obter melhores resultados, consuma 1/4 de xícara de linhaça, três a sete dias por semana. Moa a porção diária em um moedor de café e misture essa farinha em sopas e bebidas, ou polvilhe-a sobre cereais ou saladas. Eu adiciono metade de minha porção diária à minha bebida de soja matinal e como a outra metade com iogurte de baunilha na mesma refeição. Esta combinação é um poderoso desjejum, rico em fibras e em fitoestrogênios e adequado para a perimenopausa. E pode ser preparado em menos de três minutos!

Bioflavonoides

Outra fonte alimentar rica em fitoestrogênios são os bioflavonoides contidos em muitas ervas e frutas. Os bioflavonoides disputam os locais de recepção com o estrogênio excessivo, e por isso também são úteis para equilibrar os hormônios na menopausa e para tonificar os órgãos pélvicos. A casca interna, esponjosa e esbranquiçada das frutas cítricas é uma fonte muito rica; procure comer um pouco dela quando chupar uma laranja ou tangerina. (Geralmente, tiro a casca da laranja e como a parte branca interna, tal como faria com uma folha de alcachofra.) Outras fontes ricas em bioflavonoides incluem cerejas, uvas-do-monte, a maioria dos grãos integrais, cascas de uva e cravos vermelhos. Como suplemento, 1 g diária de bioflavonoides com vitamina C aliviam calores, segundo se constatou.[25]

Medicina chinesa tradicional e acupuntura durante a menopausa

Durante anos, recomendei para centenas de mulheres a acupuntura e a medicina chinesa tradicional, um sistema de medicina com mais de 2 mil anos, para o alívio de uma grande variedade de problemas ginecológicos, inclusive aqueles relativos à menopausa. Usei pessoalmente elementos da medicina chinesa tradicional, como diversas fórmulas com ervas e acupuntura, para aliviar cólicas menstruais e calores.

A medicina chinesa tradicional é holística por sua própria natureza, ajustando o tratamento ao corpo, à mente, ao espírito e às emoções do indivíduo. Esse sistema medicinal considera a saúde como um equilíbrio entre os dois estados contrastantes, *yin* e *yang*. A seguir, apresento uma explicação muito simples – gentilmente oferecida por minha própria equipe de acupuntura, uma dupla mãe-filha – sobre o padrão mais comum que ocorre na menopausa.[26]

Segundo a medicina chinesa, aquela parte de nós a que nos referimos como *yin* – nossos fluidos vitais – começa a diminuir quando envelhecemos. Isso leva a um excesso de *yang* – energia e calor vital – e/ou à estagnação de *chi* (energia vital). Idealmente, quando nosso *yin*, *yang* e *chi* estão equilibrados, nosso corpo atua como se fosse um caldeirão contendo líquido (*yin*) aquecido pelo fogo (*yang*). O vapor resultante (o fluxo de *chi*) circula por todo o corpo, aquecendo-o e nutrindo-o.

Quanto, e até que ponto, o *yin* se esgota, depende de nosso estilo de vida, dieta e genes. O esgotamento do *yin* faz que o líquido vital no caldeirão queime, e com isso o fogo queima sem produzir o vapor necessário para umedecer e nutrir.

O excesso de calor leva a calores, o sintoma mais óbvio, bem como ao ressecamento da pele, dos olhos e da vagina. O excesso de calor pode desalojar o *shen* (espírito) do coração, causando inquietude e insônia. Se o coração receber calor excessivo, pode ocasionar menstruações pesadas. A estagnação de *chi* pode causar dores em qualquer lugar do corpo, bem como variações do humor e instabilidade emocional. Uma combinação de calor excessivo e estagnação de *chi* pode levar à inquietude e à ansiedade.

Dieta

Segundo a medicina chinesa, a dieta é a maneira mais eficiente de aliviar muitos sintomas, e minha experiência confirma isso. Substâncias ou alimentos que produzem calor devem ser eliminados. Cafeína, álcool, açúcar refinado, colorantes, preservantes ou conservantes alimentícios (incluindo-se antibióticos e hormônios dados aos animais durante a produção de carne, frangos e ovos) causam excesso de calor e esgotamento de *yin*. Carnes vermelhas devem ser consumidas em pequenas quantidades, mas não é recomendado ser uma vegetariana completa. Você deve ingerir pelo menos 60-120 gramas de carne ou de peixe a cada semana ou duas, dependendo de seu porte e de seu estilo de vida. Também é aconselhável limitar pratos condimentados, pungentes, como *curry* e chili, e alimentos gordurosos, fritos ou oleosos.

Os alimentos devem estar levemente cozidos, e não crus ou frios. (Hoje em dia, deixo minhas verduras para salada durante trinta segundos no microondas com um pouco de suco de limão sobre elas.) O corpo precisa trabalhar muito mais para digerir alimentos crus, que criam calor e a estagnação de *chi*. Alimentos frios, ao contrário do que se costuma imaginar, não resfriam o corpo de maneira equilibrada. Na verdade, o frio e o gelo criam bloqueios no canal *chi*, o que gera a estagnação de *chi*. Os alimentos a seguir são particularmente refrescantes e úteis: melões, brotos de feijão, *tofu*, peixe-branco de mar, aipo, maçãs, aspargos e uvas.

Evidentemente, o fumo piora tudo. Quando você fuma, você está – literalmente – inalando fogo e toxinas que penetram diretamente no cérebro e na corrente sanguínea. Já foi bastante comprovado que o fumo envenena os ovários, reduzindo nossos níveis de estrogênio dois anos antes do que normalmente iria ocorrer.

Os praticantes da medicina chinesa tradicional também desestimulam o uso regular de gengibre, do ginseng asiático (*Panax ginseng*) e do ginseng siberiano durante a perimenopausa, pois ambos são considerados produtores de calor.

Ervas chinesas para a menopausa

Há uma incrível variedade de ervas e combinações de ervas chinesas à disposição para tratar de todas as moléstias humanas – e os sintomas da perimenopausa não fogem à regra. Embora muitas das ervas chinesas tenham equivalentes ocidentais, as combinações mais eficientes de ervas chinesas só são encontradas nesse sistema medicinal. Muitas das chamadas fórmulas patentes têm sido testadas e refinadas há milhares de anos.

Uma discussão plena da medicina chinesa tradicional e das ervas chinesas está fora do escopo deste livro. As preparações mencionadas a seguir nem de longe arranham a superfície daquilo que é encontrado e que pode ser usado por quase todas as pessoas. Como a maioria das receitas herbáceas se baseia na constituição única de cada indivíduo, é melhor trabalhar com um profissional experiente nesse sistema.

Se você está adquirindo fórmulas herbáceas em uma loja de produtos naturais, verifique se os ingredientes estão relacionados no rótulo.

As fórmulas apresentadas a seguir são particularmente úteis para os sintomas da menopausa:

MUDANÇA JUBILOSA é um tônico herbáceo seguro para os sintomas da perimenopausa em geral. Consiste de doze ervas diferentes, inclusive *dong quai* e peônia. Foi especialmente criada para os complexos sintomas da menopausa das mulheres de nossa cultura por hábeis praticantes de medicina chinesa. É eficaz para sintomas como calores, insônia e ressecamento. Trata a causa dos sintomas, drenando calor e alimentando o *yin*. A Mudança Jubilosa é útil para equilibrar o ciclo menstrual de mulheres cujos ciclos ficaram irregulares e escassos em virtude de ovulações também irregulares.

YUNNAN BAI YAO (também conhecida como *Yunna Pai Yao*) é muito útil no controle de sangramentos intensos, tão comuns em mulheres na perimenopausa. Não deve ser usada por longos períodos (mais de um mês) porque não visa a cura. Em outras palavras, você também deve providenciar um tratamento para a causa subjacente de seu sangramento, tal como a dominância do estrogênio ou um fibroma.

CHAI HU LONG GU MULI WANG move o *chi* do fígado e deixa o espírito sedado. É útil para estados de humor variável, ansiedade, instabilidade emocional e surtos de raiva e de frustração. Também é usada para tratar a insônia. Essa combinação herbárea pode ser tomada indefinidamente; é muito usada pela população chinesa em geral, e não apenas por mulheres na menopausa.

Acupuntura

A acupuntura é uma parte essencial da medicina chinesa tradicional. Como atua no sentido de normalizar o fluxo de energia vital ou *chi* no corpo, é particularmente apropriada para a perimenopausa, época em que nossa energia está se renovando completamente. É extremamente eficiente para o alívio de calores, insônia, suores noturnos, ansiedade, inquietude, instabilidade emocional, ciclotimia, cólicas menstruais e sangramento excessivo.

Embora a maioria das pessoas só recorra à acupuntura depois que remédios e cirurgias da medicina ocidental convencional falharam, e embora costume ser eficiente até nessas situações mais difíceis, o melhor uso para a acupuntura é na medicina preventiva, ou então, no início dos sintomas. Ela pode desbloquear *chi* muito antes que o problema se manifeste como doença.

Quando estava com uns trinta e poucos anos, consegui livrar-me de minhas cólicas menstruais com a acupuntura. Nunca mais tive uma. Também tenho recomendado a acupuntura para pacientes com doenças que vão de enxaquecas a infecções crônicas do meato urinário. A acupuntura pode ajudar a regularizar os ciclos menstruais, a controlar sangramento menstrual excessivo, interromper acessos e até mesmo, em alguns casos, a reduzir fibromas. Pesquisas mostraram que a acupuntura melhora o equilíbrio do cortisol no corpo, reforça a função imunológica e ajuda a cortar vícios como o fumo e o álcool.

A acupuntura atua redirecionando o fluxo de *chi* ao longo dos canais de energia do corpo conhecidos como meridianos. Como os meridianos não têm equivalentes anatômicos conhecidos, a medicina alopática menosprezou a eficiência da acupuntura durante muitos anos, até a presença dos meridianos ter sido demonstrada em um estudo francês. Os pesquisadores injetaram uma substância radiativa em pontos da acupuntura tradicional e em pontos falsos aleatórios. A substância injetada em pontos de acupuntura autênticos pôde ser localizada facilmente enquanto percorria os meridianos.[27] Além disso, as evidências clínicas da eficiência da acupuntura não podem mais ser ignoradas.

Comece em algum lugar

Não deixe que essas opções compliquem sua vida ou que se tornem mais uma enorme lista de "devia fazer...". A sabedoria da natureza adapta-se facilmente ao ser humano, e você já dispõe de boa parte dela. Para ter acesso a essa sabedoria, valha-se da erva, fórmula ou alimento que parece querer pular na sua mão, como se dissesse: "Prove-me". Como todas as ervas e alimentos que mencionei têm algum tipo de fito-hormônio e praticamente nenhum efeito colateral, sinta-se à vontade para experimentar.

7

Regime alimentar da menopausa: um programa para equilibrar seus hormônios e prevenir o aumento de peso da meia-idade

Durante esses anos todos, um número incontável de mulheres na faixa entre trinta e tanto a quarenta e poucos me procurou com uma ou mais destas queixas: "De onde veio este pneu na minha cintura?" "Por que não consigo mais perder estes últimos três ou quatro quilos que antes eu perdia em poucas semanas?" "Por que meu corpo está diferente, embora meu peso seja o mesmo desde a época da faculdade?".

Algumas mulheres engordam na meia-idade, mesmo que não estejam comendo mais do que antes. Outras mudam de forma, pura e simplesmente: A cintura aumenta e a gordura vai se acumulando no abdômen, nas laterais e nos ombros. A maioria das mulheres precisa mudar a alimentação e se exercitar caso deseje passar pela menopausa sem quatro a oito quilos de excesso de bagagem, peso que, além de arrasar com a aparência, também é um comprovado risco para a saúde.[1]

A causa por detrás dessas mudanças é que a mulher de meia-idade passa por uma desaceleração metabólica da ordem de dez a quinze por cento em comparação com a fase anterior de sua vida. Seu corpo fica mais eficiente no processo de levar energia para as células, acumulando-a na forma de gordura.[2] Além disso, os níveis de estrogênio diminuem e nosso apetite aumenta.[3] A natureza fez isso por dois motivos: para podermos sobreviver com menos alimentos quando ficamos mais velhas e, em alguns casos, menos capazes de nos defendermos sozinhas; e para ajudar-nos a criar uma reserva de gordura que possa produzir o estrogênio e os androgênios que os ovários não produzem com a mesma velocidade.

Se ainda vivêssemos segundo o estilo de vida de caçadores e coletores para cujo suporte nossos genes evoluíram, essas mudanças metabólicas não seriam problema. Mas em uma cultura na qual nos dizem constantemente: "É impossível sermos ricas demais ou magras demais", a redução do metabolismo na meia-idade, causada pela natureza, é simplesmente indesejável.

Felizmente, há maneiras de contornar essas mudanças metabólicas e reequilibrar os hormônios sem qualquer aumento significativo de peso ou de gordura corporal. Conheço esse caminho até do avesso, não apenas profissional, como pessoalmente.

Fazendo (novamente) as pazes com meu peso

Meu peso foi um problema para mim desde os doze anos, quando fiz meu primeiro regime. Na adolescência e no início da vida adulta, estava sempre querendo pesar cinco a dez quilos a menos do que deveria por causa de minha estrutura óssea pesada e de minha musculatura. (Naquela época, ninguém sabia que o peso podia ser um indicador muito enganoso.) Na adolescência, esforcei-me por pesar 52 kg, peso que só consegui manter na faculdade durante um mês, depois de passar muita fome. Já com vinte e poucos anos, corria regularmente e consegui me manter com 56 kg, mas com muito esforço, o que significava lutar contra minha compulsão por doces.

Depois que tive minhas filhas, eu, como tantas outras mulheres, nunca mais consegui voltar aos 56 kg, por mais que me esforçasse. Entrei em rota de colisão com outro aspecto da sabedoria da Mãe Natureza, que programou o aumento de peso para que as mães recentes pudessem se manter vivas em tempos difíceis, conseguindo amamentar e criar os filhos.

Com trinta e poucos, após ter amamentado duas filhas em um total de quase quatro anos, meu peso estabilizou-se entre 62 e 63 kg. Nessa época, comecei a fazer exercícios com halteres e descobri que meu aumento de peso devia-se tanto à gordura quanto aos músculos. (Esses pesam mais do que a gordura, mas queimam calorias de forma bem mais eficaz.)

Finalmente, com quarenta e poucos anos, fiz as pazes com meu peso e com meu tamanho, embora minha ossatura nunca tenha sido tamanho "M"! Com a devida atenção à dieta – que tem consistido principalmente de alimentos integrais, gorduras saudáveis, muitas frutas e legumes e proteínas magras – e exercícios consistentes, inclusive com pesos, consegui manter minha porcentagem de gordura corporal no saudável nível de 25 por cento e meu peso em torno de 63 kg, mais ou menos (quase sempre mais) alguns quilos. Sim, ficaria feliz se perdesse dois a quatro quilos, mas não estou disposta a mudar ainda mais o meu estilo de vida – nem a abrir mão de minhas constantes, mas modestas, porções de tortas ou bolos de chocolate – para perdê-los.

Meu metabolismo adquire vida própria

Mais ou menos um mês depois de completar cinquenta anos – época em que minha menstruação tornou-se irregular – comecei a ganhar peso de forma inexplicável. Todos os dias, a balança mostrava meio quilo a mais, embora eu não estivesse nem comendo, nem me exercitando de maneira diferente. Fiquei horrorizada. É, horrorizada. E antes que você diga que essa palavra é forte demais, vou me explicar. Tenho o tipo de corpo e de metabolismo que me levariam facilmente à obesidade se eu não fosse tão disciplinada em minha alimentação e exercícios. Havia na balança um limite superior, além do qual não me permitiria chegar, e esse número era 65. Agora, porém, eu estava indefesa, e, no período de poucas semanas, vi o ponteiro chegar a 67, meio quilo a menos do que pesei ao final de minha primeira gravidez!

Eu sabia que precisava de um novo plano de ação. Mas qual seria? Com a certeza de que venceria a batalha contra o peso, encontrei um modo confortável para me alimentar que me fosse útil pelo resto da vida.

Eu e a cetose

Durante os últimos sete ou oito anos, tenho recomendado e seguido o método alimentar de baixos carboidratos e quantidade relativamente elevada de proteínas apresentado pelos drs. Mary Dan Eades e Michael Eades em seu livro *Protein Power*. Mas desta vez, decidi experimentar uma forma mais radical de restrição de carboidratos. Fui à livraria e comprei um exemplar de *Dr. Atkins New Diet Revolution*. Na capa, lia-se que dois milhões de exemplares tinham sido vendidos; será que tantas pessoas estariam erradas?[4] Seja como for, tendo em vista a conexão entre carboidratos, insulina e aumento de peso (de que trato com detalhes a seguir), a pesquisa e a experiência clínica de Atkins me pareceram sensatas.[5]

Estudei ainda a cetose, estado metabólico que ocorre quando são cortados os carboidratos e o organismo começa a queimar suas próprias reservas de gordura. Embora os críticos mencionem a cetose como um dos perigos das dietas ricas em proteínas, eu sabia que esse estado metabólico era seguro para pessoas que não tivessem problemas renais, pelo menos durante o período limitado que o dr. Atkins recomendava e possivelmente por períodos bem mais longos também. Mais do que isso, parecia estar associada a uma perda de peso consistente e relativamente rápida.

Decidi seguir a dieta de "indução" de Atkins ao pé da letra durante duas semanas. Comprei kits para exame de urina para verificar se a cetose estava ocorrendo. (Os corpos da cetose, que resultam da quebra da gordura corporal, são expelidos pela urina e podem ser testados facilmente em casa.) Segundo Atkins, a presença de cetonas na urina é praticamente a garantia de que você está queimando gordura para servir de combustível. Depois, cortei o consumo de carboidratos para menos de 20 g por dia, um nível de restrição que nunca tinha experimentado antes.

Segundo Atkins, a grande maioria das pessoas atinge o estado de cetose dentro de 48 horas. É o tempo que leva para se esgotar o estoque de glicogênio do fígado, após o que o corpo começa a buscar energia em sua própria gordura. Assim, cortei os carboidratos, aguardei 48 horas e comecei a fazer meus exames de urina, duas a três vezes por dia. Nada. As tiras não ficavam roxas. Embora estivesse me sentindo bem e tivesse muita energia, só entrei na cetose quando comecei a tomar doses relativamente elevadas do suplemento L-carnitina.

Após dez dias de restrição a carboidratos, consegui produzir um pouquinho de cetose – as tiras de teste indicavam "traços". Mas mesmo assim, não consegui reduzir peso ou medidas. Na verdade, ganhei 1,5 kg na parte de indução da dieta Atkins. Agora, meu platô chegara a um novo nível. Que frustração! Lá estava eu, exercitando-me regularmente, comendo uma quantidade muito limitada de carboidratos, mantendo normal o restante de minha alimentação, e seguindo uma dieta que tinha ajudado milhões de pessoas a perder peso. Mas não funcionou comigo. Como tantas mulheres na perimenopausa, tinha chegado a um muro metabólico; meu corpo de meia-idade iria preservar a gordura pelo resto da vida.

Como resultado de minha experiência, pesquisei mais, conversei com outros especialistas e continuei minha saga em busca da solução para meu problema de peso. Em quatro meses, retornei aos 63 quilos.

O programa que apresento a seguir baseia-se em minha própria experiência, nos relatos de milhares de assinantes de meu boletim e de muitas de minhas pacientes. Foi idealizado para ajudá-la a controlar suas células de gordura da meia-idade, equilibrar seus hormônios e resguardar sua saúde em todos os níveis.

Cinco etapas para se controlar o peso na meia-idade

Primeira etapa: tire as medidas da saúde – relação cintura/quadril, índice de massa corporal e porcentagem de gordura corporal

O aumento de peso da meia-idade não é necessariamente um risco de saúde. Na verdade, esses quilos que ganhamos na perimenopausa costumam ir embora depois que passa a menopausa, quando nossos metabolismos tornam a se estabilizar.

Entretanto, as mudanças hormonais da menopausa também nos predispõem à obesidade central (excesso de gordura no abdômen), o que é um problema. As células de gordura abdominal têm metabolismo mais ativo – e potencialmente mais perigoso – do que as células de gordura dos quadris e das coxas. Podem contribuir para a resistência à insulina, uma condição metabólica na qual o seu corpo precisa produzir cada vez mais insulina para retirar o açúcar do sangue.

E elas conseguem produzir muito mais androgênios e estrogênio. A clássica silhueta de pera está associada a um maior risco de doenças cardíacas, câncer de mama, câncer do útero, diabetes, cálculos renais, hipertensão, artrite, incontinência urinária, ovário policístico, incontinência por estresse urinário, cálculos na vesícula, enfartos e apneia do sono.[6]

A relação cintura/quadril é um modo rápido de avaliar seu risco. Meça ao redor da parte mais cheia de suas nádegas. Depois, meça sua cintura na parte mais estreita do dorso. Divida a medida da cintura pela medida do quadril. A relação saudável é inferior a 0,8. A ideal é 0,74. Uma relação maior do que 0,85 está associada a todos os riscos de saúde mencionados antes.[7]

O Índice de Massa Corporal (IMC) é outra forma de se medir seu risco de saúde. Para determinar seu IMC, descubra seu peso e sua altura na tabela da próxima página. Um IMC de 24 ou menos é ideal. Valores maiores de IMC estão associados a um maior risco de doenças de todos os tipos. Os estudiosos ainda estão se decidindo quanto ao risco adicional associado a um IMC levemente mais elevado, na faixa entre 25 e 29.

A porcentagem de gordura corporal é o último número de que você irá precisar. Ele pode ser medido por seu médico, em uma academia ou na ACM de sua cidade. Embora você possa adquirir um aparelho para fazer essa medição, saiba que eles não são muito precisos, pelo que tenho visto. É possível encontrar uma porcentagem de massa corporal saudável (entre 20 e 28 por cento, para mulheres) e ter um IMC superior a 24. Isso se aplica especialmente a atletas que têm grande massa muscular.

Se o seu índice cintura/quadril, IMC e porcentagem de gordura corporal estão dentro da faixa saudável, então você só precisa dar um ajuste fino naquilo que já está fazendo para manter seu peso e equilibrar seus hormônios. Se não, faça o que puder para reduzir o seu risco. Um estudo feito em 1999 pela Escola de Medicina da Harvard revelou que mulheres que ganham aproximadamente 9 kg em idade adulta sofrem um declínio na vitalidade e nas funções físicas maior do que aquele associado ao fumo. O aumento de peso também foi associado a um aumento nas dores físicas, independentemente do peso da mulher. Felizmente, tudo isso é reversível. Quando as mulheres com excesso de peso emagreceram, todas as características de saúde e vitalidade melhoraram.[8] Essa é uma boa notícia. Não precisamos chegar ao peso ideal; até uma modesta perda de gordura, da ordem de 3 a 5 kg, ou a redução de um número no IMC, pode melhorar sensivelmente a sua saúde, reduzir a pressão arterial e equilibrar seus níveis hormonais.

Segunda etapa: confira os estressores metabólicos

Em seu livro *Fight Fat After Forty* [Combata a gordura após os quarenta], a dra. Pamela Peeke, pesquisadora dos National Institutes of Health dos EUA, documenta a conexão entre estresse tóxico e aumento de peso tóxico – o tipo de peso que se acumula no abdômen e faz que as mulheres corram

FIGURA 11: TABELA DO ÍNDICE DE MASSA CORPORAL

Altura (em centímetros)

Peso (em quilos)	152	155	157	160	168	170	173	175	178	180	183	185	188	190	193	195	200
45,4	20	19	18	18	17	17	16	16	15	15	14	14	14	13	13	12	12
47,7	21	20	19	19	18	17	17	16	16	16	15	15	14	14	13	13	13
50	21	21	20	19	19	18	18	17	17	16	16	15	15	15	14	14	13
52,2	22	22	21	20	20	19	19	18	17	17	17	16	16	15	15	14	14
54,5	23	23	22	21	21	20	19	19	18	18	17	17	16	16	15	15	15
56,8	24	24	23	22	21	21	20	20	19	18	18	17	17	16	16	16	15
59	25	25	24	23	22	22	21	20	20	19	19	18	18	17	17	16	16
61,3	26	26	25	24	23	22	22	21	21	20	19	19	18	18	17	17	16
63,6	27	26	26	25	24	23	23	22	21	21	20	20	19	18	18	17	17
65,8	28	27	27	26	25	24	23	23	22	21	21	20	20	19	19	18	18
68,1	29	28	27	27	26	25	24	23	23	22	22	21	20	20	19	19	18
70,4	30	29	28	27	27	26	25	24	24	23	22	22	21	20	20	19	19
72,6	31	30	29	28	27	27	26	25	24	24	23	22	22	21	21	20	19
74,9	32	31	30	29	28	27	27	26	25	24	24	23	22	22	21	21	20
77,2	33	32	31	30	29	28	27	27	26	25	24	24	23	22	22	21	21
79,5	34	33	32	31	30	29	28	27	27	26	25	24	24	23	22	22	21
81,7	35	34	33	32	31	30	29	28	27	27	26	25	24	24	23	22	22
84	36	35	34	33	32	31	30	29	28	27	27	26	25	24	24	23	23
86,3	37	36	35	34	33	32	31	30	29	28	27	26	26	25	24	24	23
88,5	38	37	36	35	33	32	31	31	30	29	28	27	26	26	25	24	24
90,8	39	38	37	35	34	33	32	31	30	30	29	28	27	26	26	25	24
93,1	40	39	37	36	35	34	33	32	31	30	29	29	28	27	26	26	25
95,3	41	40	38	37	36	35	34	33	32	31	30	29	28	28	27	26	26
100	42	41	39	38	37	36	35	34	33	32	31	30	29	28	28	27	26
102,2	43	42	40	39	38	37	36	34	33	32	32	31	30	29	28	27	27
104,4	44	43	41	40	39	37	36	35	34	33	32	31	31	30	29	28	27
106,7	45	43	42	41	39	38	37	36	35	34	33	32	31	30	30	29	28
109	46	44	43	42	40	39	38	37	36	35	34	33	32	31	30	29	29
111,2	47	45	44	43	41	40	39	38	36	35	34	33	33	32	31	30	29
113,5	48	46	45	43	42	41	40	38	37	36	35	34	33	32	31	31	30
	49	47	46	44	43	42	40	39	38	37	36	35	34	33	32	31	30

☐ Abaixo do peso   ▨ Peso adequado   ☐ Sobrepeso   ■ Obesidade

o risco de morte prematura. O estresse tóxico pode vir de qualquer desafio diário, mas diversas circunstâncias tornam-no especialmente comum em mulheres com mais de quarenta anos: o reaparecimento de traumas de infância, perfeccionismo, mudanças em relacionamentos (como divórcios ou cuidados com parentes enfermos), estresse no trabalho, enfermidade crônica ou aguda, dietas e os efeitos da menopausa.

Essa explicação foi importante para mim, pois o meu aumento de peso no início da perimenopausa coincidiu com novos estresses em minha vida. O ponteiro da balança começou a subir pouco antes do Dia de Ação de Graças, quando minha filha mais velha chegou em casa para passar as primeiras férias da faculdade e, juntas, inauguramos oficialmente nossa primeira temporada de férias como família "fraturada". Minhas filhas tiveram de dividir as férias entre a minha casa e a do pai, uma situação que sempre imaginei que jamais fosse acontecer conosco.

Além disso, estava cuidando em tempo integral de minha melhor amiga, que estava se recuperando de uma importante cirurgia na coluna. Eu preparava suas refeições, tentava prever suas necessidades, observava-a sofrendo dores lancinantes que não eram aliviadas por narcóticos, e, de modo geral, tentava proporcionar-lhe um lugar seguro para sua recuperação. Durante bem mais de um mês, fiquei "de serviço" 24 horas por dia, exceto uma ou outra pausa ocasional. Vendo tudo isso hoje, não me espanto com meu aumento de peso.

Encontre algum tempo, faça um pouco de trabalho de detetive e veja se você também tem um padrão de estresse que possa estar causando esse aumento de peso. Tome muito cuidado com o perigo do final da tarde, quando o nível dos principais hormônios que nos ajudam a formar uma barreira contra o estresse – serotonina e cortisol – tende a cair, deixando-nos com a sensação de maior vulnerabilidade às nossas emoções subjacentes. Isso é mais sentido quando a serotonina, o neurotransmissor do "sentir-se bem", se esgota, e ficamos com a compulsão de comer qualquer coisa à nossa frente – especialmente carboidratos refinados – para levá-la ao nível normal.

O efeito do estresse sobre o peso também funciona no sentido oposto. Recentemente, uma de minhas colegas médicas, que está na perimenopausa, foi viajar com uma de suas filhas, que cursa medicina. Foram a um interessante encontro médico e depois exploraram juntas o Grande Canyon. Embora ela não tenha se preocupado com a alimentação, comendo o que quis, chegou em casa com três quilos a menos! Ela me disse: "Acho que os meus níveis de cortisol voltaram ao normal, porque dormi a noite toda nesses dez dias, sem ter de me preocupar com chamados de emergência. Além disso, a serotonina estava em alta porque estava conversando com pessoas interessantes e ficando bronzeada com aquele sol gostoso!".

Terceira etapa: faça exercícios

Se você ainda não se exercita, não há momento melhor para começar do que o momento presente. Seus músculos estão repletos de receptores de insulina. Quanto maior for a sua massa muscular e quanto mais calor seus músculos gerarem com regularidade, maior a facilidade com que você irá queimar carboidratos e gordura corporal. Você também estará protegendo seus ossos e seu coração. Na verdade, de todas as mudanças que você pode efetuar em seu estilo de vida para preservar a redução de peso, a mais importante é a prática de exercícios. Recomendo trinta minutos diários, no mínimo, de exercícios contínuos, pelo menos cinco vezes por semana.

Se você já faz exercícios, mude o programa. Talvez você, como eu, ache que está diante de uma "barreira" metabólica, embora já tenha cortado carboidratos e se exercite regularmente. Se isto acontece, normalmente é porque seu corpo se ajustou a seu atual nível de atividade – assim como é possível manter o peso com apenas 1.000 calorias por dia – e o metabolismo do corpo simplesmente se reduziu para acomodar-se ao seu conceito de fome.

Para fazer que suas células de gordura liberem sua carga, é preciso confundi-las um pouco. Experimente fazer uma série de exercícios diferente, exigindo outros músculos. Se você costuma caminhar, faça *step*, orbital, levantamento de pesos, simulador de esqui. A ideia é fazer que seu corpo saia da rotina metabólica.

Pessoalmente, tive de aumentar a intensidade e a duração de minhas sessões com pesos, cortando as caminhadas – estavam tão fáceis que eu quase não suava. Os exercícios com pesos eram bem mais difíceis. Com o tempo, a troca deu certo.

Quarta etapa: examine sua tireoide

Aproximadamente 25 por cento das mulheres desenvolvem ou têm problemas preexistentes de tireoide na época em que atingem a perimenopausa. A função tireóidea fraca está associada a uma taxa de metabolismo reduzida. Se você tem quaisquer sintomas de problemas de tireoide (fadiga, aumento de peso, mãos e pés frios, queda de cabelos ou prisão de ventre), examine sua tireoide. Acabei fazendo isso quando estava na minha desaceleração metabólica, e descobri que meu nível de hormônio tireóideo estava consistente com o que é chamado hipotireoidismo subclínico. Não tive outros sintomas além do aumento de peso. Comecei com uma dose bem baixa de hormônios tireóideos – levotiroxina (T_4) e tri-iodotironina (T_3) – que eu poderia ter de continuar a tomar ou não. (Embora a maioria dos médicos receite apenas a levotiroxina, muitas mulheres se dão melhor com a combinação de T_3 com T_4.) Como qualquer decisão médica, avalio a minha todos os meses. Meus exames de sangue voltaram ao normal. É difícil dizer se a reposição de hormônio tireóideo foi responsável pela reversão da tendência ao aumento de peso, porque também mudei minha rotina de exercícios e cortei todos os carboidratos refinados. Além disso, o estresse sob o qual me achava diminuiu sensivelmente quando acabaram as férias e minha amiga recuperou-se plenamente.

Quinta etapa: prefira alimentos que equilibram os hormônios e normalizam a insulina e os níveis sanguíneos

Toda mulher na perimenopausa deve seguir uma dieta, ingerir suplementos e manter um programa de exercícios tendo em vista a modulação do excesso de estrogênio. Isto é essencial para mulheres com sintomas de dominância de estrogênio, como fibromas, seios doloridos ou sangramento excessivo.

A dieta básica dos norte-americanos é quase uma garantia de que se irá experimentar algum tipo de dominância de estrogênio ou desequilíbrio hormonal, porque é rica em açúcares simples (ou refinados) e amidos, nas gorduras erradas, e em pratos rápidos e pobres em fibras e nutrientes.

O método alimentar que apresento a seguir trata de três condições hormonais interligadas e muito comuns na perimenopausa: 1) excesso de insulina, levando à resistência à insulina; 2) excesso de estrogênio e insuficiência de progesterona; e 3) desequilíbrio das substâncias reguladoras conhecidas como eicosanoides.

Os elementos do desequilíbrio

Antes de detalhar o meu programa, gostaria de lhe apresentar uma síntese dos fundamentos científicos por trás desse método, para que você veja como todos esses elementos se encaixam.

Resistência à insulina

A insulina é produzida no pâncreas e é a responsável por levar a glicose da corrente sanguínea para nossas células, onde é usada como combustível. A boa saúde depende da capacidade do corpo criar e utilizar apenas a quantidade certa de insulina para manter nos níveis ideais a quantidade de açúcar no sangue, bem como o metabolismo normal. O consumo de carboidratos refinados causa um aumento súbito na quantidade de açúcar no sangue. Isso faz que o pâncreas produza grandes quantidades de insulina para processar o açúcar do sangue. Toda célula do corpo tem, na superfície, receptores de insulina. Esses permitem que a insulina "abra a porta" para que a glicose possa entrar na célula.[9] Mas, com o tempo, se os níveis sanguíneos continuam elevados, os receptores de insulina perdem a capacidade de reagir a esse fardo metabólico anormal. Tornam-se insensíveis, com o que se desenvolve uma condição conhecida como resistência à insulina, na qual mais e mais insulina é produzida, com efeitos cada vez menores. Mais cedo ou mais tarde, nem os tecidos do corpo, nem o pâncreas, conseguem acompanhar a carga de açúcar no sangue. Praticamente todas as células do corpo são afetadas negativamente por esse estado metabólico anormal. Nos casos mais graves, um indivíduo com essa condição pode ter diabetes tipo 2, necessitando de insulina para atender à demanda do corpo.

A obesidade influi nesse problema. A gordura corporal está repleta de receptores de insulina, e quanto mais gorda você ficar, maior a quantidade de insulina necessária para levar o açúcar do sangue para as células. A diabetes tipo 2 costuma desaparecer simplesmente com a perda de peso.

Aproximadamente 25 por cento da população parece ter resistência genética aos efeitos adversos da superprodução de insulina e resistência à insulina. Geralmente, esses indivíduos conseguem se manter magros, não importa o que comam. Mas 75 por cento da população não tem a mesma sorte, especialmente durante a perimenopausa. Quando a mulher envelhece, sua massa muscular total tende a diminuir, aumentando a gordura corporal – independentemente do peso. Isso predispõe à resistência à insulina e aos inúmeros problemas hormonais e de saúde associados a ela. Qualquer mulher que tenha tido diabetes gestacional quando grávida corre mais risco de ter resistência à insulina e a síndrome X (ver quadro) durante a perimenopausa.

A maioria dos sintomas da perimenopausa, como sangramento intenso, cólicas, fibromas e TPM, responde a uma dieta que mantém estáveis seus níveis de insulina e de açúcar no sangue – uma dieta que, além disso, mantém seus eicosanoides equilibrados. De modo geral, os níveis de insulina e de açúcar no sangue se mantêm estáveis com uma dieta de alimentos integrais, não refinados, que incluem carboidratos com um índice glicêmico entre baixo e moderado, como frutas, verduras e grãos integrais. O índice glicêmico é, simplesmente, a medida da velocidade e do grau com que um dado alimento, contendo carboidratos, eleva o nível de açúcar no sangue. Carboidratos com elevado índice glicêmico – inclusive álcool, alimentos açucarados e com amido (como biscoitos, doces, refrigerantes e pão branco, bem como quase todos os alimentos refinados e processados) – são rapidamente metabolizados em açúcar, provocando um surto de insulina no sangue.

Por outro lado, carboidratos com baixo índice glicêmico quebram-se lentamente, levando o açúcar do sangue a níveis relativamente baixos em um período de tempo mais longo. Isso faz que sejam metabolizados com uma pequena quantidade de insulina.

Em termos evolutivos, a maioria dos carboidratos de alto índice glicêmico são de alimentos "novos", cuja crescente participação em nossa dieta só ocorreu no último século. Até então, durante milênios, nossas opções alimentares e nossos metabolismos evoluíram lado a lado, juntamente com os estilos de vida ativos que também mantiveram a insulina em nível normal.

> **Síndrome X**
>
> As condições médicas associadas à resistência à insulina são conhecidas coletivamente como síndrome X, termo criado pelo dr. Gerald Reaven, endocrinologista de renome mundial da Faculdade de Medicina da Universidade de Stanford.[10] Elas incluem:
>
> - Maior risco de diabetes tipo 2[11]
> - Níveis anormais de colesterol[12]
> - Hipertensão
> - Doenças cardíacas: doenças das coronárias e da circulação periférica[13]
> - Obesidade
> - Anovulação[14]
> - Superestimulação da testosterona ovariana[15]
> - Ovário policístico
> - Excesso de pelos no rosto, queda de cabelos ou calvície de padrão masculino na mulher
> - Acne adulta
> - Maior risco de câncer de mama e do endométrio[16]

Dominância do estrogênio

Uma dieta rica em carboidratos refinados piora todos os problemas da perimenopausa por causa de seu efeito adverso sobre o equilíbrio hormonal. Ela reforça a tendência à obesidade central (ver p. 197), a qual, por sua vez, favorece a produção de estrogênios e de androgênios. A obesidade central e os elevados índices de insulina – que podem ocorrer até em mulheres com peso e IMC (Índice de Massa Corporal) normais – também estão associados a níveis mais elevados de triglicérides no sangue. Isso, naturalmente, exerce um efeito negativo sobre a saúde cardíaca, mas também interfere com o mecanismo normal segundo o qual o corpo desativa o estradiol livre. Um aumento relativo na quantidade de estradiol metabolicamente ativo na corrente sanguínea pode atacar os tecidos dos seios e do endométrio, sensíveis ao estrogênio, tendo como possível resultado o crescimento desses tecidos. Essa é uma das razões pelas quais o excesso de insulina, com resistência à insulina, é um sério fator de risco para câncer de mama e para ovários policísticos.[17] Índices de insulina elevados também aumentam a sensibilidade dos tecidos a uma proteína conhecida como *fator de crescimento análogo à insulina* (IGF-1), que, segundo se sabe, estimula o crescimento do tecido dos seios e de outras regiões do corpo.[18]

Desequilíbrio dos eicosanoides

A dieta americana típica causa desequilíbrios em um grande e poderoso grupo de mensageiros celulares conhecidos como eicosanoides. Essas substâncias semelhantes a hormônios controlam praticamente todos os processos bioquímicos do seu corpo, e sua saúde depende de seu equilíbrio. Por exemplo, um excesso de certos tipos de eicosanoides – conhecidos como série 2 – e uma falta de outros, séries 1 e 3, podem acarretar inflamações, bem como a redução da disponibilidade de oxigênio para as células e a excessiva coagulação sanguínea.

Um dos eicosanoides mais conhecidos, a prostaglandina F2-alfa, está envolvido nas cólicas menstruais. Todo medicamento para cólicas menstruais à venda no mercado, do Anaprox ao Midol, funciona bloqueando a síntese do excesso de prostaglandina F2-alfa no corpo. Outro eicosanoide, a interleucina-1, também é parcialmente responsável pela inflamação em artrites, bloqueada pela aspirina e por outros anti-inflamatórios.

As prostaglandinas e outros eicosanoides correlatos, como as prostaciclinas, tromboxanos e leucotrienos, regulam funções bastante variadas, como pressão arterial, coagulação sanguínea, todo tipo de inflamação, o sistema imunológico, o ciclo de sono e vigília, as contrações uterinas do parto e do ciclo menstrual, a liberação de ácido gástrico no estômago e a dilatação e constrição dos vasos sanguíneos e os hormônios dos ductos dos pulmões.

Embora os eicosanoides atuem de forma bastante similar, aqueles não são produzidos por glândulas que liberam seu conteúdo na corrente sanguínea, mas pelas próprias células, onde agem e depois desaparecem rapidamente. Até o início da década de 1980, os cientistas não tinham o sofisticado equipamento necessário para medi-los. É por isso que, até hoje, alguns médicos talvez não entendam que o desequilíbrio dos eicosanoides é o caminho final de muitos dos processos das enfermidades. Se você já teve uma dor de cabeça, cólica menstrual, irritação cutânea ou inchaços e dores nas juntas, você sofreu o efeito do desequilíbrio dos eicosanoides.

Felizmente, é raro precisarmos de remédios para equilibrar os eicosanoides. Embora o nível dos eicosanoides seja afetado por quase todos os aspectos de nossas vidas, inclusive emocionais, o modo mais poderoso e prático para se chegar a um equilíbrio saudável dos eicosanoides é a dieta diária.

A principal razão para o desequilíbrio dos eicosanoides – e por todas as doenças e sintomas a eles associados – é a dieta habitual dos americanos, que tem as seguintes características:

- Excesso de carboidratos refinados, resultando na superprodução de insulina. O excesso de insulina, por sua vez, favorece a produção de eicosanoides pró-inflamatórios, como a prostaglandina F2-alfa e as citocinas.
- Deficiência de gorduras poli-insaturadas, conhecidas como gorduras Ômega-3. As gorduras Ômega-3 são necessárias para a função de quase todas as células do corpo, principalmente aquelas do sistema nervoso, do cérebro, dos olhos e do sistema imunológico. As gorduras Ômega-3 também favorecem a produção de eicosanoides anti-inflamatórios das séries 1 e 3, necessários para equilibrar os eicosanoides "ruins", da série 2. Hoje em dia, os níveis da gordura Ômega-3 DHA (ácido docosa-exanoico), particularmente importante, são quarenta por cento mais baixos, em média, nas mulheres americanas do que nas europeias.
- Excesso de gorduras trans, normalmente encontradas em margarinas e gordura vegetal hidrogenada. Elas bloqueiam a produção de eicosanoides séries 1 e 3 e favorecem a produção dos eicosanoides série 2, pró-inflamatórios.
- Deficiências de micronutrientes necessários para o perfeito metabolismo dos eicosanoides. A deficiência das vitaminas C e B_6, e de magnésio, por exemplo, favorece a superprodução de eicosanoides pró-inflamatórios.

O estresse continuado também é um fator de desequilíbrio dos eicosanoides. Resulta na superprodução de epinefrina e de cortisol, hormônios do estresse que também favorecem os eicosanoides pró-inflamatórios. A cafeína, que costuma ser usada para atenuar os efeitos do estresse e da fadiga, tem o mesmo efeito.

Plano alimentar para o equilíbrio hormonal

Tendo em vista o estilo de vida médio da atual mulher na perimenopausa, não é difícil perceber porque a insulina, o estrogênio e os eicosanoides ficam desequilibrados, aumentando o risco para quase toda enfermidade, de problemas cardíacos e pressão alta a artrite e câncer de mama. Felizmente, se você seguir o plano alimentar apresentado aqui, não terá de esperar para se sentir melhor. Em alguns dias, você vai perceber que seu sono melhorou, que está perdendo o excesso de gordura, que diversos sintomas incômodos estão sumindo e que sua pele está com um brilho saudável. Ao mesmo tempo, você estará reduzindo o risco de ter doenças causadas pelo enfraquecimento.

Para manter o equilíbrio do açúcar no sangue, dos eicosanoides e dos hormônios, faça o seguinte:

FIGURA 12: O TRIÂNGULO DAS BERMUDAS DOS HORMÔNIOS

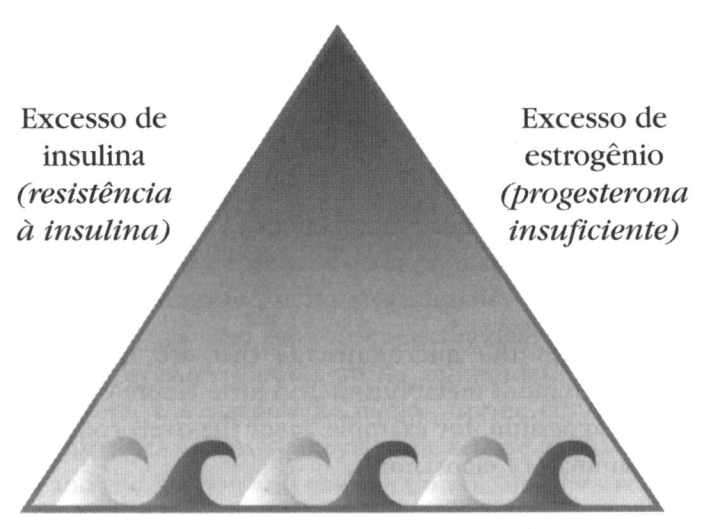

Excesso de insulina
(resistência à insulina)

Excesso de estrogênio
(progesterona insuficiente)

Excesso de eicosanoides série 2
(séries 1 e 3 insuficientes)

Durante a perimenopausa, fatores alimentares e alterações hormonais podem produzir três situações interligadas, tão perigosas para nossa saúde quanto o proverbial Triângulo das Bermudas o é para aviões e navios.
© 2001 por Northrup e Schulz

Faça, no mínimo, três refeições por dia

Muitas mulheres "pulam" o desjejum e o almoço, economizando calorias para o jantar. O problema disso é que o ciclo de metabolismo atinge naturalmente seu ápice ao meio-dia, declinando depois. Por isso, os alimentos que você come à noite correm o risco de serem armazenados como excesso de gordura, o que não ocorre com os alimentos ingeridos no início do dia. Eis outro motivo para você não pular refeições em nome do controle de peso: sabe-se que, com o tempo, fazer dietas ioiô e passar fome reduzem o seu nível metabólico em geral, resultando em um corpo com metabolismo tão eficiente que é possível manter o mesmo peso, apesar de uma dieta de poucas calorias. É por isso que, quando tive de lidar com meu aumento de peso da meia-idade, a restrição calórica severa não foi uma opção. Passei fome muitas vezes na adolescência e no início da vida adulta, chegando a jejuar. Meu metabolismo sempre foi lento, e agora a meia-idade estava reduzindo ainda mais o seu ritmo. Não podia me arriscar a outra desaceleração. Também estava claro que uma restrição calórica severa costuma resultar na redução da massa corporal magra, benéfica, mas não necessariamente na redução da gordura corporal. Isso significa que, após uma severa restrição alimentar, você pode acabar com uma porcentagem de gordura maior do que a que tinha quando começou.

A maioria das mulheres na perimenopausa tem melhores resultados quando mantém estável o nível de açúcar no sangue, fazendo pequenas e frequentes refeições. Recomendo um lanche por volta das quatro da tarde, no momento em que o açúcar no sangue, o humor e a serotonina começam a decair. Esse lanche pode impedi-la de comer demais à noite, após chegar em casa. (Se não fizer isso, provavelmente você irá começar a jantar no instante em que chegar em casa, terminando-o ao se deitar, em uma desesperada tentativa de compensar todo um dia de privação.)

Para lidar adequadamente com as alterações metabólicas da meia-idade, você precisa ser paciente. E você também precisa repensar mentalmente a sua "dieta". Em outras palavras, você precisa pensar em seu novo metabolismo como algo que irá exigir um novo modo de viver e de comer, e não como mais uma dieta de efeitos rápidos. (Aprendi isso muito bem quando tentei seguir o programa de indução do dr. Atkins.)

Concentre-se no tamanho das porções, não nas calorias

Em vez de contar calorias, concentre-se em ingerir alimentos da maior qualidade possível, em porções menores. Faça uma concha com as duas mãos. É essa a capacidade de seu estômago. Limite seu consumo de alimentos a não mais do que isso em cada refeição ou lanche. Comer em excesso, de modo geral – independentemente do alimento – está associado à produção excessiva de insulina. Normalmente, as porções servidas nos restaurantes americanos são bem maiores do que na Europa, um dos motivos pelos quais há muito mais americanos com excesso de peso do que europeus. Em um restaurante da minha cidade, por exemplo, o prato de frango que eu costumo pedir vem com duas metades de um peito de frango. Como apenas uma metade e levo a outra para comer em casa.

A fim de manter meu peso estável, tive de cortar a quantidade total de alimentos ingeridos, eliminar produtos à base de grãos na maior parte do tempo (ver abaixo), reduzir o consumo de sobremesas a não mais do que uma por semana, fazer do almoço a maior refeição do dia, comer pouco no jantar e aumentar o tempo dedicado a exercícios físicos.

Coma proteínas em todas as refeições

Isso significa ovos, peixe, carnes magras, laticínios ou uma alternativa vegetariana de proteínas animais, como proteína de soja em pó, proteína de soro de leite em pó, grãos de soja integrais, *tofu* ou *tempeh*. Feijões têm proteínas, mas também têm uma boa quantidade de carboidratos. Embora o carboidrato dos feijões esteja do lado mais baixo do índice glicêmico, os feijões podem ter carboidratos demais para algumas mulheres na perimenopausa. Para outras, são muito bons. Você deve julgar por si mesma.

As necessidades de proteína variam em função de seu tamanho e de sua atividade física. Quanto maior e mais ativa você for, maior a sua necessidade. De um modo geral, se você tem tendência a ganhar peso na meia-idade, sua dieta deve constituir de quarenta por cento de proteínas, 35 por cento de carboidratos de baixo índice glicêmico e 25 por cento de gorduras. Você não precisa aderir rigidamente a isso em todas as refeições e lanches que fizer, mas é uma média a se acompanhar por um período de, no mínimo, uma semana.[19]

Se você corre o risco de ter alguma doença, inclusive câncer, estimulada por excesso de estrogênio, seria bom aumentar ainda mais o consumo de proteínas. As proteínas podem até reduzir o risco de contrair essa doença. Eis o seu funcionamento: quando o fígado, a gordura do corpo e os ovários metabolizam o estrogênio, usam um sistema de enzimas conhecido como citocromo P450. Dietas ricas em proteínas aumentam a atividade de todo o sistema P450, ajudando assim a proteger o seu corpo do excesso de estímulo do estrogênio. Em um estudo, por exemplo, os corpos de indivíduos que foram alimentados com uma dieta contendo 44 por cento de proteínas, 35 por cento de carboidratos e 21 por cento de gorduras passaram por uma profunda mudança na capacidade de desativar o estrogênio excessivo.[20]

Corte os carboidratos refinados e com elevado índice glicêmico, inclusive o álcool

Lembre-se, nem todos os carboidratos foram criados da mesma maneira. Um grama de carboidrato proveniente de açúcar comum tem um efeito metabólico diferente da mesma porção de carboidrato de amoras. Essa diferença é medida, como expliquei antes, pelo índice glicêmico, um número que indica a velocidade e o grau com que um dado alimento eleva o nível de açúcar no sangue. O pão branco está no alto da escala, com um índice glicêmico de valor 100. Certos alimentos com elevado índice glicêmico, como batatas ou bananas cozidas, podem fazer parte de uma dieta salutar para algumas pessoas, dependendo do metabolismo individual.

Elimine tantos carboidratos refinados de sua alimentação quantos puder. Isso significa cortar arroz branco e alimentos feitos com farinha branca, como bolinhos, *bagels*, biscoitos, pão francês, palitos de massa, bolacha tipo *cracker*, salgadinhos, *pretzels* e massas. Você também precisa eliminar refrigerantes, que nada mais são do que água com açúcar. Um refrigerante dietético de vez em quando não incomoda, desde que você não seja sensível ao aspartame. (Ver Capítulo 10.)

Se você for mesmo viciada em carboidratos

Mulheres que cresceram em sistemas familiares caóticos ou com alcoólatras têm uma química cerebral e corporal muito sensível aos efeitos dos alimentos, especialmente ao componente neuroquímico conhecido como serotonina. A serotonina é liberada no cérebro de forma bem rápida quando você come alimentos ricos em carboidratos refinados, como a maioria dos biscoitos ou dos cereais matinais. Os verdadeiros viciados em carboidratos não conseguem parar após comer alguns biscoitos ou batatas fritas. Parecem não ter um mecanismo de saciedade regulado. Se a descrição se ajusta a você, recomendo-lhe que leia um destes livros:

The Carbohydrate Addict's Lifespan Program: A Personalized Plan for Becoming Slim, Fit, and Healthy in your 40s, 50s, and 60s and Beyond [Programa vitalício para viciados em carboidratos: um plano personalizado para ficar magro, em forma e saudável aos 40, 50, 60 e mais], por Richard F. Heller e Rachael F. Heller

Potatoes, Not Prozac [Batatas, não Prozac], por Kathleen DesMaisons

The Sugar Addict's Total Recovery Program [Programa para recuperação total de viciados em açúcar], por Kathleen DesMaisons

---

Isso também significa eliminar ou reduzir o consumo de bebidas alcoólicas de todos os tipos, inclusive *coolers* de vinho, vinho, cerveja e bebidas mais fortes. Elas são apenas açúcar em uma forma tão absorvível que seus efeitos sobre o cérebro são sentidos em questão de minutos. Uma das primeiras coisas que as mulheres percebem quando eliminam as calorias vazias do álcool é que perdem peso rapidamente. Muitas percebem ainda que os calores desaparecem. Acontece que o álcool interfere significativamente no metabolismo do estrogênio, o que causa um desequilíbrio hormonal quase instantâneo, com uma quantidade de estrogênio do sangue muito maior do que a de progesterona.

Você também precisa eliminar ou reduzir os doces: balas, biscoitos, bolos, tortas e sorvetes. Pode comer um pouco em ocasiões especiais, mas, quando você equilibrar o açúcar do sangue e os eicosanoides, verá que a vontade de comer doces terá diminuído consideravelmente, e você não vai gostar de como irá se sentir depois de comê-los.

Lembre-se, seu corpo só será capaz de queimar gorduras acumuladas e de manter normais os níveis de insulina e de açúcar no sangue depois que você parar de comer ou de beber quantidades excessivas dos carboidratos "errados". Do contrário, o excesso de açúcar no sangue será armazenado como gordura, que se acumulará não só nos quadris como em outros lugares, como suas artérias, coração e cérebro.

O desafio consiste em descobrir a quantidade e o tipo de carboidratos que lhe permitirão manter ou perder peso. Algumas pessoas conseguem ingerir até 300 g de carboidratos por dia sem engordar. Outras, como eu, precisam ingerir uma quantidade bem menor. O tipo de carboidrato ingerido também é importante. Você pode consumir, por exemplo, até 200 g de carboidratos encontrados no feijão, no arroz, nas verduras e frutas por dia, mantendo ou perdendo peso. Mas se consumir esses mesmos 200 g na forma de biscoitos, bolos e bebida alcoólica, você irá engordar.

Consuma com cautela produtos à base de grãos

Mesmo que você tenha eliminado toda forma de grãos refinados, ainda pode ter problemas com trigo integral, centeio integral, aveia integral ou farinha de painço. Recentemente, uma fascinante linha de pesquisas sugere que as doenças degenerativas que atormentam atualmente a humanidade só surgiram quando a agricultura se tornou uma prática comum. Estudos arqueológicos mostram que, na Antiguidade, muitos egípcios eram gordos e tinham cáries – doenças associadas a uma dieta à base de grãos e virtualmente ausentes em caçadores-coletores.

Muitas pessoas sensíveis a carboidratos percebem que a ingestão de produtos à base de grãos provoca a compulsão alimentar. Isto aconteceu comigo com arroz integral – um "alimento natural" que eu consumia regularmente, mas que praticamente tive de eliminar. Também precisei eliminar quase todos os produtos à base de pães integrais, mesmo aqueles não fermentados. (Uma linha de pensamento sugere que o pão fermentado é de difícil digestão porque o levedo pode crescer demais nos intestinos. Muita gente tolera melhor os pães ázimos, mas não todos. Hoje em dia, até um salgadinho do tipo *tortilla*, ázimo e de trigo integral, faz que eu me sinta grogue e repleta.) Analisando hoje o que eu fazia, percebo que, durante muitos anos, o excesso de pães foi meu maior problema. Na perimenopausa, porém, meu corpo finalmente disse "Chega!".

> ### Como saciar o anseio por açúcar
>
> Enquanto você estiver mudando para uma dieta com menos açúcar, você pode ajudar a equilibrar a bioquímica de seu corpo, e, ao mesmo tempo, saciar o desejo por açúcar, tomando o aminoácido L-glutamina, que parece ajudar a prevenir a fadiga mental que pode resultar da retirada do açúcar. (Tome 1 g por dia no almoço, ou consulte Recursos para conhecer outros produtos.) Há pesquisas que sugerem que a L-glutamina ajuda os alcoólatras a evitar o álcool – o pior efeito colateral causado pelo açúcar.[21]
>
> Produtos artificialmente adoçados também podem ajudar a combater o anseio pelo açúcar. Os adoçantes de que mais gosto são o acesulfame de potássio e a estévia. O acesulfame está na mesma categoria química que a sacarina, mas, por enquanto, pelo menos, não há dados que sugiram efeitos adversos. Como o acesulfame é estável quando aquecido ou em forma líquida, pode ser usado em culinária ou para adoçar café ou chá. A estévia é um adoçante natural feito de um extrato das folhas da planta sul-americana *Stevia rebaudiana*. Pode ser encontrada em lojas de produtos naturais, tanto em forma líquida quanto em pó, e tem um sabor amargo quando empregada em excesso. (Uso-a para adoçar o molho de uva-do-monte que preparo na ceia de Ação de Graças e até hoje ninguém percebeu nada.) A estévia também é estável em forma líquida, ou quando aquecida. Embora eu ache que alguns dos outros adoçantes artificiais sejam bastante seguros, eles ainda não passaram pelo teste do tempo. Creio que é melhor usá-los com moderação.
>
> Pessoalmente, gosto de um produto adoçado com acesulfame chamado Keto Bar, rico em proteínas e gorduras saudáveis. Tem o sabor de pasta de amendoim. Deixo alguns na geladeira e corto um pedaço quando sinto vontade de comer alguma coisa doce. Desde que comecei a fazer isso, desapareceu minha vontade de comer doces. Há vários produtos bastante satisfatórios e de baixo conteúdo de carboidratos, que podem ajudá-la a passar para uma dieta mais salutar sem que você sinta privações. Algumas mulheres descobriram que o uso de adoçantes artificiais aumenta a compulsão alimentar. Comigo isso não aconteceu. Embora algumas autoridades sugiram que devemos eliminar todo tipo de adoçante artificial, não estou pronta para fazer isso, e talvez nunca esteja. De qualquer modo, sei que são bem mais saudáveis do que os biscoitos e outros doces que eu consumia regularmente.

Coma diariamente uma boa variedade de frutas e verduras frescas

Você deve estabelecer uma meta de cinco porções diárias, pelo menos, mas no verão isso é mais fácil ainda. Lembre-se, porção é uma quantidade pequena, na maioria dos casos com 120 g ou meia xícara. As frutas e verduras mais saudáveis são as que têm cores mais intensas. É que os pigmentos nesses alimentos, como os carotenos ou carotenoides, são antioxidantes muito poderosos. Prefira os brócolis, pimentão-vermelho, amarelo e verde, verduras folhudas e de tom bem escuro, como certas couves e espinafre, e tomates. Frutas silvestres, como a amora, de cor bem intensa, têm mais antioxidantes do que quarenta outras frutas.

Estudos sugerem que o conteúdo de carotenoides nos tecidos pode ser o fator mais importante para se determinar a longevidade de primatas, inclusive humanos.[22] Embora o betacaroteno (precursor da vitamina A encontrado em cenouras, verduras de cor amarela ou alaranjada e vegetais folhudos e escuros) tenha recebido a maior atenção e seja o carotenoide mais encontrado em suplementos multivitamínicos, outros carotenos, com pouca ou nenhuma atividade do tipo da vitamina A, exercem uma proteção antioxidante muito maior. O alfacaroteno (normalmente encontrado nos mesmos alimentos que o betacaroteno) é um antioxidante aproximadamente 38 por cento mais forte e dez vezes mais eficiente na supressão de câncer do fígado, da pele e do pulmão em animais.[23] Mais poderoso ainda é o licopeno, pigmento vermelho encontrado nos tomates. Alguns estudos mostraram uma redução de cinquenta por cento de todas as formas de câncer entre americanos idosos que consomem grande quantidade de tomates.[24] O processamento alimentar não destrói o licopeno, e, assim, sucos e outros derivados de tomate também oferecem proteção.

Todos os dias, cresce a lista dos benefícios proporcionados pelos antioxidantes naturais encontrados em alimentos ricos em pigmentos. Eles ajudam a equilibrar os hormônios, protegem a pele dos danos causados pelo sol, mantêm radiantes a pele e os olhos, preservam o revestimento dos vasos sanguíneos e ajudam a prevenir varizes. Além disso, reforçam o sistema imunológico e ajudam o corpo a resistir ao câncer e a outras doenças degenerativas.

Além de ser boa fonte de fibras redutoras de colesterol, frutas e verduras também são boas fontes de lignanas, que são metabolizadas em fito--hormônios que ajudam a equilibrar os hormônios e a metabolizar o excesso de estrogênio. A linhaça é, de longe, a fonte mais rica de lignanas, além de ser bem rica em gorduras Ômega-3 essenciais (ver páginas 216-217).

Frutas e verduras com elevado índice glicêmico, como batatas, milho e bananas, têm muitos nutrientes, mas seu conteúdo antioxidante não é tão rico quanto o dos alimentos mencionados antes. Não será preciso eliminá-los completamente. Lembre-se, quanto mais processados, maior seu índice glicêmico. A batata cozida é um alimento bem diferente de uma batata frita, tanto em palitos como em *chips*, e bem mais saudável. E um milho recém-colhido na espiga é uma escolha bem mais acertada do que o milho-verde enlatado, geralmente processado com açúcar na forma de xarope de milho. Embora as verduras frescas sejam sempre preferíveis, as pesquisas mostraram que até as variedades enlatadas e congeladas ainda contêm muitos nutrientes.

> **O que devo beber?**
>
> A resposta, pura e simples, é – água. São muitas as mulheres que acham, erroneamente, que água em excesso engorda. Assim, ficam desidratadas, e sua pele reflete isso. Na verdade, você precisa de muita água para ajudar seu corpo a eliminar os produtos derivados da gordura, caso esteja querendo perder peso.
>
> Se você acha difícil de engolir e sem graça a água sem gás, experimente as águas "de grife" com limão ou algum outro sabor. Chá gelado é outra opção saudável. Tenho sempre uma jarra de chá-verde descafeinado na geladeira. É uma bebida repleta de antioxidantes e de fito-hormônios, elementos que ajudam a formar ossos. De vez em quando, pode beber suco de frutas diluído (mas cuidado com os carboidratos – você pode beber demais sem perceber). Ficam ótimos misturados meio a meio com água gaseificada, e são uma boa alternativa a coquetéis. Um refrigerante dietético ocasional não prejudica ninguém, a menos que você seja sensível a aspartame.

Coma gorduras saudáveis diariamente

Nas duas últimas décadas, exageramos em nossa mania de querer alimentos sem gorduras. Quando passamos a ingerir carboidratos no lugar de uma quantidade moderada de gordura saudável, ficamos simplesmente mais gordos.

Na década de 1980 e início da seguinte, quando a onda de baixas calorias chegou ao ápice, vi pacientes e mais pacientes reclamarem de pele opaca, unhas quebradiças, aumento de peso, dificuldade para combater infecções, incapacidade de se concentrar e fadiga. Nenhuma dessas mulheres estava ingerindo gorduras saudáveis em quantidade suficiente, pois tinham passado por uma lavagem cerebral e achavam que qualquer gordura era um inimigo. Hoje, sabemos que não é assim.

Ácidos graxos essenciais (com sigla EFA, em inglês) são indispensáveis para o desenvolvimento e saúde do ser humano. Nossos corpos não conseguem sintetizar os EFAs, e por isso precisamos extraí-los dos alimentos. As gorduras Ômega-6 estão presentes em relativa abundância nos alimentos que consumimos. Entretanto, a atual alimentação dos americanos é tristemente deficiente em gorduras Ômega-3. Isso se deve, em parte, às nossas opções nutricionais, pois costumamos privilegiar gorduras trans e carboidratos refinados em detrimento de gorduras Ômega-3. Além disso, em virtude de práticas agrícolas, as gorduras presentes em ovos e carnes não contêm, nem de longe, a porcentagem de gorduras Ômega-3 que costumavam ter. Animais criados em fazenda que se nutrem de capins selvagens em vez de grãos têm corpos mais saudáveis e magros. Animais (e seres humanos) obtêm gordura em dietas consistentes em especial de grãos, principalmente se não pastam.

Quase sempre a deficiência em Ômega-3 começa no útero, quando a única fonte dessas gorduras é a mãe, que provavelmente já é deficiente dela. Idealmente, as gorduras Ômega-3, em especial aquela conhecida como DHA, são encontradas no leite materno humano, mas o DHA (ácido docosaexanoico) está ausente das fórmulas para bebês vendidas nos EUA e no Canadá. Um número crescente de pesquisas indica a deficiência de DHA na verdadeira epidemia de distúrbio da atenção que tem afligido adultos e crianças. Essa gordura essencial também é um dos motivos pelos quais bebês amamentados no peito demonstram QI mais elevado do que bebês nutridos com papinhas.[25] Foram obtidas melhoras gratificantes na capacidade de aprendizado e na estabilização do humor quando crianças e adultos suplementaram sua alimentação com gorduras Ômega-3.

Além de seu papel no sistema nervoso e na função cerebral, as gorduras Ômega-3 também favorecem a produção de eicosanoides séries 1 e 3, limitando assim a produção de eicosanoides da série 2, pró-inflamatórios. Por isso, não é de surpreender o fato de que a suplementação da dieta com gorduras Ômega-3, seja em alimentos, seja em comprimidos, tem aliviado condições associadas ao desequilíbrio dos eicosanoides, inclusive artrite, TPM, eczema, seios sensíveis, acne, diabetes, unhas e cabelos quebradiços, perda capilar, psoríase, pele seca e o desequilíbrio de hormônios sexuais tão comum na perimenopausa.

Boas fontes de gorduras Ômega-3 incluem sementes de abóbora, sementes de girassol, linhaça ou óleo de linhaça, carnes de órgãos, peixes de água fria ou suplementos de óleo de peixe, bem como suplementos de DHA (ácido docosaexanoico). Nozes também são uma boa fonte, e um ótimo lanche ligeiro de baixo teor de carboidratos – levo-as ao cinema no lugar de pipocas, cheias de carboidratos. Mas cuidado, consuma-as com moderação – não mais do que um punhado, uma ou duas vezes por dia.

GORDURAS TRANS: OS MAUS ATORES DO MUNDO DAS GORDURAS

De longe, as gorduras mais perigosas são as gorduras trans – gorduras e óleos parcialmente hidrogenados não são encontrados em nenhum lugar da natureza. Estão presentes nas gorduras vegetais hidrogenadas e nas margarinas, fabricadas soprando-se hidrogênio em óleo vegetal líquido a uma temperatura e pressão bastante elevadas. Gorduras trans contribuem diretamente para a superprodução de eicosanoides pró-inflamatórios, e por isso para o desenvolvimento de câncer e de doenças cardíacas.

Infelizmente, as gorduras trans são adicionadas em quase todos os produtos assados e embalados, pois demoram muito mais para ficar rançosas do que as gorduras não processadas. Elas prolongam a vida do produto na prateleira. Como esses produtos sempre têm um teor elevado de carboidratos refinados, é melhor eliminá-los de sua vida, pura e simplesmente. (Se quiser comer algum de vez em quando, reze antes.) A boa notícia é que agora os fabricantes de alimentos precisam incluir nos rótulos informações sobre gorduras trans.

GORDURA SATURADA: UMA AMEAÇA SUPERESTIMADA

Não creio que as gorduras saturadas sejam as malvadas que pensávamos no que diz respeito a doenças cardíacas. Se você está seguindo uma dieta que mantém normais os níveis de insulina e de açúcar no sangue, então as gorduras saturadas não serão problema. Afinal, a epidemia de doenças cardíacas deste país só começou quando a margarina e a gordura vegetal hidrogenada – que são gorduras trans, não gorduras saturadas – foram incluídas na alimentação cotidiana, na década de 1940. Antes disso, usavam-se manteiga e banha, e as doenças cardíacas eram raras. Estudos sobre a dieta Atkins, que pode ter elevado conteúdo de gordura saturada, mostraram que essa não parece contribuir para o aumento do colesterol ou de problemas cardíacos. Algumas mulheres, porém, são sensíveis ao ácido araquidônico encontrado em laticínios, ovos e carnes. Ele contribui para aumentar a quantidade de eicosanoides série 2 nessas pessoas, que sofrem cólicas menstruais e artrite quando comem esses alimentos. Outras mulheres não têm esse problema. Como tudo que fazemos, sugiro que você ingira gorduras saturadas com moderação.

Você não precisa contar o peso das gorduras caso esteja mantendo baixo o seu nível de carboidratos. Não havendo excesso de insulina, aparentemente a gordura ingerida não é armazenada como gordura. Mas no instante em que a gordura é combinada com açúcar ou com gordura vegetal hidrogenada – como em uma rosquinha do tipo *doughnut*, por exemplo – o peso começa a aumentar!

> **Eduque-se**
>
> Todos os livros relacionados a seguir contêm planos de refeições e receitas que ajudaram milhares de mulheres a perder ou a manter o peso. Todas equilibram os hormônios, bem como os níveis de insulina e de eicosanoides. Recomendo que visite uma biblioteca ou a livraria próxima e folheie alguns deles. E escolha aquele que lhe fale mais de perto.
>
> *Protein Power* [O poder das proteínas], por Michael R. Eades e Mary Dan Eades.
>
> *The Protein Power Lifeplan* [O plano vitalício do poder das proteínas], por Michael R. Eades e Mary Dan Eades.
>
> *Recipes for Change: Gourmet Wholefood Cooking for Health and Vitality at Menopause* [Receitas para a mudança: culinária Gourmet Integral para saúde e vitalidade durante a menopausa], por Lissa DeAngelis e Molly Siple.
>
> *Sugar Busters: Cut Sugar to Trim Fat* [Eliminadores de açúcar: corte o açúcar para reduzir a gordura], por H. Leighton Steward, Morrison Bethea, Sam Andrews e Luis A. Balart.
>
> *Syndrome X: Overcoming the Silent Killer That Can Give You a Heart Attack* [Síndrome X: vencendo o assassino silencioso que pode lhe causar um ataque cardíaco], por Gerald Reaven.
>
> *The Glucose Revolution: The Authoritative Guide to the Glycemic Index* [A revolução da glicose: um guia seguro para o índice glicêmico], por Jennie Brand-Miller, Thomas Wolever, Stephen Colagiuri e Kaye Foster--Powell.
>
> *Eating Well for Optimum Health: The Essential Guide to Food, Diet, and Nutrition* [Comendo bem para ter uma saúde perfeita: o guia essencial para alimentos, dietas e nutrição], por Andrew Weil.
>
> *Dr. Atkins' New Diet Revolution* [A revolução da nova dieta do dr. Atkins], por Robert C. Atkins.

ÓLEOS CULINÁRIOS E DE SALADA

A maioria dos óleos empregados em saladas ou na cozinha contém gorduras Ômega-6, e como o excesso de gorduras Ômega-6 pode levar à superprodução de eicosanoides pró-inflamatórios, sugiro que limite o seu uso. Troque por óleo de linhaça ou de oliva sempre que possível. (O óleo de oliva é uma gordura Ômega-9 monoinsaturada com efeitos metabólicos neutros no que diz respeito ao equilíbrio dos eicosanoides.) Você também pode usar um pouco de manteiga clarificada (também conhecida como *ghee*) para cozinhar, pois ela não queima. Minha cobertura favorita para saladas é feita misturando um pouco de vinagre balsâmico com azeite de oliva de alta qualidade. Se quiser variar, experimente óleo leve de sésamo ou de nozes.

Acenda seus queimadores metabólicos de gordura e de carboidratos

Todos nós temos dois "sistemas de queima" metabólicos no corpo – um para gorduras e outro para carboidratos. Precisamos nos assegurar de que as chamas-piloto de ambos estão acesas, por assim dizer.

Vamos começar pelos queimadores de gordura dentro de nossas células – as mitocôndrias. Quando você come alguma gordura com carboidratos de baixo índice glicêmico ou sem carboidratos na mesma refeição, seu corpo não produz muita insulina. Assim, a gordura ingerida não é armazenada no corpo como gordura – a menos que seu corpo esteja produzindo insulina excessiva por causa dos efeitos do estresse, ou do excesso de alimentos.[26] Entretanto, se você consome gorduras juntamente com carboidratos de alto índice glicêmico, seus níveis de insulina sobem rapidamente e a gordura consumida é armazenada como gordura. É por isso que aconselho a consumir carboidratos de elevado índice glicêmico sem gordura, e limitar o tamanho da porção e a comer quando estiver relaxada e feliz. Quando você come gordura sem que haja insulina por perto, seu corpo fraciona a gordura que você consome, ou a gordura em seus quadris, em moléculas conhecidas como ácidos graxos. Esses ácidos graxos são levados às mitocôndrias, onde são ainda mais fracionados, tornando-se compostos químicos conhecidos como cetonas.

Os ácidos graxos, porém, não podem entrar na caldeira mitocondrial sem o auxílio de uma substância conhecida como L-carnitina. A L-carnitina também ajuda a impedir que os metabólitos tóxicos dos ácidos graxos penetrem no coração, pois essas substâncias podem abrir caminho para a angina e para a arritmia. A L-carnitina é fabricada pelo corpo, mas também é encontrada em algumas carnes vermelhas e verduras folhudas. Por motivos que ainda não estão claros, aparentemente alguns indivíduos não conseguem produzir L-carnitina em quantidade suficiente para queimar sua gordura de forma eficaz. Com o meu histórico familiar, evidentemente comecei a tomar esse nutriente todos os dias, tanto para me ajudar a queimar gorduras quanto para proteger o coração. (Ver ainda o Capítulo 14, Vivendo com o coração, paixão e alegria.) A dose normal de L-carnitina é de 500 a 2 mil mg diários. Este número elevado se baseia na ampla experiência clínica do dr. Robert Atkins e de outros que usam a L-carnitina como coadjuvante na perda de peso. Recomendações: comece com 500 mg por dia durante um mês. Se não perceber resposta em termos de emagrecimento, aumente para 500 mg, duas vezes por dia, durante um mês. Vá aumentando a dose conforme necessário, até um máximo de 2 mil mg por dia.

Segundo se descobriu, o cromo é um mineral que torna mais sensíveis os receptores de insulina, ajudando-a a queimar carboidratos com mais eficiência.

Ele também ajuda a regular o número de receptores de insulina na membrana da célula. Boa parte da população americana tem baixos níveis de cromo por causa do empobrecimento dos solos e de uma dieta muito rica em alimentos refinados. Mas é fácil incluir o cromo em sua dieta. Tome o polinicotinato ou o picolinato de cromo. A dose a se tomar para tratar de problemas de peso é de 200 a 700 mcg por dia.

Diversos outros nutrientes, como chá-verde, coenzima Q_{10} e ácido alfalipoico, mostraram-se úteis na queima de gorduras. Infelizmente, muitas das pesquisas mostrando sua eficácia foram feitas com homens, e é difícil avaliar seu valor para mulheres na perimenopausa. Com certeza, você não fará mal em experimentá-los, pois eles nos auxiliam de várias maneiras importantes. Sua atividade antioxidante, por exemplo, está bem documentada.[27]

Proteja-se com antioxidantes

Todos os dias, mais e mais pesquisas estão mostrando os benefícios de vitaminas e minerais, especialmente aqueles conhecidos como antioxidantes. Os antioxidantes combatem danos causados às células pelos radicais livres, um dos principais mecanismos subjacentes que levam a condições crônicas como doenças cardíacas, catarata, degeneração muscular e muitas formas de câncer.

Radicais livres são moléculas instáveis altamente reativas que perderam um elétron e procuram um substituto agressivamente – um processo que, em seu corpo, resulta em danos a tudo, desde seu DNA até a camada de colágeno da pele. Você não pode escapar completamente dos radicais livres, porque eles são um subproduto do metabolismo normal. São formados em nossos corpos quando, por exemplo, moléculas de gordura reagem com o oxigênio, em um processo similar àquele que torna a gordura rançosa ou oxida o ferro. Mas os radicais livres também são formados pela exposição ao ozônio, fumaça de tabaco, escapamentos de veículos, produtos químicos emanados de tapete novo e outros poluentes. A exposição a radiações, inseticidas e quantidades excessivas de luz solar também podem levar à formação de radicais livres. O dano causado pelos radicais livres resulta em inflamação das células e na liberação de uma grande quantidade de eicosanoides "ruins", que parecem estar envolvidos em quase todas as doenças conhecidas.

O corpo foi idealizado para combater os danos causados pelos radicais livres, tal como o seu sistema imunológico foi idealizado para combater vírus e bactérias. Um mecanismo usado por seu corpo para combater os danos causados pelos radicais livres consiste na reparação dos danos já feitos. Outro mecanismo consiste em "varrer" os radicais livres antes que causem danos, suprindo o elétron extra de que precisam antes que eles o obtenham junto a tecidos vulneráveis. É isso que os antioxidantes fazem.

Os antioxidantes são encontrados em abundância em frutas e verduras frescas, especialmente naquelas de cores fortes. A quantidade de antioxidantes em uma fruta, verdura, grão ou fonte de proteínas depende do solo no qual são cultivados ou no qual cresceu sua fonte alimentar. Frutas cultivadas organicamente e verduras colhidas e consumidas quando maduras têm a maior quantidade de antioxidantes e minerais.

Programa de suplementos para a perimenopausa

Embora alguns médicos ainda afirmem que não precisamos de suplementos se temos uma alimentação saudável, há cada vez mais evidências sugerindo que isso não é bem assim. Ao longo dos anos, tenho visto centenas de pacientes que foram ajudadas por um bom programa suplementar, como o que apresento adiante.

Seguir este programa significa que você terá de abrir mão da ideia de conseguir tudo aquilo de que precisa em um único comprimido. Provavelmente, você terá de engolir dez ou mais cápsulas, ou comprimidos, por dia. Pense neles como alimentos, não como remédios.

Antioxidantes

Vitamina A (na forma de betacaroteno)	25.000 UI/dia
Vitamina D	350-800 UI/dia
Vitamina E (diversos tocoferóis)	400-800 UI/dia
Vitamina C	1.000-5.000 UI/dia
Glutationa	2-10 mg/dia
Ácido alfalipoico	10-100 mg/dia
Coenzima Q_{10}	10-100 mg/dia

Gordura Ômega-3

DHA	100-400 mg/dia

Vitaminas do Complexo B

Tiamina (B_1)	8-100 mg/dia
Riboflavina (B_2)	9-50 mg/dia
Piridoxina (B_6)	10-100 mg/dia
Niacina	20-100 mg/dia
Biotina	40-500 mcg/dia
Ácido fólico	400-800 mcg/dia
Vitamina B_{12}	20-250 mcg/dia
Ácido pantotênico (B_5)	15-400 mg/dia
Inositol	10-500 mg/dia
Coline	10-100 mg/dia

Minerais	
Cálcio	50-1.200 mg/dia (quantidade depende do conteúdo de cálcio em sua dieta)
Magnésio	400-1.000 mg/dia
Boro	2-9 mg/dia
Cromo	100-400 mcg/dia
Cobre	1-2 mg/dia
Ferro	15-30 mg/dia
Manganês	1-15 mg/dia
Zinco	6-50 mg/dia
Selênio	50-200 mcg/dia
Potássio	200-500 mcg/dia
Molibdênio	10-20 mcg/dia
Vanádio	50-100 mcg/dia
Minerais em traços – geralmente em complexos minerais marinhos	

Os alimentos são a melhor fonte de antioxidantes. Parecem funcionar de maneira sinérgica, ou seja, são mais poderosos em equilíbrio recíproco e com outros nutrientes com os quais ocorrem naturalmente. Porém, se você não consegue consumir cinco porções de frutas e verduras por dia, os suplementos podem fornecer uma proteção importante.

Otimizando a digestão na meia-idade

Problemas digestivos, especialmente na forma de fastio e gases, são muito comuns nas mulheres. Às vezes, começam na meia-idade, e às vezes só se desenvolvem mais tarde, quando você está na faixa dos sessenta ou dos setenta. Recentemente, conversei com uma de minhas mentoras de infância, uma mulher que, aos noventa anos, ainda dá aulas de ioga em um asilo. Um de seus maiores problemas, além da azia, é a prisão de ventre, mas fora isso ela está muito bem.

Como ser uma reagente estomacal: digestão e seu terceiro centro emocional

Uma das primeiras coisas que você precisa saber para curar seus problemas digestivos na meia-idade é reforçar seu terceiro centro emocional. Esse centro localiza-se na área do plexo solar, e a saúde dessa área afeta todos os nossos órgãos digestivos, incluindo o estômago, fígado, vesícula, pâncreas, intestino delgado e intestino grosso. Geralmente, mulheres com problema acentuado de excesso de peso têm problemas não resolvidos no terceiro centro emocional.

A saúde do terceiro centro emocional depende do equilíbrio entre a responsabilidade para conosco mesmas e para com os outros, bem como de nosso senso de autoestima. Ele é afetado adversamente sempre que nos sentimos excessivamente responsáveis pelo bem-estar dos outros ou quando evitamos alguma responsabilidade. Glória, uma paciente que venho acompanhando há anos, ilustra muito bem os conflitos no terceiro centro emocional. Glória é a mais velha de quatro irmãos. Sua mãe sempre lhe disse que ela era responsável pelos demais, porque era a mais velha e deveria "saber cuidar direito". Sempre que um irmão se machucava ou se metia em confusão, a culpa era dela. Por ter recebido desde cedo essa responsabilidade, Glória desenvolveu uma evidente reação "na boca do estômago" quando alguma coisa está prestes a ir mal. Essa habilidade foi muito útil em seu trabalho como assistente da diretoria de um grande hospital. No entanto, ela ainda sofre distúrbios estomacais quando surgem conflitos no trabalho – conflitos pelos quais ela sempre se sente responsável. Certa vez, ela me disse que parecia estar sempre no meio das discussões entre seu chefe e uma colega, e esse conflito afetava literalmente o meio do seu corpo. Não é de surpreender que Glória tenha problemas com seu peso e com o açúcar no sangue, e que tenda a comer demais sempre que se sente mal consigo mesma por não fazer no seu trabalho o máximo que poderia ter feito. Na verdade, ela faz muito mais do que a maioria, mas, mesmo assim, se sente como se isso não bastasse.

O que fazer com o inchaço

Na perimenopausa, aumenta a tendência para a produção de hormônios acumuladores de gordura (cortisol e insulina), e diminui a tendência para hormônios mobilizadores de gordura (estrogênio e hormônio do crescimento). Se o seu corpo estiver submetido a algum tipo de estresse, tal mudança pode se agravar. Além disso, na meia-idade, as células de gordura do abdômen têm receptores de cortisol, e assim a gordura se dirige preferencialmente para elas. Isso costuma causar retenção de líquidos e inchaço.[28] Experimente estas técnicas para reduzir o inchaço:

- *Reduza o consumo de carboidratos de índice glicêmico moderado a alto.* Outro produto dos eicosanoides "ruins", série 2, é o excesso de ácido estomacal. Normalmente, uma dieta mais pobre em carboidratos e mais rica em gordura e proteína resulta no completo e rápido alívio da azia e indigestão.
- *Faça três a cinco pequenas refeições por dia.* A ingestão de grandes quantidades de comida aumenta o nível de insulina e piora o inchaço, mesmo quando os alimentos são saudáveis.

> - *Inclua proteínas, gorduras saudáveis e carboidratos de baixo índice glicêmico em toda refeição ou lanche.* Frutas, no entanto, são absorvidas mais facilmente se comidas isoladamente. Consumi-las com gorduras causa inchaço e indigestão em muitas mulheres.
> - *Elimine todos os pães e alimentos assados por uma semana, no mínimo.* Veja se isso faz diferença. Muitas mulheres são sensíveis a glúten.
> - *Beba muita água.* Ela ajuda o corpo a se livrar das toxinas.
> - *Não se deite antes de decorridas três horas, no mínimo, após sua última refeição.* Deitar-se de estômago cheio pode causar refluxo ácido.
> - *Reduza ou elimine as bebidas alcoólicas.* O álcool irrita o estômago.
> - *Tome hortelã-pimenta com revestimento entérico.* Esse suplemento pode abrandar bastante seus problemas de digestão. Tome duas a três cápsulas entre as refeições. Se ocorrer alguma reação no reto, reduza a dose.

Na meia-idade, nossa tarefa consiste em aprendermos a tomar conta de nós mesmas, em lugar de cuidarmos dos outros. Se não aprendermos a fazê-lo, em pouco tempo vamos descobrir que ninguém fará isso por nós. Mas, normalmente, quando começamos a aprender essa importante qualidade, sentimo-nos culpadas. O que os outros farão em casa (ou no escritório) se não cuidarmos de tudo? Esse sentimento de culpa nos atinge bem no plexo solar, que também é o centro físico associado à autoestima e ao poder pessoal.

A autoestima aumenta quando nos sentimos bem com relação ao mundo. Ela é criada com o desenvolvimento de talentos no ambiente profissional – um dos motivos pelos quais tantas mulheres de meia-idade curam suas vidas e sua digestão quando voltam a estudar, conseguindo o diploma que não obtiveram após o curso secundário. Nosso terceiro centro emocional também está ligado a como nos sentimos com respeito a nossos relacionamentos, corpos, lares e vidas, de modo geral. Às vezes, uma vida cheia de problemas com o peso e com a autoestima é resolvida na meia-idade, quando finalmente aprendemos a autoaceitação – que faz parte da autoestima.

MELBA: ESTRESSE E ANTIÁCIDOS

Melba estava na perimenopausa aos 42 anos quando me procurou para sua primeira consulta. Havia dez anos, trabalhava no departamento de trânsito. Todos os dias, tinha de enfrentar filas e filas de motoristas descontentes que ficavam aguardando a renovação do licenciamento, a carteira de habilitação, a inspeção no veículo, colocação de placas e coisas do gênero. Depois de vários meses de trabalho nessa atividade, Melba começou a sentir dores no estômago, inchaço e indigestão. Em uma consulta de rotina ao seu médico, ele lhe disse para "reduzir o estresse" e seguir uma alimentação rica em carboidratos e pobre em gorduras. Seu problema piorou, mas uma colega lhe apresentou o mundo dos antiácidos. Em pouco tempo, ela já não saía de casa sem alguns tubos de Tums na bolsa. No início, ela sentiu alívio imediato com os antiácidos, mas depois de algum tempo foi tomando o remédio cada vez mais cedo, até o momento em que estava engolindo antiácidos das nove às cinco, quando saía do trabalho. Com o tempo, porém, ela percebeu que estava se sentindo fraca e cansada, e que perdera o apetite. Além disso, suas evacuações estavam caóticas. Quando ela me procurou para uma consulta ginecológica de rotina, suspeitei que alguns de seus problemas estivessem relacionados com sua dieta e com o uso excessivo de antiácidos. Uma semana sem carboidratos refinados e produtos à base de grãos, além de algumas técnicas antiestresse, e Melba conseguiu reduzir bastante o consumo de antiácidos. Mais alguns dias, e ela parou completamente de usá-los.

Evitando o vício dos antiácidos

Muitas mulheres são viciadas em antiácidos como a ranitidina (Antak). Há décadas que se sabe que os antiácidos são úteis em casos de indigestão e até no tratamento de úlceras. Há diversos tipos de antiácidos, mas a maioria contém hidróxido de alumínio ou de magnésio. Nenhum está livre de efeitos colaterais. O hidróxido de alumínio neutraliza os ácidos estomacais, mas tende a causar prisão de ventre. Seu uso regular e prolongado pode reduzir os níveis de fosfato no organismo, causando fadiga e perda de apetite. Além disso, os especialistas ainda estão em dúvida sobre o papel do consumo de alumínio no mal de Alzheimer, por isso é melhor evitá-lo sempre que possível. O hidróxido de magnésio, por sua vez, causa diarreia em alguns indivíduos. Embora alguns antiácidos combinem alumínio e magnésio, não será surpresa caso tenham efeitos colaterais.

Outros antiácidos, como Tums, têm como principal ingrediente o carbonato de cálcio. (Tums tem sido anunciado para as mulheres como uma forma de se evitar a osteoporose.) Embora esse remédio ajude a combater a indigestão, com o tempo ele pode causar reação ácida, uma condição na qual o excesso de cálcio estimula a secreção ácida. Além disso, o consumo excessivo e crônico de carbonato de cálcio está associado a um padrão químico anormal do sangue, conhecido como síndrome de leite alcalino, produzindo a elevação da presença de cálcio, fosfato e bicarbonato no sangue, bem como outras anormalidades. Com o tempo, podem surgir cálculos renais e até uma doença progressiva dos rins.[29] A ironia é que enquanto muitos acham que a indigestão e a azia se devem ao excesso de ácido estomacal, motivo que leva a maioria a tomar antiácidos, a indigestão crônica resulta, em parte, não do excesso de ácido estomacal, mas de sua *deficiência*. E se o ácido estomacal está cronicamente deficiente, pode causar a deficiência nutricional de vitaminas como a B_{12}, o que, por sua vez, pode armar o cenário para a anemia crônica e para a demência.

Se você tem desequilíbrio de proteínas e carboidratos em sua dieta, com predomínio de carboidratos refinados, talvez essa dieta esteja reduzindo a produção de ácido gástrico e a superprodução de eicosanoides série 2, que pode (1) deprimir o sistema imunológico, (2) aumentar a inflamação no revestimento do estômago e (3) aumentar o desconforto estomacal, e outras dores. Como está bem documentado que o elevado teor de açúcar no sangue causa a redução da secreção de ácido gástrico, não é de surpreender que os carboidratos refinados sejam o preâmbulo da indigestão. Centenas de indivíduos que passaram por uma dieta pobre em carboidratos e mais rica em proteínas a fim de perder peso notaram o desaparecimento completo da gastrite, do refluxo e da indigestão. Percebi isso pessoalmente desde que mudei minha dieta. De vez em quando, tomava Tums ou Di-Gel após o jantar, e só associei os pães que comia a meu problema gástrico quando parei de comer pão e arroz (e biscoitos, devo acrescentar) e o problema desapareceu. Essa dieta melhorou a qualidade do muco protetor do revestimento estomacal e normalizou o controle muscular, prevenindo refluxos e espasmos.

Se você costuma tomar antiácidos com frequência, eis minha sugestão.

- *Saia do círculo vicioso dos antiácidos*. Se precisar deles, tome algum que não contenha alumínio.

- *Tome antioxidantes*. Constatou-se que baixos níveis de vitaminas C, E e outros fatores antioxidantes no suco gástrico estimulam o crescimento de *Helicobacter pylori*, bactéria cujo crescimento excessivo está associado a úlceras. Um consumo maior de antioxidantes pode impedir o crescimento dessas bactérias e acelerar a cura do estômago e do revestimento intestinal.

- *Experimente o alcaçuz desglicirrinizado (DGL)*. O DGL também pode ajudar a reduzir o *H. pylori* e a estimular as defesas internas naturais do corpo. Diferentemente dos antiácidos, o DGL não reduz os ácidos estomacais. Ele melhora a quantidade e a qualidade das substâncias protetoras que revestem o trato digestivo, prolongam a vida das células intestinais e melhoram o fornecimento de sangue para o revestimento intestinal.[30] O DGL pode ser encontrado na maioria das lojas de produtos naturais.

- *Tome o suplemento de cálcio mais adequado*. Embora o cálcio presente no Tums seja melhor do que nada, você estará mais bem assistida se tomar um suplemento de cálcio que também contenha magnésio e vitamina D, que ajudam o corpo a usar o cálcio de forma eficiente.

- *Prove SeaCure*. O SeaCure é um suplemento polipeptídeo feito de peixes de carne branca da família do salmão, previamente digeridos; ele nutre diretamente a parede do intestino durante o processo de absorção. Pode ser facilmente absorvido por qualquer pessoa que ingira alimentos por via oral, não importa quão doente esteja. O SeaCure tem ajudado muitas de minhas pacientes a se recuperar de uma vasta gama de problemas digestivos, inclusive indigestão crônica, síndrome de intestino irritadiço e colite ulcerativa, bem como dos efeitos colaterais da quimioterapia. Ele também traz os comprovados benefícios alimentares proporcionados pelos peixes. A dose recomendada é de três cápsulas pela manhã e três à noite.

A fronteira final: aceitando nossos corpos

No final das contas, nossos problemas de digestão, de alimentação e de peso só serão plenamente sanados quando aceitarmos nossos corpos de forma incondicional. Parte do processo de se ganhar saúde na meia-idade diz respeito ao resgate da aceitação do corpo e da autoestima que a maioria das mulheres perde ao entrar na adolescência. Isso não é inconsistente com a vontade de mudar, e, na verdade, pode facilitar as mudanças. Que a história que apresento a seguir, narrada por uma assinante de meu boletim, possa inspirar a todas nós a compreender o que é possível quando cultivamos compaixão e autoaceitação suficientes, e decidimos, finalmente, curar o terceiro chacra.

TRACEY: RECONECTANDO-SE COM A ACEITAÇÃO DO CORPO NA MENOPAUSA

> Desconectei-me do meu corpo quando, aos dezoito anos, fiquei grávida, uma caloura solteira na faculdade que teve de largar os estudos para se casar "na marra". Detestei a gravidez: ela me lembrava diariamente de minha culpa e vergonha por ter feito sexo antes do casamento, algo evidente, que o mundo todo podia ver e saber. Nunca acariciei minha barriga, nunca massageei meus pés ou esfreguei as costas, nunca senti o encanto e a magia que estavam acontecendo dentro de mim. Só me vi nua no espelho uma vez, e não senti nada além de vergonha e desgosto.

> Dessa época em diante, Tracey ficou sempre entre 20 e 45 quilos acima do peso, e em guerra com o seu corpo. Analisando hoje o problema, ela percebeu que o peso extra foi o modo de se manter distante de outros relacionamentos sexuais, pois a autoimagem negativa que o peso criou manteve a intimidade a distância. Com o tempo, a maturidade e anos de terapia e de

descobertas pessoais, Tracey foi percebendo que não precisava mais dessa proteção. Hoje, com 47 anos e no meio da perimenopausa, seus *insights* aumentaram. Ela escreveu o seguinte:

> Lembro-me de uma coisa que disse há muito tempo à minha terapeuta. Estávamos falando do que eu gostava no meu corpo, e, sinceramente, não soube dizer nada. E disse a ela: "Olhe para mim – pareço grávida!". E era verdade. Nos diversos graus de obesidade que eu tive desde a minha gravidez, meu corpo sempre pareceu grávido, esperando pacientemente por meu amor, que nunca dei quando estava realmente grávida. Agora, posso lamentar a perda por não ter desfrutado a experiência e seguido em frente. Amo minha essência. Estou muito feliz com o que sou por dentro. Percebi que meu corpo físico é o modo como minha essência pode estar presente neste mundo. Portanto, posso celebrá-lo agora – posso tornar a unir minha essência e meu corpo. Posso comemorar o fato de minhas mãos e meus sentidos me permitirem expressar a criatividade e meu corpo me permitir expressar o meu amor.

Não importa qual seja o seu peso, forma, porcentagem de gordura corporal ou IMC; você e eu, como Tracey, podemos começar, neste minuto, a expressar a gratidão por nossos corpos serem a morada de nossas almas, permitindo-nos expressar nossa natureza única na Terra, neste momento.

8
Dando saúde e poder à pelve

A perimenopausa é a época em que as mulheres normalmente têm mais problemas com os órgãos pélvicos, que vão do sangramento excessivo a fibromas e incontinência urinária. Também é a época em que as mulheres costumam passar por histerectomias e outros procedimentos cirúrgicos para tratar essas condições.

Embora diversas técnicas ajudem a aliviar os sintomas pélvicos da meia--idade, as mulheres só conseguem se curar plenamente quando aceitam a mensagem por trás dos sintomas. A razão emocional e energética pela qual tantas mulheres têm problemas pélvicos está associada com a necessidade crescente de passar pela individuação na meia-idade e de transformar os conflitos de relacionamento que tendem a se fazer conhecer nos órgãos do segundo centro emocional: os genitais, o intestino grosso, a dorsal e a bexiga. Quando a energia transformadora da *kundalini* se ergue através de nós, geralmente para nos órgãos pélvicos para criar sintomas que nos impelem a lidar com problemas de dinheiro, sexo e poder, relacionados com essa área do corpo. Precisemos ou não de cirurgias ou de algum tratamento, a perimenopausa é a época crucial para desenvolvermos o poder pélvico, reclamando e assumindo nossos limites e ganhando maior controle sobre nossa energia criativa.

O que é seu, o que é meu, o que é nosso? Resgatando nossos limites

A saúde do segundo centro emocional está ligada a nossos impulsos criativos: Com que habilidade nós equilibramos a satisfação de nossas realizações mundanas com a energia e o tempo dedicados aos relacionamentos? Como disse, as mulheres mais jovens são biológica e culturalmente predispostas a focalizar bastante energia criativa na manutenção de seus relacionamentos. Os homens, por outro lado, são biológica e socialmente programados para focalizar o mundo exterior. Contudo, na perimenopausa, quando a energia de nossos corpos se desloca, muitas mulheres começam a se dedicar a realizações mais concretas. Os homens da mesma idade costumam se voltar para dentro, tornando-se mais interessados em relacionamentos e na atenção dada ao próximo.

Tendo em vista nossa herança cultural e nossos novos impulsos criativos, não é de surpreender que, volta e meia, surjam conflitos de limites no momento em que começamos, até pela primeira vez, a buscar aquilo que realmente desejamos. Isso sempre exige que reclamemos os saudáveis limites pessoais que nos permitem acessar nosso poder e autonomia.

BETTY: NECESSIDADES CRIATIVAS INSATISFEITAS

Betty estava com 42 anos na primeira vez em que me procurou para tratar de infecções recorrentes do trato urinário. Pareceu surpresa quando lhe perguntei o que estava acontecendo em sua vida e o que dava sentido à sua vida, mas ficou visivelmente contente com a oportunidade de falar.

Betty se formara na faculdade havia vinte anos, e, antes de se casar, ganhava a vida como escritora *freelancer*. Era arguta e ambiciosa. Com 32 anos, Betty conheceu um homem maravilhoso, Ralph, que apoiava sua atividade como escritora. O sonho de Ralph era tocar o seu próprio negócio, o restaurante da família.

No primeiro ano de casada, Betty flexibilizou sua rotina normal de trabalho. Afinal, Ralph precisava de ajuda para entrevistar funcionários para o restaurante. E, será que ela não poderia fazer a contabilidade? Levaria apenas uma semana, disse ele. Mas o que deveria tomar uma semana transformou-se em um mês, e assim por diante, até se tornar, na prática, um trabalho em período integral.

Apesar de Ralph afirmar que apoiava seu trabalho, os projetos de Betty sempre ficavam em segundo plano, em favor das necessidades do restaurante. Quando ela começou a perder prazos, as encomendas foram escasseando. Ela dedicava um tempo cada vez maior ao negócio dele – que agora ele chamava de "nosso" restaurante. De algum modo, inexoravelmente, o "dele" havia se convertido em "nosso". E o "dela" (a carreira de Betty como escritora) tinha praticamente desaparecido.

Como adultos de meia-idade, é imperativo assumirmos a responsabilidade não apenas por nossas circunstâncias atuais, como também pelas crenças – geralmente ultrapassadas – que as criaram, crenças que costumam resultar de uma programação feita na infância. Quando perguntei a Betty como era sua história familiar, ela me disse que seu pai era muito exigente e invasivo, enquanto ela estava crescendo. Ele se intrometia em cada detalhe da vida familiar e perguntava a Betty como ela usava o seu tempo. "Você deveria estar fazendo as lições de casa". "Quando vai lavar os pratos?" "Por que você não põe suas roupas no cesto assim que chega em casa?"

O corpo de Betty havia registrado essa invasão de seu segundo centro emocional desde cedo. Ela tinha apenas oito anos quando começou a apresentar infecções na bexiga. Elas continuaram de modo intermitente até ela ir para a faculdade, quando desapareceram por quase vinte anos. Após cinco anos de casamento, elas voltaram.

Enquanto me contava a sua história, Betty percebeu que sua bexiga e seus sintomas eram a sua sabedoria interior dizendo-lhe que sua vida estava desequilibrada. Ela fora controlada pelo pai na infância, e agora criara um padrão similar com o marido. Além de examinar completamente seu sistema urinário, sugeri a Betty que já era hora de começar a definir suas frágeis fronteiras.

Como anda a saúde de suas fronteiras?

Todas nós já passamos por violações de nossa identidade pessoal – tentativas de controlar nosso modo de pensar, de vestir, de gastar nosso tempo ou nosso dinheiro, de usar nossa criatividade, de dedicar-nos à nossa carreira. Na infância, não temos capacidade para criar fronteiras ou limites, e precisamos que nossos pais nos ajudem a fazer escolhas saudáveis. Quando crescemos, porém, temos de manter uma distância cada vez maior entre nossas escolhas e as de nossos pais. Com efeito, a individuação começa quando temos dois ou três anos, motivo pelo qual as crianças dessa idade adoram dizer não. Em muitos casos, porém, este processo é incompleto, deixando-nos com limites abaixo dos ideais – fato que talvez não percebamos antes de soar a chamada de despertar da perimenopausa.

Seja qual for a nossa história, precisamos aprender a viver com salutar respeito por nossas próprias fronteiras – e pelas fronteiras alheias. Se o fizermos, será muito mais fácil manter a saúde de nosso segundo centro emocional.

Conscientizando-nos de nossos atuais problemas de fronteiras

Que eventos parecem agravar os seus sintomas? Quais os atenuam? Qual foi a última vez em que você se sentiu realmente saudável? Betty percebeu, por exemplo, que suas infecções urinárias desapareceram completamente quando ela estava na faculdade e durante os primeiros anos de sua carreira como escritora – épocas em que ela não se sentiu obrigada a abrir mão de sua criatividade para atender às necessidades de um ente querido.

As violações de fronteiras podem ser tão inconscientes ou sutis que você nem as percebe. Uma de minhas pacientes, por exemplo, não conseguia comprar sapatos sem ouvir a opinião do marido. Quando a questionei, ela disse: "Bom, é ele que paga, não é?". Lembrei-a de que os sapatos eram para os pés *dela*, e não dele. Analise estas perguntas:

Você pode comprar uma peça de vestuário sem pedir a opinião ou a permissão do parceiro? Você se sentiria culpada se não fizesse isso?

Você já fez uma compra de vulto (como uma câmera ou um aparelho eletroeletrônico) sem consultar o companheiro? Seu companheiro toma decisões desse tipo sem consultá-la?

Seu parceiro tem o direito de vetar suas decisões? Você também tem o direito de vetar as dele?

Se você levar uma compra para casa e seu companheiro não gostar, você acha necessário desfazer o negócio?

Em época de eleições, você e seu companheiro decidem em conjunto em quem irão votar? Como vocês resolvem suas diferenças de opinião?

Você acaba cedendo às preferências do parceiro no que concerne ao modo de gastar seu tempo e seu dinheiro?

Você cede às necessidades de desenvolvimento de carreira em nome dos negócios ou do bem-estar do parceiro?

Se o seu companheiro ganha mais do que você, isso significa automaticamente que a carreira dele é levada mais a sério e recebe mais apoio do que a sua?

Você está sempre se vendo como alvo de críticas ou de conselhos (que não foram pedidos) por parte de seu companheiro ou de sua família, a respeito do modo como deveria viver sua vida?

Às vezes, o mero fato de estar consciente pode ajudar a criar fronteiras mais salutares. No entanto, se você acha que seus problemas com limites estão afetando sua saúde física, quase sempre é aconselhável discutir sua situação com uma conselheira ou amiga de confiança. Essa pessoa pode ajudá-la a esclarecer que os limites são saudáveis, mostrar como funcionam em um relacionamento e, mais importante, dizer se você tem a possibilidade de criá-los em seu atual relacionamento.

Desequilíbrio hormonal: lenha na fogueira

Os desequilíbrios emocionais que chamam nossa atenção na menopausa são alimentados pelo desequilíbrio hormonal em nível celular, e acabam fazendo que esse aumente. Esse desequilíbrio hormonal é caracterizado por um relativo excesso de estrogênio, progesterona insuficiente e, normalmente, insulina em demasia, fatores que, somados, podem resultar na produção excessiva de andrógenos. Estresses de toda ordem, emocional, física ou nutricional, também levam ao desequilíbrio dos evanescentes hormônios celulares conhecidos como eicosanoides, prostaglandinas e citocinas, que controlam todos os aspectos do metabolismo celular. Esses mesmos desequilíbrios metabólicos celulares também contribuem para condições físicas, como fibromas, cólicas, endometriose, adenomiose e sangramentos intensos. Há mulheres que têm todos esses problemas ao mesmo tempo.

Seja o seu problema um fibroma assintomático, seja um sangramento intenso, a forma dietética e nutricional de lidar com essas condições é a mesma, pois tanto a dominância do estrogênio quanto o desequilíbrio dos eicosanoides estão relacionados com os mesmos fatores dietéticos. Siga os parâmetros apresentados no Capítulo 7 no que diz respeito a carboidratos refinados, proteínas, tipos de gorduras alimentares e vitaminas e minerais essenciais. Nas próximas seções, vou falar de outras técnicas médicas para lidar com cada condição pélvica.

Cólicas e dores pélvicas

A partir da adolescência, aproximadamente cinquenta por cento de todas as mulheres sofrem de cólicas menstruais (dismenorreia). Durante a perimenopausa, a tendência a cólicas pode piorar em virtude do desequilíbrio hormonal e das condições a ele associadas, tais como fibromas e adenomiose. As minhas cólicas menstruais começaram quando eu tinha uns catorze anos, e ocorriam nos dois primeiros dias de cada ciclo até eu ter minha primeira filha. Elas cessaram por uns dois anos (o que é muito comum em função das mudanças que a gravidez provoca no útero), mas voltaram quando eu estava com uns 35 anos. Minhas cólicas responderam bem à acupuntura e a mudanças alimentares, e por volta dos quarenta já havia me recuperado completamente.

"Eicosanoides ruins" em excesso

As cólicas ocorrem quando o músculo uterino e o revestimento do endométrio produzem uma quantidade excessiva de dois eicosanoides, a prostaglandina E2 e a F2-alfa. Quando essas prostaglandinas são despejadas na corrente sanguínea (geralmente uma ou duas horas após o início da menstruação, mas às vezes até antes), você começa a sentir os efeitos desse hormônio: espasmos no músculo uterino, suores, calores, sensação de calor alternando-se com sensação de frio, diarreia e até fraqueza. Um gel feito de prostaglandina E2 é usado para induzir o parto, e pode produzir exatamente os mesmos sintomas que você apresenta quando começa a menstruação. Contudo, no caso das cólicas, o desequilíbrio dos eicosanoides começa no seu corpo e é afetado pelos alimentos que você come e pelo estresse a que você está submetida, entre outros fatores.

A sabedoria das cólicas

Suas cólicas estão tentando fazer que você reduza a velocidade, descanse e entre em sintonia consigo mesma? Reduzir o seu ritmo e descansar pode ser útil para equilibrar os eicosanoides. Como você vê o seu ciclo menstrual? Para você, é apenas um inconveniente biológico ou parte de sua sabedoria?

A menstruação é uma época natural de descanso e renovação. É a forma de que dispõe a natureza para reduzir o seu ritmo de forma que você possa revitalizar o seu corpo até o próximo ciclo lunar. Em muitas culturas antigas, e até em algumas sociedades contemporâneas, como algumas partes da Índia, as mulheres devem se resguardar durante a menstruação. Em nossa sociedade, porém, as mulheres aprenderam que devem ser eficientes, animadas, mostrando energia plena o tempo todo. Não é à toa que nossos sábios processos corporais tentam chamar a nossa atenção! As mulheres são lunares. Nossos corpos e energias acompanham as fases da lua, de maneira bem natural. Embora isso tenha sido considerado um sinal de fraqueza feminina, quando você começa a ouvir o seu corpo percebe que suas alterações cíclicas de energia são uma fonte de inspiração. Se não fizemos isso com regularidade antes, com vinte e poucos, trinta e poucos anos, nossa dor será particularmente aguda durante a perimenopausa, quando o chamado de despertar para a saúde fica mais forte. Como disse uma de minhas pacientes na perimenopausa: "Se eu me acalmo, tomo um banho bom e demorado e cuido de mim, raramente sofro durante a menstruação. Mas quando tento forçar a barra, ignorando minhas necessidades, o meu corpo – e minhas cólicas – tentam mesmo chamar a minha atenção".

Quando você aprender a desacelerar seu ritmo, antes e durante a menstruação, não só suas cólicas vão diminuir, como você perceberá que sua intuição está no máximo. Seus *insights* virão com muita facilidade. E você irá até ansiar por uma nova manifestação dessa época especial. Tenha em mente o seguinte: sempre que a maioria de uma população – no caso, a maioria das mulheres – sofre por causa de uma função perfeitamente normal como a menstruação, pode estar certa de que o fato está sob um ponto cego cultural. Despertar e enxergar o ponto cego – e sua relação com as cólicas – faz parte do processo de aceitação de sua sabedoria feminina.

Tratando de cólicas menstruais e dores na pelve

- *Siga uma dieta que reequilibra os hormônios (ver Capítulo 7).*

- *Elimine todos os laticínios (queijo, sorvete, leite, iogurte) por dois meses.* Embora não tenha estatísticas a respeito, tenho visto muitas mulheres se livrarem de dores menstruais (até nos casos de endometriose grave) eliminando laticínios – alimentos que têm elevado teor de ácido araquidônico – de sua alimentação. Algumas conseguem prevenir as cólicas evitando laticínios apenas durante as duas semanas que precedem a menstruação. Na perimenopausa, quando normalmente a menstruação fica irregular, talvez seja preciso parar com laticínios por alguns meses para obter os benefícios.

- *Elimine carnes vermelhas.* Carnes vermelhas, assim como laticínios, têm elevado teor de um ácido graxo precursor dos eicosanoides, o ácido araquidônico, que causa sintomas como cólicas e artrite em indivíduos suscetíveis. Eliminá-las de sua dieta pode reduzir os eicosanoides inflamatórios associados às cólicas e à dor no endométrio.

- *Tome suplementos adicionais.* Siga o programa de suplementos apresentado no Capítulo 7, prestando especial atenção nestes itens:

Magnésio: 100 mg tomados até a cada duas horas quando você estiver sentindo dores podem ajudar a relaxar o tecido dos músculos lisos, reduzindo assim as cólicas. Não ultrapasse 1.000 mg por dia.

Ácidos graxos Ômega-3: as gorduras Ômega-3 são precursoras de eicosanoides das séries 1 e 3. Consuma pelo menos um destes alimentos:
- peixe gordo (100-120 mg), 3 a 4 vezes por semana;
- DHA, 100-400 mg por dia;
- 4 colheres de sopa de linhaça orgânica integral e fresca por dia;
- 1 colher de chá de óleo de linhaça por dia.

Vitamina C: 1.000 a 5.000 mg por dia. Aumente quando tiver cólicas.

- *Acupuntura e ervas chinesas.* Já se mostrou cientificamente que a acupuntura alivia cólicas menstruais e dores pélvicas.[1] Vi seus benefícios centenas de vezes em minha atividade médica, e, pessoalmente, posso dizer que ela me foi extremamente útil no caso das cólicas intensas que tive com quarenta e poucos anos. Também tomei, durante um ano, ervas chinesas receitadas individualmente. Se você não encontrar um praticante experiente de medicina chinesa tradicional em sua cidade, pode tomar Bupleurum (Xiao Yao Wan, também conhecido como Hsiao Yao Wan) com segurança. Esse remédio pode ser encontrado com facilidade, e muitas de minhas pacientes se deram muito bem com ele. (Ver a seção de Recursos.) Tome quatro ou cinco dessas pequenas pastilhas quatro vezes por dia durante as duas semanas que antecedem a menstruação, e também no primeiro dia de sangramento. Talvez leve dois ou três meses até conseguir resultados completos. Yunna Bai Yao é um remédio chinês tradicional que pode fazer cessar o sangramento intenso em uma a duas semanas, às vezes menos. Tome uma a duas cápsulas, quatro vezes por dia.

- *Adesivo de óleo de rícino.* Fique deitada com um adesivo de óleo de rícino sobre a parte inferior do abdômen durante sessenta minutos, duas a quatro vezes por semana, para tratar e prevenir cólicas e dores pélvicas. Edgar Cayce, o renomado intuitivo da área médica que atuou nos EUA entre o início e meados do século XX, recomendava esse tratamento de reforço do sistema imunológico para toda sorte de problemas. (Ver seção de Recursos.) Nota: Não os use caso aumentem a dor ou se o seu sangramento estiver intenso.

- *Anti-inflamatórios não esteroides (NSAIDs).* Anti-inflamatórios não esteroides como ibuprofeno (Motrin, Advil), naproxeno sódico (Flanax, Naprosyn) e cetoprofeno (Artrosil, Profenid) trabalham bloqueando parcialmente a produção de prostaglandina F2-alfa de seu corpo. (A aspirina e o acetaminofeno – Tylenol – fazem a mesma coisa, mas com mecanismo levemente diferente.) Para maior alívio, os NSAIDs devem ser tomados *antes* que você sinta algum desconforto. Se tomá-los apenas depois que a dor tiver começado, a prostaglandina já estará na corrente sanguínea. O remédio faz cessar a produção de prostaglandina, mas não pode deter o efeito sobre suas células depois que a prostaglandina tiver sido liberada.

- *Pílula anticoncepcional.* Todo problema pélvico parece cessar quando os ciclos hormonais naturais são postos para dormir pelos hormônios sintéticos e estabilizados das pílulas anticoncepcionais. Tome a pílula de menor dosagem disponível no mercado. Mas, se você for fumante, evite as pílulas anticoncepcionais.

Sangramento intenso

Muitas mulheres acabam tendo sangramentos intensos e irregulares nos anos que precedem a menopausa porque a dominância do estrogênio faz que o revestimento do útero cresça demais. Qualquer tipo de estresse emocional acaba piorando isso. Em vez do processo normal de acúmulo e vazão mensal do revestimento uterino, o tecido do endométrio vai se acumulando e depois se desprende de modo desordenado, resultando em sangramentos intensos, esparsos ou irregulares.

O que estou chamando de sangramento intenso? Muitas mulheres percebem um fluxo mais forte no primeiro ou segundo dia da menstruação, o que as deixa um pouco mais lentas, mas para mim isso é normal. (Mesmo assim, você pode lançar mão de alguns dos tratamentos mais suaves relacionados no livro.) Contudo, se o seu sangramento a impede de sair de casa ou de participar plenamente da vida por mais de dois dias por mês, se você encharca sempre um tampão e um absorvente ao mesmo tempo, e ainda assim o sangue vaza para suas roupas ou pijama, ou se você sabe que tem anemia por deficiência de ferro, você precisa agir.

A sabedoria do sangramento: sua energia vital está vazando?

Sempre pergunto às minhas pacientes com sangramento intenso se estão dedicando sua energia, o sangue da vida, a algum emprego ou relacionamento sem futuro, que não satisfaz plenamente suas necessidades. Você está dando mais do que recebe em troca? Alguém, ou alguma coisa, está drenando sua energia, como uma espécie de Drácula? Dê-se algum tempo, conecte-se com a terra e peça, em suas orações, orientação e uma dose de energia para si mesma.

Causas físicas de sangramentos intensos

Além do desequilíbrio hormonal, as condições físicas podem impedir as contrações uterinas normais que ajudam, a cada mês, a deter o fluxo de sangue menstrual.

Fibromas são a causa física mais comum para sangramentos excessivos. A localização na parede uterina faz que o fibroma provoque ou não o sangramento. A causa mais comum de sangramento são fibromas submucosos, localizados logo abaixo do endométrio, membrana mucosa que reveste o útero.

A adenomiose é outra condição que pode causar sangramento intenso. Ocorre a adenomiose quando as glândulas endometriais que revestem o útero crescem nos interiores do músculo uterino (o miométrio). Quando isso ocorre, formam-se poças de sangue na parede uterina que não são drenadas durante a menstruação. Com o tempo, o útero incha e fica encharcado, esponjoso e cheio de sangue, interrompendo os padrões normais de contração uterina. Como tanto a adenomiose como os fibromas estão associados ao excesso de estrogênio, a uma quantidade mínima de progesterona, prostaglandina F2-alfa em quantidade e, normalmente, insulina demais, geralmente os fatores hormonais e físicos estão presentes ao mesmo tempo.

Opções de tratamento para sangramento excessivo

Antes de começar qualquer programa de tratamento para sangramento intenso, recomendo-lhe que faça um exame físico e um Papanicolau, caso já não o tenha feito no último ano. Embora a ampla maioria dos casos de sangramento excessivo seja benigna e possa ser tratada com os conselhos que lhe apresento a seguir, certifique-se de que não há outra causa agravando o problema.

- *Dieta e vitaminas:* siga a dieta que reequilibra os hormônios apresentada no Capítulo 7, com especial atenção a seus suplementos de antioxidantes e vitaminas B. Eles ajudam as paredes de seus vasos sanguíneos e auxiliam seu fígado a romper e eliminar o excesso de estrogênio do corpo.

  Complexo B: tome as vitaminas B indicadas na p. 222 em quantidade média para alta. Elas ajudam a neutralizar o excesso de estrogênio.

  Vitamina E (tocoferóis variados): 400 UI, duas vezes por dia.

  Complexo de vitamina C com bioflavonoides: 1.000 a 5.000 mg por dia.

  Vitamina A (na forma de betacaroteno): 25.000 UI por dia.

  Suplemento de ferro: em muitas mulheres com sangramento excessivo, o sintoma primário é a fadiga da anemia causada por deficiência de ferro. Faça um exame de sangue para contagem de glóbulos vermelhos. Se estiver baixa, tome o suplemento. A dose diária recomendada é de 15 mg/dia. Talvez você precise tomar uma quantidade três a quatro vezes maior até os níveis de ferro se normalizarem. (Pesquisas mostram que a suplementação de ferro em si reduz o fluxo menstrual em algumas mulheres.)

  O melhor suplemento de ferro disponível, que também é o de absorção mais fácil, chama-se sulfato ferroso. (Ver Recursos.) Como é liberado ao longo do tempo, não perturba o estômago nem causa prisão de ventre, sendo fácil e rapidamente absorvido. Ele tem ajudado muitas mulheres que atendi a manter a contagem de glóbulos em níveis normais – algo que antes não conseguiram fazer com outros suplementos de ferro. Chegou até a evitar cirurgias em algumas mulheres.

- *Acupuntura e medicina chinesa tradicional.* Ver discussão a respeito nas páginas 192-195.

- *Adesivos de óleo de rícino.* Ver discussão na p. 237.

- *Progesterona natural.* Um creme facilmente encontrado à venda, contendo dois por cento de progesterona natural, pode ser usado para reduzir o sangramento excessivo. Esfregue 1/4-1/2 colher de chá em suas mãos ou em áreas macias da pele duas vezes por dia, começando duas a três semanas antes do início esperado da menstruação. Pare quando começar a menstruação e recomece duas semanas depois. Se esta técnica funcionar, você deverá ver resultados em três meses, aproximadamente. Para algumas mulheres, a progesterona natural a dois por cento não é forte o suficiente para contrabalançar seu próprio estrogênio. Nesse caso, peça a seu médico uma receita mais forte, como o gel Crinone, que é vendido com quatro ou oito por cento de concentração, ou comprimidos micronizados de progesterona oral (com a marca Prometrium). A dose normal de Prometrium é de 100 a 200 mg por dia, uma a duas vezes por dia nas duas semanas que antecedem a menstruação.

- *NSAIDs.* Tome diariamente um anti-inflamatório não esteroide, como ibuprofeno (Motrin, Advil), naproxeno sódico (Flanax, Naprosyn) e cetoprofeno (Artrosil, Profenid), começando um a dois dias antes da menstruação, e continue a tomá-los regularmente nos dias mais pesados. Use a dose mais baixa que lhe trouxer resultados. Os NSAIDs têm demonstrada capacidade de reduzir a perda excessiva de sangue menstrual em virtude de sua capacidade de interromper o excesso de prostaglandina F2-alfa.

- *Progesterona sintética.* Quando a progesterona natural não funciona, pode ser necessário usar uma progesterona sintética forte, como o acetato de medroxiprogesterona (Provera). (Essa é a única situação em que recomendo esse produto sintético.) Isso é particularmente válido se você tem um fibroma que sangra e não conseguiu sanar seu problema com técnicas mais suaves. No caso de sangramentos intensos, o Provera deve ser tomado em dose de 10 mg, uma ou duas vezes por dia, durante as duas semanas que antecedem o início da menstruação. Depois, dê um descanso ao corpo durante duas semanas e comece novamente. Geralmente, um ciclo de duas semanas sim, duas não, durante três meses, resulta em uma significativa redução no excesso de sangramento. Embora o Provera possa ter efeitos colaterais, normalmente esses costumam ser aceitáveis em comparação com a perda do útero.

- *Pílulas anticoncepcionais.* Muitas mulheres que estão tendo menstruações pesadas e irregulares devido a fibromas, falta de ovulação, excesso de estrogênio em relação à progesterona, ou uma combinação dessas condições, geralmente se dão bem com pílulas anticoncepcionais. Embora não promovam a cura, são uma boa opção quando a alternativa é a cirurgia.

- *D e C (dilatação e curetagem).* Esse tratamento cirúrgico empregado rotineiramente para sangramento excessivo envolve a raspagem do revestimento uterino e a remoção de tecidos excessivos. Geralmente, isso reduz o problema, por motivos que ainda não estão claros. Também costuma ser empregada para diagnosticar a condição específica que está causando o sangramento.

- *Ablação do endométrio.* Nesse procedimento cirúrgico, o revestimento do útero é eliminado por meio de *laser* ou de cautério. Como o procedimento destrói o revestimento do endométrio, geralmente faz que cessem por completo as menstruações, ou que elas fiquem muito leves. Nunca deve ser adotado por mulheres que querem manter a capacidade de ter filhos.

A ablação do endométrio funciona muito bem para diversos tipos de sangramento intratável e costuma ser feita como cirurgia de ambulatório. O procedimento deve ser realizado por um profissional muito habilidoso, com ampla experiência anterior. Peça referências em um centro médico universitário ou hospital-escola. Ou telefone para o hospital de sua preferência e pergunte quem faz essas cirurgias. Certifique-se de que o cirurgião escolhido está registrado como obstetra-ginecologista.

Recomendei esse procedimento para diversas pacientes. Para algumas, ele propiciou grande alívio. Uma das assinantes de meu boletim me escreveu: "Há três meses, passei por uma ablação do endométrio e ligação das trompas. Aos 44 anos, isso me esterilizou de duas formas, pelo que estou grata, e sanou os constantes sangramentos e manchas que duravam semanas a fio. Agora, não menstruo mais! Ótimo!".

MARTHA: SANGRAMENTO INTENSO INTRATÁVEL

Martha me escreveu para falar de seu problema de sangramentos na meia-idade.

> Tenho 42 anos. Peso 86 kg e tenho ossos grandes que me foram dados por Deus, faço exercícios regularmente e minha saúde é boa, de modo geral. Já chamaram meu problema de inundação. Já consultei vários médicos para tratar do problema. Eles me receitaram uma dose dupla de anticoncepcionais, que tomei durante quatro meses sem resultado. Meu Papanicolau está normal. Minha menstruação dura doze dias, e é bem intensa, com coágulos. O sangramento é constante. Consultei um herborista que supôs que, como estou com dezoito quilos a mais, as células de gordura estariam produzindo estrogênio em excesso. É por isso que a pílula e o creme de progesterona que usei não sanaram o sangramento constante.
>
> Li o livro de Susun S. Weed, *Menopausal Years: The Wise Woman Way*. Nele, a autora sugere o uso de remédios homeopáticos, como *lachesis*. Também estou tomando chá de folha de framboesa e usando bolsa-de-pastor. Também estou tomando suplemento de ferro, cujo nível estava baixo. E *Lactobacillus acidophilus*, cálcio, magnésio e uma boa vitamina múltipla.
>
> O sangramento ainda não parou. Estou ficando cansada disso tudo, e, como você pode imaginar, meu apetite sexual está em baixa, pois tenho

sempre de usar absorvente. O sangramento já dura quatro meses. Você tem sugestões que possam me ajudar?

Sugeri que Martha procurasse imediatamente a ajuda de um acupunturista, e que continuasse com os suplementos de ferro. Também lhe receitei um remédio chinês chamado Yunna Bai Yao que é excelente para tratar de problemas de excesso de sangramento. (Ver Recursos.) Geralmente, ele começa a agir em uma ou duas semanas. Também lhe sugeri que perca de cinco a dez quilos, o que poderia reduzir significativamente o excesso de produção de estrogênio.

É possível que Martha tenha um fibroma sob a mucosa, ainda não detectado. O diagnóstico é feito com ultrassom ou com um procedimento conhecido como histerossalpingograma, no qual se injeta um corante na cavidade uterina, com visualização pelos raios X. Se for esse o caso, talvez Martha precise fazer uma cirurgia como a ablação do endométrio ou a remoção dos fibromas através da vagina. Também já vi problemas como o dela responderem bem a uma D e C na sala de operações.

O ponto a se destacar é que há muitas maneiras de controlar um sangramento excessivo durante a perimenopausa. Em qualquer caso, é útil fazer um diagnóstico e um plano de tratamento com alternativas à histerectomia. Em suma: toda mulher na perimenopausa que esteja tendo sangramento excessivo precisa saber que há muitas opções seguras e eficientes de tratamento. A histerectomia, que equivale a matar o mensageiro, deve ser o último recurso.

Fibromas

Tumores fibromas benignos do útero estão presentes em trinta a cinquenta por cento das mulheres nos EUA. Eles afligem mulheres de todas as raças e históricos, mas são mais comuns em mulheres com ascendentes afro-americanos ou caribenhos. Os fibromas saem do músculo liso e dos tecidos de conexão do próprio músculo uterino. Embora possam ocorrer até em mulheres no final da adolescência ou com vinte e poucos anos, são mais encontrados em mulheres na faixa dos trinta ou dos quarenta.[2]

A maioria dos fibromas não causa nenhum problema real. Em outras palavras, estão ali, pura e simplesmente. Às vezes, dependendo de sua localização, você pode até senti-los. Parecem caroços lisos na parte inferior do abdômen, logo acima do osso púbico. Como a pelve feminina pode acomodar objetos do tamanho de um bebê recém-nascido, é óbvio que fibromas pequenos e até grandes não causem necessariamente problemas. Em outras palavras,

FIGURA 13: TIPOS DE FIBROMAS

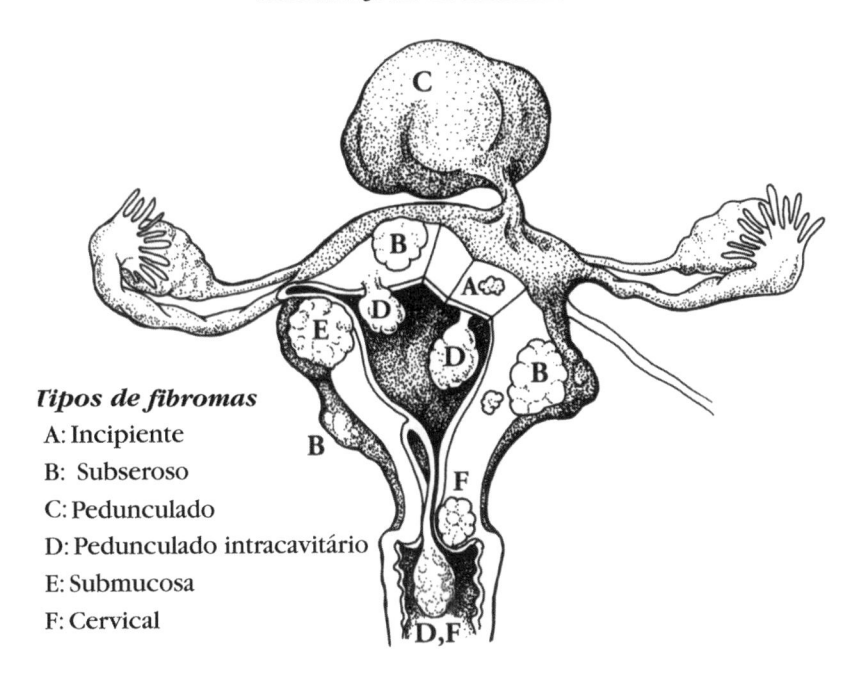

Tipos de fibromas
A: Incipiente
B: Subseroso
C: Pedunculado
D: Pedunculado intracavitário
E: Submucosa
F: Cervical

talvez você nem saiba que tem um, a menos que faça um exame pélvico ou um ultrassom pélvico. Talvez suas menstruações não estejam diferentes, e é possível que você não esteja sentindo dores ou quaisquer sintomas. Os fibromas podem crescer muito durante a perimenopausa por causa da dominância do estrogênio (seu crescimento é estimulado pelo estrogênio), mas costumam se retrair com a mesma facilidade após a menopausa – é o tratamento da natureza.

A sabedoria de seus fibromas

Embora haja motivos alimentares e hormonais bem claros para que tantas mulheres tenham fibromas, os padrões energéticos básicos que resultam em fibromas estão relacionados com o bloqueio e estagnação da energia do segundo centro emocional. As mulheres correm o risco de ter fibromas (ou qualquer outro problema pélvico) quando dirigem sua energia criativa para relacionamentos sem sentido, que não nos servem mais. Quando meu próprio fibroma apareceu aos 42 anos, por exemplo, eu sabia que ele estava relacionado, em parte, ao fato de me dedicar a uma atividade de contato direto e individual com pacientes por muito mais tempo do que realmente gostaria. Receava não ser mais respeitada como médica "de verdade" caso não atendesse regularmente no consultório. Embora ansiasse por canalizar minha criatividade para o ensino e a escrita, achava que meus colegas se magoariam se eu trabalhasse durante meio período. Essa é a clássica armadilha dupla do segundo centro emocional. A ambição e a necessidade de amor e de aprovação, operando ao mesmo tempo, criam um congestionamento no centro emocional de nossos corpos que, sob as circunstâncias adequadas, torna-se um fibroma.

ELLEN: O NASCIMENTO DA CRIATIVIDADE

Ellen, 38 anos, era casada, tinha dois filhos e fazia pesquisas na universidade local. Adorava cada aspecto de seu trabalho, desde o tema em si, até o fato de seus colegas a procurarem quando precisavam de ajuda em seus projetos. Com o tempo, porém, Ellen sentiu-se atraída por uma atividade mais independente. Como havia se tornado "indispensável", no entanto, foi muito difícil para ela deixar esses outros projetos de lado a fim de dar à luz sua própria criatividade. Foi nessa época que ela soube que estava com um fibroma.

Nos vários anos seguintes, seu fibroma foi crescendo, e ela se sentiu cada vez mais dividida entre as necessidades de suas pesquisas particulares e as necessidades de seus colegas, filhos e marido. Em uma consulta, na qual me perguntou sobre a necessidade de operar o fibroma, pedi-lhe que analisasse onde estaria o seu "vazamento" de energia. Ela me disse que boa parte de sua identidade e senso de autoestima derivava do fato de estar disponível para os outros. Que, se saísse da faculdade e fosse trabalhar por conta própria, talvez não se sentisse tão útil – e que os outros achariam que ela era egoísta. Enquanto falávamos disso, ela percebeu que teria de fazer algumas mudanças, há muito necessárias, em sua rotina de trabalho e em suas prioridades. E disse que gostaria de se dar mais seis meses antes de pensar em uma cirurgia.

Na consulta seguinte, vi que seu fibroma não tinha crescido, e que estava até menor. O mais importante, porém, é que Ellen disse a seus colegas o que estava disposta a fazer por eles ou não, e que fizera grandes progressos em seus próprios projetos. Em outras palavras, tinha começado a dar à luz sua própria criatividade.

Se você tem ou teve um fibroma, faça-se as seguintes perguntas: Que criações tenho em meu íntimo e gostaria de manifestar no mundo antes de não estar mais aqui? Se qualquer coisa me fosse possível, como seria a minha vida? Se eu tivesse seis meses de vida, que relacionamentos eu cortaria imediatamente? A quais relacionamentos dedicaria mais tempo e atenção? Que relacionamentos realmente me dão forças? Quais esgotam minhas energias? Anote suas respostas em um diário. Discuta-as com amigos que a apoiam. No seu íntimo, você tem todas as respostas de que precisa. Basta estar aberta para ouvi-las.

Tratamento de fibromas

A primeira coisa a se levar em conta é que talvez seu fibroma não precise de tratamento. Em muitos casos, é razoável uma postura do tipo "esperar para ver"; você pode viver durante anos com fibromas, sem consequências adversas para a saúde, caso eles não a incomodem. O que pode incomodá-la, porém, é o simples fato de saber que os tem. Se levarmos em conta nossa herança cultural a respeito de órgãos pélvicos, a ideia de que qualquer coisa *vai* dar errado geralmente é, para o bem-estar da mulher, um risco maior do que o fibroma em si.

Para a maioria das mulheres, seria muito bom adotar uma postura mais descontraída a respeito dos fibromas. Quando seu fibroma for detectado, talvez você ainda não saiba o que teria causado os desequilíbrios no segundo chacra. A compreensão surge em análise retrospectiva. Em vez de se preocupar, dedique-se a aprender com o processo, qualquer que seja o tipo de tratamento que adotar.

Nessa experiência de aprendizado, um elemento essencial consiste em parar de se culpar. Nunca é bom alimentar a ideia de que você tem uma doença ou sintoma porque está "fazendo alguma coisa errada". Se você soubesse com antecedência que problema estava tentando chamar a sua atenção, ele não teria de se manifestar. Na verdade, todo problema físico tem, ao mesmo tempo, componentes genéticos, alimentares, ambientais e emocionais.

Por outro lado, há ocasiões em que você pode querer tratar de um fibroma. Embora a maioria dos fibromas se retraia após a menopausa, talvez você não deseje conviver com um inchaço que faz que você pareça grávida até a menopausa terminar. Se você perceber, como eu, que está se vestindo para disfarçar o seu fibroma, e sua menopausa ainda está a uns seis anos ou mais à frente, então é possível que você queira agir. Naturalmente, se os sintomas incluem dores, sangramentos intensos, cólicas ou dores nas costas, certamente você deseja obter alívio. Felizmente, você tem muitas opções.

Mudança na alimentação e suplementos

Qualquer técnica alimentar ou alternativa que consiga equilibrar o excesso de estrogênio ou fortalecer o fluxo de energia (*chi*) pela pelve costuma funcionar para fibromas e para sangramento intenso ou cólica menstrual. Entre eles, temos a acupuntura e ervas chinesas, fitoestrogênios de fontes como soja ou linhaça, mudanças na alimentação e suplementos que equilibrem o estrogênio (ver Capítulo 6). Exercícios como ioga também ajudam.

Essas técnicas merecem uma tentativa, como atesta a carta de uma assinante do meu boletim:

Durante anos, sofri com meus fibromas uterinos, uns 25-30 na parede do útero. Em duas semanas de cada mês, eu tinha dores lancinantes, insuportáveis. Eu não conseguia dormir, ficava deitada e enrolada, e suava de agonia. Em 1991 e 1992, passei por duas cirurgias a *laser* pelo laparoscópio, e o cirurgião só conseguiu remover três ou quatro dos maiores. Depois, li o seu livro e venho seguindo religiosamente o seu conselho para cortar laticínios e tomar vitaminas do complexo B, além de 800 mg de magnésio. Por isso, se eu pudesse, lhe daria meu filho mais velho em sinal de gratidão! Minha dor desapareceu! Embora estivesse pensando em fazer uma cirurgia de reconstrução, mudei de ideia quando percebi que suas sugestões estavam dando certo. Senti-me como uma mulher completamente nova – renascida, revitalizada e fortalecida.

Tratamentos hormonais

- *Progesterona bioidêntica.* O creme de progesterona para a pele ajuda a combater a dominância de estrogênio. Pode ser adquirido sem receita em dose de dois por cento (com os nomes comerciais ProGest e FemGest). A dose normal é de 1/4-1/2 colher de chá esfregada nas palmas das mãos ou em áreas macias de sua pele, uma ou duas vezes por dia, três semanas sim e uma não. Se as suas menstruações são regulares, sincronize a aplicação para que a semana "não" corresponda à de sua menstruação. Se forem irregulares, sugiro o uso do creme de progesterona em sincronia com as fases da lua, com as quais cada vida humana está sintonizada. Planeje ficar sem progesterona durante a lua nova – época em que, antes da invenção da lâmpada elétrica, as mulheres ficavam mais aptas a menstruar. Algumas mulheres têm melhor efeito usando o creme todos os dias, sem a semana de interrupção.

Há mulheres que podem precisar de uma dosagem maior. Cremes mais fortes de progesterona natural são vendidos com receita em farmácias de manipulação (ver Recursos). A progesterona natural também é vendida com receita na forma de gel vaginal a oito por cento (com o nome comercial Crinone) em qualquer farmácia.

A maioria das mulheres se dá bem com a progesterona transdérmica, que é absorvida diretamente pela corrente sanguínea. A progesterona oral precisa ser metabolizada pelo fígado, e os subprodutos que resultam do processo podem causar sonolência excessiva ou até depressão em mulheres suscetíveis. Contudo, algumas se dão melhor com remédios orais. A dose é de 100-200 mg, uma ou duas vezes ao dia, durante duas semanas por mês, no mínimo. Há mulheres que precisam tomá-la diariamente.

- *Pílulas anticoncepcionais.* As pílulas anticoncepcionais são uma combinação de progestina e estrogênio sintéticos que podem amenizar a dominância de estrogênio, que com frequência faz que os fibromas cresçam ou se tornem sintomáticos. Como consistem de hormônios sintéticos, diria que só podem ser usados depois que métodos mais naturais, como mudanças alimentares ou ervas e acupuntura, não tenham funcionado, ou em situações nas quais a mulher não está disposta a (ou não pode) tentar um método mais natural.

- *Agonistas GnRH.* Agonistas GnRH como nafarelina (Synarel) ou leuprolide (Lupron) atuam no nível da glândula pituitária e põem o corpo em um estado de menopausa artificial. Isso reduz os níveis de estrogênio e faz que encolham os fibromas. Os efeitos colaterais incluem todos os sintomas do final da perimenopausa, como perda óssea, calores e ressecamento vaginal, mas às vezes esses podem ser neutralizados com terapia hormonal de baixa dosagem, que não estimula o crescimento dos fibromas.

TRATAMENTOS CIRÚRGICOS

- *Miomectomia.* Geralmente, os fibromas podem ser removidos por meio de cirurgia. O tamanho e a localização do fibroma vão determinar o caminho cirúrgico. Fibromas localizados logo abaixo do revestimento uterino, no fundo do útero, por exemplo, às vezes podem ser removidos pela vagina. Outros podem ser removidos por laparoscopia (também conhecida como cirurgia do umbigo). Os maiores, como o que eu tinha, geralmente requerem cirurgia abdominal.

Se você decidir remover cirurgicamente o seu fibroma, o procedimento deve ser feito por um cirurgião pélvico com experiência no reparo e na preservação dos órgãos pélvicos e que esteja filosoficamente alinhado com o seu desejo de manter o útero. Quando terminou minha cirurgia, o cirurgião pélvico comentou: "Bem, fico feliz por dizer que agora você tem órgãos pélvicos completamente saudáveis e normais. Não tive de tirar nada além do fibroma!". Era exatamente o que eu queria ouvir.

Remover os fibromas pode lhe dar uma grande sensação de força. Como disse uma das assinantes de meu boletim:

> Depois que meus fibromas foram removidos por cirurgia, também removi a maioria das coisas negativas em minha vida. É maravilhoso! Nada de dores de cabeça, de cólicas, de dores nas costas. Estou tentando fazer outras mudanças na alimentação, mas as que já fiz me tornaram mais positiva, forte e descontraída. Também passei a orar. Assim, com tudo

isso, e com as mudanças em meu estilo de vida, estou, aos quarenta anos, avançada no caminho para a cura e o crescimento!

- *Embolização do fibroma*. A embolização arterial uterina (UAE) é um tratamento relativamente novo para tumores fibromas, envolvendo a injeção de uma substância (geralmente, partículas de álcool polivinílico) na artéria uterina. Isto causa a coagulação do sangue que nutre o fibroma, que então começa a se retrair. O procedimento é feito com radiologistas interventivos especificamente treinados nessa técnica. Para chegar às artérias uterinas, enfia-se um cateter na veia femoral da coxa. A maioria dos hospitais aponta resultados positivos, com um índice mundial de sucesso ao redor de 85 por cento. Todos os tipos de sintoma dos fibromas, inclusive sangramento intenso ou irregular, aumento do útero e sintomas relacionados com o tamanho do fibroma, como frequência urinária, respondem bem.

A paciente média que passa por esse procedimento pode esperar uma redução de quarenta a sessenta por cento no tamanho do útero após uns seis meses, mas até as mulheres que não têm redução do útero dizem que seus sintomas, como sangramento excessivo, melhoraram. Apesar de ainda não haver dados de acompanhamento de longo prazo, a UAE apresenta baixo risco de complicações em comparação com a miomectomia ou a histerectomia. No entanto, complicações sérias, como falha renal ou reação alérgica ao agente coagulante, já foram relatadas.[3] Se esse procedimento lhe interessa, procure a orientação de um especialista em um centro no qual a UAE seja realizada com frequência, ou telefone para a Society of Cardiovascular and Interventional Radiology ou visite o website *www.scvir.org*.

- *Histerectomia*. A histerectomia deve ser o último recurso para o tratamento de fibromas, reservado para as mulheres que, além dos fibromas, têm sangramento intratável ou dores que simplesmente não responderam a outras medidas. Nesses casos, a histerectomia pode ser uma verdadeira bênção, melhorando sensivelmente a qualidade de vida da mulher.

CAROL: O DESAPEGO NECESSÁRIO

Carol estava com 46 anos quando me procurou para obter uma segunda opinião. Carol tinha inúmeros fibromas uterinos, que faziam que ela sangrasse muito todos os meses, provocando anemia crônica e cansaço. Nos quatro anos anteriores, ela tentara desesperadamente preservar o útero, apegando-se à esperança de poder ter seu próprio filho algum dia. A condição de Carol piorou tanto que a manutenção do útero tornou-se sua profissão. Na verdade, ela chegou a perder o emprego por conta de suas inúmeras faltas, fossem devidas a consultas, fossem causadas por sangramentos intensos. Embora Carol tivesse tentado pílulas anticoncepcionais, hormônios sintéticos e diversas dilatações e curetagens para controlar o sangramento, nada resolveu o problema. Ela estava numa situação perigosa demais para que eu sugerisse tratamentos alternativos como dieta ou acupuntura. Sugeri que o melhor para sua saúde e bem-estar geral seria uma histerectomia. (Se ela fosse se consultar comigo hoje, eu sugeriria a embolização arterial uterina.)

O estado do útero de Carol a estava impedindo de viver de fato a vida. Ela estava presa em um padrão escravizador, consistente em despejar (literalmente) o sangue da vida sobre esperanças e sonhos irrealizados, com pouca ou nenhuma chance de manifestação. Como todas nós na meia-idade, Carol precisava abrir mão de um sonho que não realizou no passado (ter um filho biológico), precisava se permitir viver a dor desse sonho perdido, para poder seguir em frente. Embora isso nunca seja fácil, às vezes é a opção que acaba curando.

Uma avaliação corajosa de procedimentos cirúrgicos ou invasivos

Quando você sente que esteve diante da opção de se operar ou de fazer uma UAE e conhece de fato suas opções, então você já conseguiu sair do papel de vítima e assumir o papel de parceira. Essa simples mudança aumenta suas chances de obter um bom resultado. Você pode manter esse estado de parceria lendo *Prepare for Surgery, Heal Faster* [Prepare-se para cirurgia, cure-se mais depressa], escrito por minha colega Peggy Huddleston. Peggy escreveu o manual definitivo para quem deseja ter uma experiência cirúrgica saudável e fortalecedora. Eu mesma usei sua técnica quando me submeti à cirurgia para remoção de fibromas. (Ver Recursos.)

Histerectomia pelos motivos errados

Não deixe de obter uma segunda opinião caso alguém lhe apresente um dos seguintes motivos para fazer uma histerectomia de remoção de fibromas.

1. *"Você deveria operar antes que o fibroma cresça ainda mais. Se não o fizer, o fibroma pode crescer e tornar a cirurgia muito mais difícil no futuro."*

A menos que um pequeno tumor esteja causando sangramento intratável ou problemas de fertilidade, ele não precisa ser removido. Nem todos os fibromas estão destinados a crescer, e, mesmo que o façam, estudos mostraram que a cirurgia para remoção do útero com fibromas de certo porte não representa maior risco para a paciente. Se necessário, o fibroma pode ser removido (ver a seção sobre miomectomia na página 247) deixando o útero, e o fornecimento de sangue para os ovários, intactos.

2. *"Seu fibroma pode se tornar canceroso" ou "Não podemos ter certeza de que não é canceroso caso não o removamos".*

São extremamente raros os casos de fibromas que se tornam cancerosos (a incidência é menos de um em mil). Se um tumor fibroma se torna canceroso, ele é chamado sarcoma uterino, e atualmente o prognóstico para esse mal é muito baixo, o que significa que diagnosticá-lo mediante cirurgia não irá aumentar muito suas chances de sobrevivência. Com efeito, as chances de morrer graças a complicações causadas por uma histerectomia, embora pequenas, são um pouco maiores do que as chances de ter um sarcoma uterino.

3. *"Não dá para ver seus ovários com o ultrassom."*

Em um exame de ultrassom (ou mesmo uma ressonância magnética) para confirmar o diagnóstico de um fibroma, um de seus ovários pode não ficar visível, sendo ocultado pelo fibroma. Como os médicos podem ser responsabilizados por deixarem de diagnosticar um problema ovariano existente, talvez sugiram a cirurgia para terem certeza absoluta de que seu ovário está em ordem.

No entanto, se você não tem motivo para acreditar que seus ovários estejam doentes, você pode simplesmente pedir a seu médico que acompanhe o caso. Lembre-se, a impossibilidade de se ver um ovário em um ultrassom não significa que haja algo de errado com ele – significa apenas que a tecnologia tem seus limites! Nessa situação, algumas mulheres marcam uma laparoscopia para que a pelve possa ser examinada por dentro sob luz forte. (O útero e o ovário também podem ser alvo de biópsia durante esse procedimento.) Outras se sentem mais confortáveis acreditando que estão bem. Não importa qual seja a sua decisão, mas sim que seja a que lhe dá maior paz de espírito.

Será que você deve fazer uma histerectomia?

Fibromas e sangramento irregular e intenso são as razões mais comuns para histerectomias na meia-idade. Embora às vezes seja necessária a histerectomia, muitas mulheres passam por essa cirurgia quando poderiam ter resolvido seus sintomas de maneira mais fácil e natural. Além disso, ganha-se muito preservando, sempre que possível, os órgãos pélvicos.

Em um mundo ideal, toda menina e mulher deveria aprender o valor de seus órgãos pélvicos desde cedo; seus benefícios seriam tão bem estudados quanto o dos órgãos masculinos, seriam comuns as pesquisas sobre alternativas naturais, seguras e eficientes ao sangramento e à dor, e a histerectomia com ou sem remoção dos ovários seria uma operação muito rara, realizada apenas quando outras alternativas falharam. É essa a postura atual diante dos órgãos sexuais masculinos. Por isso, a orquiectomia, a remoção dos testículos, só é realizada como último recurso, embora seja um tratamento muito eficiente para o câncer de próstata. E a remoção do pênis é simplesmente inédita, mesmo em casos de câncer no pênis.

Infelizmente, o útero e os ovários têm sido alvo de ataques há tanto tempo que muitas mulheres internalizaram o medo de seus órgãos pélvicos. Recentemente, ouvi uma mulher, que vou chamar de Jane, comentando com suas amigas em uma festa sobre a histerectomia que iria fazer. Seu fibroma tinha o tamanho de uma laranja pequena, segundo comentou, e ela não tinha sintoma algum. Mas, explicou: "Estou com cinquenta anos, e na minha idade é só uma questão de tempo até a gente ter problemas nessa região. É melhor removê-lo agora". Muitos médicos reforçam esses medos. Uma paciente que me pediu uma segunda opinião para evitar a histerectomia de um fibroma ouviu seu ginecologista dizer que seu útero (que sete meses antes tinha dado à luz a um saudável bebê) "não era amigo dela".

A palavra grega *hystera* (ventre) foi usada na Antiguidade para descrever todo tipo de sofrimento feminino, tanto psicológico (histeria) como físico, que, segundo imaginavam, seria causado pelo útero. No século XIX, após o advento da anestesia, a histerectomia tornou-se uma cura extremamente popular para os males das mulheres, e era realizada por qualquer coisa de errado que seus maridos, pais ou médicos pudessem imaginar a respeito delas: comer demais, menstruações dolorosas, distúrbios psicológicos e especialmente masturbação, promiscuidade ou qualquer tendência erótica.

A remoção cirúrgica do útero ainda é uma das operações mais comuns nos Estados Unidos – tanto os médicos quanto as pacientes aprenderam que esses órgãos são, na pior hipótese, perigosos, e, na melhor, sacrificáveis. Uma entre cada três mulheres nos EUA passou por histerectomia antes dos sessenta anos. É um número assustadoramente elevado. Não é de surpreender que os índices de histerectomia sejam bem elevados entre esposas de médicos. E aproximadamente 43 por cento das mulheres removem os ovários na mesma época em que tiram o útero, para evitarem o risco de câncer ovariano, embora a grande maioria das mulheres nunca chegue a ter câncer nos ovários; mas iriam se beneficiar muito, por outro lado, com os hormônios produzidos pelos ovários durante toda a vida.

FIGURA 14: ÓRGÃOS DA PELVE E MÚSCULOS DE SUSTENTAÇÃO

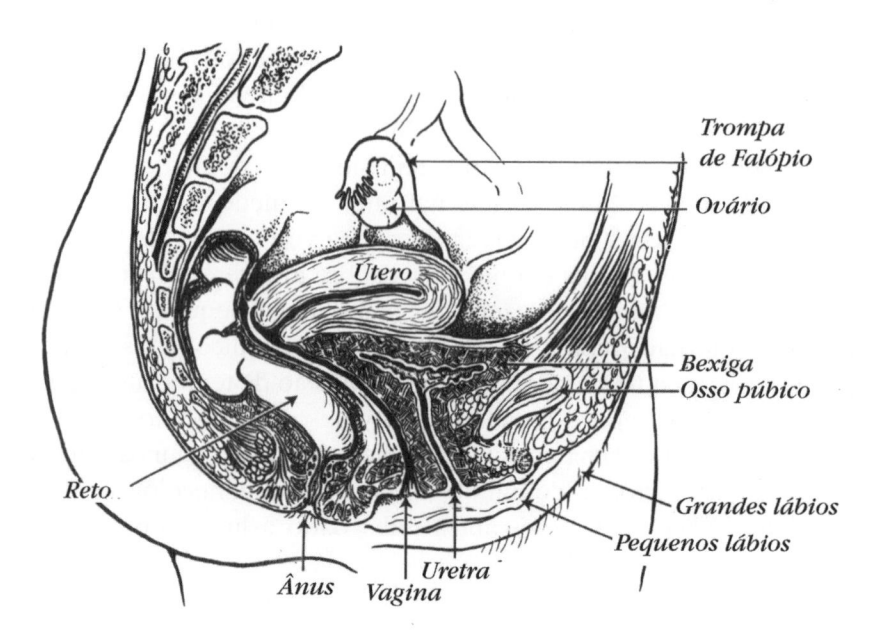

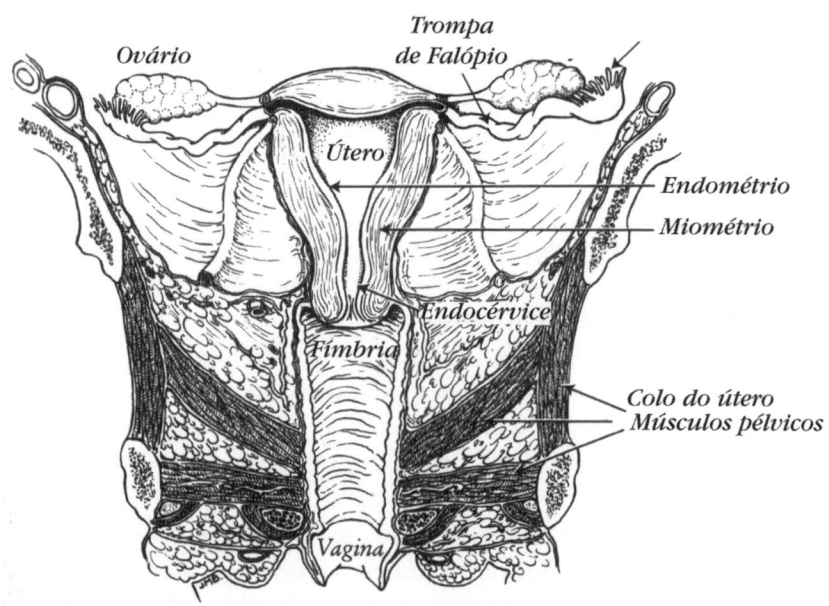

Músculos pélvicos fortes são parte essencial do poder da pelve.
© 2001 por Northrup e Schulz

Bons motivos para preservar o útero, o colo do útero e os ovários

- Seu útero, colo do útero e ovários trabalham juntos para dar a seu corpo apoio hormonal durante sua vida toda. Além disso, eles utilizam, em grande parte, a mesma fonte de suprimento de sangue. Quando o útero é removido, a função dos ovários é afetada, mesmo se os ovários forem mantidos. Aproximadamente cinquenta por cento das mulheres que passaram por histerectomias perderam a função dos ovários antes disso ocorrer naturalmente – e passaram antes pela menopausa, aumentando o risco de doenças cardíacas e osteoporose.[4]

- Os ovários são o equivalente feminino aos testículos masculinos. Por isso, são um importante produtor de androgênios, os hormônios que estão envolvidos no impulso sexual normal. Alguns estudos mostraram que 25 por cento das mulheres sofrem redução do impulso sexual após a remoção dos ovários. A remoção dos ovários é, literalmente, a castração da mulher – e é assim chamada na literatura médica.[5]

Muitos médicos removem rotineiramente os ovários por ocasião da histerectomia a fim de prevenir o câncer ovariano. Se a mulher tem uma forte propensão genética para o câncer ovariano, essa decisão pode ser razoável. Mas a grande maioria das mulheres nunca terá câncer ovariano, e a remoção rotineira de ovários normais como forma de prevenção é um preço muito alto a se pagar.

- A menopausa natural, com ovários e útero intactos, é um evento fisiológico normal que ocorre em um período que dura entre seis e treze anos. Com a mudança na função ovariana, as glândulas suprarrenais assumem naturalmente parte da produção de hormônios, assim como a gordura corporal. Quando a mulher tem o útero, ou o útero e os ovários removidos, seu corpo passa por uma menopausa instantânea, o que pode causar um abalo no sistema hormonal.

- O próprio útero passa por contrações rítmicas durante o orgasmo, o que contribui para a intensidade do prazer que muitas mulheres experimentam durante o ato sexual. Algumas mulheres que passaram pela histerectomia reclamam que o orgasmo não tem sido gratificante.

- O colo do útero (a parte inferior do útero que se projeta na direção da vagina) é parte da base pélvica normal e ajuda a sustentar a bexiga. Os nervos que vão à bexiga estão intimamente ligados ao colo do útero. Quando se realiza a histerectomia com remoção do colo do útero, esses nervos podem ser danificados, aumentando o risco de incontinência urinária.[6]

- Apenas dez por cento das histerectomias são feitas em função de câncer. Isso significa que, em até noventa por cento dessas operações, os órgãos pélvicos da mulher são removidos por causa de doenças benignas, que geralmente podem ser tratadas de modo eficiente com métodos não cirúrgicos.

Descobrindo o legado da histerectomia

Através dos anos, fui descobrindo que toda a educação e informação do mundo não alteram a vida da mulher, desde que ela esteja vivendo segundo crenças antigas, inconscientes e inquestionáveis. Cada mulher leva consigo um legado pessoal único, que lhe foi transmitido por membros da família. Isso é particularmente válido no que diz respeito aos órgãos pélvicos femininos, um assunto que, há gerações, tem sido cercado por sigilo e informações errôneas. Eis algumas questões para ajudá-la a descobrir o seu legado da histerectomia.

Qual dos membros de sua família passou por histerectomia, se é que alguém passou por ela? Por quê? Você sabe o que estava acontecendo na vida dessa pessoa na época da cirurgia? Você sabe qual era o diagnóstico e que sintomas estavam se manifestando? Seria possível descobrir isso? Você acha que não pode pedir esta informação porque ela é "muito pessoal"? Existe em sua família a crença de que se "vive melhor com cirurgias"?

Uma de minhas pacientes achava que deveria passar pela histerectomia em algum ponto entre os quarenta e os cinquenta anos porque "todas as minhas irmãs foram operadas nessa época". Por causa disso, ela se tornou excessivamente concentrada em seus órgãos pélvicos na meia-idade, anotando cada menstruação irregular ou intensa e cada fisgada. Um dia, a conexão mente-corpo – somada a seu estilo de vida pouco salutar – criou sintomas suficientes para que ela desejasse de fato se submeter a uma histerectomia, "para meu alívio".

Se, depois de responder sinceramente a essas perguntas, você ainda achar que a histerectomia é a melhor solução para você, então talvez seja mesmo.

Se você já passou pela histerectomia

Se você já se submeteu a essa cirurgia e não sabia que dispunha de outras alternativas, sei que é perturbador saber que talvez a cirurgia não tenha correspondido aos seus melhores interesses. Uma das leitoras de meu boletim disse:

Depois de ler o seu artigo sobre os benefícios de se manter os ovários e o útero, eu chorei. Tinha apenas 45 anos quando passei pela histerectomia por causa de um fibroma que não estava me incomodando. Também tiraram meus ovários. Mas já faz vinte anos. Eu não sabia que teria outras alternativas. E também percebi que nunca cheguei a lamentar de fato a perda desses órgãos pélvicos. Agora completei esse processo, e por isso posso me desapegar dele e seguir em frente.

O primeiro passo para a cura após a histerectomia consiste em apreciar os benefícios havidos com a cirurgia. Em um excelente estudo realizado aqui no Maine, descobriu-se que a histerectomia feita em condições não cancerosas do útero, tais como hemorragia e dor, estava positivamente associada à melhoria da qualidade de vida da mulher na grande maioria dos casos.[7] Quero enfatizar que, nesse estudo específico, todas as mulheres tiveram uma opção: fazer a cirurgia ou não, neste caso com acompanhamento. Recomendei muitas mulheres para esse estudo, e cheguei a fazer algumas das histerectomias que foram incluídas nos dados. Muitas das mulheres que optaram pela cirurgia estavam convencidas de que deveriam fazê-la. Algumas conviveram com desconforto pélvico ou sangramento intenso durante anos, sintomas que foram sanados graças à cirurgia. Outras chegaram a ter uma vida sexual ainda melhor logo depois da histerectomia. A moral é esta: sob as circunstâncias adequadas, a histerectomia pode ser uma cirurgia curativa.

Sim, seu útero e seus ovários são importantes, mas lembre-se sempre de que você é mais do que a soma de seus órgãos. Seu corpo espiritual, o campo de energia eletromagnética que cerca e nutre o seu corpo físico, está sempre íntegro, intacto. Não é possível destruir essa sua parte essencial, não importa o que ocorra com seu corpo físico.

Aceite o fato de que seu corpo tem a capacidade de reequilibrar seus hormônios e manter sua saúde caso você tenha uma alimentação saudável, faça exercícios regularmente e adote estratégias de reposição hormonal que se ajustem o máximo possível à produção normal do seu corpo.

Se você fez uma histerectomia e hoje se arrepende disso, perceba que, provavelmente, você tomou a melhor decisão possível sob as circunstâncias presentes na ocasião. Dê-se crédito por isso. O sistema médico e suas crenças apenas refletem as crenças na cultura de que fazemos parte. E não podemos evitar o fato de que essas crenças nos afetam de um modo ou de outro. Talvez você tivesse evitado a histerectomia se conhecesse melhor o assunto – mas você não tinha esse conhecimento. Permita que aflorem as emoções que cercam esse assunto, mesmo que não sejam agradáveis. (Uma de minhas pacientes teve a fantasia recorrente de que desejava ferir ou até matar o médico que fez a cirurgia. Quando ela se permitiu sentir essas fantasias vingativas e pouco femininas, expressando-as em voz alta, conseguiu se libertar do passado e ir em frente, chegando até perdoar a si e ao cirurgião.)

Você pode se curar de qualquer coisa – até de eventos que mudam a vida de forma drástica, como a perda de partes do corpo em uma operação. E quando conseguir se curar, sua história pode ajudar outra mulher a encontrar o caminho para a cura. Uma das coisas mais úteis que você pode fazer para melhorar sua saúde, agora mesmo, é fazer uma retrospectiva sobre os eventos que a levaram à histerectomia, analisando se, naquela época, você teve problemas com limites ou com seus impulsos criativos. Fazer essa ligação pode fortalecê-la, e você irá admirar ainda mais a sabedoria de seu corpo.

Fortaleça sua saúde urinária e seus músculos pélvicos

Na meia-idade, a perda do apoio hormonal na vagina e no trato urinário inferior normalmente vem acompanhada da perda do tônus muscular no assoalho da pelve. Em função disso, muitas mulheres têm problemas urinários, que vão desde o vazamento de urina ao tossir ou espirrar, a infecções recorrentes do trato urinário e ao prolapso uterino (condição que tem um componente hereditário que é exacerbado na meia-idade).

Enquanto estiver aprendendo a criar limites saudáveis em seus relacionamentos pessoais, você pode desenvolver a musculatura do assoalho da pelve fazendo regularmente exercícios Kegel ou usando pesos vaginais. Isso não só fortalece a base pélvica, como aumenta o fluxo do sangue para a vagina, bexiga e uretra, tornando o tecido mais flexível. Isso vai melhorar tanto a sua vida sexual quanto o seu controle urinário.

Mantendo-se seca: preservando ou reconquistando o controle urinário

A incontinência urinária, o vazamento involuntário de urina, é um sério problema de saúde e afeta mais ou menos 13 milhões de pessoas nos Estados Unidos. Embora dez-trinta por cento das mulheres entre quinze e 64 anos tenha incontinência urinária ao menos em parte do tempo, a frequência dessa condição tende a aumentar com a idade. Geralmente, dá-se a conhecer durante a perimenopausa, quando muito pode ser feito para se garantir que esse problema não irá progredir. Quando a mulher chega aos 65, o índice geral de incontinência aumenta até 15-35 por cento.[8]

Embora o problema afete os homens, afeta cinco vezes mais as mulheres. Muitas se sentem envergonhadas e não comentam o problema com seus médicos, ficando sem saber das novas e eficientes formas de tratamento disponíveis. Para aumentar o problema, muitos médicos também não conhecem os tratamentos mais recentes. Em um editorial do *Journal of the American Medical Association*, o dr. Neil M. Resnick escreveu: "A maioria dos médicos quase não recebe informações sobre incontinência, não procura seus sintomas nos pacientes e acha que a possibilidade de curá-la é pequena".[9]

Isso não significa que você deva sofrer em silêncio. É fácil diagnosticar a incontinência urinária, que pode ser tratada com excelentes resultados. Leia as opções de tratamento apresentadas a seguir e veja qual se afina com você. Depois, discuta-a com seu médico. Se possível, procure alguém que se especializou na avaliação de problemas urinários femininos. Ao determinar exatamente o tipo de incontinência que você tem, você e seu médico poderão criar um plano de ação sob medida. Hoje em dia, muitos ginecologistas conhecem uroginecologia e fazem rotineiramente essa avaliação em seus consultórios.

Incontinência urinária por estresse (SUI) é o tipo mais comum de incontinência. É diagnosticada quando a mulher perde urina durante uma atividade (rindo, levantando-se rapidamente ou fazendo exercícios) que aumenta a pressão intra-abdominal e com isso suplanta a capacidade do esfíncter urinário em manter-se fechado. Isso pode resultar de problemas com o músculo do esfíncter em si ou do fato do ângulo do tubo uretral ter mudado, tornando-se móvel demais para funcionar adequadamente – uma condição conhecida como hipermobilidade uretral. Diversos fatores, mais comuns na perimenopausa, levam a essa situação:

- Enfraquecimento dos músculos do assoalho da pelve. A menos que você faça exercícios físicos regulares e inclua os músculos do assoalho da pelve, estes músculos, como o bíceps, podem estar mais fracos do que deveriam.

- Adelgaçamento do tecido da área uretral inferior em virtude de deficiência de estrogênio.

- Danos aos nervos resultantes de parto, cirurgia pélvica importante, histórico de exposição à radiação, fumo ou excesso de gordura intra-abdominal que força a uretra a sair da posição apropriada sempre que você urina. Além disso, a rede nervosa do esfíncter uretral tende a diminuir com a idade, mas a idade em si não leva necessariamente à perda da função. (Pesquisas mostraram que a densidade nervosa nessa área varia muito em mulheres na perimenopausa.)[10]

- Distúrbios neurológicos subjacentes, como esclerose múltipla, podem resultar em outros tipos de incontinência.

Seja qual for a causa exata do seu problema, você tem muitas soluções para ele, e não precisa passar o resto da vida usando fraldas geriátricas!

Soluções não cirúrgicas para a incontinência

- *Faça um diário das ocorrências.* Com esse registro, tanto você como seu médico poderão saber que substâncias e situações podem estar contribuindo para essa incontinência. Assinale a frequência com que o problema ocorre, qualquer atividade que o precede, quanta urina chega a vazar, se você percebe algum aviso de que o problema vai acontecer, se ele a leva a acordar à noite, e se ocorre após a ingestão de certos alimentos, bebidas ou medicamentos. Às vezes, você pode aliviar o problema conscientizando-se do modo como ocorre e ajustando sua rotina.

Muitas mulheres também passam por um aumento na quantidade de urina no primeiro dia da menstruação, quando se livram de todos os fluidos pré-menstruais. Nesses dias, a incontinência por estresse sempre vai parecer pior porque sua bexiga se enche mais depressa.

- *Reduza ou elimine bebidas com cafeína.* Muitas mulheres só têm incontinência urinária quando a quantidade de urina eliminada aumenta por causa da ingestão de café ou de chá. Até o café descafeinado é diurético – bem como o clima frio (nunca tomo café de manhã quando vou esquiar, pois do contrário terei de correr para o banheiro depois de cada descida). Além disso, sabe-se que o café irrita a bexiga. Pude ajudar algumas mulheres a resolverem completamente seu problema de incontinência só com esta informação.

- *Medicação.* Como há uma grande superposição entre a incontinência urinária por estresse típica e a incontinência por urgência, muitas mulheres recebem medicação para relaxamento dos músculos. (Ver a seção sobre incontinência por urgência na página 262.)

- *Fortaleça a base pélvica.* Muitas mulheres conseguem resolver ou reduzir bastante a incontinência fortalecendo a musculatura da base pélvica e da uretra, conseguindo assim suportar aumentos na pressão intra-abdominal sem a liberação de urina. Músculos fortes na base pélvica também aumentam o fluxo de sangue e as ligações nervosas dos órgãos pélvicos. Era exatamente isso que o dr. Kegel tinha em mente em 1948, quando começou a dizer às suas pacientes para exercitarem contrações vaginais em preparação para o parto. O ideal seria que toda mulher grávida fizesse exercícios Kegel regularmente, tanto antes como depois do parto, para que esses músculos fiquem fortes o suficiente para suportar os rigores do ato. Quando os Kegels são feitos de maneira adequada e consistente, funcionam muito bem, e geralmente melhoram também sua vida sexual. Alguns estudos mostram que até 75 por cento das mulheres conseguem se curar da incontinência por estresse valendo-se apenas dos Kegels.[11]

Infelizmente, a ampla maioria das mulheres que são instruídas a fazer esses exercícios não aprende a fazê-los corretamente, motivo pelo qual os resultados apresentados são muito variados. Eis o modo correto: contraia os músculos da vagina (os mesmos que você usa para deter o fluxo de urina) e segure, contando lentamente até dez (dez segundos). Relaxe contando até cinco e repita. Faça cinco séries de contração-relaxamento, três vezes por dia. E mantenha esse ritmo. Você vai perceber resultados em três ou quatro semanas.

Os Kegels não funcionam bem caso você contraia os músculos do abdômen, da coxa ou das nádegas ao mesmo tempo em que contrai a musculatura da vagina. Na verdade, isso aumenta a pressão intra-abdominal e piora o problema. Avalie seu desempenho inserindo um ou dois dedos na vagina enquanto a contrai. São os únicos músculos que devem se contrair. Ponha a outra mão sobre a parte inferior do abdômen para se assegurar de que a barriga está macia e relaxada.

Existe um modo ainda mais fácil de fazer esses exercícios, sem que seja preciso contar até dez ou se concentrar nos músculos certos. Neste método, baseado em antigas técnicas chinesas, você insere um cone chumbado em sua vagina e fica segurando o objeto no lugar durante cinco minutos, no mínimo, duas vezes por dia, chegando gradualmente a quinze minutos, duas vezes por dia. Você começa pelo cone mais pesado que consiga segurar com facilidade durante um minuto, passando gradualmente para outros mais pesados, até chegar no programa de manutenção. (O peso dos cones varia de 15 a 100 g.) O ato de prender o cone na vagina faz que você use automaticamente os músculos certos. Venho recomendando esses cones há anos e minhas pacientes têm obtido excelentes resultados com eles, desde que não haja fatores como infecções, danos neurológicos ou uso de diuréticos ou cafeína. Mais ou menos setenta por cento das mulheres podem esperar melhoras ou cura no prazo de quatro semanas de uso consistente.[12] (Ver Recursos.)

- *Reabilitação* hi-tech *da base pélvica* (biofeedback *e EMRT).* O tratamento comportamental assistido por *biofeedback* proporciona-lhe um *feedback* audiovisual imediato para reforçar o controle de seus músculos pélvicos. Tem mostrado excelentes resultados, variando entre 50 e 89 por cento de melhora após seis a oito semanas. Observou-se que é um método bem mais eficaz do que a medicação no tratamento da incontinência, e pode ser feito por fisioterapeutas especialmente treinados nessa técnica.[13] A desvantagem é que exige o uso de sondas retais ou vaginais. Outra técnica, conhecida como terapia por ressonância magnética extracorpórea (EMRT) foi aprovada recentemente pelo FDA.* Esse aparelho, conhecido como Neocontrol, usa um ímã embutido em uma cadeira especial. A energia magnética é focalizada

---

* Equivalente americano ao nosso Ministério da Saúde (NT).

nos músculos da base pélvica e vai aumentando gradualmente, criando um campo magnético. O fluxo magnético ressonante irá, por sua vez, induzir a despolarização elétrica dos nervos e músculos, resultando na contração e no exercício dos músculos certos. Os estudos mostram uma melhoria de 77 por cento nas pacientes testadas até agora.[14]

- *Creme de estrogênio*. O terço mais externo da uretra é sensível ao estrogênio, assim como o tecido vaginal. Em mulheres pós-menopausa ou perimenopausa com incontinência urinária por estresse, viu-se que o creme de estrogênio colocado na superfície superior do terço exterior da vagina reforça a função nervosa e o suprimento de sangue para a uretra, o que, por sua vez, aumenta o tamanho e a força do músculo. Uns cinquenta por cento das mulheres que têm incontinência associada à falta de estrogênio serão curadas ou terão grandes melhoras com a simples reposição do estrogênio na área uretral. Esse índice de sucesso aumenta para mulheres que, ao mesmo tempo, fortalecem sua base pélvica.

Embora TRH também alivie sintomas urinários, recomendo, para esse propósito, creme vaginal estriol. É extremamente eficiente quando aplicado no local, e sua absorção pela corrente sanguínea não é significativa. Isso a torna ideal para qualquer mulher preocupada com os riscos do estrogênio, inclusive aquelas com histórico ou fatores de risco para câncer de mama. O creme vaginal estriol pode ser vendido mediante receita em qualquer farmácia de manipulação que lide com hormônios naturais. A dosagem habitual é 0,5 mg/g. (Ver Recursos.)

- *Aparelhos alternativos*. O FDA aprovou uma série de aparelhos uretrais protéticos nos últimos anos. Esses aparelhos são muito úteis para a incontinência por estresse causada pela hipermobilidade uretral e são particularmente indicados para as mulheres que só sofrem de incontinência durante atividades específicas, como golfe ou aeróbica.

O Impress Softpatch (da UroMed) é um adesivo descartável de espuma macia. É posto sobre a abertura uretral para criar um selo que detém vazamentos leves a moderados.[15]

O Reliance Urinary Control Insert (também da UroMed) é um pequeno plugue, macio e com ponta em balão, que se encaixa dentro da uretra. O balão é inflado com pequena quantidade de ar, ficando assim no lugar. É removido antes de urinar puxando-se um cordão. O aparelho é muito eficiente, embora haja o risco de infecção de trato urinário em algumas pacientes.[16] Não deve ser usado durante intercurso sexual, embora muitas mulheres sintam que ele funciona muito bem para prevenir a incontinência durante o sexo.

Fem-Assist (da Insight Medical) e CapSure Shield (da Bard Urological) são aparelhos de silicone que se encaixam na abertura uretral como uma ventosa, com a ajuda de um creme que o ajuda a selar o local. O leve vácuo criado sustenta suavemente o tecido ao redor e mantém a uretra fechada. Uma vez no lugar, esses aparelhos ficam ocultos por trás dos grandes lábios, podendo assim ser usados com malhas justas ou trajes de banho. Quando você precisa urinar, simplesmente ergue o aparelho pela ponta e o remove. Ele pode ser lavado com sabonete e água morna e recolocado. O mesmo aparelho pode ser usado durante uma semana antes de ser descartado. Só são vendidos mediante receita.[17]

Alguns aparelhos de incontinência urinária funcionam pela estabilização da base da bexiga, restabelecendo um ângulo normal entre a bexiga e a uretra. Entre os produtos disponíveis, encontram-se o Incontinence Ring [Anel de Incontinência], Incontinence Dish [Prato de Incontinência] e Incontinence Dish with Support [Prato de Incontinência com Suporte], da Milex. O Bladder Neck Support Prothesis [Prótese para Suporte do Colo da Bexiga] da Introl é um aparelho vaginal de silicone desenhado para elevar e apoiar o colo da bexiga. (Você já deve ter percebido que é mais difícil urinar com um tampão higiênico. Isso se deve ao fato de o tampão elevar o colo da bexiga.) Esse aparelho visa imitar o efeito de uma cirurgia pouco invasiva, conhecida como uretropexia, que fixa permanentemente o colo da bexiga no lugar. O aparelho deve ser ajustado por um médico (ele é fabricado em dezesseis tamanhos). Ele também precisa ser removido e limpo a cada vinte e quatro horas.[18]

Muitas usuárias desses aparelhos dizem que sua autoconfiança e sensação de liberdade aumentaram. Os aparelhos podem ser usados quando necessário, e são praticamente isentos de risco. Também podem ser usados temporariamente quando você estiver fortalecendo os músculos do assoalho da pelve.

Técnicas cirúrgicas para aliviar os sintomas da bexiga

- *Procedimentos cirúrgicos de rotina*. Há diversas técnicas testadas e aprovadas para tratamento de incontinência urinária por estresse que produz índices de sucesso de 80-95 por cento a longo prazo nas mãos de um cirurgião experiente. Em todos esses procedimentos, são aplicadas suturas ao tecido próximo da uretra para elevar o colo da bexiga, fazendo que funcione perfeitamente. A desvantagem desses métodos é que exigem uma incisão abdominal e um período de recuperação relativamente longo.[19]

- *Procedimentos minimamente invasivos*. Foi desenvolvida toda uma gama de novas técnicas cirúrgicas para ajudar a reposicionar de forma permanente o colo da bexiga, de modo a restaurar a função uretral. São feitas com laparoscópio em ambulatório. Os resultados obtidos a curto prazo com as novas técnicas também são favoráveis, com um índice de cura de uns 82 por cento. Ainda não há resultados de longo prazo.[20] Além disso, surgiram, nos últimos dez anos, várias técnicas cirúrgicas para suspender o útero – inclusive suspensão laparoscópica – "curando" assim o prolapso sem a remoção do útero. (Ver Recursos.)

• *Injetáveis.* Diversos agentes, inclusive gordura bovina ou colágeno bovino, podem ser injetados ao redor da uretra com anestesia local. Essas injeções aumentam o volume do tecido uretral, permitindo-lhe que se feche adequadamente e prevenindo a passagem de urina em momentos de maior pressão intra-abdominal, como tosse, riso ou mudança de posição. Fazem efeito imediatamente e podem ser realizadas em consultório. É preciso fazer um teste cutâneo quatro semanas antes do procedimento para se ter certeza de que o material não causará reação alérgica. Geralmente, são necessárias duas a três injeções, distribuídas no tempo, para se obter o resultado desejado, que eventualmente devem ser repetidas. O índice de melhora ou cura vai de 82 a 96 por cento, dependendo do tipo de incontinência a ser tratado.[21]

Bexiga irritável: incontinência por urgência

Algumas incontinências são causadas por contrações involuntárias do músculo da bexiga (o músculo detrusor). Essas contrações involuntárias provocam a forte e súbita necessidade de urinar, e a sensação de que você está prestes a se molhar – o que às vezes acontece. Mulheres com uma bexiga muito ativa acabam deixando de se dedicar às suas atividades normais porque precisam ir ao banheiro com muita frequência, preocupando-se ainda se vão conseguir encontrar um disponível.

A incontinência por urgência é habitualmente tratada com remédios como tolterodina (Detrusitol), que inibe as contrações do músculo detrusor. Entre os efeitos colaterais, temos dor de cabeça, boca seca, olhos ressecados, prisão de ventre e indigestão. Embora esse tipo de remédio seja muito útil, há outras opções.

Às vezes, a irritação da bexiga é causada pela falta localizada de estrogênio na própria bexiga e na área uretral associada à perimenopausa e à menopausa. O problema pode ser resolvido com aplicação de estrogênio, local ou sistêmica.

A síndrome da bexiga irritável também pode estar associada a condições psicológicas estressantes, como uma prova, uma avaliação profissional ou a preocupação com algum aspecto de sua vida que não esteja indo bem. Muitas mulheres na perimenopausa descobrem que precisam se levantar à noite para urinar quando o sono é interrompido por uma preocupação ou ansiedade crônica. Pelo que tenho visto em minha prática, existe uma estranha conexão entre a área de preocupação-e-obsessão do cérebro e a bexiga. Felizmente, todos nós temos a capacidade de interagir conscientemente com essa área e levá-la a cooperar conosco.

O treinamento comportamental assistido por *biofeedback*, por exemplo, mostrou-se capaz de reduzir episódios de incontinência involuntária em uns oitenta por cento (o tratamento com remédios produziu uma redução de 68 por cento).[22] Em um estudo controlado, pediu-se às mulheres que fizessem um registro urinário, no qual deveriam anotar o horário da urgência e o que estavam fazendo nesse momento, para que seus padrões urinários e as circunstâncias que os cercavam ficassem claros. Depois, aprenderam a identificar os músculos pélvicos e a contraí-los e relaxá-los voluntariamente, mantendo, ao mesmo tempo, a musculatura abdominal relaxada (tal como nos Kegels) – um procedimento que durava apenas uma sessão. Posteriormente, as mulheres aprenderam a responder à sensação de urgência fazendo uma pausa, sentando-se, se possível, relaxando o corpo todo, e depois contraindo os músculos pélvicos repetidas vezes para diminuir a urgência, inibir a sensação do músculo detrusor e prevenir o vazamento de urina. Com a redução da urgência, elas aprenderam a ir ao banheiro em um ritmo normal. Foram estimuladas a praticar as contrações da musculatura pélvica em casa, em diversas posições, e também durante atividades em que a incontinência por urgência costuma ocorrer. Finalmente, aprenderam a praticar, uma vez por dia, a interrupção ou redução do fluxo de urina.

Infecções recorrentes do trato urinário

Urgência e frequência urinárias costumam resultar de infecções recorrentes do trato urinário.

• Faça uma avaliação médica para se certificar de que não tem um problema anatômico que esteja contribuindo para suas infecções. Assegure-se de que o terço exterior da uretra contém estrogênio suficiente. Seu médico pode avaliar tudo isso em um exame da pelve, pois a uretra passa sob a parte superior da vagina e é facilmente sentida e observada. Se houver evidências do adelgaçamento da porção exterior da uretra, peça uma receita de creme de estrogênio (ver página 285).

• Beba bastante água ou suco de uva-do-monte sem açúcar ou com adoçante a partir do instante que sente algum sintoma na bexiga. Esse líquido extra ajuda a estimular a urinação frequente, o que tende a eliminar quaisquer bactérias presentes no sistema; além disso, o suco de uva-do--monte torna as bactérias menos capazes de infectar o revestimento da uretra ou da bexiga.

• Tome cápsulas de uva-do-monte, encontradas em lojas de produtos naturais. Siga as instruções da embalagem. A uva-do-monte contém uma substância que não deixa as bactérias aderirem à parede da bexiga, reduzindo o risco de infecções recorrentes.

- Tome um probiótico regularmente para ajudar a colonizar seu ventre com bactérias "amigáveis". Como o ânus e a uretra ficam tão próximos em termos anatômicos, ao se estimular o crescimento de bactérias favoráveis em uma área você também está ajudando a outra. Meu probiótico favorito é PB 8, que não precisa ser mantido em geladeira.
- Se esses métodos não funcionarem, pense em se valer da acupuntura e ervas chinesas. Esse tratamento funciona muito bem no caso de infecções urinárias recorrentes.

Pronto. Espero que essas informações lhe deem esperança e certa paz de espírito com relação ao problema. Não se resigne a usar fraldas geriátricas pelo resto da vida quando há tantas soluções à sua disposição. Você não está sozinha – a incontinência é mais comum do que a diabetes. Também costuma ser mais fácil de se tratar! Mas você precisa dar o primeiro passo. Peça ajuda.

9
Sexo e menopausa: mitos e realidade

Você se lembra da primeira vez em que se apaixonou? Você achava que tinha descoberto a lua e as estrelas. As letras das músicas que tocavam no rádio pareciam ter sido escritas especialmente para você. E é bem provável que você estivesse se sentindo tão enlevada e cheia de vida que nem tinha vontade de comer. Quando a mulher se apaixona, ela começa a vivenciar um influxo de energia quase avassalador, enchendo-a de alegria, benevolência, vigor, criatividade... e um desejo sexual ansioso, até insaciável.

Essa sensação de "não como-não durmo" não se limita a moçoilas diante do primeiro amor. Pode ocorrer em qualquer idade, em qualquer época na qual nos sintamos capazes de nos ligar a outra pessoa em um profundo nível emocional e espiritual. Quando uma conexão dessas se forma, regozijamo-nos por saber que somos duas pessoas vendo e sendo vistas como nossos mais autênticos "eus".

Fomos levadas a crer que esse maravilhoso sentimento de conexão é algo que só pode ser vivenciado por pessoas apaixonadas. Com seus livros, filmes e imagens da mídia, nossa cultura promove o amor e o sexo como o principal, se não o único, caminho para a felicidade. Mas isso é apenas parte da verdade. Quando estamos plenamente abertas para a energia que criou o universo, no início de tudo – um outro modo de dizer, quando estamos apaixonadas por nossa própria vida – então conseguimos recriar a química da paixão, sintonizando-nos com a vitalidade do mundo que nos rodeia e que está em nós. Está em toda parte – no que é belo na natureza, na dedicação a uma causa na qual acreditamos, no exercício de nossos poderes criativos. Apaixonarmo-nos pela vida em si, qualquer que seja a forma com que ela se mostre, é uma experiência tão poderosa que, segundo já ouvi, faz até que mulheres que já passaram bastante da menopausa voltem a menstruar.

Em outras palavras, se pensarmos na energia sexual no contexto mais amplo possível – como força vital, ou como fonte de energia – então a relação entre as duas fica clara: a saúde e a vitalidade de nossa sexualidade está inextricavelmente ligada à saúde e à vitalidade de nossas vidas.

A anatomia do desejo

Quando chegamos à meia-idade, o desafio que enfrentamos é poder ter acesso àquela sensação de "estar amando", mas de outro modo, não procurando a satisfação e a gratificação no outro. A chamada à qual respondemos é para que ampliemos nosso repertório pessoal de caminhos de acesso à fonte de energia de nossas vidas. Muitos homens escolheram passar ao largo dessa etapa de desenvolvimento formando novos relacionamentos de cunho sexual com parceiras muito mais jovens. As mulheres só conseguiram algo parecido com "oportunidades iguais" nesse contexto em tempos recentes. No filme *Feitiço da lua*, a personagem representada pela atriz Olympia Dukakis quer saber por que os homens, e particularmente seu marido, traem as esposas. Ela tem a resposta quando o noivo de sua filha, um sujeito um pouco excêntrico, lhe diz: "Porque eles têm medo da morte". Muitos homens de meia-idade rejuvenescem sua evanescente força vital por meio dos corpos e da fertilidade de mulheres mais jovens. Ao fazê-lo, esses homens passam ao largo de um estágio crítico de desenvolvimento: aprender a entrar em contato direto com essa fonte de energia.

Muitas das mulheres que estão nessa etapa percebem que seu impulso sexual declina durante algum tempo. Em um estudo, 86 por cento das mulheres relatou algum tipo de problema sexual nos anos imediatamente anteriores e posteriores à menopausa, geralmente na forma de perda de desejo sexual, associado ao ressecamento vaginal, à dispareunia (dor na penetração e durante o intercurso), a espasmos dolorosos nos músculos vaginais (vaginismo), à perda de sensação no clitóris e à redução da sensação tátil.[1]

Geralmente, quem leva a culpa é a deficiência hormonal relacionada à menopausa, mas a verdade é que pode ser um verdadeiro desafio isolar a causa dos problemas sexuais. A função sexual é um fenômeno complexo e integrado, que reflete a saúde e o equilíbrio não apenas dos ovários e hormônios como do sistema cardiovascular, do cérebro, da espinha dorsal e dos nervos periféricos. Além disso, todo fator que afeta a função sexual tem suas próprias influências subjacentes de cunho psicológico, sociocultural, interpessoal e biológico.

É interessante notar no estudo acima que desses catorze por cento das mulheres que disseram não ter problemas sexuais, um terço admitiu que tiveram problemas sexuais antes, mas que os problemas foram resolvidos quando essas mulheres encontraram novos parceiros sexuais. Veja como a reposição hormonal não é a única solução viável para os problemas da libido na meia-idade! Resolver problemas em um relacionamento existente pode exercer sobre a vida sexual um efeito comparável ao de um novo parceiro sexual – quando a mulher atinge a *verdadeira* parceria com o homem (ou mulher) que ela ama, sente um novo ímpeto em sua energia vital, que se transmite à energia sexual com uma força equivalente.

Por outro lado, uma vida sexual ativa e prazerosa pode exercer notável efeito restaurador sobre a força vital. Nada ilustra melhor a vinculação paralela entre a energia sexual e a energia vital do que o poder de cura da sexualidade, quando deixamos que se expresse livremente. No livro *Reclaiming Goddess Sexuality: The Power of the Feminine Way* [Resgatando a sexualidade da deusa: o poder do caminho feminino], publicado em 1999, Linda Savage escreve a respeito de sua experiência de recuperação da doença de Crohn, uma moléstia crônica que se caracteriza pela inflamação do trato gastrintestinal e que pode causar perda de peso, sangue nas fezes, diarreia sangrenta e maior probabilidade de câncer intestinal. Seu peso tinha caído para 36 quilos quando ela conheceu um homem com quem iniciou um relacionamento muito marcante. Em poucas semanas, todos os sintomas da doença de Crohn tinham desaparecido. Ela atribui sua recuperação apenas ao poder de cura da energia sexual, que é simplesmente uma das muitas formas assumidas pela energia vital.

Isso não significa que eu recomende que todas saiam e façam sexo a fim de curar alguma doença. A única maneira pela qual a energia sexual pode agir como força de cura dá-se quando ela é vivenciada no contexto de um relacionamento amoroso incondicional, no qual seus corpos, suas almas e suas psiques são celebradas mutuamente – ou por você mesma. *Lembre-se: você não precisa ter necessariamente um parceiro para vivenciar a energia rejuvenescedora de sua própria sexualidade.*

Tendo esses fatores em mente, também é importante lembrar que quando a mulher passa pela transição da perimenopausa e por todas as mudanças que ela acarreta, pode parecer que sua libido se ocultou por algum tempo, enquanto ela estabelece novas prioridades em sua vida e na forma como usa a energia no cotidiano. Esse é um desvio perfeitamente normal da energia vital – um investimento que pode trazer grandes dividendos –, mas apenas temporário. Não há motivo para que a redução no impulso sexual se torne uma característica permanente na vida da mulher na menopausa.

Mudanças na função sexual na meia-idade

Todas as mudanças na função sexual relacionadas a seguir têm sido associadas à perimenopausa. Lendo a lista, você pode perceber rapidamente que a mudança em si – e não a natureza da mudança – é o tema comum.

- Aumento do desejo sexual
- Mudança na orientação sexual
- Redução da atividade sexual
- Ressecamento vaginal e perda da elasticidade vaginal
- Dor ou ardência durante o intercurso
- Redução da sensibilidade clitoridiana
- Aumento da sensibilidade clitoridiana
- Redução da resposta
- Aumento da resposta
- Menos orgasmos, orgasmos mais profundos
- Aumento no número de orgasmos, despertar sexual

Sexualidade na menopausa: nossa herança cultural

Querendo ou não, nossa sexualidade tem sido, e continua a ser, influenciada por uma cultura dominada pelo homem e com um padrão duplo inerente. Por exemplo, em um livro recente sobre como retardar o processo de enfraquecimento, de grande vendagem, a qualidade da vida sexual do homem e seu suposto efeito sobre a saúde masculina é determinada exclusiva e meticulosamente pelo número anual de orgasmos – considerando como mais salutar um valor superior a trezentos. Quanto às mulheres, o autor nem se incomodou em tabular ou quantificar quantos orgasmos anuais poderiam promover a longevidade. Só recebemos pontos por estarmos "satisfeitas com a quantidade e felizes com a qualidade" dos orgasmos. Por que essa riqueza de dados sobre os homens e tão poucos sobre as mulheres?

O padrão duplo também fica evidente no fato de os homens poderem comprar Viagra em um entre centenas de sites da internet sem precisarem de receita, enquanto as mulheres não conseguem pílulas anticoncepcionais sem uma visita ao médico e uma receita. Há até anúncios de tevê dirigidos àqueles 33 por cento dos homens que supostamente sofrem de disfunção erétil, fazendo que saibam que podem conseguir a cura na forma mais perfeita: tome um comprimido e consiga uma ereção confiável sem precisar ligar o coração ao pênis. Não é à toa que o efeito colateral mais evidente desses medicamentos é a parada cardíaca súbita.

Ainda nessa linha de raciocínio falocêntrico, vi recentemente um estudo testando creme vaginal Premarin como se fosse um "Viagra feminino" para mulheres cujos maridos já tomam Viagra. A premissa é que o impulso sexual feminino diminui na meia-idade por causa do adelgaçamento e ressecamento da vagina. Inserir creme Premarin na vagina, segundo os pesquisadores, resulta em uma nova carga de estrogênio nesse órgão, tornando a experiência sexual mais confortável para a mulher (que, presumimos, já está mantendo intercursos regularmente com um pênis fortalecido pelo Viagra). Quando discuti esse estudo com a dra. Mona Lisa Schulz, sua reação foi a seguinte: "Aplicar creme de estrogênio à vagina e esperar que isso seja o Viagra feminino é uma piada. Você só está reduzindo a vagina e a sexualidade feminina a uma pista de pouso que precisa ser descongelada para que o avião consiga aterrissar de modo mais confortável". Para a maioria das mulheres, o desejo sexual está relacionado a um número de elementos bem maior do que o estado do estrogênio na vagina (embora o creme de estrogênio possa, de fato, ajudar algumas mulheres). A resposta sexual feminina está ligada ao ser total da mulher: emocional, psicológico e espiritual, além de físico e hormonal. E somos profundamente afetadas por toques, sabores e odores, bem como pelas emoções. Tudo isso faz parte de nossa sexualidade.

Lembro que a palavra *vagina* vem do latim, e significa "bainha da espada". Temos a impressão de que não evoluímos muito a esse respeito desde a época da Roma Imperial. Ainda vemos a sexualidade feminina principalmente em termos de como nossos corpos recebem e satisfazem as necessidades e desejos masculinos, em lugar dos nossos. Essa atitude, e as crenças a ela associadas, permeiam cada aspecto de nossas vidas, inclusive as pesquisas médicas sobre as quais se baseiam os tratamentos de saúde da mulher.

Em um estudo recente, intitulado "Mudanças vaginais e sexualidade em mulheres com histórico de câncer cervical", os autores observam que as mulheres que receberam tratamento para o câncer cervical notaram alterações na anatomia e função vaginais, inclusive redução na lubrificação, na elasticidade e no inchamento genital durante a fase de excitação. Segundo os autores, as mulheres que observaram essas mudanças disseram que elas foram "perturbadoras", e fizeram o seguinte comentário:

> Embora numerosos estudos tenham documentado o abalo associado à perda de um seio, mudanças na vagina têm sido negligenciadas. Uma pesquisa [na literatura especializada] feita em meados de 1998 com os termos combinados "câncer", "mama" e "perturbada" produziu 197 referências. Em contraste, uma pesquisa na qual se substituiu o termo "mama" por "vagina" produziu apenas duas referências. Poder-se-ia presumir que as mudanças vaginais afetariam a função sexual com a mesma intensidade, no mínimo, quanto a perda de um seio. Um motivo óbvio para o interesse predominante no seio é que, em países desenvolvidos, o câncer de mama é mais comum do que o câncer dos órgãos genitais. Contudo, a escassez de literatura sobre o efeito das mudanças vaginais

é digna de atenção, e pode não ser irrelevante especular sobre razões não científicas. Para os homens, os seios femininos têm valor estético e sexual, o que pode influenciar as políticas de pesquisa na medicina acadêmica, onde predominam estudiosos do sexo masculino.[2]

Superando barreiras culturais: a primeira medida para acordar uma libido adormecida

Embora tenhamos visto progressos, as mudanças nas atitudes de nossa cultura com relação às mulheres e à sexualidade têm sido lentas, e muitas mulheres nunca chegaram a achar que têm permissão para explorar sua energia sexual à sua maneira. Em *Reclaiming Goddess Sexuality*, Linda Savage escreve:

> [As mulheres] querem que a beleza do contexto de contatos sexuais seja mais importante do que o ato. Querem ser tocadas de forma lenta, sensual. Querem se sentir arrebatadas por uma paixão intensa, que demonstre como seus parceiros precisam delas, em vez de quererem apenas um orgasmo para relaxar. No final das contas, as mulheres querem ser adoradas como preciosos seres femininos.[3]

O fato de que essa necessidade nunca é satisfeita em nossa cultura é que impele a indústria multimilionária de romances femininos. Muitas mulheres são absolutamente viciadas nessas histórias, pois nelas as mulheres sempre são adoradas por serem tal e qual são, não apenas por causa de seus corpos.

A HISTÓRIA DE LORI: O QUE FIZ POR AMOR

Com o tempo, Lori foi lentamente percebendo que a vida sexual com seu marido, Roy, não estava atendendo às suas necessidades. "Não havia aconchego, carícias, nada que me deixasse a fim. E ele queria sexo pelo menos uma vez por dia – quanto mais duro tivesse sido o dia de trabalho, mais ele queria. Para ele, era um alívio na tensão. Para mim, o sexo tornara-se mecânico e bem pouco gratificante." Com a ajuda de um conselheiro conjugal, Roy conscientizou-se das necessidades de Lori, e, juntos aprenderam técnicas que descortinaram todo um mundo novo para ambos. "O sexo ficou ótimo", disse Lori. Mas a necessidade "aliviar a pressão" depois do trabalho não mudou em Roy, e, para Lori, praticar esse tipo de sexo parecia um passo para trás. "Para ser honesta, fiquei maluca", contou ela. "Tinha vontade de gritar: 'Você não escuta nada do que lhe dizem?'". Nas sessões seguintes, o conselheiro levou Lori a acreditar que, em uma parceria justa, também ela deveria estar disposta a atender às necessidades de Roy.

De modo geral, o conselheiro de Lori tinha razão. Todo casal deve aprender a chegar a um consenso para que cada membro do casal satisfaça suas necessidades, e o sexo não é diferente de outras áreas de necessidade. Mas havia partes da história de Lori e Roy que me preocuparam muito na primeira vez em que conversei com Lori quando ela me procurou para fazer reposição hormonal com 45 anos, idade em que suas menstruações começaram a ficar irregulares.

Eu queria ter certeza de que Lori não achava que era seu "dever" aliviar a tensão e o estresse de Roy, permitindo que seu corpo fosse usado todos os dias daquela maneira. Solidarizei-me sua raiva e lhe disse que essa era o seu barômetro, fazendo que Lori soubesse que o problema por ela comunicado era real e precisava ser solucionado. Em segundo lugar, sugeri que, quando um homem (ou mulher) precisa de tanto sexo para curar-se de estresse, há alguma coisa errada em sua vida. Perguntei se o terapeuta tinha sugerido a Roy um exame de sua vida, de seu trabalho e de seu nível de estresse. Lori disse que ela havia falado desse problema na terapia, mas a resposta foi que esse era um problema individual, e não do casal. Como Roy se recusou a fazer terapia individual, ela não pôde falar nada além disso durante as sessões.

Esse é um ótimo exemplo daquilo que pode acontecer quando uma terapia de casal dá errado. De todas as terapias de casais heterossexuais, 96 por cento começam por iniciativa da mulher, que geralmente a mantém sobre a cabeça do marido como um último esforço para salvar o casamento. Ele participa, geralmente hesitante, sentindo que "É problema dela, mas vou ver no que dá", sem se mostrar disposto a (ou sem conseguir) compreender que seus problemas pessoais fazem parte da dinâmica do casal.

Com franqueza até ingênua, muitos terapeutas têm me dito que se os problemas do marido fossem tratados de frente, ele ficaria tão pouco à vontade que acabaria parando de fazer a terapia. Assim, o terapeuta procura manter sua participação nos problemas – ditos – do casal. No mais das vezes, as preocupações individuais da mulher também são subvertidas em nome das necessidades do "casal". Esse tipo de terapia pode durar anos, aliviando a tensão do relacionamento o suficiente para que o casal se mantenha unido, enquanto a dinâmica fundamental de poder do relacionamento nunca se altera, pois os comportamentos individuais mais importantes nunca se alteram. Quando isso acontece, não há chance para o poder de transformação da verdadeira parceria.

Para criar uma parceria de verdade, Roy precisaria perceber que estava usando Lori sexualmente como um opiáceo, medicando-se contra o estresse. Não havia maneira de Lori sentir-se em uma verdadeira comunhão com ele, ou de ser louvada por ele, enquanto o alívio do estresse fosse a principal energia por trás de seus atos sexuais. Embora fosse perfeitamente razoável para ambos darem uma "rapidinha" de vez em quando, o fato de Roy manter um padrão de sexo diário como automedicação contra o estresse me pareceu um vício e uma disfunção sexual. Com certeza, estava solapando a capacidade de Lori sentir-se bem na área sexual do relacionamento. Roy precisava assumir a responsabilidade pela necessidade de reduzir o estresse, e precisava de uma gama mais ampla de comportamentos para chegar a isso. Entre eles, poderíamos pensar em exercícios físicos, meditação ou mesmo masturbação. Mesmo que há séculos seja de se esperar que as esposas cumpram seu "dever conjugal" dessa maneira, concordando com esses atos insatisfatórios por medo de ele procurar a "satisfação de suas necessidades" em outro lugar, hoje não existe lugar para essa postura entre membros de um casal que deseja atingir a comunhão jubilosa a que se pode aspirar na meia-idade.

Quando chegou a época de seu próximo exame anual, Lori me disse que, no ano anterior, Roy tinha começado a perceber que precisava mudar de emprego se não quisesse repetir os passos do pai, que morrera com sessenta anos, um ano apenas depois de ter se aposentado de um emprego que detestava. Ele também encontrou diversas formas eficientes para reduzir seu estresse, inclusive duas aulas de ioga por semana e jogos de beisebol na empresa onde trabalhava. Graças a essas mudanças, a pressão arterial e o colesterol de Roy diminuíram e chegaram ao normal, e ele começou a se sentir melhor consigo mesmo, sabendo que conseguiu exercer controle sobre sua vida e que pôde se libertar do padrão que provavelmente levou seu pai a uma morte prematura. Quando Lori viu que ele estava mais autossuficiente em termos emocionais, ela se sentiu sexualmente mais atraída por ele – a ponto de ela estar agora tomando a iniciativa no sexo.

O que o Viagra tem a nos dizer sobre nossa sexualidade

O Viagra, e a imensa publicidade que o envolve, diz muito sobre os valores de nossa cultura. Não há dúvida de que esse medicamento pode ser uma dádiva para a qualidade de vida de muitos casais nos quais o marido sofre de disfunção erétil. Mas o melhor desempenho sexual motivado apenas pela manipulação médica dos órgãos genitais masculinos não é capaz de curar um relacionamento que não está dando certo.

Nossa cultura consegue se esquecer rapidamente da natureza holística da função sexual e do modo profundo como ela melhora quando um casal está realmente ligado por meio do coração e da mente. Os pesquisadores sexuais Masters e Johnson descreveram como a fase de excitação e de platô da resposta sexual podem ser prolongadas se a conexão entre o homem e a mulher for não apenas genital, mas também relacionada com o coração e a mente. Na meia-idade, muitos casais descobriram que dispõem do tempo e da vontade para serem plenamente presentes um para o outro, e por isso acabam vivenciando a sexualidade como nunca o fizeram em toda a vida. Ouvi muito essas histórias em meu consultório. Para alguns, porém, fazer amor é apenas uma tarefa da lista de "coisas a fazer hoje". A dra. Patricia Love, terapeuta sexual, escreveu:

> A sensualidade, a habilidade de nos sentirmos à vontade em nossos corpos, de deixar de lado o tempo e nos comunicarmos por meio da pele é o que falta em muitos casamentos... Normalmente, maridos e mulheres vão para a cama sentindo-se distraídos e entorpecidos, procurando automaticamente os órgãos genitais do parceiro. A meta não declarada consiste em ir da neutralidade até o orgasmo em 15 minutos, como um carro que acelera de zero a cem.[4]

Isso resulta naquilo a que os terapeutas sexuais chamam "espectadorização", um desligamento da mente durante o ato sexual, no qual se pensa mais no trabalho ou nas atividades domésticas do que no parceiro que está ao lado. No homem, isso pode provocar dificuldade erétil; na mulher, a dificuldade para chegar ao orgasmo. O homem que procura antes o Viagra como "salvação" pode estar menosprezando a importância de se conectar à parceira. A mulher envolvida com um homem que acha que precisa de Viagra para resolver a impotência psicogênica deveria se perguntar como vai a qualidade de conexão do casal. As coisas que permanecem por dizer entre ambos, os problemas e sentimentos desconfortáveis demais para se mencionar, podem estar bloqueando a ereção plena e o orgasmo, e podem ainda por em risco a saúde em outras áreas.

VICTOR E VIAGRA: O LAMENTO DE GINNY

Ginny e Victor estavam casados havia trinta anos e tinham um relacionamento muito feliz. Victor sempre se orgulhou de sua virilidade, e ele e Ginny desfrutaram de uma vida sexual vigorosa durante anos, fazendo amor três vezes por semana, em média. Quando completou 55 anos, porém, Victor percebeu que sua ereção não estava tão rija quanto antes, e que às vezes demorava mais para conseguir uma. Ocasionalmente, sequer conseguia que a ereção durasse o suficiente para que Ginny chegasse ao orgasmo. Lentamente, ele e Ginny foram reduzindo a frequência para uma vez a cada duas semanas. Isso não incomodou Ginny, especialmente porque ela estava muito ocupada com seu novo negócio, um bufê – algo com que sempre sonhara. O negócio estava deslanchando, e, agora que a filha caçula tinha ido para a faculdade em outro estado, sua vida não estava mais confinada às necessidades do marido e dos filhos. Mas Victor, que estava pensando em se aposentar dali a um ou dois anos, não estava tão feliz assim com sua própria vida. Tinha a impressão de que estava começando a reduzir o ritmo. Ginny estava decolando no mundo exterior.

Victor consultou seu médico, que lhe receitou Viagra. Victor ficou felicíssimo com os resultados. Ginny não. O Viagra tinha introduzido um elemento "mecânico" em sua vida sexual, algo que nunca esteve presente antes. Ela não gostava de ter de estar sexualmente disponível só porque Victor tinha tomado o comprimido, e ela começou a passar cada vez mais tempo fora de casa, em parte porque estava se divertindo muito em sua empresa, e em parte porque não queria fazer sexo "por encomenda". Quando lhe perguntaram o que achava do Viagra, Ginny respondeu: "Acho que estávamos melhor sem ele. Amo Victor e não me incomodava nem um pouco quando ele levava um pouco de tempo mais para conseguir uma ereção. Gostava de ajudá-lo. Hoje, sinto que um importante componente emocional de nossa relação sexual foi substituído por um comprimido".

Sua situação não é incomum. A mudança na função sexual de Victor é, em parte, devida à sensação de que seu poder sobre o mundo exterior está diminuindo, embora a aposentadoria tenha sido ideia dele. Apesar do Viagra ser uma solução razoavelmente segura para ele durante certo tempo, seria melhor que ele encontrasse um novo propósito na vida, algo a que possa dedicar sua energia. Do contrário, ele não conseguirá acompanhar sua esposa, tanto na cama como em outros lugares, sem recorrer a um remédio de apoio. Isso não quer dizer que não há indicações válidas para o Viagra. Quer dizer apenas que a função sexual está relacionada com muito mais coisas do que a rigidez e a duração de uma ereção.

Menopausa é a época de redefinir e atualizar nossos relacionamentos

Há cinco anos, eu teria escrito tudo isso pensando, ao mesmo tempo, que não se aplicava a mim. Do mesmo modo, muitas de vocês podem estar pensando: "Interessante, mas o relacionamento com meu parceiro é bom", e, de modo geral, você pode estar certa. Para muitas mulheres, os relacionamentos que temos mantido ao longo dos anos têm nos servido bem e têm sido mutuamente benéficos, até apaixonados. Mas não é raro precisar rediscutir alguns dos termos do relacionamento quando se entra na época transformadora da menopausa. Por melhor que tenha sido esse relacionamento, aquilo que funcionou para você em sua "vida anterior" vai precisar, muito provavelmente, de alguma adaptação a fim de servir à pessoa na qual você está se transformando.

Uma área na qual a necessidade de mudança pode ficar aparente é a redução da libido feminina. Assim como os animais selvagens se recusam a procriar em cativeiro, a menos que tudo em seu ambiente esteja em equilíbrio, a mulher e o companheiro podem perceber problemas em sua intimidade sexual caso o relacionamento careça de reavaliação. A menopausa também é a época em que aquilo que a mulher espera do relacionamento começa a mudar.

Como vimos, geralmente é a mulher que sacrifica a carreira e o crescimento pessoal em nome da manutenção e dos cuidados com a família, mesmo que trabalhe fora. Não só as regras não escritas da sociedade, mas os hormônios fluindo por suas veias, estimulam-na a dar grande prioridade à família, aos cuidados com o lar e à proteção dos entes queridos. Na menopausa, as mudanças hormonais são apenas parte da transformação pela qual a mulher está passando, que começa no nível energético e provoca mudanças não apenas em sua biologia como em sua percepção, intuição, ligações neurais, emoções, impulsos criativos e foco geral. Se ela passa a primeira metade da vida gerando outras pessoas (literal e figurativamente), tudo em sua transição da menopausa sugere que é na segunda metade da vida que ela deve gerar a si mesma.

Se, pelas lentes de seu eu em transformação, você descobrir que não está apaixonada pela sua vida, o resultado pode mexer com sua libido. Na verdade, a redução no impulso sexual pode ser um dos primeiros lugares onde a luz vermelha irá se acender, um sinal do esmaecimento do amor pela vida – da redução na força vital. Você e o parceiro só conseguirão abrir a porta que dá para o rejuvenescimento de sua energia vital e para a reativação da paixão, sexual ou não, se estiverem dispostos a questionar o que não é mais viável em seu relacionamento e a trabalharem juntos nas remodelagens necessárias. A cura vai exigir um esforço bilateral – tanto você como seu parceiro devem estar dispostos a fazer algumas perguntas difíceis, e a ouvir as respostas, a fim de restaurar e renovar seu relacionamento.

A atividade terminal leva à exaustão e à redução da libido

Alguém me mandou este e-mail. Este parágrafo resume o fardo que muitas mulheres de meia-idade carregam – e a diferença entre suas vidas e a de seus maridos.

> Papai e mamãe estavam assistindo à TV quando mamãe disse: "Estou cansada, e está ficando tarde. Acho que vou para a cama". Ela foi à cozinha para fazer sanduíches para o almoço do dia seguinte, lavar as bacias de pipoca, tirar a carne do congelador para o jantar, ver como

estavam as caixas de cereais, encher o açucareiro, pôr colheres e travessas na mesa e preparar a cafeteira para o desjejum. Depois, enfiou roupas molhadas na secadora, uma pilha de roupas sujas na lavadora, passou uma camisa e costurou um botão que estava caindo. Recolheu os jornais espalhados pelo chão, catou as peças do jogo deixadas na mesa e pôs de volta a lista telefônica na gaveta. Regou as plantas, esvaziou os cestos de lixo e pendurou uma toalha no varal. Bocejou, espreguiçou-se e foi andando para o quarto. Parou na escrivaninha e escreveu um bilhete para a professora, separou dinheiro para a viagem à praia e recolheu um livro que estava sob a escrivaninha. Assinou um cartão de aniversário para uma amiga, endereçou e selou o envelope, e escreveu um bilhete para o dono da quitanda. Deixou tudo perto da bolsa. Então, mamãe passou creme no rosto, um pouco de umectante, escovou os dentes e passou fio dental, e cortou as unhas. Papai disse: "Achei que você tinha ido para a cama".

"Estou indo", respondeu mamãe. Ela pôs água no prato do cachorro e o gato para fora de casa, e verificou se todas as portas estavam trancadas. Deu uma olhada nos filhos e desligou um abajur, pendurou uma camisa, pôs meias sujas no cesto e teve uma rápida conversa com o filho que ainda estava fazendo uma lição. Já em seu próprio quarto, acertou o despertador, separou as roupas para o dia seguinte e arrumou a sapateira. Acrescentou mais três tarefas na lista de coisas a fazer amanhã.

Nesse momento, seu marido desligou a tevê e disse, sem se dirigir a alguém em especial: "Vou para a cama", e foi.

MARY: EXCESSO DE PREOCUPAÇÃO E ESGOTAMENTO ACABAM COM A LIBIDO

Mary era enfermeira diplomada. Como a mais velha de cinco irmãos de uma família católica irlandesa, sempre se esperou dela que cuidasse dos pais e dos irmãos mais novos. Quando sua mãe morreu inesperadamente, o pai de Mary, alcoólatra nos primeiros estágios da demência, foi morar com Mary e seu marido, Jeff, um policial. Apesar de ter mais quatro irmãos, Mary nunca questionou seu papel de cuidadora familiar. Mas a necessidade cada vez maior de "um tempo para mim" que tantas mulheres sentem na menopausa fez que Mary não só perdesse todo o desejo sexual, como também ficasse completamente esgotada em termos emocionais. Um exame recente tinha mostrado hipotireoidismo, e ela estava engordando, deprimida, letárgica, fatigada, com a pele seca e vontade de dormir o dia todo. Embora o médico da família tivesse receitado terapia de reposição hormonal, Mary não viu muitas melhoras em sua depressão. E, apesar dos níveis normais de estrogênio, progesterona e testosterona, seu desejo sexual simplesmente continuava ausente.

Quando a mulher sofre esgotamento por excesso de atenção dispensada a outros, seu corpo está, de modo bastante literal, funcionando sem combustível. Vários nutrientes de seu corpo podem estar com o nível abaixo do normal, como as vitaminas B e magnésio, o que contribui para a fadiga. E suas glândulas suprarrenais podem estar produzindo cortisol demais ou, após anos e anos de estresse contínuo, sem períodos de recuperação, muito pouco cortisol. De qualquer modo, o resultado final é a exaustão física. Sono, e não sexo, é com que mulheres como Mary fantasiam.

Preparei um programa para Mary, concentrando-me em seu rejuvenescimento de dentro para fora. Disse-lhe que ela precisava de ajuda para cuidar da casa, pelo menos duas vezes por semana. Ela também precisava melhorar seus hábitos alimentares, cortando carboidratos refinados como bolos, doces e biscoitos, e aumentando a ingestão de proteínas, ácidos graxos essenciais e frutas e verduras frescas. Também sugeri uma vitamina múltipla de alta potência e disse-lhe para ir dormir todos os dias às dez da noite. Mary sempre soube que sua vida precisava mudar, mas – disse-me – estava aliviada por uma autoridade médica estar apoiando as mudanças que ela teria de fazer se quisesse restabelecer seu funcionamento normal – o que incluiria a reativação da libido. Se ela não fizesse cessar o esgotamento crônico de sua energia vital descansando o suficiente, fazendo exercícios e se alimentando corretamente, então sua libido, como todos os outros aspectos de sua saúde, pagariam por isso. É péssimo saber que tantas mulheres que exercem papéis como o de Mary precisam de uma "receita médica" que lhes dê permissão para viver de forma mais saudável.

Os níveis hormonais são apenas uma parte da libido

Uma de minhas colegas submeteu-se a uma histerectomia (remoção do útero, deixando os ovários intactos) aos 48 anos, um procedimento associado a um sensível declínio na produção de estrogênio e de testosterona, uma vez que a cirurgia compromete o envio de sangue aos ovários. Esse é o motivo apresentado para o fato de tantas mulheres terem problemas sexuais após a histerectomia. Mas minha colega, que tinha começado um novo relacionamento pouco antes da cirurgia, mal podia esperar para sair do hospital e voltar para a cama com seu novo amor. Ela me disse: "Quando você tem alguém à sua espera, alguém que você ama loucamente, pode apostar que não terá muitos problemas com desejos, lubrificação ou qualquer outra coisa". Por outro lado, se você mantém um relacionamento que tem sido problemático há anos, um relacionamento no qual você não tem sentido muito desejo mas acaba aceitando o sexo, pode apostar que o seu corpo fará o que puder para impedi-la de voltar a essa prática. Está comprovado, por exemplo, que mulheres não assertivas em relacionamentos sexuais disfuncionais sentem pouca excitação genital e têm poucos orgasmos, se é que chegam a tê-los. Mulheres sexualmente assertivas, por sua vez, relatam que o desejo sexual aumentou, bem como o número de orgasmos e a satisfação pessoal, tanto na cama como fora dela.[5]

A psiquiatra e neurocientista Mona Lisa Schulz afirma que desejo e impulsos sexuais são controlados, em parte, pelos lóbulos frontais do cérebro, e tudo que afeta a atividade dos lóbulos frontais pode afetar a libido – em qualquer direção. Na disfunção do lóbulo frontal conhecida como depressão, a libido costuma decair. Mas na disfunção do lóbulo frontal conhecida como demência, os impulsos sexuais podem aumentar alucinadamente, chegando a ocasionar comportamentos sociais vergonhosos. Um exemplo disso é uma freira de que tratei, e que tinha desenvolvido a necessidade de se masturbar o tempo todo. Embora ela não se perturbasse com o fato, sua comunidade ficou abalada. Ela acabou sob os cuidados de um neurologista, tratando de sua demência.

Naturalmente, as mudanças na libido podem ser provocadas pela redução dos níveis hormonais, especialmente em mulheres que passaram por uma menopausa médica ou cirúrgica.[6] Segundo tenho visto na prática, porém, é igualmente provável, se não mais, que a redução da energia vital esteja na raiz do declínio do desejo sexual. Duas influências são universalmente subestimadas em termos de seu possível impacto sobre a libido: o estado do relacionamento da mulher com seu parceiro sexual, e seu amor emocional e espiritual pela vida. Interessante notar que esses dois fatores, por si sós, podem muito bem ter o poder de alterar os níveis hormonais.[7]

Uma mulher com uma forte corrente de energia vital, que está apaixonada por sua vida, pode continuar a ter uma libido forte independentemente do comportamento de seus hormônios. Esse fato está apoiado em pesquisas que mostram que as alterações hormonais da menopausa, em si, não são a causa da redução na libido. Com efeito, a relação entre hormônios e libido pode ser uma pergunta do tipo ovo-ou-galinha, pois parece igualmente plausível que a baixa energia vital seja o resultado, em vez da causa, de uma vida sexual agonizante.

Portanto, quero incentivar todas as mulheres a pensar na saúde e na vitalidade de sua conexão com a vida – sua conexão com a energia da fonte – bem como em seus problemas convencionais, como os hormonais, ao avaliar sua vida sexual e a possibilidade de essa precisar mudar nesse estágio da vida.

Suporte secundário à libido: estrogênio e progesterona

Dito isso, é possível que a mulher passe por uma redução na libido durante e depois da menopausa, mesmo que esteja envolvida em um relacionamento de verdade, que dá forças à sua energia vital, em lugar de drená-la. Se a mulher está apaixonada por sua vida, se sua energia vital – um depósito de energia sexual – flui vigorosa e livremente, então a redução na libido pode se dever a fatores secundários, hormonais.

Quanto melhor conhecemos os papéis do estrogênio e da progesterona na manutenção de funções gerais do corpo, como circulação, transmissão de impulsos nervosos e divisão celular, mais claras ficam as mudanças que a redução no nível desses hormônios podem produzir na resposta sexual.

- Todo o sistema nervoso está cercado de células sensíveis ao estrogênio.[8] É lógico, portanto, que a redução no nível de estradiol possa exercer um efeito amortecedor sobre a transmissão nervosa durante o sexo. Pesquisas mostram que a redução do estrogênio pode levar a uma neuropatia periférica – forma de disfunção nervosa que torna a mulher menos sensível a toques e vibrações. A reposição do estradiol pode restabelecer essa sensibilidade a níveis próximos daqueles encontrados em mulheres que ainda menstruam.

- A redução nos níveis de estradiol e progesterona da mulher pode ter efeito sobre o potencial para estímulo sexual, sensibilidade, sensação e orgasmo, pois em níveis ideais esses hormônios aumentam o fluxo de sangue para áreas sexualmente sensíveis. Em outras palavras, a resposta física da mulher ao estímulo sexual pode ser mais lenta e menos capaz de levar ao orgasmo em virtude de menor velocidade e volume do sangue levado para as áreas sexualmente sensíveis, que, de qualquer modo, podem estar menos sensíveis do que antes por causa da disfunção nervosa que às vezes é causada pela escassez de estrogênio.

- Níveis muitos baixos de estrogênio podem levar à atrofia celular na região genital, o que, por sua vez, pode causar o adelgaçamento do tecido vaginal e uretral, tornando o intercurso doloroso. Mulheres com estrogênio esgotado também podem ter problemas urinários, como infecção recorrente do trato urinário ou até incontinência urinária por estresse.

- A produção de fluido vaginal durante o estímulo sexual e o intercurso é um processo que também depende do estrogênio. Se o nível deste hormônio estiver baixo, pode haver redução no fluido vaginal, causando ressecamento vaginal e intercurso doloroso. Como normalmente o nível de excitação sexual da mulher é medido pela quantidade de lubrificação vaginal e a facilidade com que essa surge, a falta de fluido vaginal pode dar a entender que sua excitabilidade é baixa. Embora o estímulo sexual possa ser influenciado negativamente pela expectativa da dor, a libido não é o verdadeiro problema nessas circunstâncias.

- A progesterona tem outros efeitos sobre a libido que ainda não foram bem estudados como os do estrogênio, mas que nem por isso são menos importantes. Seu efeito parece ser basicamente de manutenção, valioso por impedir o declínio da atual libido da mulher. Ademais, como precursora do estrogênio e da testosterona, a progesterona é importante porque mantém suficientemente elevados os níveis desses outros hormônios, com o que o prazer sexual é mais intenso. A progesterona mantida em níveis normais também funciona como estabilizadora do humor e auxiliar da função tireoidiana normal, reforçando assim a libido em termos emocionais e metabólicos.

O ponto básico é o seguinte: a deficiência do estrogênio e/ou da progesterona pode reduzir a libido da mulher, orquestrando alterações físicas que, posto em termos simples, tornam o ato sexual menos prazeroso. O ressecamento e o adelgaçamento da parede vaginal podem causar desconforto físico durante o intercurso, bem como espasmos nos músculos vaginais. Alterações na função nervosa podem entorpecer partes do corpo que normalmente são sensíveis, e alterações na circulação sanguínea podem reduzir a resposta física quando ocorre o estímulo, dificultando ainda mais a chegada ao orgasmo.

Pesquisas mostraram que o efeito de entorpecimento da libido costuma ocorrer com maior probabilidade quando o nível de estradiol (o estrogênio com o maior poder biológico) no sangue da mulher cai para menos de 50 pmol/l. O nível de estradiol na saliva também pode ser usado, e o limite inferior do limiar para a função sexual normal é de 1 pg/ml.[9] O fluxo de sangue para a vulva e a vagina aumenta sensivelmente quando a suplementação devolve o estradiol a esses níveis, e geralmente isso é suficiente para restaurar a resposta sexual. Com a ajuda do médico, atingir esse nível é simples. Dependendo da mulher, um adesivo transdérmico de estradiol (geralmente com 0,1 mg de força) ou 0,5 a 1 mg de estradiol oral, duas vezes por dia, é uma dose adequada, suave e consistente para devolver o nível de estradiol a esse limiar confortável. E nos primeiros estágios da perimenopausa, quando muitas mulheres percebem o declínio nos níveis de progesterona, mas os níveis de estrogênio ainda estão dentro da faixa normal, 1/4 de colher de chá de creme de progesterona natural, massageado nas mãos ou em áreas macias da pele, duas vezes por dia, podem ter um efeito restaurador sobre quedas sutis na libido.

JEANNETTE: ONDE FOI PARAR MEU DESEJO SEXUAL?

"Dave e eu temos passado por momentos difíceis", disse Jeannette, "mas acho que nosso relacionamento tem crescido junto conosco – estamos melhores do que nunca. O problema é que não tenho mais vontade de fazer amor. Amo Dave, de verdade, mas eu poderia passar o resto da vida sem fazer sexo, e não iria me incomodar".

Jeannette, hoje com 45 anos, tinha percebido alguns sinais do início da perimenopausa. Ela não teve calores ou ressecamento vaginal, mas sua menstruação, que costumava ser "pontual como um relógio", estava mais errática, e ela achou que talvez estivesse tendo suores noturnos ("ou isso, ou tenho usado cobertas demais"). O teste de hormônios na saliva revelou que os níveis de estrogênio de Jeannette ainda estavam dentro dos amplos limites da faixa normal, mas seu nível de progesterona estava baixo, e o nível de testosterona estava muito abaixo do normal para uma mulher de sua idade. Após conversarmos a respeito, decidimos melhorar o nível de progesterona com um creme de progesterona natural com dois por cento de concentração, 1/4 de colher de chá massageados nas mãos e pulsos duas vezes por dia. Para equilibrar a testosterona, Jeannette optou por um comprimido de testosterona. Suas receitas foram aviadas em uma farmácia de manipulação. "Fez toda a diferença", contou-me. "Agora, estou no clima com mais frequência, e mesmo que não me sinta inspirada, fico excitada bem mais depressa do que antes".

Testosterona: o hormônio do desejo?

Embora muita coisa tenha sido escrita na imprensa popular a respeito do papel da testosterona no impulso sexual, a deficiência de testosterona deve ser a causa menos comum para a redução na libido feminina, chegando em um distante quarto lugar, atrás de problemas de relacionamento, da redução da progesterona e/ou do estrogênio. Parte do motivo para que a testosterona tenha recebido tanta atenção, porém – além do fato de que a testosterona é universalmente tida como um hormônio masculino – é seu efeito bem específico. Enquanto o estrogênio e a progesterona têm um papel de apoio na libido saudável da mulher, a testosterona suplementar pode estimular, direta e rapidamente, o desejo sexual em homens e mulheres, caso a razão para a redução na libido esteja relacionada com a redução dos níveis de testosterona.

No entanto, ao contrário do que se costuma acreditar, os níveis de testosterona não baixam de modo significativo após a menopausa. Na verdade, na maioria das mulheres, mas não em todas, após a menopausa o ovário produz *mais* testosterona do que o ovário pré-menopausa. Mesmo assim, o nível de testosterona declina gradualmente em algumas mulheres, começando entre os 25 e os trinta e continuando através da meia-idade, e é possível que o seu nível baixe tanto que bloqueie a libido.

Às vezes, o declínio na testosterona – e portanto na libido – é brusco, e não gradual. Isso pode acontecer após a remoção dos ovários ou a perda de sua função. O mesmo pode acontecer se as glândulas suprarrenais tiverem se esgotado (ver Capítulo 4). É por isso que os ovários e as suprarrenais (bem como o fígado e a gordura corporal) produzem os hormônios esteroides conhecidos coletivamente como androgênios, entre os quais um é a testosterona. Se você passou pela perda da função ovariana ou por sua súbita redução após uma quimioterapia, radioterapia ou operação cirúrgica, então deve perceber que a libido diminui sensivelmente, pois seu corpo não teve tempo de transferir a produção de androgênios para outras partes do corpo que a fabricam. Mulheres com esse problema costumam dizer: "não me sinto mais como eu mesma... é como se minha energia vital tivesse ido embora". E elas também perdem a libido – a energia sexual. O motivo pelo qual isso não ocorre com *todas* as mulheres que perdem a função ovariana é que os corpos de algumas mulheres *são* capazes de realizar a transferência para outros pontos de produção de androgênio sem muita interrupção no fluxo hormonal. Mas, para todas aquelas cujos corpos não se adaptam tão rapidamente, pode ser necessário receitar hormônios suplementares para que os níveis de androgênio sejam restaurados.

Em mulheres com níveis de testosterona significativamente menores, por algum motivo, a suplementação com testosterona costuma produzir o efeito desejado sobre a libido. Estudos mostraram que 65 por cento das mulheres na menopausa com carência de testosterona que receberam suplementação desse hormônio perceberam aumento na libido, maior resposta sexual, aumento na frequência de atividade sexual, mais fantasias sexuais e aumento da sensibilidade das zonas erógenas.[10]

Contudo, segundo tenho visto, os resultados só são completamente satisfatórios se o relacionamento íntimo da mulher é saudável e mútuo. Isto é mais verdadeiro ainda na meia-idade, quando a mulher não está mais disposta a varrer as mágoas para debaixo do tapete. Quando seu relacionamento significativo está em apuros, é muito menos provável que a testosterona suplementar seja eficiente no estímulo do desejo sexual.

Se, porém, você acha que o declínio da libido pode estar relacionado a uma queda no nível de testosterona ou de qualquer outro androgênio, seria interessante examinar o nível de testosterona desvinculada (livre) e/ou de DHEA. Isso pode ser feito com exames de sangue ou de saliva. Peça a seu médico que colha e envie amostras de sangue ou de saliva para você, ou envie você mesma uma amostra de saliva para o laboratório. (Fazem-se exames de saliva em diversos laboratórios; ver Recursos.)

Se o exame mostrar que os níveis estão baixos, seu médico pode receitar testosterona natural, vendida em farmácias de manipulação. A testosterona natural pode ser absorvida na forma de creme vaginal ou ingerida na forma de cápsula. A dose inicial mais comum é de 1 a 2 mg em dias alternados, aumentando gradualmente se necessário. Outra opção é tomar o suplemento de DHEA, que não precisa de receita, em doses de 5 a 10 mg, uma ou duas vezes por dia. Em algumas mulheres, esse hormônio, que é um precursor da testosterona, aumenta o nível de testosterona o suficiente para melhorar o desejo sexual. (Para mais informações, leia *The Hormone of Desire: The Truth About Sexuality, Menopause, and Testosterone*, de Susan Rako.)

Auxílio à lubrificação

Na meia-idade, algumas mulheres descobrem que, embora o espírito esteja com vontade, o corpo não está. Sua libido está livre e solta, mas, por motivos que elas não compreendem, não conseguem mais ficar suficientemente lubrificadas. Há diversos tratamentos para ajudar a resolver esse problema.

NATALIE: MANTENDO O RELACIONAMENTO ATUAL

Natalie me consultou pela primeira vez quando estava com 52 anos. Seu marido, Brad, acompanhou-a na consulta. A saúde de Natalie estava em ordem, mas ela estava tendo problemas com a penetração. Ela não conseguia ficar lubrificada antes do intercurso, o que dificultava o ato sexual. E ela tinha tido alguns episódios de ardência e frequência urinária que pareciam infecções do trato urinário.

Observando o diálogo entre Brad e Natalie, ficou claro que, embora Brad não se sentisse à vontade para conversar sobre a situação, ele estava realmente preocupado com a esposa. Não queria machucá-la, mas não conseguia entender o que havia de errado com o ato amoroso. E ambos mostraram-se receosos de que o problema sexual pudesse aumentar, fazendo que se distanciassem. Fiz um exame pélvico em Natalie e vi que a parede vaginal estava bastante fina, o que a tornava menos flexível e mais sensível às irritações e desconfortos causados pelo atrito e pelos estiramentos inevitáveis do ato sexual. O adelgaçamento vaginal também explicou os sintomas de infecções urinárias, visto que o adelgaçamento vaginal também está associado a irritações e adelgaçamento do terço exterior da passagem uretral. O exame de Natalie também revelou a falta evidente de lubrificação natural, o que tornava o intercurso mais traumático para ela e menos prazeroso para ambos. Suspeitando que Natalie estivesse na menopausa, colhi uma amostra vaginal e enviei-a ao laboratório para que se avaliasse o "índice de maturação", um exame que mostra quantas células estão bem servidas de estrogênio e quantas não estão. Também solicitei uma análise dos níveis de estrogênio, progesterona e testosterona. A testosterona estava dentro da faixa normal, mas o estrogênio e a progesterona estavam abaixo do normal. O índice de maturação confirmou que ela estava com vaginite atrófica, um termo que se refere à falta de estrogênio nas células do revestimento vaginal, tornando-a fina e inflamada.

Expliquei a Natalie as opções de tratamento e acabei receitando creme de estriol para a vagina, além de creme de progesterona para ser aplicado em qualquer ponto da pele. Fazendo novos exames de seus níveis hormonais e ajustando a dosagem conforme suas reações, em três meses estabelecemos níveis ideais de estrogênio e de progesterona para aquele estágio específico da vida de Natalie. Em uma consulta de retorno, um mês depois, Natalie informou que sua vida sexual "tinha voltado ao normal". Era exatamente o que eu esperava. Tratar de ressecamento e adelgaçamento vaginais causados pela perimenopausa é seguro, fácil e muito eficiente.

GRACE: INICIANDO UM NOVO RELACIONAMENTO

Grace estava com 55 anos quando me procurou para fazer um *check--up*. Seu marido, com o qual ela desfrutara um relacionamento monogâmico por vinte anos, tinha morrido cinco anos antes. Seu casamento fora feliz e gratificante, e ela não procurou um novo parceiro após a morte do marido. Mais tarde, porém, tornou a encontrar um homem que tinha namorado no colegial e que não via há muito tempo. Ele também estava viúvo – sua esposa tinha morrido muitos anos antes. Como ele morava em Utah e ela no Maine, começaram a trocar correspondência e telefonemas. A consulta que Grace teria comigo fora motivada pelo convite para que ela fosse passar algumas semanas no rancho dele. Ele tinha dito que queria que ela pensasse em sua proposta de casamento. Embora ela não estivesse exatamente planejando fazer sexo com ele nessa visita, ela queria estar preparada. Como tantas mulheres, Grace estava preocupada que sua vagina tivesse "murchado" por falta de uso. Garanti-lhe que sua vagina funcionaria direito durante toda a vida, embora pudesse precisar de alguma ajuda inicial após anos de abstinência. (Nem sempre é o caso. Mulheres que se masturbam com a ajuda de penetração vaginal costumam manter a função vaginal em ótimas condições, mesmo sem manter relacionamentos que envolvem intercurso. Naturalmente, muitas mulheres têm orgasmos sem penetração vaginal.)

Fazia cinco anos que Grace passara da menopausa, mas ela decidiu que não faria terapia de reposição hormonal porque não tinha na família casos de doenças cardíacas ou de osteoporose, sua densidade óssea estava excelente e ela queria evitar o risco de câncer de mama. Como ainda não tinha tido motivos suficientes para iniciar uma terapia de reposição hormonal, não vi, em seu caso, necessidade de recomendá-la.

No exame pélvico, porém, a vagina de Grace pareceu-me avermelhada, e o revestimento, chamado de mucosa vaginal, parecia um pouco fino. Às vezes, essa condição está associada a intercursos dolorosos, às vezes, não – depende da mulher. Talvez Grace pudesse fazer sexo sem problema algum, mas, por outro lado, tendo em vista a novidade da situação, achei que seria melhor apresentar-lhe algumas opções. Grace concordou, pois não queria correr riscos. Embora não tivesse sentido ressecamento vaginal ou desconforto nos dez anos anteriores, ela queria estar certa de que poderia manter intercursos de modo confortável.

Apresentei-lhe duas opções: uma receita de creme de estriol para a vagina, ou um lubrificante não hormonal muito eficiente e seguro. Grace preferiu o creme de estriol para que, quando ela fosse a Utah, dali a três semanas, o tecido vaginal já estivesse bem dotado de estrogênio e mais espesso do que parecia estar naquele momento. Ela também quis marcar um retorno para um ou dois dias antes da viagem, para que eu pudesse avaliar o seu progresso. O estriol é um estrogênio natural que não estimula tanto o crescimento do tecido do seio ou do útero quanto os outros estrogênios, estrona e estradiol. Pode ser usado na forma de comprimido ou no local, para aliviar o ressecamento vaginal. Se apenas no local, seu uso é seguro, mesmo que você já tenha tido câncer de mama, do útero ou dos ovários, ou esteja preocupada com problemas causados pelo estrogênio. O estriol é vendido com receita em farmácias de manipulação, e tem um efeito tópico muito benéfico sobre os tecidos da vagina, sensíveis ao estrogênio. (Os cremes convencionais de estrogênio, como Premarin e Estrace, também funcionam corretamente em casos como adelgaçamento ou ressecamento vaginal, mas o estrogênio desses cremes pode representar um fator de crescimento do tecido da mama e do útero, o que pode preocupar caso você tenha tido câncer em um desses órgãos. Contudo, em doses baixas não parecem causar problemas. Como o estriol, esses cremes podem ser muito úteis no tratamento de incontinência urinária causada pela deficiência localizada de estrogênio.)

Receitei o uso diário do creme durante uma semana para formar a camada cornificada de epitélio na vagina, e depois uma a três aplicações semanais para manter a maciez, a flexibilidade e a umidade de seus tecidos vaginais. Disse-lhe ainda que se ela começasse a fazer sexo com regularidade, o afluxo de sangue para a vagina iria aumentar. Isso, combinado com o estímulo e a dilatação frequentes da vagina, reduziria em muito a necessidade do creme – mesmo a ponto de não precisar mais dele, usando apenas um pouco de lubrificante comum quando necessário.

Auxílio com lubrificantes sem receita

Usando ou não o estriol, vendido sob receita, há diversas opções de lubrificação que funcionam muito bem para aliviar o ressecamento da vagina. O bom e velho K-Y se encontra à venda em qualquer farmácia, embora esse lubrificante solúvel em água não seja o suficiente para algumas mulheres, e para outras pode deixar um resíduo incômodo. Outros lubrificantes que funcionam muito bem são o Sylk, feito da fruta quiuí, e Emerita's Personal Lubricant, que contém diversos extratos de ervas refrescantes, como a calêndula. (Ver Recursos.) Diversos remédios herbáceos, tomados sistematicamente, podem ajudar a restaurar a lubrificação vaginal: *black cohosh*, inhame selvagem, *dong quai* ou fruto do agnocasto são bons exemplos. Supositórios de vitamina E também são eficientes. E muitas mulheres notaram a recuperação da flexibilidade e da umidade vaginal quando começaram a comer alimentos de soja integral com regularidade – quanto maior o consumo diário de isoflavonas, maior sua eficiência. (Lembre-se, porém, que lubrificantes à base de óleo podem enfraquecer preservativos e diafragmas de látex, tornando-os menos eficientes.)

Outro método para a saúde vaginal consiste em praticar exercícios Kegel regularmente para estimular e fortalecer os músculos do assoalho pélvico. São fáceis de se fazer e podem ser praticados em qualquer lugar e a qualquer hora; ninguém consegue perceber o que você está fazendo. Estudos mostraram que, além de aumentar o afluxo de sangue (o que vai aumentar a espessura da parede vaginal, bem como sua lubrificação), esses exercícios aumentam a libido, pois aumentam a intumescência e a sensibilidade do clitóris, bem como a intensidade do orgasmo. Como um agradável efeito colateral, os exercícios Kegel também podem ajudar a prevenir, ou a reverter, a incontinência urinária. (Ver Capítulo 8.)

Dizendo a verdade

Na meia-idade, mais e mais mulheres ficam à vontade para falar a verdade sobre a sexualidade – para si mesmas e para os outros. Eis algumas áreas que talvez você queira reavaliar:

- *Entenda-se com sua sexualidade.* Todo ser humano tem natureza sexual – faz parte do fato de ser humano. A vagina recebe lubrificação em intervalos regulares durante o sono, e os homens têm ereções noturnas. Mas a forma como você expressa sua sexualidade quando está acordada vai depender de muitos fatores, inclusive sua formação, seus níveis hormonais, sua saúde em geral e o nível de satisfação com seu parceiro sexual, caso tenha um.

- *Pare com essa história de placar.* O que é uma vida sexual normal? Só você pode responder a essa pergunta. Para ajudá-la a descobrir sua verdade pessoal sobre esse tema, devo lembrá-la de que vivemos em uma sociedade que costuma confundir quantidade com qualidade. Até os profissionais de medicina igualam a qualidade da vida sexual ao número de cópulas. Esse é um grave desserviço a todos os casais, pois muitos vão achar que não estão acompanhando os demais. Para se ter uma ideia, pode ser reconfortante saber que um estudo recente da Universidade de Chicago mostrou que é muito comum que os casais façam sexo três vezes por mês e se sintam plenamente satisfeitos com isso. Faça-se a seguinte pergunta, e responda-a honestamente: Se sua vida fosse ideal, que tempo você dedicaria semanalmente a ser sexual – consigo mesma ou com um parceiro?

- *Respeite seu tipo de impulso sexual.* A dra. Patricia Love, terapeuta sexual, observa que as pessoas podem ser divididas em três categorias no que diz respeito ao impulso sexual inato: alto, moderado e baixo.[11] Pessoas com nível de testosterona relativamente alto (T-alta) geralmente têm um impulso sexual mais forte do que pessoas com níveis mais baixos (T-baixa), e essas com T-baixa percebem que, após o período inicial de "lua de mel" de um relacionamento, precisam de muita energia para tomar a iniciativa no sexo ou mesmo para se interessarem por ele. Como não é raro que um indivíduo T-alta sinta atração por uma pessoa T-baixa, é possível que o desejo sexual do casal divirja de vez em quando. Mas isto não torna nenhum deles "errado" ou "anormal".

E embora nossa cultura nos ensine que há algo de errado conosco se não conseguimos manter nossa vida sexual no febril ritmo original, a verdade é que o pico emocional e fisiológico de um novo relacionamento sexual acaba tendo de ser substituído por uma forma mais consciente e sofisticada de paixão e de intimidade.

- *Pratique sexo seguro.* Muitas das mulheres que hoje estão na perimenopausa completaram dezoito anos durante a revolução sexual dos anos 60, quando, para muitas, era comum ter diversos parceiros sexuais. E muitas estavam casadas ou em relacionamentos monogâmicos quando a epidemia de Aids surgiu, na década de 1980. Se você se divorciou ou enviuvou desde então, talvez não tenha muita consciência do risco que corre ao fazer sexo sem proteção. Você precisa saber que onze por cento dos novos casos de infecção por HIV referem-se a pessoas com mais de cinquenta anos, e que entre 1991 e 1996 o crescimento do número de casos de HIV nessa população foi mais de duas vezes mais rápido do que entre adultos mais jovens.[12]

É fácil demais presumir que qualquer pessoa com quem você se relaciona não está infectada. Você pode julgar muito bem o caráter das pessoas, mas um parceiro sexual é tão seguro quanto cada parceiro que ele ou ela já teve. Lembre-se de que há outras DSTs por aí, inclusive algumas incuráveis, como herpes genital, verrugas genitais e hepatite B. As mulheres na perimenopausa ou na pós-menopausa correm um risco maior de contrair DSTs do que as mais jovens. A redução da lubrificação vaginal e o adelgaçamento das paredes vaginais facilitam a ocorrência de fissuras microscópicas durante o intercurso, criando um ponto de entrada para bactérias e vírus.

Sexo seguro significa manter os fluidos corporais de seu parceiro fora de sua vagina, ânus e boca. Fluidos corporais incluem sêmen, secreções vaginais, sangue e líquidos de lesões causadas por DSTs, como bolhas de herpes. Embora muita gente reduza o conceito de sexo seguro ao uso de um preservativo, ele é muito mais do que isso. Inclui ser honesta consigo mesma sobre o risco que corre ao fazer sexo sem proteção com um parceiro cujo currículo de DSTs você desconhece. Também inclui esperar para fazer sexo até ambos se conhecerem bem o suficiente para conversarem sobre o passado sexual de cada um e sobre coisas como usar preservativos e/ou fazer exame de sangue. Embora esse tipo de conversa raramente seja fácil, é um bom teste da intimidade possível entre você e seu parceiro.

• *Se necessário, use anticoncepcionais.* Já vi muitas gravidezes em mulheres que estavam mudando de vida, absolutamente seguras de que não poderiam ficar grávidas e que achavam que fraldas e cadeiras especiais tinham saído de suas vidas para sempre. Mesmo que sua menstruação esteja falhando, ainda é possível que você esteja ovulando. A regra geral é que você deve usar anticoncepcionais durante um ano após a última menstruação. Obviamente, você só pode saber quando isso ocorreu depois de chegar à marca de um ano.

Nove etapas para reativar a libido

A psiquiatra Helen Singer Kaplan, pioneira no campo da sexualidade humana, criou a expressão "monogamia quente" para se referir ao potencial para manutenção da paixão sensual em um relacionamento monogâmico, fruto de um compromisso. A dra. Patricia Love identificou nove fatores que podem ajudar a manter esse estado de desejo. Como explica em seu livro *Hot Monogamy*, todos eles se entrelaçam, de modo que o progresso em uma área terá efeitos benéficos nas demais.[13]

1. Comunicação. Mesmo que você e seu parceiro não tenham conversado muito sobre seu relacionamento sexual até agora, poder falar com facilidade sobre mudanças sexuais será cada vez mais importante. O mero fato de fazer que seu parceiro saiba o que está acontecendo com você é um bom passo inicial, e pode abrir caminho para a discussão sobre ajustes que você gostaria de fazer.

2. Clima. Na meia-idade, as mulheres podem assumir a responsabilidade por entrarem no clima, mesmo que o desejo não surja com a espontaneidade de antes. Uma colega de 56 anos me disse que, para ela, "ficar mais velha significa *decidir* ter uma vida sexual, em vez de ser apenas *dirigida* para ela". (Para ajuda sobre esse tema, ver Sensualidade, logo adiante.)

3. Intimidade. Leva tempo até fazermos uma conexão com outra pessoa. Não há nada que leve melhor a uma boa vida sexual do que a capacidade de repartir regularmente seus pensamentos e sentimentos com o parceiro. Uma das coisas realmente boas da meia-idade é que, de modo geral, dispomos de mais tempo do que antes para passar com nossos parceiros. Esse tempo pode se traduzir como segunda lua de mel. Um colega e sua esposa fizeram recentemente uma longa viagem de férias pela Europa – o primeiro tempo significativo que passaram juntos desde que nasceram seus quatro filhos. Quando lhe perguntei sobre a viagem, ele respondeu: "Conhecemo-nos novamente. Lembrei-me do que me levou a casar com ela". Uma paciente descreveu como era rejuvenescedor poder fazer amor sem ter crianças pela casa. Ela riu e disse: "Podemos gritar!".

4. Técnica. É preciso habilidade e prática para aprender o que excita o seu parceiro e o que excita você. Aprender a se dar prazer a ponto de ter um orgasmo é uma habilidade valiosa para quando for fazer amor com alguém, pois você já terá descoberto – e pode ensinar – o que funciona e o que não funciona para você. Se você não sabe como fazer isso, leia *For Yourself*, de Lonnie Barbach. (Ver Recursos.)

5. Variedade sexual. Tanto você como seu parceiro precisam explorar a vontade de serem mais criativos e inovadores no ato amoroso.

6. Romance. Você e seu parceiro precisam aprender a mostrar amor, um para o outro, de maneira concreta. Flores, cartões, noites especiais e coisas do gênero fazem parte do conjunto de fatores que mantém vivo o romance.

7. Imagem física. Patricia Love descreve a imagem física como "a imagem interior de seu eu exterior". Muitas de nós não nos sentimos satisfeitas com nossos corpos porque aprendemos a nos comparar com as modelos vistas na mídia, perfeitas e retocadas pelo computador. Isso é particularmente válido quando nossos corpos começam a mudar na meia-idade. Quando nos sentimos mal com nossos corpos, fica muito difícil estarmos plenamente presentes para fazer amor. Se sua imagem física for um problema para você, experimente meu exercício do espelho: fique diante de um espelho duas vezes por dia durante trinta dias, olhe bem no fundo dos seus olhos e diga em voz alta: "Aceito-me incondicionalmente neste momento". Pode parecer bobagem, mas funciona – e pode apontar, na mesma hora, para as áreas da vida em que você precisa de amor e de compaixão.

8. *Sensualidade*. Para melhorar sua libido, você precisa estar disposta a relaxar e a envolver todos os seus sentidos no ato amoroso:

Visão. Segundo o *feng shui*, a arte chinesa do posicionamento, o dormitório deve ser um lugar de repouso e relaxamento, não um lugar para se pagar contas ou assistir à tevê. O dormitório também deve ser um lugar sensual. Para que isso possa acontecer, escolha com o parceiro as cores das paredes e das roupas de cama que deixam o ambiente mais romântico.

Muitos casais gostam de assistir a filmes sensuais. Como essa é uma área na qual o gosto varia muito, hesito em dar sugestões. Muitas de minhas pacientes gostam também de literatura erótica, que dá mais asas à imaginação do que filmes explícitos. Eis dois de meus livros favoritos: *The Valley of Horses* [O vale dos cavalos], de Jean Auel, e *Outlander*, de Diana Gabaldon.*

Nota: seja seletiva quando for lidar com material erótico, e certifique-se de que filmes, fotos ou livros que vocês forem ver não são degradantes para as mulheres, em qualquer sentido. Nada pode ser menos excitante. Fazer amor deve ser uma atividade que realça o bem-estar e a autoestima dos dois parceiros. Se atualmente você está com alguém cujas inclinações sexuais lhe pareçam degradantes, peça ajuda externa.

Olfato. Temos mais sintonia com o sentido do olfato do que os homens, e geralmente preferimos odores diferentes do que aqueles que eles apreciam. Você e seu parceiro terão de ser honestos um com o outro a respeito de odores que cada um julga inconveniente, como suor, mau hálito e coisas do gênero. A aromaterapia pode ser maravilhosa – mas vocês precisam entrar em acordo quanto ao aroma.

Tato. Pratiquem massagens recíprocas nos pés e nos ombros. Aprendam a *receber*. Você ficaria espantada com o número de mulheres que têm dificuldade para ficar deitadas, quietas, recebendo prazer do parceiro. Procure sempre dizer ao parceiro aquilo de que gosta e do que não gosta.

Paladar. Há muitas opções nessa área caso você se sinta curiosa, como óleos com sabores.

Audição. Use música sensual para criar um clima. Ligue a secretária eletrônica de modo que o telefone não toque, assegure-se de que seus filhos não estão por perto e que a porta está trancada, e assim por diante. Nada distrai mais as mulheres ao fazerem amor do que o medo de que um filho ou filha possa entrar a qualquer instante.

---

* Ainda sem tradução para o português (NT).

9. *Paixão.* A dra. Love comenta que não é possível amar apaixonadamente uma pessoa que você não conhece. Ela descreve paixão como a "capacidade de combinar a intensa sensação de excitação com o amor pelo parceiro". Por mais distantes que estejamos dessa definição, certamente é um destino ao qual podemos aspirar – um exemplo daquilo que é possível na meia-idade, com a energia do *kundalini* erguendo-se até o coração e com a fusão da sexualidade com a espiritualidade, não só nos órgãos genitais, como em nossos corações e almas.

Lembre-se, o cérebro é o maior órgão sexual do corpo. Converse com o parceiro, corram riscos, fiquem vulneráveis, riam juntos. Ousem penetrar juntos no admirável mundo novo da monogamia quente. Se hoje você não tem um parceiro, cultive um relacionamento sensual consigo mesma.

10

Alimentando o cérebro: sono, depressão e memória

As mudanças que ocorrem no nosso cérebro na meia-idade preparam-nos para viver de modo mais sábio do que antes. Essa nova sabedoria é embutida no cérebro quando passamos da corrente alternada dos anos da menstruação para a corrente mais contínua, disponível após a menopausa. Quando esse ajuste natural ocorre, podemos ter sintomas perturbadores, que vão da insônia e depressão à falta de memória. Em vez de sucumbirmos à postura cultural mais comum, a de que estamos prestes a iniciar o lento e longo deslizamento rumo à senilidade e à depressão, precisamos compreender que as mudanças cerebrais que estão acontecendo agora costumam ser normais – percalços temporários na estrada, que podem ser aliviados se tivermos coragem de vê-los como mensagens enviadas por nossa sabedoria interior. Nenhum estudo mostrou que a menopausa, em si, aumenta o risco de termos distúrbios mentais, seja a depressão, a falta de memória ou a ansiedade, a menos que já estejamos predispostas a esses problemas. A perimenopausa *amplifica* nossos padrões cerebrais e mentais, realçando as áreas que precisam de suporte e mudanças.

No fim das contas, combater ou tentar controlar sintomas mentais com negativas, remédios ou até com a excessiva dependência de técnicas mentais, como a meditação, é algo fadado ao insucesso. Precisamos, isso sim, compreender as mensagens por trás de nossos sintomas, dando-nos pleno apoio com informações sensatas e, quando necessário, estarmos dispostas a agir, mesmo que isso mude nossas vidas.

Tendo em conta a paixão de nossa cultura pelo controle, essa abordagem exige muita coragem e fé. Algumas mulheres tiveram de sofrer dolorosas rupturas antes de ficarem prontas para abrir mão da luta pelo controle.

PRUDENCE: A SEREIA ANSIOSA

Prudence, advogada de uma grande empresa e casada com um professor universitário, procurou-me quando ficou grávida de seu primeiro filho, aos 34 anos. Prudence e seu marido pareciam o casal perfeito, um par de profissionais liberais, o estilo de vida ao qual muitos aspiram. A gravidez, o parto e o nascimento do bebê de Prudence foram normais, mas após o parto ela entrou em uma depressão que durou seis meses. Nesse período, ela procurou a ajuda de um psiquiatra e tomou antidepressivos durante um ano. Depois disso, permaneceu estável, exceto por sintomas um tanto intensos de TPM, como ansiedade, oscilações de humor e um apetite por doces que durava da metade do ciclo até o primeiro dia da menstruação. Prudence conseguiu controlar esses sintomas com creme de progesterona, dieta e exercícios. Não cheguei a ir mais fundo para saber que fatores em sua vida poderiam estar causando esses sintomas de TPM. Seu programa estava indo bem, ela estava satisfeita e intuitivamente senti que Prudence não estava interessada em analisar sua vida ou sua psique além de certo ponto. Tudo isso mudou com a perimenopausa.

Quando a menstruação de Prudence começou a falhar, por volta dos 45 anos, os sintomas da TPM ficaram fora de controle. Ela não sabia exatamente quando devia usar o creme de progesterona, e a autodisciplina para seguir o regime e fazer exercícios tinha desaparecido. Além disso, volta e meia Prudence não conseguia dormir direito. Mas ela me falou de outra preocupação que me surpreendeu muito: toda vez que a menstruação falhava, ela ficava preocupada com a possibilidade de estar grávida. Como seu marido tinha feito vasectomia após o nascimento do bebê, percebi que alguma coisa tinha mudado definitivamente a sua vida.

Quando perguntei a Prudence se estava acontecendo alguma coisa anormalmente estressante em sua vida, ela me confessou que estava tendo um caso com um colega. Ela disse: "Não sei o que deu em mim. Nunca imaginei que chegaria a fazer alguma coisa assim. Mas me sinto possuída. Quando estou com David, sinto-me jovem e selvagem – como se uma parte de mim, que eu nem sabia que existia, tivesse despertado. Pela primeira vez na vida, estou interessada em lingerie preta, sensual. Fico sentada à minha escrivaninha, e, embora devesse estar lendo os contratos, fico fantasiando sobre a próxima viagem de negócios com ele. Quando estamos juntos ou mesmo quando penso nele, sinto-me no alto, como uma pipa. Mas quando preciso ficar em casa, sem vê-lo durante algum tempo, eu desmorono. Fico ansiosa e deprimida, e não consigo dormir".

No começo, Prudence só queria a minha opinião sobre anticoncepcionais e também se deveria voltar aos antidepressivos ou tomar pílulas para ajudar a dormir. Ela também queria saber que efeito esses remédios poderiam causar sobre seu recém-recarregado desejo sexual. Embora eu tivesse concordado que um tratamento com remédios poderia ajudar a aliviar seus sintomas, também queria ajudar Prudence a fazer um vínculo entre os sintomas mentais da perimenopausa e sua vida.

Por que aquele caso, naquele momento? Primeiro, ela disse que seu casamento ia bem e que seu marido era um bom sujeito. Mas depois de alguns minutos, começou a chorar e me disse que ele não tinha conseguido manter a cátedra na faculdade, e o convívio com ele, nos últimos meses, estava cada vez mais difícil. Como costuma acontecer nesses casos, o marido de Prudence também estava atravessando uma espécie de crise da meia-idade, mas ele preferia não comentar o assunto. Isso era um problema para Prudence, porque o seu trabalho estava melhor do que nunca. Na verdade, tendo em conta o desestímulo e a aparente depressão do marido, ela preferia ficar mais e mais no escritório e menos em casa.

Perguntei a Prudence o que o caso tinha feito por ela. Ela pensou um pouco e disse: "Faz que me sinta viva, poderosa e sensual, algo que nunca senti antes". O caso atípico de Prudence permitiu-lhe ativar uma parte de seu cérebro – o lóbulo temporal – que devia estar quase fechado desde o final da adolescência ou o começo da vida adulta, mas que, como já vimos, torna a se ativar durante a perimenopausa. A dra. Mona Lisa Schulz, que é neurocientista, diz que essa área do cérebro está associada ao êxtase, à sensualidade e à criatividade, e que suas mensagens costumam ser sobrepujadas por nossos lóbulos frontais – os centros cerebrais associados a regras, regulamentos e moral convencional.

Na meia-idade, nossos corpos e cérebros anseiam pelo equilíbrio. Pessoas que antes eram excessivamente intelectualizadas e controladas precisam se libertar e se tornar mais fluidas e espontâneas, enquanto aquelas que viveram para o momento, entregando-se à busca do prazer e da autoexpressão criativa, precisam agora encontrar freios na estrutura e na autodisciplina para se manterem saudáveis.

Embora eu não receite "ter casos" na meia-idade, admito que uma experiência apaixonante e descontrolada pode ser terapêutica para mulheres como Prudence. Infelizmente, um caso raramente proporciona uma estrutura saudável para se abrir mão da necessidade de controle e para aprender a confiar e a trabalhar conscienciosamente com o êxtase e a criatividade. Em última análise, pode ser outro meio de controlar a alegria, permitindo-lhe senti-la apenas por intermédio do sexo e dentro de parâmetros incômodos e sigilosos.

Sugeri que Prudence passasse alguns meses pensando nestas perguntas, sozinha ou com a ajuda de um terapeuta: Você ama seu marido? Você quer ficar casada com ele e envelhecer com ele? Que circunstâncias a levaram a ter esse caso? Que sentimentos o caso evocou em você? Você acha possível sentir o êxtase desse caso amoroso em outras áreas de sua vida? Esse caso é importante o suficiente para que você se arrisque a perder a vida que já construiu com seu marido? Você está disposta a ver o elo entre seus sintomas e sua vida?

Prudence me disse que iria pensar nessas questões. Procurou um psiquiatra para cuidar da depressão, da ansiedade e da insônia. Nos dois anos seguintes, ela tomou diversos medicamentos, nenhum dos quais funcionou por muito tempo e todos com efeitos colaterais. Depois de experimentar Prozac, Celexa, Effexor, Dixoton, Valium, Elavil e Desyrel, receitaram para Prudence o Nardil, um inibidor da monoaminoxidase (MAOI), que exigia que ela mantivesse uma dieta especial. Depois de todas essas tentativas de encontrar a paz com remédios, muitos sintomas ainda persistiam.

Prudence só voltou a se consultar comigo depois de dois anos e meio. Disse-me que tinha terminado o caso e que ainda estava com o marido. Quando lhe perguntei como estava ele, ela respondeu que tinha encontrado outro emprego como professor universitário, mas parecia estar apenas aguardando a aposentadoria. Ao fazer um exame físico, descobri um pequeno, mas evidente caroço em seu seio esquerdo que me preocupou. Recomendei que procurasse um centro especializado para obter um diagnóstico e possível tratamento. Antes de sair, Prudence começou a soluçar. Em meio às lágrimas, disse: "Sinto-me como se meu corpo estivesse totalmente descontrolado. Quanto mais tento controlar meus sintomas, piores ficam as coisas. Não sei o que posso fazer depois". Disse a Prudence que ela finalmente chegara à "ruptura para o novo" – um lugar que, apesar de desconfortável, costuma ser o primeiro passo para uma vida mais plena.

Hoje, Prudence está sob os cuidados de um terapeuta para enfrentar os aspectos de sua vida que exigem mudança. O caroço no seio é um carcinoma *in situ*, e ela está sendo observada regularmente por um especialista. Seu diagnóstico não lhe dá certezas para o futuro: a medicina ainda não consegue diferenciar os casos de carcinoma *in situ* que irão se tornar invasivos no futuro e os que não irão. O corpo de Prudence apresentou-lhe um dilema que simplesmente não pode ser resolvido com mais controles ou com mais informações. Ela se rendeu, e percebeu que tinha de viver a vida, e cuidar da saúde, um dia de cada vez.

A meia-idade nos ensina uma verdade libertadora: muitos aspectos da vida, inclusive companheiros, família, filhos e empregos, não estão, pura e simplesmente, sob nosso controle. A verdadeira saúde mental consiste sempre em se chegar a um equilíbrio entre certeza e ambiguidade. Na meia-idade, as certezas e os controles que antes nos serviam bem devem ceder lugar a outra maneira de ser. Precisamos aprender a confiar em nossa sabedoria interior, uma realidade que não podemos ver, provar, tocar ou medir – muito menos controlar.

Reforçando o sono na meia-idade

É comum as mulheres sofrerem alterações no padrão de sono na meia-idade, não muito diferentes daquelas ocorridas na adolescência. Algumas precisam dormir mais do que antes, outras têm insônia e outras descobrem que o sono não traz mais tanto repouso quanto no passado.

Infelizmente, a insônia dificulta a transição da meia-idade. Se insuficiente, o sono aumenta o nível de corticoides e catecolaminas, hormônios estressantes que, com o tempo, podem desequilibrar o sistema hormonal e reduzir a eficiência do sistema imunológico. Estudos mostram que vinte a quarenta por cento das mulheres têm distúrbios do sono e probabilidade bem maior de sofrerem de insônia após os 35 anos do que os homens.[1] Normalmente, as mulheres na perimenopausa precisam dormir mais do que os homens da mesma idade.[2]

O sono restaura a energia física e mental. Animais de laboratório podem morrer se privados de sono. Quando insuficiente, o sono deixa-nos visivelmente zonzas, fatigadas e irritadiças. Também sofremos de concentração reduzida, baixa eficiência, menor motivação profissional e maior número de decisões erradas. É por isso que a Secretaria Federal de Aviação dos EUA tem normas rígidas sobre a quantidade de sono necessário para as tripulações de aeronaves. Quando privadas de sono, as pessoas tendem a causar mais acidentes, pois o cérebro entra em um estado de "microssonos" que podem não ficar aparentes para nós.

Geralmente, a insônia é uma mensagem de nossa sabedoria interior

Na menopausa, a insônia e a fadiga costumam ser o resultado de emoções que não foram trabalhadas ou resolvidas, como raiva, tristeza ou ansiedade, que costumam acompanhar as enormes mudanças da meia-idade. Os componentes químicos cerebrais importantes para o sono sofrem, em muitas mulheres, mudanças na menopausa, e também são profundamente afetados por nossas emoções.

Não é incomum, por exemplo, ficarmos tão esgotadas emocionalmente após uma discussão conjugal, que nem indo dormir cedo e acordando tarde desaparece o cansaço. Uma de minhas pacientes percebeu que sua insônia estava relacionada com a preocupação crônica com a filha, que não conseguia se definir profissionalmente e que não sabia como iria se sustentar de forma adequada. Seu problema de sono foi resolvido quando ela resolveu parar de deixar que essa adulta de 23 anos vivesse em sua casa sem contribuir em nada. Ela insistiu para que a filha encontrasse um emprego – qualquer um – e aprendesse a se sustentar.

Uma de minhas pacientes na perimenopausa não conseguia entender porque estava tendo dificuldades para dormir. Disse que não tinha calores ou suores, não tomava café e não estava estressada. Perguntei-lhe se ela dormia melhor quando ela e o marido não estavam na mesma cama. Ela disse: "Sim, já percebi que sim". Disse-lhe que isso era um sinal enviado por sua sabedoria interior. Ela respondeu: "Mas, o que posso fazer? Não dá para não dormir com meu marido". Disse-lhe que, embora não pudesse lhe dizer o que fazer com relação a isso, ela precisava ficar consciente dessa conexão. Ela poderia pensar em dormir em camas separadas durante algum tempo. Aprenderia muito vendo como seu marido reagiria a essa sugestão.

Que quantidade de sono é suficiente?

Nossos ritmos biológicos intrínsecos também são afetados pelo esforço que a vida moderna impõe a nosso sistema nervoso simpático, responsável por nos manter alertas. Esquecemos que a lâmpada elétrica existe há pouco tempo, se pensarmos em termos evolucionários, e que muitas pessoas não estariam preparadas para ficarem acordadas diariamente até a meia-noite. Cochilar, dormir até mais tarde nas manhãs mais enfadonhas, ir para a cama ao pôr do sol são atitudes vistas com desdém por nossa cultura. Em lugar disso, idolatramos pessoas hiperativas, que trabalham até 16 horas por dia e se gabam de dormir pouco!

Na faculdade de medicina, especialmente nas aulas dadas após o almoço, eu fantasiava que havia uma cama no fundo da sala, na qual dormia enquanto o professor falava. Parte do cansaço se devia à falta de açúcar no sangue; eu comia carboidratos em demasia. Mas mesmo com uma dieta melhor, não conseguiria ficar atenta com apenas cinco a seis horas de sono por noite. Sempre que durmo pouco, fico extremamente grogue de manhã e tenho dificuldade para me motivar para trabalhar. É importante sermos flexíveis e compassivas para com nossas necessidades quando a vida exige mais de nós. Gostemos ou não, aquilo de que realmente precisamos nessas épocas de demanda excessiva é ir para a cama e deixar que o sistema nervoso parassimpático nos restaure. A tão malfalada soneca da tarde pode ser profundamente rejuvenescedora. Algumas empresas descobriram que a produtividade de seus funcionários aumenta quando podem cochilar. O sono é uma função corporal indispensável, tão importante quanto a respiração e a alimentação. Embora os médicos e cientistas não saibam exatamente o motivo pelo qual o sono é tão importante em termos fisiológicos, a maioria concorda que ele é vital para o repouso do corpo, para a consolidação do aprendizado e da memória, e também como forma de nos ajudar a administrar, na mente e no corpo, aquilo que aprendemos e vivenciamos ao longo do dia. Você já deve ter percebido que uma boa noite de sono a ajuda a integrar novas informações ou mesmo novos talentos físicos, como exercícios ou passos de dança, com os quais você pode até ter brigado no dia anterior. Quando vamos dormir com alguma coisa na cabeça, estamos, na verdade, permitindo que se façam, durante o sono, conexões que não teríamos feito antes.

Pesquisas mostram que dormimos de maneira mais repousante quando seguimos nosso ritmo biológico interno. Para mim, isso significa acordar com o sol e ir dormir relativamente cedo, entre nove e dez da noite. Sinto-me sempre no pico de minha produtividade e felicidade quando estou seguindo esse padrão. Entretanto, para isso é preciso disciplina. É sempre tentador aproveitarmos essas horas da noite para ter algum tempo só para nós. Pense em uma época da vida em que você se sentiu bastante lúcida e repousada. A que horas você ia dormir e a que horas você acordava? Em outras palavras, sincronize seu relógio diário com o biológico.

Muitas de minhas pacientes na menopausa ficam espantadas quando descobrem que a quantidade de sono que as sustentava, um ou dois anos antes, parece insuficiente hoje. Eu mesma descobri que preciso hoje dormir mais do que dormia há alguns anos. Mas também sei que esse é o modo de meu corpo obter a recuperação de que precisa, tendo em mente as mudanças que estão acontecendo em minha vida. Tanto na adolescência como na perimenopausa, é uma verdade biológica que precisamos de mais sono do que em outras épocas da vida. É importante que a mulher compreenda e respeite o fato e descanse o quanto precisa, do jeito que puder.

Sugestões para dormir melhor

A seguir, apresento algumas sugestões para melhorar o sono durante a menopausa. Aquilo que dá certo para uma pessoa pode ou não funcionar para outra, e por isso você deve esperar acertos e erros até chegar no ponto adequado. Experimente alguns aditivos para o sono, como meditação, exercícios de relaxamento profundo, música suave ou uma xícara de chá quente de camomila. Seja qual for o método, procure mantê-lo livre de "ansiedade pelo resultado" – não se preocupe com as horas de sono que terá caso não durma logo, não fique olhando para o relógio e, acima de tudo, não deixe que sua lista mental de coisas para fazer mantenha a cabeça ocupada. Você pode até acabar criando um hábito de "coruja" que, a longo prazo, será muito mais difícil de eliminar.

• *Resfrie seus calores.* Calores e suores noturnos são, de longe, as razões mais comuns para a redução do sono na menopausa. A menos que você consiga tirar uma soneca durante a tarde, sua primeira prioridade deve ser acabar com os calores, para poder descansar bem durante a noite.

Como expliquei, calores e suores noturnos são ativados por mudanças nos neurotransmissores cerebrais que resultam, em parte, de níveis imprevisíveis de estrogênio ou por grandes desvios no equilíbrio entre os níveis de estrogênio e de progesterona, mesmo quando o estrogênio total está normal. Além de manter o equilíbrio hormonal, a progesterona exerce um efeito calmante sobre o sistema nervoso central, especialmente sobre o cérebro.[3] Assim sendo, o estrogênio desbalanceado pode irritar o cérebro, afetando o corpo de forma semelhante à da adrenalina.

O distúrbio do sono é uma das razões mais comuns para que eu receite creme de progesterona natural, reposição de estrogênio, acupuntura ou remédios herbáceos (isoladamente ou em combinação) para ajudar a mulher a estabilizar seus níveis hormonais. Mas lembre-se de que hormônios erráticos não são o único fator a causar distúrbios do sono. Calores também são exacerbados por ansiedade e estresse não resolvido, e pelos assuntos inacabados que provocaram esses sintomas.

• *Coma e durma melhor.* A regra número um é esta: não vá para a cama de estômago cheio. Deitar-se quando o estômago está repleto pode causar refluxo gástrico, que acontece quando a pressão causada pelo conteúdo do estômago vence o esfíncter do esôfago inferior e os alimentos (ou o ácido estomacal) sobem pelo esôfago. O resultado é azia, estômago indisposto, gosto ruim na boca e, possivelmente, perturbações respiratórias semelhantes à asma. O ideal é aguardar três horas após a refeição para ir dormir (ou para se deitar no sofá).

Por outro lado, um lanche bem selecionado antes de ir para a cama pode ser até bom. Um lanche com uma quantidade relativamente alta de proteínas e poucos carboidratos, ou alta em carboidratos complexos (não refinados), costuma ser bem tolerado. Incluiria frutas frescas, queijo, arroz integral, batata assada, carne magra, *tofu* ou queijo *cottage*. Perceba que a lista não inclui chocolates, biscoitos, o resto da torta, doces, sorvete, cebolas em anéis ou batatas fritas. Alimentos refinados e processados não ajudam a descansar, a relaxar e a fazer depósitos no banco da saúde enquanto você descansa para começar bem o dia seguinte.

Tomar suplementos antioxidantes uma ou duas vezes por dia também contribui para um sono reparador.

• *Evite a cafeína.* Até aquela xícara de café matinal pode perturbar o sono da noite. A cafeína leva muito mais tempo para ser eliminada do sistema nas mulheres do que nos homens. Além dos efeitos causados sobre o sistema nervoso central, a cafeína, especialmente aquela contida no café, irrita a bexiga, e faz que você acorde à noite para urinar.

• *Evite o álcool.* O álcool é sedativo, mas também prejudica o mecanismo de sono induzido pelo cérebro, resultando em insônia por rebote – o que significa que você estará mais propensa a acordar no meio da noite porque seu corpo vai precisar de mais sedativos para que o sono volte.

• *Exercite-se regularmente.* Entre tantos benefícios, exercícios regulares aumentam a capacidade de desfrutarmos de uma boa noite de sono. No entanto, exercícios vigorosos feitos três a seis horas antes de dormir são contraproducentes. A atividade extra acelera o metabolismo e estimula o sistema nervoso central, dificultando a chegada do sono repousante. Por outro lado, exercícios de relaxamento como meditação e hatha ioga podem ser muito úteis. Avalie a reação do seu corpo a atividades feitas antes de ir dormir. Como regra geral, o ideal é reservar a hora ou as duas que antecedem a ida para a cama para "queimar" o excesso de energia.

• *Durma no escuro.* Luzes acesas, faróis de carros que passam, até o luar entre as lâminas da persiana podem atrapalhar uma boa noite de sono. Se a falta da escuridão absoluta está perturbando o seu sono, feche as cortinas e não fique de frente para o mostrador do despertador digital. Ver as horas pode causar ansiedade caso você tenha propensão para a insônia. Experimente usar uma dessas máscaras sem furos, tal como faço quando não consigo deixar o quarto escuro. Para aumentar a sensação de conforto, passe um pouco de óleo de lavanda, bem relaxante.

• *Tampe os espelhos do quarto à noite, ou tire-os de lá.* Se o seu quarto tem espelhos e você consegue vê-los quando está deitada, eles podem atrapalhar o seu sono. Os reflexos podem deixá-la inquieta e insegura. Segundo os princípios do *feng shui*, a antiga arte de trabalhar com o ambiente, os espelhos dão vida a um recinto e aumentam o fluxo de energia presente nele. Obviamente, isso é exatamente o contrário do que você quer em um cômodo idealizado para sono e relaxamento. Uma solução é colocar sobre os espelhos cortinas que podem ser afastadas durante o dia.

• *Crie – e siga – um ritual para antes de dormir.* Produtos que ajudam a dormir, como melatonina ou valeriana (ver página 302), podem ser ótimos para ajudá-la a enfrentar uma ou duas noites difíceis, mas você precisa estabelecer e seguir um ritual para a hora de dormir, baseado em bons hábitos de sono. No jargão médico, chamamos isso "boa higiene do sono".

Primeiro, subtraia da hora em que você gosta de acordar o número de horas que lhe dariam um sono repousante e descubra a hora ideal para ir dormir. Procure ir para a cama todos os dias nessa mesma hora, mesmo nos fins de semana, para que seu relógio corporal se estabilize.

Tire suas roupas habituais e ponha uma roupa mais confortável (até o pijama) no máximo meia hora antes de ir para a cama, para que seu corpo entenda que é hora de começar a reduzir o ritmo. Comece sua rotina da hora de dormir pelo menos meia hora antes, também: escove os dentes, lave o rosto e tome os remédios desse horário para que você possa ir direto para a cama sem ter de tornar a se levantar.

- *Seja sua própria editora.* Não leia, assista ou escute qualquer coisa que possa perturbá-la na hora de se deitar, pois isso pode ativar o seu sistema nervoso simpático, desativando, com isso, as funções de repouso e rejuvenescimento do sistema nervoso parassimpático. (Na noite em que fui assistir ao filme *Titanic* com minhas filhas, não consegui dormir por causa da visão das pessoas congeladas ou afogadas.) Além disso, tire a televisão do seu quarto, por favor. Em termos energéticos, até o fato de haver um aparelho de tevê ligado à tomada do quarto significa que você está a um clique de distância de todas as preocupações do mundo.

- *Evite discussões emocionalmente estressantes ou telefonemas potencialmente difíceis perto da hora de dormir.* Para algumas pessoas, porém, o fato de haver uma pendência urgente e não discutida com algum ente querido pode acarretar uma noite insone. O importante é conhecer-se bem e decidir conscienciosamente o que funciona melhor para você.

- *Tire a roda de* hamster *da cabeça.* Outro modo de se livrar da roda de *hamster* é anotar tudo que a incomoda pouco antes de apagar a luz. Depois, entregue suas preocupações ao poder superior de sua preferência e peça a ele que a oriente na direção da solução de seus problemas enquanto você dorme. Depois, imagine que, assim que acordar, na manhã seguinte, você terá uma perspectiva mais clara sobre o problema e se sentirá inspirada a agir corretamente, mudando a situação para melhor.

- *Melhore a superfície onde você dorme.* Muitas pessoas tentam dormir bem usando colchões que perderam a capacidade de sustentação há muitos anos.

Cuidado com remédios para dormir vendidos mediante receita

Use com parcimônia remédios para dormir vendidos mediante receita, ou nem os use. Muitos médicos receitam remédios para dormir da classe benzodiazepina, como diazepam (Valium), lorazepam (Ativan) e temazepam (Restoril). Eles funcionam aderindo aos receptores GABA do cérebro para produzir um efeito calmante. Esses remédios criam dependência e perdem a eficácia com o tempo, pois o cérebro se torna tolerante a eles; com isso, você vai precisando de doses cada vez maiores para obter o mesmo efeito. Vi muitas mulheres mais velhas tomando Valium para reduzir a ansiedade e a insônia na época da perimenopausa e que ainda estavam viciadas nele vinte anos depois.

Outros medicamentos que podem inicialmente ajudar a minimizar problemas de sono incluem os antidepressivos SSRI como fluoxetina (Prozac), venlafaxina (Effexor) e sertralina (Zoloft). Como as benzodiazepinas, também perdem a eficácia após certo tempo.

Remédios vendidos sem receita como difenidramina (Sominex ou Benadryl) interferem com a produção da acetilcolina cerebral, que é muito importante para a memória. Com o tempo, o uso desses remédios pode causar sérios problemas de memória e confusão mental.

Auxiliares naturais do sono

PROGESTERONA NATURAL: Experimente usar 1/4-1/2 colher de chá de creme cutâneo de progesterona natural a dois por cento na hora de dormir. A progesterona natural também se liga aos receptores GABA do cérebro e exerce efeito calmante. É muito raro que alguém se vicie em seus efeitos sobre o cérebro, mas já foram relatados casos; só vi um caso com uma paciente em mais de vinte anos de prática profissional.

KAVA KAVA: A erva *kava kava* induz relaxamento e o sono natural em trinta minutos. É facilmente encontrada em lojas de produtos naturais ou farmácias. Procure o produto estandardizado e cultivado organicamente, que relaciona a quantidade de *kavalactonas* em cada cápsula. Não a use caso você ou algum membro da família tenha um histórico de problemas no fígado, pois já houve casos de doenças do fígado associadas à *kava*. Estão sendo realizados novos estudos. A dose para insônia é 150-210 mg de *kavalactonas* uma hora antes de dormir.

VALERIANA: Se a *kava kava* não lhe proporciona alívio suficiente, acrescente a valeriana. Estudos comparando-a a pequenas doses de benzodiazepinas e barbitúricos mostraram que ela tem a mesma eficiência para induzir sono e impedir o despertar noturno, mas sem induzir a sonolência matinal.[4] O gosto da valeriana é muito ruim, e por isso recomendo que seja tomada em cápsulas. A dosagem é de 150-300 mg de produto estandardizado para 0,8% de ácido valerênico na hora de dormir.

MELATONINA: O hormônio melatonina é produzido pela glândula pineal em resposta a ciclos de luminosidade e escuridão. Causa a sonolência. A secreção natural de melatonina é afetada pela depressão, pelo trabalho em turnos, por distúrbios afetivos sazonais e pelo *jet lag*, e geralmente a melatonina suplementar reduz os problemas de sono associados a essas condições. A dose usual é de 0,5 a 3,0 mg tomados uma hora antes de dormir. Se você trabalha em turnos, pode manter um padrão de sono normal tomando melatonina mais ou menos uma hora antes de se deitar – mesmo que isso aconteça durante o dia. A melatonina também ajuda a restaurar o relógio biológico, caso você tenha de iniciar um novo ciclo sono/vigília.

5-HTP: A melatonina é feita a partir da molécula precursora 5-HTP (5-hidroxitriptofano), que é bastante eficaz no tratamento de distúrbios do sono, bem como de TPM e de distúrbio afetivo sazonal. É segura e encontrada com facilidade. Geralmente, a dose inicial é de 100 mg, três vezes por dia. Essa dose pode ser aumentada gradualmente ao longo de vários meses, até chegar a uma dose de 200 mg, três vezes por dia.[5]

Nota: até substâncias naturais como valeriana, progesterona natural e *kava kava* podem perder a eficácia com o tempo, pois se ligam ao mesmo local do cérebro onde atuam os remédios para dormir vendidos mediante receita. É melhor usá-los com parcimônia, e só depois de ter experimentado outros meios para obter uma boa noite de sono.[6]

Depressão: oportunidade de crescimento

Vinte e cinco por cento das mulheres têm, ao menos uma vez na vida, uma depressão importante. São elas que recebem a grande maioria das receitas para remédios como Elavil e Prozac.

Mas, ao contrário do que se costuma acreditar e às opiniões médicas do passado, a depressão é *menos* comum em mulheres de meia-idade em comparação com mulheres de outras idades.[7] Mesmo assim, ainda é grande o número de mulheres com depressão na meia-idade ou que sofrem a exacerbação de uma depressão já existente quando entram nessa faixa etária. A dra. Gladys McGarey, médica de família e minha amiga, que pratica medicina há mais de quarenta anos, disse-me que antes de existir a reposição hormonal e medicamentos antidepressivos, às vezes ela via mulheres que enfrentavam a mudança fechando a porta do quarto e indo para a cama, deixando que suas famílias cuidassem dos detalhes da vida diária. Meses depois, muitas emergiam da crisálida da depressão rejuvenescidas e prontas para enfrentar a segunda metade da vida. Nesse ponto, naturalmente, a expectativa de suas famílias a respeito de seus papéis e deveres também tinha sido transformada.

Felizmente, hoje é possível fazer muito mais para auxiliar o corpo feminino durante a depressão da meia-idade. Se você está deprimida, é vital agir e pedir ajuda. A depressão pode privá-la do prazer de suas realizações ou da iniciativa de mudar para melhorar. Além disso, é um fator de risco independente e bastante significativo para doenças coronarianas e para osteoporose.[8]

Lembre que a depressão, a tristeza ou a raiva costumam acompanhar o surto de crescimento emocional a que nossas psiques estão sendo submetidas. O mero fato de saber disso é, com frequência, tudo de que você precisa saber para superar os dias mais sombrios. Às vezes, é necessária uma ajuda externa na forma de dieta, ervas ou mesmo remédios antidepressivos. Antes de decidir que medida tomar, você precisa fazer essas perguntas para si mesma:

- Estou deprimida? (A depressão costuma se disfarçar sob sintomas inexplicáveis, como dor crônica, prisão de ventre, dor de cabeça, oscilações de humor ou dores nas costas.)
- Minha depressão está relacionada com algum evento?
- Um remédio iria me ajudar?

A discussão a seguir pode ajudá-la a responder a essas perguntas.

A anatomia da depressão

A depressão existe dentro de um espectro que começa na nostalgia, que desaparece sozinha, passa pela dor causada por alguma perda e chega ao distúrbio mais persistente e perigoso. Na depressão propriamente dita, definida pelos manuais de psiquiatria, a pessoa não apenas sofre de humor deprimido, como passa por transformações na aparência, comportamento, fala, percepção e pensamentos. Quando você está deprimida, seus *insights* e seu senso de análise podem ser afetados, assim como sua capacidade de trabalhar, de cuidar de si mesma e de participar da vida social. As pessoas deprimidas podem parecer tristes ou não demonstrar expressão alguma no rosto. A má postura e cuidados pessoais inadequados são evidentes. Se você está deprimida, provavelmente não extrai muito prazer de suas atividades diárias, e pode começar a reclamar de diversas dores físicas que nunca a incomodaram antes. (Estatísticas reunidas em centros de tratamento de dores crônicas mostram que até noventa por cento das pessoas com dores crônicas têm fatores de estresse emocional, como a depressão, que contribuem significativamente para a síndrome da dor.)[9] Geralmente, a depressão vem acompanhada de distúrbios do sono: você não consegue sair da cama, pode ter insônia ou acordar muito cedo espontaneamente. Distúrbios do apetite – comer demais ou não comer nada – podem resultar em expressivos aumentos ou perdas de peso. Seus pensamentos podem ser afetados pela depressão, e você pode ter dificuldades para se concentrar e se lembrar das coisas. (Muitas mulheres de meia-idade culpam o enfraquecimento pela perda da memória, mas essa é, na verdade, causada pela depressão.)[10] A mente pode ficar dando voltas, e você pode se perder em pensamentos de culpa, autopunição, desesperança, sensação de falta de defesas e de valor próprio. Com o aprofundamento da depressão, pensamentos negativos como morte e suicídio podem vir à tona.

Se você se reconhece nessa descrição, recomendo-lhe que procure um médico ou terapeuta mental sem demora. Você e esse profissional poderão avaliar se você está ou não sofrendo de depressão e se precisa ou não de remédios e de assistência profissional para lidar com o estoque de assuntos emocionais inacabados que podem estar contribuindo para ela. Agora é o momento de lidar com aquelas necessidades que não foram atendidas. Esse tratamento pode salvar sua vida.

Depressão e reposição hormonal

Todo hormônio sexual, inclusive progesterona, estrogênios e androgênios, pode afetar o humor, a memória e a cognição, de maneiras complexas e inter-relacionadas. Há pontos de recepção para esses hormônios no cérebro e no sistema nervoso, e sabe-se que o próprio tecido nervoso os produz. O estrogênio, hormônio predominante na primeira metade do ciclo menstrual, aumenta, por exemplo, as betaendorfinas (que melhoram o humor) em mulheres na menopausa ou que ainda menstruam.[11] Sabe-se ainda que reforça os níveis de serotonina e de acetilcolina, neuro-hormônios associados ao humor positivo e à memória normal.[12] Embora alguns androgênios, como a testosterona, não tenham sido tão bem estudados quanto o estrogênio, aparentemente eles também estão associados a melhoras no humor e na vitalidade.[13] Assim, não é de surpreender que tantas mulheres informem que se sentem melhor com reposição hormonal. Quando a dose de estrogênio ou de androgênio é muito elevada, porém, as mulheres costumam reportar efeitos adversos como dor de cabeça e ansiedade. A progesterona sintética tem sido associada com frequência à depressão feminina. É raro, porém, que a progesterona bioidêntica apresente esse efeito.

IRIS: DESCE UMA NUVEM NA MEIA-IDADE

Na primeira vez em que Iris me procurou, estava com 51 anos. Não menstruara nos últimos seis meses. Iris era uma mulher magra, atraente e saudável que fazia exercícios regularmente, tomava suplementos nutricionais e tinha uma carreira gratificante. Ela me disse que, havia um ano, tinha a impressão de que uma nuvem baixara sobre o seu humor, e ela não conseguia se livrar dessa sensação. Ela não pôde identificar nenhuma crise específica ou alguma mudança que pudesse ter acarretado esse humor sombrio. Como seus níveis de estrogênio e de progesterona estavam baixos, decidimos experimentar a reposição de estrogênio com progesterona natural.

Quando Iris me procurou novamente, dois meses depois, parecia outra pessoa. Ela disse: "Poucos dias depois de começar a tomar estrogênio e progesterona, senti que a luz voltou à minha mente".

Iris continuou se sentindo bem nos dois anos seguintes. Depois disso, porém, a depressão voltou, apesar da terapia hormonal. Iris me disse que começou a ter vislumbres e lembranças de abusos sexuais sofridos na infância. Analisando em retrospectiva, ela percebeu que essas lembranças tinham começado a aflorar durante a perimenopausa. Embora tivesse tentado ignorá-las, tocando a vida, ela sentiu que acabaram culminando na depressão, que ela conseguiu minimizar inicialmente com estrogênio e progesterona. Quando os hormônios pararam de fazer efeito, ela viu que "a única saída era passar por aquilo tudo". Ela tinha de estar disposta a permitir que seu corpo sentisse – e que seu cérebro soubesse – o que havia acontecido com ela na infância para poder finalmente se libertar da dor que ficou escondendo durante toda a sua vida.

Iris consultou um profissional que trabalhava com terapia artística, que a ajudou a lidar ativamente com seus sonhos e com o processo criativo. Ela começou ainda a fazer massagens semanalmente, o que a ajudou a aliviar a tensão muscular. Depois, ela me disse: "Fiquei muito surpresa quando comecei a chorar quando a massagista começou a trabalhar. Mas me senti segura, e ela soube intuitivamente como agir para deixar meu corpo reagir como devia. Fiquei deitada e permiti-me sentir tudo. Dei-me permissão para chorar e soluçar".

Em seis meses, a depressão de Iris tinha desaparecido, e não voltou mais. Ela ainda faz reposição hormonal porque lhe faz bem.

Na meia-idade, muitas mulheres encontram forças, talentos e sistemas de suporte no lugar, livres e seguras para libertar as dores ocultas do passado. Para aquelas que estão dispostas a fazer isso, a depressão e outros sintomas se reduzem rapidamente.

Tratando a depressão: o método convencional

Hoje, é normal que os antidepressivos sejam o primeiro tratamento oferecido se você está sofrendo de depressão. Os remédios mais comuns, fluoxetina (Prozac), paroxetina (Buspar) e sertralina (Zoloft) funcionam, em parte, aumentando a disponibilidade do neurotransmissor serotonina em seu cérebro. (Juntamente com diversos remédios similares, eles são classificados como inibidores seletivos da recaptação da serotonina, ou SSRIs.) Outro grupo de remédios receitados normalmente, os antidepressivos tricíclicos, têm sido usados com sucesso há anos. Entre os tricíclicos, acham-se a imipramina (Tofranil) e a amitriptilina (Elavil).

Apesar de sua utilidade, porém, você precisa saber que medicamentos antidepressivos, como qualquer remédio que altera a química cerebral, pode ter efeitos colaterais indesejáveis. Prozac e outros SSRIs podem causar náusea, perda de apetite, dor de cabeça, nervosismo, insônia, síndrome da perna inquieta, dificuldades com a libido e disfunção sexual. Os antidepressivos tricíclicos podem causar visão embaçada, tontura, boca seca, alterações nos batimentos cardíacos, prisão de ventre e dificuldades de memória. Talvez seja preciso experimentar remédios ou doses diferentes até descobrir aquele que funciona melhor com você.

Malgrado essas dificuldades, vale a pena experimentar uma medicação com antidepressivos durante seis meses caso você se sinta muito mal, como se não tivesse muitas saídas. Idealmente, o remédio deve causar o abrandamento gradual da depressão. Isso lhe dará a energia necessária para mobilizar seus próprios recursos e fazer mudanças positivas em sua vida.

Para dar suporte ao tratamento, recomendo o seguinte:

• *Pare de beber.* O consumo de álcool pode tornar a depressão particularmente persistente. Isso se deve, em parte, ao fato de o álcool em si ser um depressivo, e em parte porque as mulheres costumam usar a bebida como forma de abafar os sentimentos.

• *Comece a praticar exercícios regularmente.* Os exercícios físicos alteram a química cerebral, aumentando as betaendorfinas e monoaminas e reduzindo as catecolaminas, e tanto os exercícios aeróbicos como os anaeróbicos auxiliam indivíduos com depressão entre leve e moderada. (Em alguns estudos, cinquenta por cento das pessoas com depressão curaram-se apenas com exercícios.)[14] Exercitar-se durante vinte a trinta minutos por dia, quatro a cinco vezes por semana, pode exercer um efeito positivo significativo sobre seu humor. Não importa o que você faz – até dançar pela casa ao som do rádio pode ajudar.

• *Saia e se exponha à maior quantidade de luz natural que puder.* Isso ajuda a combater o Distúrbio Afetivo Sazonal (SAD) e eleva naturalmente os níveis de serotonina no cérebro. No inverno, talvez você precise de uma caixa de luz ou de lâmpadas de espectro integral para obter luz suficiente. (Ver Recursos.)

• *Tome uma boa vitamina múltipla que dê suporte ao corpo e ao cérebro, e esforce-se para se alimentar bem.* Se você quer estar em plena forma, é importante que seu cérebro mostre níveis equilibrados de serotonina, ácidos graxos essenciais e glicose. Evite carboidratos refinados, ingira proteínas ao menos três vezes por dia e não se esqueça de incluir regularmente em sua alimentação uma boa fonte de gorduras saudáveis. Quantidades equilibradas de carboidratos complexos (com proteína) proporcionam ao corpo as quantidades adequadas de triptofano, um dos elementos constitutivos da serotonina.

• *Evite o consumo frequente de bebidas cafeinadas e de açúcar refinado.* Há evidências que sugerem que esses alimentos podem ter um papel na depressão recorrente.

• *Procure deixar seu medicamento agir.* Metade das pessoas que deixaram de tomar o medicamento indicado, três meses depois de começar, torna a ficar deprimida. Para evitar isso, o ideal é tomar o remédio durante seis meses, no mínimo, caso sua depressão seja grave o suficiente para exigir o uso de medicamentos.

Antidepressivos não curam a depressão

Muitos especialistas acreditam que a depressão é uma doença recorrente. Dentre os pacientes que passaram por uma depressão importante, 50-85 por cento têm episódios adicionais após um tratamento bem-sucedido. Estudos mostram que uns oitenta por cento das pessoas que tomam antidepressivos têm uma recaída no prazo de três anos depois de pararem de tomar o medicamento.[15] Embora essas estatísticas pareçam sombrias, seriam muito menores caso todas estivessem dispostas a analisar a fundo o que é, de fato, a depressão.

Com frequência, os antidepressivos são receitados no vácuo, como se a depressão fosse apenas uma "deficiência de Prozac". Mas a depressão não é um simples distúrbio químico que aterrissa sobre você quando menos se espera. E a depressão não é uma condição humana natural. Estudos mostraram que a depressão é virtualmente inexistente em muitos povos indígenas. A depressão é uma consequência da maneira como vivemos a vida. Para superá-la, precisamos estar dispostas a fazer algumas mudanças que irão sustentar uma bioquímica cerebral saudável. Do contrário, é provável que ocorra a depressão. Nunca receito antidepressivos de qualquer espécie, a menos que minha paciente também esteja disposta a manter algum tipo de relacionamento terapêutico com um profissional a fim de identificar os aspectos de sua vida que devem melhorar. Em outras palavras, nós, como sociedade e como indivíduos, precisamos compreender que o medicamento certo não garante a cura da depressão.

Como qualquer sintoma, a depressão é um modo de que dispõe a sabedoria interior de seu corpo para dizer que alguma coisa em sua vida está desequilibrada. Geralmente, sua mensagem é que uma parte de você deixou de crescer ou estagnou, ou que você perdeu a paixão pela vida, um elemento natural da própria existência. Pode ser ainda um sinal de que você está com raiva de alguém, mas não se sente livre para expressar diretamente essa raiva. A depressão pode resultar da perda não resolvida de um ente querido ou do pesar por seu desaparecimento, causado pela separação ou pela morte.

A melhor cura que conheço para a depressão consiste em ser completamente honesta consigo mesma com relação a tudo aquilo que você está sentindo – até, e especialmente, esses sentimentos que lhe disseram que você não deveria ter, como inveja, raiva, culpa, tristeza e ira. Todos eles fazem parte da natureza humana. Eles nunca a magoarão caso você apenas os reconheça, expresse-os com segurança e, no final, aceite o fato de tê-los. Depois, você deve agir. Nunca vi a depressão desaparecer sem que a pessoa deprimida tome alguma atitude positiva para se ajudar. Pode ser uma coisa muito simples, como cuidar de um abrigo para cães de rua.

Segundo tenho visto, mantermo-nos em empregos e/ou relacionamentos que não darão em nada é um fator importante associado à depressão crônica e persistente em mulheres. Se você se sente deprimida e "morta", e isso tem acontecido há seis meses ou mais, é provável que você esteja abrigando uma dor não resolvida causada por uma perda importante, ou que você ainda esteja participando de relacionamentos ou empregos que não a satisfazem nos níveis mais profundos. Não existe medicamento, suplemento, exercício ou erva que possa curar esse problema. Contudo, eles *podem* ser um suporte valioso enquanto você lida com os problemas que a impedem de prosseguir com a vida.

Eu sugeriria que você pensasse em tomar um antidepressivo se:

- Já teve três episódios de depressão, ou mais.
- Você sempre sofreu de depressão leve e teve depois um episódio grave de depressão (a chamada dupla depressão).
- Sobraram alguns sintomas depois que você parou de tomar antidepressivos.
- Sua primeira depressão está acontecendo na meia-idade ou depois.

Antidepressivos são seguros?

Podem ocorrer efeitos colaterais com o uso prolongado de qualquer medicamento que altere a química cerebral, e muitos dos psicotrópicos mais populares encontrados à venda são novos demais para que alguém possa dizer, com autoridade, que são seguros a longo prazo. Candace Pert, o cientista que descobriu os pontos de recepção cerebral de muitos importantes ingredientes químicos associados ao humor, comentou:

> Fico alarmado diante do monstro que o neurocientista do Johns Hopkins, Solomon Snyder, e eu criamos quando descobrimos, há 25 anos, o simples teste de ligação para receptores de remédios. Prozac e outros componentes antidepressivos do tipo receptor-ativo-de-serotonina podem causar problemas cardiovasculares em algumas pessoas suscetíveis após uso prolongado, o que é uma prática comum apesar da falta de estudos de segurança.
>
> O público está sendo mal informado a respeito da precisão dos SSRIs [Prozac, fenfluramina (parte do *fen-phen*), Zoloft, Paxil, Zyban etc.] pois

a medicina simplifica demais sua ação sobre o cérebro e ignora o corpo, como se existisse apenas para transportar a cabeça.[16]

Concordo plenamente, especialmente à luz de um "revolucionário" remédio para TPM que tem sido muito receitado para as mulheres. O remédio dito "novo", Serafem, *é simplesmente Prozac sob um novo disfarce* e com uma nova indicação – uma indicação que reforça a eterna desconfiança das mulheres com relação à sabedoria do corpo.

Pense em psicotrópicos como uma ponte que a ajuda a atravessar um rio particularmente turbulento de sua vida. Mas não planeje viver para sempre sobre essa ponte. A verdadeira cura da depressão está no aprendizado de habilidades associadas à plena expressão emocional e à subsequente ação.

Suplementos para combater a depressão

Se você prefere experimentar alternativas a remédios vendidos mediante receita, as vitaminas, ervas e outros suplementos apresentados a seguir têm comprovada eficácia clínica. (Lembre-se também de seguir as sugestões de estilo de vida apresentadas nas páginas 306-308.) Não os combine com remédios que lhe foram receitados sem consultar o seu médico.

VITAMINAS E OUTROS NUTRIENTES: a deficiência de biotina, ácido fólico, vitamina B_6 (piridoxina), vitamina B_{12} e vitamina C tem sido associada à depressão. Sabe-se que a deficiência de vitamina B_6, por exemplo, reduz o nível da serotonina. A vitamina B_6 tem um papel na produção de neurotransmissores monoamina, importantes para a estabilização do humor. A deficiência de cálcio, de cobre, de magnésio e de ácidos graxos Ômega-6 também está relacionada com a depressão. Para obter benefícios preventivos ou terapêuticos, pense em acrescentar os seguintes suplementos nutricionais a seu programa:[17]

- *Piridoxina (B_6)*: dose recomendada, 50-500 mg por dia (a piridoxina deve ser tomada com outras vitaminas do complexo B listadas na página 219.)
- *Vitamina C*: dose recomendada, 1.000 mg por dia.
- *DHA (ácido docosaexanoico)*: 100-200 mg, duas vezes por dia.

ERVA-DE-SÃO-JOÃO: essa erva, que contém os ingredientes ativos hipericina e hiperforina, foi bastante pesquisada, com estudos mostrando que é tão eficiente quanto o Prozac no tratamento de depressão suave a moderada. A dose usual é de 300 mg de erva estandardizada com hipericina a 0,3 % e hiperforina a 3 %, três vezes por dia.

VALERIANA: se sua depressão tem um componente de ansiedade, acrescente a valeriana à erva-de-são-joão. A dose usual é de 100-300 mg de extrato estandardizado contendo 0,8 % de ácido valerênico.

GINKGO: se sua depressão está associada a problemas de atenção e de memória e você tem cinquenta anos ou mais, pense em acrescentar *Ginkgo biloba* além da erva-de-são-joão. A dose usual é de 40-80 mg, três vezes por dia.

INOSITOL: Inositol é uma alternativa de venda livre e eficiente para muitos dos antidepressivos mais receitados.[18] O mecanismo exato de ação é desconhecido, mas parece estar ligado ao sistema da serotonina, afetando os mesmos canais da química cerebral que os antidepressivos tricíclicos e SSRIs, mas sem os efeitos colaterais. Receitei Inositol para muitas pacientes, que o toleraram bem. Uma delas, uma pessoa com um importante histórico familiar de depressão, tomou-o logo após a perda de um ente querido. Ela relatou: "No passado, antes do Inositol, eu teria sofrido com o luto e depois cairia em um buraco negro. Desta vez, ainda sinto profundamente o que aconteceu, mas pude atravessar o período sem a ressaca da depressão". A dose terapêutica inicial mais comum é de 12 g por dia; contudo, o Inositol mostrou-se bem tolerado em doses de até 18-20 g por dia. (Ver Recursos.)

5-HTP: o 5-hidroxitriptofano é um composto produzido naturalmente no corpo a partir do aminoácido triptofano, um importante precursor da serotonina. Embora o triptofano seja encontrado em muitos alimentos, pode ser difícil obter, pela alimentação, triptofano suficiente para superar a deficiência de serotonina. (Suplementos de triptofano já foram usados como soníferos, mas foram tirados do mercado depois que se descobriu que alguns produtos estavam contaminados.) O 5-HTP pode ser extraído das plantas e hoje é encontrado como suplemento nutricional. Foi usado por décadas na Europa como tratamento aprovado tanto para depressão como para pessoas com dificuldade para dormir. Um efeito colateral, a náusea, tem sido relatado de vez em quando, mas uma formulação com revestimento entérico deve evitar esse problema. A dose usual é de 100-200 mg, três vezes ao dia.

SAM-e: o S-adenosil L-metionina é importante para o crescimento e reparação das células. Em nível molecular, contribui ainda para a formação dos principais neurotransmissores, a base para sua atividade estabilizadora do humor e a promoção da clareza mental. Adicionalmente, o SAM-e tem propriedades antioxidantes e anti-inflamatórias, e com isso dá suporte à função imunológica e à saúde, mobilidade e conforto das juntas.[19] A dose usual é de 800-1.600 mg por dia. (Ver Recursos.)

Se o seu problema principal é uma depressão leve, recomendaria que começasse pela erva-de-são-joão. Tem uma história de centenas de anos de uso seguro. Se, depois de dois meses, você não perceber qualquer diferença, passe para o 5-HTP. Os relatos sobre o uso do 5-HTP têm sido particularmente positivos por parte de pessoas com problemas de peso e insônia além da depressão em si. Certifique-se de que a fonte é confiável, pois existe a possibilidade de contaminação. Se você também sofre de síndrome de pânico, distúrbio obsessivo-compulsivo ou ansiedade além da depressão, eu lhe recomendaria o Inositol.

Lembre-se, cada uma das sugestões apresentadas acima funciona bem com algumas pessoas, mas não com outras. Isso é válido tanto para medicamentos, exercícios, psicoterapia, suplementos nutricionais ou qualquer outro método. Você precisa estar disposta a experimentar a fim de descobrir o método que mais lhe convém.

Perda de memória na menopausa: será Alzheimer?

Muitas mulheres têm "pensamento confuso" ou "cabeça de vento" durante a perimenopausa. Reclamam que esquecem nomes, colocam objetos nos lugares errados ou têm dificuldade para conferir o extrato bancário. Isso não é o começo do mal de Alzheimer. É um estado razoavelmente normal pelo qual muitas mulheres passam durante a mudança hormonal e a reestruturação do cérebro. Algumas ficam horrorizadas com a sensação de confusão, pois precisam manter um elevado grau de controle intelectual. Outras se dispõem a confiar no processo depois que lhes garantem que é algo normal – parte da sabedoria da perimenopausa que dirige nossa atenção para o interior. A mesma coisa costuma acontecer antes da menstruação e durante o puerpério.

Os problemas de memória da meia-idade também se devem à sobrecarga temporária causada pelo excesso de demanda exterior sobre seu tempo limitado. É como tentar fazer um interurbano no Dia das Mães: não dá, pois os circuitos estão ocupados. Se você não consegue se lembrar instantaneamente de alguma coisa, relaxe, faça outra coisa durante algum tempo e dê-se o tempo, o espaço e o respeito que permite a seu cérebro recuperar a informação armazenada. Ficar ansiosa e se recriminar por ter se esquecido são atitudes que só pioram o problema.

Mas não perdemos células cerebrais?

O cérebro da mulher atinge seu tamanho máximo aos vinte anos, mais ou menos, seguindo-se um lento declínio em tamanho durante o restante da vida. Se maior é melhor, isso significaria que também chegamos ao ápice da sabedoria e da inteligência aos vinte anos. Essa ideia é completamente ridícula, e isso fica óbvio na mesma hora se você assistir à MTV.

Na verdade, estudos mostram que, ao longo da existência, passando da ingenuidade para a sabedoria, a função cerebral vai sendo moldada por nossa experiência. Pense em seu cérebro como uma árvore que exige podas regulares para atingir formato, tamanho e função ideais. A perda de células cerebrais com a idade é semelhante à poda dos galhos que não são essenciais. Além disso, embora o número de neurônios possa declinar, as interconexões entre eles continuam a aumentar. Essas conexões – criadas por ramificação de dendritos e axônios – aumentam com a idade, juntamente com nossa capacidade de fazer associações complexas. Em suma, quanto mais velha e mais experiente você fica, mais eficiente e sofisticado o seu cérebro.

Prevenindo o mal de Alzheimer: algumas lições do estudo das freiras

Mesmo sabendo que é normal passar por mudanças transientes no modo de pensar e de se concentrar durante a perimenopausa, muitas mulheres receiam ficar dementes com a idade, incapazes de viver de forma independente. Hoje em dia, o mal de Alzheimer afeta 4 milhões de americanos e é a principal causa de dependência e de internação de idosos. Aparece mais cedo nas mulheres do que nos homens, e até dois terços dos casos relatados têm sido em mulheres – em parte, simplesmente, porque as mulheres vivem mais. Atualmente, cinco por cento das mulheres têm algum tipo de demência aos sessenta anos. Esse número se eleva para doze por cento após os 75. Após os 85, entre 28 e 50 por cento de todas as pessoas sofrem de alguma demência, dependendo do estudo que você consulta. (Muitas autoridades acham que o número de cinquenta por cento é um exagero.)[20] Tendo em vista esses números, é claro que toda mulher deseja fazer o que for possível para cuidar e melhorar a função cerebral na perimenopausa – antes que os problemas de memória ou a demência tenham a oportunidade de se desenvolver.

O mal de Alzheimer recebeu esse nome graças a Alois Alzheimer, neuropatologista alemão que, em 1906, observou ao microscópio o tecido cerebral de uma mulher de 55 anos que passara os últimos anos de vida em uma instituição mental, onde mostrava sinais de paranoia e tinha acessos de raiva. Alzheimer identificou duas substâncias em seu cérebro que estavam associadas à doença: densas *placas* formadas pela proteína beta-amiloide do lado de fora das células cerebrais, e *emaranhados* de fios dentro das próprias células nervosas. Ainda há controvérsias sobre o fato de essas placas e emaranhados serem ou não a causa do mal de Alzheimer. O que sabemos, porém, é que há bastante superposição entre a demência senil causada pela insuficiência e por ataques cerebrovasculares e aquela associada às placas e emaranhados do mal de Alzheimer.

O mal de Alzheimer também tem um componente genético.[21] Mas mesmo que o mal de Alzheimer seja encontrado em sua família, isso não quer dizer que seja inevitável você apresentar seus sintomas. A função cerebral é multifacetada, o que significa que é afetada por diversos aspectos diferentes da vida, desde a quantidade de verduras ricas em antioxidantes que ingerimos, até o nível de educação que tivemos. Também é modelada por eventos e comportamentos que tiveram origem na infância e prosseguem até a velhice. É por isso que nunca haverá um hormônio ou remédio mágico que possa garantir a proteção do cérebro pela vida toda. No entanto, você pode afetar a saúde cerebral com as escolhas que faz.

Em nenhum lugar isso ficou demonstrado de forma mais convincente do que no famoso estudo de um grupo de centenas de freiras da Escola das Irmãs de Notre Dame, que doaram seus cérebros para estudos após a morte.[22] Como essas mulheres passaram a maior parte da vida dentro da Ordem, havia uma fartura de dados sobre cada uma, muitas abrangendo várias décadas. Uma descoberta surpreendente foi que a maior ou menor capacidade para raciocínio complexo – conhecida como "densidade de ideias" – na juventude estava relacionada com a probabilidade de se apresentar o mal de Alzheimer mais tarde. Ao entrar no convento (geralmente, com vinte e poucos anos), cada freira tinha de escrever uma autobiografia. Quando especialistas em linguística analisaram esses textos, anos depois, descobriram uma surpreendente correlação entre a linguagem das freiras e a eventual ocorrência do mal de Alzheimer. Quanto menor a densidade de ideias, maior o risco.

Outra descoberta fascinante do Estudo das Freiras é que a presença de placas e de emaranhados no cérebro nem sempre prenuncia o estado mental do indivíduo. Uma das freiras tinha um estado mental excepcionalmente bom e uma ótima atitude diante da morte aos oitenta e tantos anos; os pesquisadores ficaram espantados ao descobrir, fazendo a autópsia de seu cérebro, uma séria perda de neurônios e múltiplos emaranhados de amiloides. Essa evidência dá suporte a uma grande verdade: que o corpo físico e o espírito estão inextricavelmente ligados. Para as pessoas mais otimistas, animadas e participativas, como era essa freira em particular, as limitações anatômicas não parecem resultar em redução da capacidade.

Por outro lado, o Estudo das Freiras mostrou que o mal dos capilares, na forma de miniacessos, é um forte indicador de demência futura. A depressão crônica também parece estar associada ao mal de Alzheimer. Quando cortamos a circulação sanguínea de uma área do corpo, ela fica privada de força vital. De modo análogo, a depressão é a privação da força vital em nosso interior.

Estrogênio e Alzheimer

Um número impressionante de estudos tem mostrado uma associação entre o uso do estrogênio e o retardamento ou mesmo a prevenção do mal de Alzheimer.[23] Esse vínculo faz sentido em termos biológicos porque se sabe que o estrogênio (bem como a progesterona e a testosterona) estimula a regeneração de neurônios danificados. Aparentemente, o estrogênio também parece aumentar a produção do neurotransmissor acetilcolina, que regula a memória, o aprendizado e outras funções cognitivas. De fato, o estradiol (um tipo de estrogênio natural) se liga às áreas do cérebro associadas à memória: córtex, hipocampo e à parte basal anterior do cérebro. Sabe-se também que o estrogênio reforça a ramificação das células nervosas.[24] Alguns estudos, mas certamente não todos, sugerem que a reposição hormonal pode reduzir o risco de apoplexia em mulheres na perimenopausa.[25] A pesquisa também mostrou que as mulheres com os níveis endógenos de estradiol mais elevados têm o risco de mal de Alzheimer mais baixo.[26]

Com certeza, parece que são boas notícias para aquelas que estão preocupadas com o mal de Alzheimer. Muitos médicos receitam estrogênio para prevenir o mal de Alzheimer, uma prática que considero razoável em algumas situações.[27] Mas os dados relacionando estrogênio e Alzheimer precisam ser vistos em seu contexto. Afinal, o mal de Alzheimer não resulta apenas da deficiência do estrogênio. E há uma diferença clara entre os corpos de mulheres que conseguem produzir pequenas quantidades de estradiol após a menopausa e aquelas que não conseguem, diferenças que não podem ser duplicadas apenas tomando-se estrogênio.

A demência de qualquer tipo, inclusive do mal de Alzheimer, provavelmente está associada também a danos causados ao tecido cerebral pelos radicais livres, resultando do excesso de produção de eicosanoides série 2 e de inflamações e chegando a danificar ou mesmo a destruir células cerebrais. O dano causado pelos radicais livres e a resultante inflamação dos tecidos formam o caminho final e comum pelo qual estressores emocionais, físicos e ambientais de toda sorte afetam adversamente cada tecido do corpo, inclusive do cérebro.[28]

Estudos mostram ainda que pessoas com certo nível educacional, gozando de boa saúde e financeiramente estáveis, com inteligência e *status* social acima da média, que se dedicam ativamente a seus interesses apesar da idade, têm uma chance muito boa de preservar a memória até mais tarde. Com efeito, muitas podem até melhorá-la, estejam ou não tomando estrogênio.[29]

A soma de todos esses fatores torna muito mais difícil provar uma relação de causa e efeito entre o estrogênio e a prevenção do mal de Alzheimer:

quando comparadas com mulheres que não estão tomando estrogênio, aquelas que tomam acham-se bem mais aptas a se encaixar no perfil das que devem preservar melhor as funções cerebrais normais. Essa é uma deficiência intrínseca dos estudos epidemiológicos: eles podem identificar associações e tendências, mas as conclusões que deles são tiradas podem estar completamente erradas. (Lembro-me da piada do bêbado do bairro, cuja bebida favorita era uísque com clube-soda e que comentou com o delegado: "Acho que vou ter de cortar a soda – está afetando o meu bom-senso!".) Só um estudo controlado, realmente aleatório, duplo-cego, prospectivo e com casos controlados, feito sobre um grande número de mulheres, pode dizer definitivamente se o estrogênio é mesmo o principal fator de prevenção do mal de Alzheimer, ou se outros fatores são mais importantes e o estrogênio só "pegou uma carona".

Hoje, os dados sobre estrogênio e função cerebral refletem o vínculo entre o estrogênio e doenças cardíacas como era entendido no início da década de 1990. Naquela época, muitos médicos e pesquisadores estavam absolutamente convencidos de que o estrogênio podia prevenir ataques cardíacos, e conseguiam citar muitos estudos retrospectivos e epidemiológicos para "provar" isso. Ficaram espantados quando o estudo HERS, de longa duração, deixou de mostrar uma redução no número de ataques cardíacos apenas com a reposição convencional de estrogênio. Ficaram ainda mais espantados quando o estudo Women's Health Initiative mostrou que o Prempro causava *mais* ataques cardíacos. (Ver Capítulos 5 e 14.) É bem provável que o mesmo tipo de estudo de longo prazo sobre estrogênio e Alzheimer não mostre nenhum benefício claro. O estudo WHI terminou antes que fosse possível reunir dados sobre alguma relação entre o Prempro e a prevenção do mal de Alzheimer. Mas outro ramo, que está avaliando apenas o Premarin, ainda está em andamento. Os resultados só estarão disponíveis daqui a vários anos.

Ainda assim, embora seja preciso obter mais confirmações, há algumas evidências bastante convincentes do efeito benéfico dos hormônios – não apenas do estrogênio – sobre a função cerebral.[30] Mulheres que entraram prematuramente na menopausa correm um risco levemente maior de demência precoce. E há indícios de que pequenas quantidades de estrogênio são essenciais para certas funções da memória. Muitas mulheres produzem quantidades suficientes durante toda a vida, e outras não. A pesquisa da dra. Barbara Sherwin mostrou que a memória verbal das mulheres se reduz após a histerectomia com remoção dos ovários, mas volta ao normal com reposição hormonal.[31] Sherwin só fez a reposição do estrogênio, mas outros estudos confirmam o papel da progesterona e provavelmente também dos androgênios.[32]

Os hormônios ovarianos também se ligam a áreas do cérebro com papel importante na regulação do humor. Isso ajuda a explicar as descobertas de pesquisas indicando que o estrogênio tem expressivos efeitos antidepressivos e que a progesterona reduz a ansiedade e promove um sono repousante. Embora a pesquisa sobre estrogênio e memória não seja conclusiva, uma pequena quantidade de estrogênio bioidêntico (e/ou progesterona ou testosterona) pode ser uma escolha lógica, dependendo de seus níveis hormonais, histórico familiar e outros fatores de estilo de vida.

Formas não hormonais de proteger o seu cérebro

Analise as seguintes práticas voltadas para a saúde do cérebro:

- *Forneça nutrientes a seu cérebro.* Uma dieta rica em açúcares refinados e que inclui gorduras parcialmente hidrogenadas está associada à privação de muitos dos nutrientes necessários para um melhor funcionamento do cérebro. Para a função cerebral, bem como para todos os outros aspectos de sua saúde, recomendo uma dieta com poucas gorduras e muitas frutas, verduras e grãos integrais. Estudos mostraram que pacientes dementes e deprimidos costumam apresentar níveis inadequados de zinco, vitamina B (especialmente B_1 ou tiamina), selênio e antioxidantes como vitaminas E e C, em comparação com pacientes que gozam de função mental normal.

O zinco, por exemplo, é necessário para o transporte perfeito das vitaminas B até o fluido cerebroespinal. Este fluido banha e nutre o cérebro e a coluna. Muitas mulheres não obtêm níveis adequados de zinco em sua alimentação diária.[33] Em um estudo de pacientes com demência aguda, dez delas receberam suplementos vitamínicos durante dois meses, enquanto um grupo de controle não recebeu. Após um mês, a memória das pacientes que receberam suplementos mostrou melhoras clínicas.[34] Algumas autoridades acham também que o mal de Alzheimer está associado à incapacidade de alguns idosos absorverem minerais, vitaminas e elementos raros em sua alimentação.[35] Essas pessoas também têm dificuldade para levar esses nutrientes do sangue para o cérebro. Como os suplementos vitamínicos melhoram a memória de pessoas que já estão dementes, imagine o potencial preventivo da nutrição adequada do cérebro!

- *Evite danos potenciais dos radicais livres ao seu tecido cerebral.* Boa parte da saúde mental é afetada pelos danos causados pelos radicais livres. Leve os antioxidantes a sério. Faça que sua alimentação seja rica em vitaminas E e C, em vitaminas B (inclusive ácido fólico) e selênio.[36] Outra classe de antioxidantes poderosos é a das pró-antocianidinas encontradas na casca dos pinheiros e sementes de uva. (A faixa de dosagem desses componentes é apresentada no Capítulo 14.) Estudos mostram que é muito baixo o risco de apoplexia em mulheres que comem pelo menos cinco porções de frutas e verduras por dia. Evidentemente, a proteção do cérebro é mais uma razão para comermos boa quantidade desses alimentos ricos em nutrientes.

- *Evite o fumo e o consumo excessivo de álcool.* O cigarro é uma causa conhecida de doenças cardiovasculares e de alterações em minúsculos vasos sanguíneos, reduzindo a oxigenação do cérebro, entre outras áreas. E o consumo excessivo de álcool afeta a parte basal anterior do cérebro, associada à memória.

- *Fortaleça o nível de acetilcolina do cérebro.* Muitos fatores podem afetar seus níveis de acetilcolina, e, subsequentemente, sua memória. Se você já toma estrogênio ou algum outro hormônio para tratar outros sintomas, fique com eles – embora eu não recomende hormônios apenas para a prevenção de mal de Alzheimer, saiba que provavelmente eles estão ajudando a manter o nível de acetilcolina. E evite remédios que reduzem o nível de acetilcolina.[37] Você ficaria espantada com a quantidade de remédios assim, e com o número reduzido de médicos que percebem seu efeito adverso sobre a função cerebral. Leia a bula de todo remédio para sono, resfriados ou alergias e veja se eles contêm difenidramina. Exemplos de remédios assim: Sominex, Benadryl, Tylenol PM, Excedrin PM, Contac Day & Night e Tylenol Flu PM. O dextrometorfano, repressor de tosse, também afeta a acetilcolina e tem outros efeitos anticolinérgicos que podem prejudicar a memória. É encontrado no Robitussin DM e em vários outros remédios contra a tosse e resfriado.

- *Experimente pregnenolona, progesterona ou DHEA.* Estudos sugerem que pregnenolona, progesterona e DHEA – hormônios relacionados que atuam como neurotransmissores no cérebro – podem promover a mesma ramificação dendrítica e axonal entre células cerebrais que o estrogênio. A pregnenolona, encontrada à venda em farmácias, é particularmente promissora. É precursora do DHEA e de muitos outros hormônios, e muitas mulheres toleram-no melhor do que o DHEA. Como não é um hormônio patenteável, não encontramos a seu respeito tantas pesquisas quanto sobre o estrogênio, mas considero-o uma excelente escolha para pessoas que não podem usar estrogênio. A dose usual recomendada é de 25-50 mg por dia; já foi usado com segurança em doses de até 100-200 mg por dia. Comece com uma dose mais baixa e vá aumentando lentamente. Se você já está tomando progesterona natural, isso provavelmente lhe dará um benefício similar, pois a pregnenolona também é um precursor da progesterona. O DHEA também demonstrou ter papel vital na preservação da função cerebral.[38] Para mulheres, a dose usual de DHEA é de 5-25 mg por dia. (Ver páginas

125-126.) Antes, avalie seu nível de DHEA e só tome esse suplemento caso o nível esteja baixo.

Nota: esses hormônios devem ser usados com cautela por pessoas com histórico de epilepsia; podem causar reações paradoxais nessas pessoas.

Outras opções de alimentação para o cérebro

Para muitas pessoas, os suplementos alimentares relacionados a seguir têm se mostrado bastante úteis para a memória. Experimente um de cada vez para saber qual funciona melhor para você. Para começar, use a intuição e escolha um. Normalmente, o primeiro impulso costuma ser o correto.

GINKGO: O *ginkgo biloba* é a erva mais receitada na Europa, com mais de quarenta estudos duplo-cego demonstrando seus benefícios. Parece agir pelo aumento do fluxo sanguíneo para o cérebro, e é muito usada no caso de bloqueio arteriosclerótico dos pequenos vasos do cérebro. A dose usual é de 40-80 mg, três vezes por dia.

GOTU KOLA: Muito conhecida como "erva para a memória", o *gotu kola* (*Hydrocotyle asiatica*) também aumenta a circulação cerebral. A dose usual é de 90 mg por dia. Nota: como o *gotu kola* é um estimulante, não deve ser tomado antes de dormir.

GORDURAS BOAS: As fibras nervosas do seu corpo são revestidas por uma gordura chamada mielina. Para o bom funcionamento do cérebro e dos nervos, você precisa de pequenas quantidades de gordura de alta qualidade (não a parcialmente hidrogenada) em sua alimentação diária. Recomendo azeite de oliva, óleo de gergelim ou peixes gordos como salmão ou sardinha. O DHA (ácido docosaexanoico), feito de algas, em doses de 100-200 mg por dia, é minha primeira opção caso deseje óleo na forma de suplementos. (Ver Recursos.)

SOJA: No Japão, onde o consumo de soja é bem maior do que nos Estados Unidos, a incidência do mal de Alzheimer e de outras demências é muito menor do que na América. Recentemente, a Escola de Medicina Bowman Grey, da Universidade Wake Forest, patenteou um produto com base na sua pesquisa sobre o uso da soja na prevenção do mal de Alzheimer.[39] Pesquisas preliminares mostraram que os fitoestrogênios da soja afetam o cérebro tal como o estradiol, mas não com a mesma força.[40] E como ajuda o sistema cardiovascular, a soja pode ajudar a prevenir apoplexias, tão comuns na demência.

Substâncias de que seu cérebro não precisa

ALUMÍNIO: O alumínio tem sido encontrado nos cérebros de pacientes com mal de Alzheimer, doença que tem sido associada a níveis elevados de alumínio nos tecidos, bem como níveis de zinco e de selênio menores do que o normal. Embora a natureza da relação não esteja clara, há evidências que sugerem que o alumínio é, de fato, uma toxina cerebral em pessoas com predisposição genética para mal de Alzheimer. Se em sua família há casos de mal de Alzheimer, recomendo que evite utensílios culinários de alumínio, desodorantes com alumínio, refrigerantes em embalagens de alumínio e fermento em pó com alumínio. (Use Rumford, por exemplo, no lugar de Calumet ou Clabber Girl.)[41]

ASPARTAME: O aspartame, com as marcas registradas Equal e NutraSweet, é uma excitotoxina, o que significa que faz que as células nervosas fiquem hiperexcitadas. Em pessoas suscetíveis, isso pode levar à morte das células cerebrais. Esse é um dos motivos pelos quais o aspartame tem sido associado a uma síndrome semelhante à esclerose múltipla em algumas mulheres.[42] O aspartame presente nos refrigerantes dietéticos do tipo cola parecem causar os piores problemas em mulheres suscetíveis.

Muitas mulheres são viciadas em refrigerantes desse tipo, bebendo vários litros por dia sem absorverem muito em termos de outros nutrientes. Isso abre caminho para uma ampla gama de sintomas neurológicos em indivíduos suscetíveis, incluindo dor de cabeça, tontura, ataques de ansiedade, perda de memória, fala mole, entorpecimento, espasmos musculares, oscilações de humor, depressão aguda, mudança de personalidade, TPM, insônia, fadiga, hiperatividade, palpitações cardíacas, arritmia, dores no peito, perda da audição, zumbido nos ouvidos, visão turva, redução do paladar, lesões cutâneas, enjoo, perturbações digestivas, retenção de líquidos e acessos. Se você já teve problemas semelhantes, evite esse adoçante artificial, especialmente na forma de refrigerantes dietéticos do tipo cola. (Sintomas induzidos pelo aspartame passam quando paramos de consumi-lo.) Entre os adoçantes seguros, temos a estévia e a sucralose (Splenda).

SERMs (moduladores seletivos de receptores de estrogênio): Tendo em vista o papel dos hormônios ovarianos na função cerebral, os remédios antiestrógenos tamoxifeno (que previne câncer de mama) e raloxifeno (que previne osteoporose) suscitam preocupações válidas sobre os efeitos da privação do estrogênio sobre o corpo como um todo ao longo do tempo. Assim como o tamoxifeno bloqueia o efeito do estrogênio sobre os seios, há evidências de que ele também bloqueia alguns dos efeitos do estrogênio sobre o cérebro.[43] O raloxifeno (Evista), remédio receitado para mulheres a fim de prevenir a osteoporose, também afeta o cérebro. Esse é um dos motivos pelos quais os calores (que são gerados no hipotálamo) estão relacionados como um dos efeitos colaterais dos SERMs. A depressão também está no rol de outros efeitos colaterais. Embora esses remédios tenham seu valor e possam ser apropriados para algumas mulheres que realmente correm grande risco, os possíveis problemas – bastante reais – causados por esses remédios não estão recebendo a devida atenção.

Se atualmente você está tomando tamoxifeno ou raloxifeno, é duplamente importante que você siga algumas das sugestões elencadas acima para proteger sua função cerebral. Muitas mulheres relatam uma sensação de alívio da depressão relacionada com o tamoxifeno, por exemplo, quando ingerem grandes quantidades de soja. Isso pode se dever aos efeitos hormonais da soja. (Para uma análise mais ampla dos SERMs, ver Capítulos 5 e 13.)

Maximizando a sabedoria da meia-idade

Seu cérebro se parece com seus músculos. Se você quer ficar na sua melhor forma, precisa usá-lo regularmente. A função cerebral também é profundamente afetada por nossas expectativas e atitudes acerca da vida. Embora não haja fórmula – hormonal ou não – que "cure" o enfraquecimento, há muitas coisas que você pode fazer para preservar sua vitalidade mental.

Primeiro passo: flagre-se quando estiver pensando de forma estereotipada sobre o processo de enfraquecimento. Comece a se ver como pessoa mais jovem, sem ser afetada pelos problemas da idade que a mídia diz que devemos esperar. Por exemplo, se você se esquecer de alguma coisa, não diga: "Estou parecendo uma velha". Nunca se permita fazer comentários do tipo "Sou velha demais para isto!". Já vi mulheres que ainda estão na casa dos trinta e poucos anos dizerem isso! Minha mãe me disse que, quando fez sessenta anos, sua caixa postal começou, de uma hora para outra, a ficar lotada de anúncios de produtos de saúde, desde fraldas geriátricas a aparelhos de surdez. Ela "reciclava" essas informações no cesto de lixo da agência do correio.

Segundo passo: mantenha-se mentalmente ativa e socialmente conectada. Continuar a se expor a novas ideias, novas pessoas e novos ambientes é tão necessário quanto o exercício físico para a saúde do coração, músculos e ossos.[44] Lembre-se, o aprendizado faz que surjam novos neurônios, mesmo em um cérebro idoso.[45] Saia do conforto do território conhecido. Cultive uma ampla rede social, com pessoas de vários grupos etários. Tome aulas, reúna-se com amigos, aprenda um novo esporte ou atividade, inicie um novo negócio ou uma nova carreira, dedique-se a trabalhos voluntários. Tonifique suas células cerebrais e seus caminhos neurais com novas ideias, novas conexões e novos pensamentos, todos os dias.

Percebi que algumas amigas mais velhas costumam exibir uma expressão vaga no rosto quando estão com um grupo de pessoas que não conhecem ou em um ambiente pouco familiar. Embora se sintam bem em suas casas, aparentemente não sabem conversar quando se defrontam com uma nova situação. Passaram tanto tempo filtrando qualquer novidade de seu ambiente e mergulhando mais e mais fundo na segurança de suas rotinas diárias, que perderam a capacidade de se adaptar à mudança. É trágico testemunhar o que acontece com os rostos, corpos e mentes dessas pessoas, antes tão cheias de vida, quando começam a descer pela ladeira.

A famosa pesquisadora do cérebro Marian Diamond diz: "Há um princípio muito simples no que diz respeito ao cérebro. Use-o ou perca-o". Quando nosso sistema nervoso não recebe novos impulsos, ele atrofia, fenômeno que já foi demonstrado claramente em laboratório. Em um estudo feito com ratos mais velhos, Diamond acrescentou novos brinquedos e novos itens para dar vida ao ambiente de alguns ratos, deixando os outros nos seus ambientes familiares. Ao final do estudo, os ratos nos ambientes mais vistosos tinham mais tecido cortical cerebral do que os ratos que viviam nos ambientes padronizados. É interessante observar que essa mudança na estrutura cerebral ocorreu mesmo em ratos idosos, transcorridos mais de 75 por cento de expectativa de vida.[46]

Terceiro passo: mantenha uma postura otimista perante a vida. O otimismo – a capacidade de perceber que o copo está metade cheio, e não metade vazio – é um protetor natural contra a depressão. Além disso, um impressionante conjunto de pesquisas documentou que os otimistas são mais saudáveis e vivem mais. Em um estudo feito com pessoas sem fatores de risco para doenças cardíacas, por exemplo, os deprimidos mostraram-se quatro vezes mais propensos a sofrer ataques cardíacos do que seus colegas otimistas e não deprimidos; como as doenças cardíacas também estão associadas à demência, você pode ver a conexão entre uma atitude saudável e um cérebro saudável.

Quarto passo: trabalhe ativamente seus pensamentos e comportamentos para modificar os traços de personalidade – como hostilidade, pessimismo e a tendência a se isolar socialmente – que estão associados à morte prematura e à incapacitação. Se precisar, procure a ajuda de um terapeuta. A Terapia Behaviorista Cognitiva (CBT) pode torná-la mais consciente de seus pensamentos negativos e limitadores e ajudá-la a encontrar maneiras de redirecioná-los em um caminho mais positivo e fortalecedor. Isso não significa que você está negando as dificuldades da vida. A CBT também a ensina a aceitar sua situação e validá-la, e, ao mesmo tempo, a lidar com ela de forma mais construtiva. Com tudo isso, você aprende a se preocupar menos.

Quinto passo: desenvolva e expresse um senso de humor salutar. Procure "comprimidos de humor", como o vídeo de Loretta LaRoche, *How Serious Is It Really?* [É sério mesmo?] ou seu novo livro, *Relax, You May Only Have a Few Minutes Left* [Relaxe, talvez só lhe restem alguns minutos de vida]. Ou assista às reprises das comédias de que você tanto gostava.

Sexto passo: alimente-se de forma saudável e faça exercícios regularmente. Inúmeras pesquisas demonstraram que quase toda forma de demência se deve, em parte, a males que afetam os pequenos vasos sanguíneos do cérebro. As principais razões pelas quais muitas pessoas sofrem mudanças nesses vasos sanguíneos são a alimentação incorreta e a falta de exercícios. Agite-se todos os dias. Isso inclui caminhadas, exercícios aeróbicos, esportes, natação ou pesos. O movimento faz que o sangue circule por todos os seus órgãos, inclusive seu cérebro, e leva mais nutrientes e oxigênio aos seus tecidos. Se quiser, você pode satisfazer suas necessidades sociais e de movimento ao mesmo tempo, formando um grupo de pessoas que apreciam algum esporte sem pretensões competitivas e que apenas gostam do movimento.

Sétimo passo: pratique a plena expressão emocional enquanto cura a sua vida. O padrão emocional associado a doenças cardíacas, inclusive o endurecimento das artérias cerebrais, é a tendência a evitar sentir plenamente suas emoções, sejam positivas, sejam negativas. Certa vez, uma de minhas pacientes na perimenopausa me disse:

> Fui criada em uma casa na qual aprendemos a recear as emoções mais fortes. Não deixavam que nos sentíssemos muito bem – ou muito mal – a respeito de qualquer coisa. Quando queríamos chorar, diziam-nos para ir ao porão e para enfiarmos o rosto em um travesseiro para não perturbar o resto da família. Se gritávamos de alegria por causa de uma boa nota na escola ou porque nosso time vencera uma partida, diziam-nos para não ficarmos "enchendo sua própria bola". Assim, aprendi a desconfiar de muitas emoções – praticamente todas, exceto a satisfação branda e entediante. Não é à toa que a demência, a depressão e as doenças cardíacas são comuns nos dois lados da família. Na meia-idade, eu tinha a impressão de que precisava reaprender completamente a sentir. Geralmente, tenho de entrar em sintonia com os sintomas do meu corpo e aguardar até que comece a sentir a emoção associada a eles.

Se você se sentir triste, por exemplo, permita-se a plenitude de sua emoção. Você vai perceber que a tristeza se dissipa. Mas se, em vez disso, você tentar se forçar a sentir outra coisa, recriminando-se por ter uma emoção "desagradável", então essa emoção ficará bloqueada em seu corpo, podendo se manifestar depois como uma doença.

A hostilidade, por sua vez, é um padrão emocional crônico e estático. Pode ser autodestrutivo permanecer com esse sentimento por muito tempo, e a melhor saída é encontrar alguma coisa pela qual pode agradecer em cada situação em que você esteja, por menor que seja, até que a gratidão comece a substituir a hostilidade como padrão mental e emocional.

Oitavo passo: nunca se aposente. Não se permita sequer começar a pensar em se "aposentar" na meia-idade, tal como muitos outros. Faça, em vez disso, o que Dolly Parton fez: Descubra um trabalho que você adore, e você nunca mais irá trabalhar em sua vida! Você pode querer deixar de trabalhar para uma empresa ou para outra pessoa, mas você precisa ter alguma coisa pela qual se interesse – remunerada ou não – todos os dias de sua vida.

Concluindo, veja esta experiência: Em um estudo recente do Hospital Beth Israel Deaconess, de Boston, os pesquisadores Jeffrey Hausdorff, gerontologista, e a estudante do curso de graduação de Harvard Becca Levy, testaram o efeito de crenças subconscientes sobre a velocidade com que as pessoas caminham. Esta velocidade costuma ser menor com o avanço da idade, e, em combinação com problemas de equilíbrio e de coordenação, bem como outros fatores, como medicação, produz o "molejo" estereotípico dos idosos. Os pesquisadores testaram indivíduos saudáveis, entre 63 e 82 anos, fazendo primeiro que caminhassem por um corredor com a extensão de um campo de futebol americano.* Eles mediram a velocidade e o "tempo de oscilação" – o tempo que o pé fica longe do chão. Depois disso, os participantes brincaram um pouco com um jogo de computador. Na metade dos computadores, palavras como *realizado, sábio* e *astuto* piscavam na tela pelo tempo suficiente para que o subconsciente as registrassem. No outro grupo, palavras negativas como *senil, dependente* e *doente* piscavam na tela. Depois, os participantes caminharam novamente pelo mesmo corredor. Dessa vez, o grupo que recebeu influência positiva caminhou com uma velocidade nove por cento mais rápida, teve muito mais "tempo de oscilação" e muito menos "molejo". O grupo que recebeu influência negativa não piorou, talvez porque, como a maioria de nós, já estivesse saturado dos estereótipos negativos que a sociedade tem com relação aos idosos.[47]

---

* Aprox. 110 m (NT).

Esse estudo é um evidente toque de despertar para que nos tornemos conscientes de nossas próprias crenças acerca do enfraquecimento e dos efeitos físicos dessas crenças. Vi muitas mulheres se convencerem de que estavam se deteriorando fisicamente desde os trinta anos! E quem já não testemunhou as piadas e cartões sobre amigos que fazem quarenta anos e que "dobraram o Cabo da Boa Esperança"?

A dra. Ellen Langer, psicóloga de Harvard que escreveu o clássico *Mindfulness*, observou: "Os ciclos regulares e 'irreversíveis' do enfraquecimento que testemunhamos nos estágios posteriores da vida humana podem ser um produto de certas suposições relativas ao modo como se deveria envelhecer. Se não nos sentirmos compelidos a levar adiante essas posturas limitadoras, talvez tenhamos uma chance maior de substituir anos de declínio por anos de crescimento e propósito".[48]

Amém.

11

De botão de rosa a fruto da roseira: cultivando a beleza na meia-idade

Há algumas semanas, minha antiga professora de harpa, a srta. Alice Chalifoux, visitou-me para pedir emprestada a minha harpa para que seus alunos a usassem na colônia de férias de Camden, Maine, onde ela tem dado aulas há mais de sessenta anos, e onde eu tive minhas primeiras lições aos catorze anos.

Embora ela nunca tenha prestado muita atenção a dietas, exercícios ou suplementos vitamínicos, sua pele é rosada, fresca e lisa, seus olhos são luminosos, ela nunca fica doente e seu senso de humor irreverente e natural é incrível. Com uma piscadela, a srta. Chalifoux me disse que reduziu o ritmo de trabalho neste verão. Está dando apenas 36 horas de aula por semana – metade do seu padrão normal. É um exemplo perfeito de mulher que se sintonizou harmoniosamente com o poder daquele que chamo de estágio de vida do fruto da roseira, plantando sementes de sabedoria e inspirando pessoas por onde quer que passe. Sua alma travessa reluz em cada poro, seus efeitos joviais estão escritos em seu rosto. A srta. Chalifoux tem 92 anos.

Ninguém nega que cada estação do ano está imbuída de sua própria beleza e sabedoria. O mesmo se pode dizer das estações da vida. A maioria de nós conhece ou já viu pelo menos uma mulher como a srta. Alice Chalifoux, que é a prova viva de que a beleza é possível em cada estação de nossas vidas, dependendo do modo como as vivenciamos.

As mulheres na perimenopausa podem ser comparadas com a rosa plenamente desabrochada do final do verão e do outono, quando começa a se transformar em um claro e suculento fruto – a parte da rosa que contém as sementes, das quais centenas de outras rosas podem brotar. Infelizmente, nossa cultura só reverencia o estágio de desenvolvimento do botão da rosa, tornando assim quase invisível a beleza dos outros estágios. Na verdade, não faz muito, o botão de rosa coberto de orvalho era muito usado como símbolo de destaque em anúncios que ofereciam às mulheres remédios para reposição hormonal convencional. A mensagem subliminar é clara: se você fizer reposição hormonal, pode se manter no estágio do botão de rosa pelo restante de sua vida, sem ter de passar pelo processo de amadurecimento até o flexível e poderoso fruto da roseira. Mas isso não é verdade.

Quando você está se tornando um fruto de roseira, não pode voltar a ser um botão de rosa, embora nossa cultura certamente procure fazer que tentemos. Até pouco tempo, por exemplo, nunca víamos na mídia convencional modelos de roupas ou de produtos de maquiagem com mais de 25 anos! Nem sempre é fácil perder o encanto do estágio de botão de rosa e aprender a substituí-lo pela força e flexibilidade de um fruto da roseira, mas é absolutamente necessário caso você queira parecer e sentir-se o máximo como mulher na plenitude da meia-idade. Lembre-se, quando você está se tornando um fruto da roseira, qualquer tentativa de se manter no estágio do botão de rosa tende a parecer desesperada e ridícula. É como tentar tornar a grudar as folhas do outono na árvore, pintando-a de verde para imitar a primavera. Não dá certo. Nossa tarefa, em vez disso, é apreciar a beleza e o poder da estação em que nos encontramos, e não ansiar por aquilo que não podemos mais ser.

É uma tarefa particularmente difícil, se, antes da menopausa, você era o tipo de mulher que se acostumou a usar o poder de sua aparência e de seu corpo para atrair a atenção dos homens, mesmo que estivesse apenas entrando em uma sala de reuniões. Se era esse o seu caso, então você está profundamente familiarizada com o poder da beleza feminina externa e, provavelmente, valeu-se dela desde a adolescência. Se a sua aparência encantou as pessoas durante anos, é bem provável que você tenha mais dificuldades ao se tornar um fruto de roseira do que alguém que não teve essa experiência e que, por isso, teve de se introjetar mais cedo para descobrir seu valor e sua beleza. Há alguns anos, conheci uma mulher daquele tipo. Quando ela completou 45 anos, lamentou o fato de que os homens não se viravam mais para vê-la quando ela entrava em uma sala. Como toda a sua influência e dinheiro sempre chegaram a ela em virtude de sua aparência e de seu efeito sobre homens poderosos, tornar-se o fruto da roseira foi um rude chamado de despertar, fazendo que ela soubesse que seus antigos dotes não lhe seriam úteis na segunda metade da vida. Se você nunca teve essa experiência antes, provavelmente terá muito mais facilidade para se acomodar no estágio do fruto da roseira.

Tenhamos sido beldades fantásticas ou não, porém, todas nós queremos ter a melhor aparência possível para nossa idade. Durante a perimenopausa, talvez nunca voltemos a ser botões de rosa, mas podemos nos manter tão atraentes quanto for possível prestando atenção nos cuidados com a pele e com o corpo. E talvez queiramos até nos valer de cirurgias plásticas ou de outros procedimentos cosméticos. Hoje, há muito mais opções para os promissores frutos de roseira do que antes.

Entendendo-se com as mudanças em sua pele

Para muitas mulheres, uma das partes mais perturbadoras da meia-idade é ver a pele começar a ficar flácida, enrugada. Comecei a perceber mudanças em minha pele – a tendência a ficar mais seca e algumas rugas finas ao redor dos olhos – a partir dos trinta e tantos. Quando começaram a ficar perceptíveis, resolvi que iria gostar delas, pois me lembravam os olhos do meu pai, sempre cercados pelas rugas das risadas e dos sorrisos. Mas eu também queria fazer o que fosse possível para impedir que essas rugas se aprofundassem e ficassem menos atraentes com o tempo.

Uma das assinantes de meu boletim comentou com eloquência o dilema comum das mudanças da pele na meia-idade e seu possível impacto emocional:

> Tenho 48 anos de idade, meu peso ideal e excelente forma física. Malho com pesos regularmente como parte de meu programa de exercícios. Faço caminhadas sempre que possível. Contudo, quase que do dia para a noite, a pele das pernas tornou-se extremamente flácida. Quando as observo enquanto caminho, vejo a pele das coxas se mexendo a cada passo. Tenho certeza de que é o resultado de danos acumulados por anos de sol e de cinco quilos que insistiram em ir e voltar. Posso fazer alguma coisa para resolver isso? Agora, uso filtro solar sempre que saio de casa, nunca tomo sol e procuro manter meu peso estável. Será que devo me resignar a usar vestidos compridos? Posso tomar algum suplemento? Existe algum processo para reconstruir o colágeno? Uma cirurgia resolveria? Estou me divorciando depois de 27 anos de casada, e, naturalmente, estou preocupada com minha aparência. Agradeceria quaisquer sugestões.

Felizmente, podemos fazer muita coisa para preservar a saúde da pele na meia-idade e até para curar alguns dos danos já feitos. Enquanto fazemos isso, porém, temos de atravessar a meia-idade com a coragem de viver com alegria e plenitude, apesar de coisas como pele envelhecendo e corpo em transformação. Sei, tanto por experiência profissional quanto pessoal, que isso é muito mais difícil quando você está passando por um divórcio ou pela perda de um companheiro de muitos anos.

No entanto, é importante lembrar que muitas mulheres encontram amor e felicidade na meia-idade ou depois, independentemente de alguma marquinha de sol ou de alguma flacidez aqui e ali. Percebi isso de forma muito clara em um evento recente, no qual passei algum tempo conversando com duas mulheres diferentes. Uma era belíssima, com trinta e tantos anos, pele imaculada, corpo quase perfeito, uma empresária muito bem-sucedida, que estava lamentando o fato de que não havia mais homens de valor com quem ela poderia encontrar a felicidade.

Meia hora depois, conheci outra mulher. Com seus 55 anos, tinha um rosto comum, mas animado, sem qualquer maquiagem, e estava uns quinze quilos acima do peso. Como estávamos falando de medicina, ela falou de uma mastectomia que fizera alguns anos antes e que teria deixado um seio desfigurado. No meio da conversa, ela disse: "Acho que nós subestimamos os homens, não acha? Às vezes eles são tão gentis". Acontece que ela estava saindo com três homens, e achava que um deles era o homem com quem estava destinada a se casar! A beleza interior e o senso de humor dessa mulher fizeram-me sentir bem, só por estar perto dela. Quando comparei sua energia e postura com as da maravilhosa mulher que encontrara antes, uma beleza de parar o trânsito, percebi como a impressão causada pela mera beleza física pode ser transitória quando não é iluminada de dentro por uma bela alma.

Consolou-me muito aquilo que aprendi com essas mulheres e com suas experiências, e volto a pensar nisso sempre que começo a sucumbir ao conceito cultural – movido pela mídia – que diz que, depois dos 35, a mulher começa a descer a ladeira, que nossos melhores anos ficaram para trás e que ninguém irá nos amar novamente porque não temos mais 25 anos. Percebi que nada pode distar mais da verdade.

O bê-á-bá da pele: nosso sistema nervoso externo

Para prevenir o enfraquecimento desnecessário da pele – que se manifesta no aspecto opaco e pálido, na pigmentação desigual, no ressecamento e nas rugas – primeiro você precisa compreender o que sua pele faz por você, e como o faz.

A pele é derivada da camada embrionária chamada neuroectoderme, a mesma camada de tecido que forma o cérebro e o sistema nervoso periférico. Ela age como uma espécie de cérebro externo, reunindo informações sobre nosso ambiente exterior através de sua capacidade de sentir pressão, temperatura, prazer e dor.

A pesquisa da dra. Tiffany Field sobre os notáveis benefícios da massagem como forma de fortalecer o sistema imunológico é uma evidência clara da íntima conexão entre a pele e todos os aspectos de nossa saúde, desde as emoções até a ingestão de nutrientes, e de como ela pode ser afetada por esses elementos. A pele é, de forma bem literal, a fronteira entre nós e o ambiente. Como nossa primeira linha de defesa contra os vilões desse ambiente, incluindo-se aí as bactérias, os vírus, o excesso de radiação solar ultravioleta, o vento, a poluição atmosférica e a fumaça do cigarro de terceiros, ela não só é vulnerável a tudo que acontece fora de nós, como também por nosso ambiente interno, tanto emocional como nutricional.

A condição de sua pele diz muito sobre o modo como você se ajusta e se sente apoiada por seu ambiente atual. Se, por qualquer motivo, você acha que não pode se sentir segura ou não pode ser fiel a você mesma nesse ambiente, e não tem consciência clara disso, então sua pele pode reagir no seu lugar. É por isso que os dermatologistas sabem muito bem que, para obterem os melhores resultados, suas pacientes podem precisar do tratamento simultâneo da pele e de sua mente e emoções. Sabe-se que a dermatite e a urticária, por exemplo, são duas condições causadas por uma mescla de fatores psicológicos e físicos, enquanto distúrbios como psoríase, queda de cabelos e eczema também podem ser afetados por fatores psicológicos. Quase todos já passaram pela experiência de ver uma grande espinha em local de destaque do rosto justamente quando estavam preocupadas com a aparência pouco antes de um grande evento social, ou com o surto de herpes labial antes de um encontro, ou com urticárias que coçam quando começamos a trabalhar em um novo emprego ou quando nos mudamos para outra cidade. Mais cedo ou mais tarde, aquilo que somos e fomos aparece no rosto.

A anatomia da pele

A pele consiste de três camadas: a epiderme externa, a derme intermediária e a camada de gordura sob essas duas. A epiderme, fina como papel, é uma camada protetora de células mortas da pele que retém umidade e oleosidade. Está sendo constantemente descartada e substituída, pois novas células abrem caminho até a superfície, achatam-se e morrem. Quando envelhecemos, o processo de troca vai desacelerando, um dos motivos pelos quais a pele tende a perder o seu "frescor". Na base da epiderme são encontradas as células basais, que contêm as células geradoras de melanina conhecidas como melanócitos. A quantidade e o tipo de melanina determinam o seu tom de pele – uma característica herdada de seus pais.

A camada da derme, que constitui aproximadamente noventa por cento da pele, é onde se localizam os receptores nervosos e os vasos sanguíneos. Ela também contém glândulas sudoríparas e sebáceas; essas produzem óleo e estão ligadas a folículos capilares. Cravos e espinhas surgem inevitavelmente de ductos sebáceos entupidos na raiz dos folículos. O suor e as secreções oleosas da camada da derme ajudam a proteger a pele de infecções criando um manto ácido protetor, mas esse manto é facilmente rompido com o uso de detergentes fortes ou de sabonetes que não têm pH neutro.

Duas proteínas, conhecidas como colágeno e elastina, que dão à pele sua elasticidade e flexibilidade, também estão localizadas na camada da derme.

FIGURA 15: A ANATOMIA DA PELE

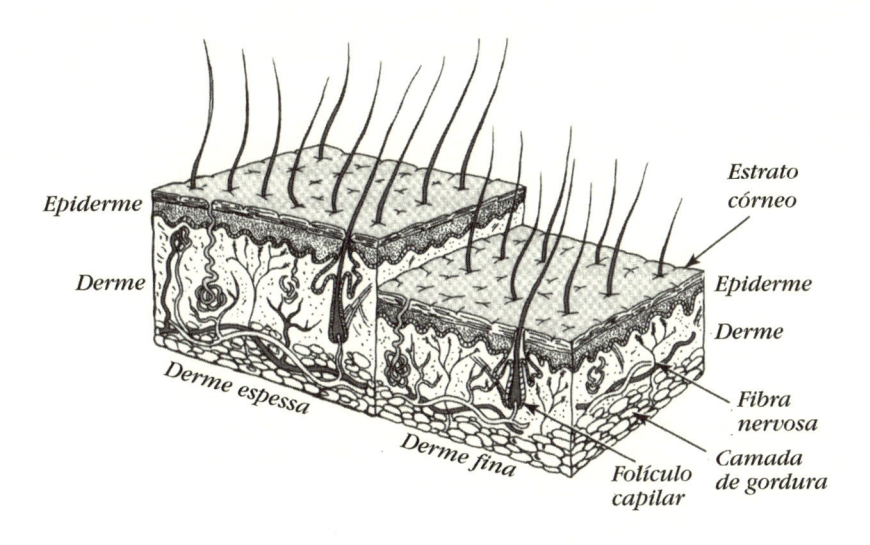

Epiderme
Derme
Derme espessa
Derme fina
Folículo capilar
Estrato córneo
Epiderme
Derme
Fibra nervosa
Camada de gordura

© 2001 por Northrup e Schulz

Em média, a produção de colágeno começa a diminuir à razão de um por cento ao ano a partir dos vinte e poucos anos de idade. Na meia-idade, podemos ter perdido até vinte por cento da camada de colágeno, embora isso varie muito de pessoa para pessoa. Quanto mais escura a pele, porém, mais colágeno e elastina ela tem – motivo pelo qual a pele e os ossos de mulheres de pele escura tendem a ser mais resistentes ao desgaste do tempo se comparadas com as mulheres de ascendência caucasiana, e também porque mulheres de pele negra ou parda têm menos tendência a rugas do que as de pele branca. As mulheres de pele amarela se situam entre esses extremos.

Além do adelgaçamento da camada de colágeno da pele causado pela idade, nossas glândulas sebáceas tendem a reduzir sua secreção, o que aumenta a tendência ao ressecamento. Ao redor dos cinquenta anos, a capacidade de autorreparação da pele também se reduz, por motivos que ainda não estão totalmente claros, mas que podem estar relacionados com os danos causados por radicais livres (veja a próxima seção).

Radicais livres e enfraquecimento da pele

Se você der uma olhada na pele de suas nádegas e da região lombar, verá algo importante: a pele protegida de poluidores ambientais e de excessiva luz solar é mais lisa e menos enrugada do que aquela localizada em outras áreas do corpo. Isso significa que o enfraquecimento da pele está relacionado a mais fatores do que a mera idade cronológica. Também está relacionado com nosso meio ambiente – tanto interno como externo ao corpo.

O enfraquecimento prematuro da pele – e de todas as outras células do corpo – está relacionado com a produção dos chamados radicais livres, moléculas de oxigênio que se tornaram instáveis porque perderam um elétron no curso da interação com outras moléculas do organismo durante processos metabólicos bem básicos, como a respiração e a digestão. Os radicais livres também são produzidos quando a luz solar atinge a pele, e por toxinas de todo tipo, inclusive fumaça de cigarros e poluidores atmosféricos. No corpo, esses instáveis radicais livres vão de um lado para o outro, apegando-se às membranas celulares de qualquer tecido disponível a fim de se estabilizarem com um elétron desse tecido. Se eles conseguem tirar um elétron extra do colágeno da pele, por exemplo, o colágeno pode se danificar. Com o tempo, a pele fica rija e descorada, perdendo sua elasticidade. É bem semelhante ao processo pelo qual o ferro oxida quando exposto ao ar livre.

As rugas resultam da quebra das fibras de elastina e de colágeno nas camadas mais profundas da pele. O colágeno e a elastina são responsáveis pela flexibilidade da pele, que com isso se estica e se contrai. Quando o colágeno se quebra, a pele tende a ficar flácida e enrugada.

Os danos dos radicais livres também podem afetar e romper as gorduras dentro das células e das membranas celulares, e do DNA das células, onde fica o código genético. Na verdade, muitos cientistas chegaram à conclusão de que o dano causado pelos radicais livres é uma das principais causas do enfraquecimento, incluindo as rugas e doenças relacionadas com a idade, como doenças cardíacas, Alzheimer, artrite e assim por diante.

Como alguns radicais livres são produzidos como parte inevitável da vida cotidiana, não é de surpreender que nossos corpos tenham desenvolvido sistemas de defesa para lidar com eles. Esse sistema de defesa se baseia nos efeitos das moléculas conhecidas como antioxidantes. Estes incluem as vitaminas C e E encontradas nos alimentos, e outros produzidos pelo corpo, como glutationa, catalase e superoxidedismutase. Os antioxidantes agem oferecendo elétrons aos instáveis radicais livres e tornam-nos inofensivos, pois impedem que se combinem com outras moléculas e danifiquem nossos tecidos.

Tendo em vista esse sistema defensivo, é de se perguntar porque é que chegamos a envelhecer. Tal como acontece com outras coisas, é uma questão de equilíbrio. Embora nossos corpos produzam antioxidantes e nós os ingerimos nos alimentos e suplementos vitamínicos, às vezes nossos sistemas antioxidantes ficam sobrecarregados em função do grande número de radicais livres produzidos por coisas como fumaça de cigarros, poluição atmosférica, exposição ao sol, dietas carregadas de gorduras trans ou de outras substâncias pouco saudáveis, e toda sorte de estresse emocional. O dano resultante infligido pelos radicais livres aos nossos corpos é conhecido como estresse oxidante. Centenas de estudos e pesquisas sugerem que podemos manter o nível de estresse oxidante no mínimo tomando antioxidantes, evitando toxinas ambientais e mantendo o equilíbrio emocional.

Como o fumo danifica a pele

A meia-idade é a época em que os efeitos nocivos do fumo ficam tão evidentes quanto o nariz do seu rosto. Mulheres que fumam muito têm um tom de pele mais pálido e mais rugas e linhas de expressão do que as que não fumam. Parte desse efeito se deve à redução da circulação cutânea, causada pela nicotina. A redução da circulação cutânea faz que menos nutrientes cheguem à pele, e com que essa reduza a capacidade de liberar os resíduos tóxicos do metabolismo celular. Isso resulta na desaceleração do crescimento e da renovação da pele.

Além disso, o fumo envenena diretamente os ovários, levando à redução do nível de estrogênio, necessário para ajudar a manter as fibras de elastina e colágeno.

Como o excesso de radiação ultravioleta danifica a pele

Estima-se que setenta por cento das mudanças causadas à pele pelo enfraquecimento sejam o resultado de danos feitos às fibras de colágeno da derme. Os danos causados pelo sol, em particular, fazem que a pele perca sua flexibilidade e elasticidade.[1] A pele excessiva e cronicamente exposta ao sol está em um constante estado de inflamação leve. Embora todas tenhamos sido educadas para achar que o bronzeado faz que tenhamos uma aparência mais jovial, isso é uma ilusão: a leve inflamação e inchaço da pele bronzeada infla a pele, reduzindo temporariamente as rugas, e dá a aparência de um ar mais jovem. Mas quando o bronzeado esmaece, as rugas reaparecem, e você fica com uma pele que perdeu sua arquitetura normal.

O excesso de exposição à radiação ultravioleta resulta em uma inflamação dos tecidos que começa com os danos dos radicais livres às membranas celulares da pele, seguida da liberação de compostos químicos inflamatórios e nocivos (adivinhou – os eicosanoides) que, em última análise, danificam as fibras de colágeno e de elastina. Mais cedo ou mais tarde, as fibras de colágeno e de elastina, antes flexíveis e fluidas, tornam-se rijas, duras. O processo de enfraquecimento a que o colágeno de sua pele se submete é muito parecido com aquilo que acontece com a clara de ovo, flexível e transparente, que cai sobre uma frigideira quente: a proteína fluida da clara de ovo se transforma em proteína desnaturada, um tipo denso, duro e inflexível de proteína. A radiação ultravioleta também danifica os vasos sanguíneos da pele, reduzindo o fluxo de sangue e de outros nutrientes para esse órgão. Essa, em parte, é a causa desses incômodos vasos sanguíneos dilatados nas maçãs do rosto e no nariz.

Prevenindo ou tratando as rugas

A chave para uma pele de aparência mais jovem na perimenopausa consiste em evitar o fumo e o excesso de exposição ao sol (quanto antes, melhor) e em usar antioxidantes, tópicos e internos. Infelizmente, muitas mulheres só percebem o dano causado à pele pelo sol depois de passarem a juventude e as casas dos vinte e trinta anos assando ao sol. Aí, fica mais difícil lidar com os danos, embora ainda seja possível. Algumas mulheres, porém, em virtude de seus genes, simplesmente parecem ter a pele jovial e livre de rugas durante toda a vida, por maior que tenha sido a exposição ao sol. Mas a maioria de nós precisa ajudar a pele a se preservar ou a melhorar na meia-idade.

Regime de cuidados com a pele na meia-idade

• *Limpe sua pele regularmente.* A pele já foi chamada de "terceiro rim" porque remove diariamente quase tanto material residual do corpo quanto os próprios rins. Se a sua pele é seca, você precisa limpá-la completamente uma vez por dia. Se é oleosa, é melhor fazê-lo duas vezes por dia. Remova toda a maquiagem, todas as noites. Quando for cuidar do rosto, não se esqueça do pescoço – é o primeiro lugar onde você percebe os efeitos do enfraquecimento. Limpar bem a pele abre os poros e permite a remoção eficiente de resíduos durante o sono, momento em que seu corpo está se rejuvenescendo.

Use uma loção de limpeza ou sabonete que preserve a capa ácida da pele, porque essa é uma das defesas naturais de seu corpo contra infecções e erupções. Procure a expressão "pH balanceado", ou semelhante, quando for comprar sabonetes ou líquidos de limpeza. Se a sua pele é seca, certifique-se de que está usando uma loção umectante, que não resseca. Se sua pele é oleosa, você pode usar um produto mais forte para limpeza e um umectante não oleoso. Mulheres com pele mista devem usar uma loção de limpeza especificamente formulada para esse tipo de pele. Há muitas marcas boas no mercado. (Ver Recursos.)

Se sua pele é oleosa, evite o uso excessivo de adstringentes, que geralmente contêm álcool. Eles podem piorar o problema da oleosidade e, com o tempo, danificar sua pele.

• *Feche os poros após a limpeza.* Use um tônico para fechar os poros após a limpeza, especialmente se sua pele é oleosa. Ou use apenas água fresca para fechar os poros – ela funciona bem com qualquer tipo de pele.

• *Renove a pele com esfoliantes e antioxidantes tópicos.* Um dos motivos para que a pele comece a parecer embaçada e velha na meia-idade é que o índice de crescimento da pele e a rotatividade das células diminuem. Por isso, as novas e roliças células da pele, que dão à sua compleição uma aparência reluzente, tendem a ficar sob a superfície. A fim de ajudar a remover a pele morta da superfície, abrir os poros e acelerar o crescimento da pele nova, você vai precisar de uma esfoliação regular. Você pode fazer isso mecanicamente, com uma toalha de rosto, ou com produtos que contêm ácidos de frutas, que incluem os ácidos alfa-hidróxido, beta-hidróxido ou glicólico. (Ver a seguir.)

Evite o uso de loções abrasivas, como aquelas feitas com cascas de nozes, pois equivalem a limpar a pele com lixas. Isso pode romper os capilares e provocar microabrasões da pele, abrindo caminho para infecções ou mesmo acne.

Se sua pele é oleosa, aplique um limpador suave em uma toalha e use-o para esfolar o rosto todas as noites. Use uma toalha nova a cada vez para reduzir o número de germes com que sua pele entra em contato. Em seguida, aplique um produto suave com ácido alfa-hidróxido, beta-hidróxido ou glicólico e/ou um dos produtos antioxidantes que recomendo a seguir. Muitos produtos encontrados hoje no mercado contêm tanto antioxidantes como ácidos de frutas. Se sua pele é seca ou sensível, pule a toalha e use apenas um preparado com ácido alfa-hidróxido (AHA) ou antioxidante para fazer a esfoliação.

• *Use diariamente um filtro solar no rosto, pescoço e mãos.* Crie o hábito de passar filtro solar com FPS 15 ou maior no rosto, pescoço e mãos toda manhã, exceto durante o breve "banho de sol" do início da manhã ou do final da tarde que recomendo para uma absorção ideal da vitamina D (ver Capítulo 12).

• *Umedeça.* Se a sua fórmula AHA, antioxidante ou de filtro solar não tem uma base umectante, termine o regime diário de tratamento da pele com um umectante leve para o dia e uma fórmula mais rica para a noite. Isto ajuda a fazer que a umidade tão necessária se mantenha em suas células cutâneas, mantendo-as roliças.

Esfoliantes e antioxidantes

Ácidos de frutas: O ácido alfa-hidróxido e outros ácidos de frutas fazem tanto o papel de esfoliantes como de antioxidantes. Como esfoliantes, agem de três maneiras: (1) ajudam a dissolver a "cola" que mantém unidas as células mortas da pele, facilitando sua remoção e permitindo que novas células, mais roliças, possam chegar à superfície; (2) aumentam a hidratação da pele;

e (3) estimulam a reparação da elastina e do colágeno da pele e podem até torná-los mais densos.

Geralmente, os produtos comerciais têm cinco a dez por cento de ácidos de frutas, concentrações baixas e seguras o suficiente para todo tipo e tom de pele. Contudo, é sempre bom testar antes o produto, seja na parte interior do cotovelo, seja sob a linha do maxilar. Se a sua pele é sensível, comece com um produto a cinco por cento. Se conseguir tolerá-lo, vá subindo até usar um produto com dez-doze por cento de concentração. Alguns produtos podem causar um leve formigamento até você se acostumar com eles. AHAs de maior concentração (até setenta por cento) são usados para clarear a pele ou para se fazer uma abrasão mais profunda, e só devem ser usados por esteticistas profissionais ou por médicos.

Os ácidos de frutas ajudam a normalizar a pele, tanto a seca como a oleosa. Se a sua pele é oleosa, eles removem a camada superior de células mortas, permitindo que o óleo saia do folículo mais facilmente, podendo ser removido sem privar a pele de umectantes essenciais. Se a sua pele é seca, os ácidos de frutas removem a camada de células mortas e estimulam a renovação celular.

Geralmente, você precisa usar regularmente o produto com ácido de frutas durante duas semanas até perceber a diferença na pele. A maioria das pessoas começa usando o AHA apenas à noite, mas depois que você sabe como ele age, pode aplicá-lo duas vezes por dia.

Como antioxidantes, os ácidos de frutas também podem aliviar parte dos danos causados pelos radicais livres resultantes da exposição à luz do sol ou a poluidores atmosféricos.

Vitaminas e ervas antioxidantes: Pesquisas mostraram que a vitamina C, o extrato de chá-verde, a vitamina E e a vitamina A podem ser aplicados topicamente para ajudar a pele a resistir a danos causados pela luz ultravioleta e a repará-los, caso ocorram.[2] Eles estão à venda em diversos produtos. Contudo, para que o antioxidante tópico produza resultados efetivos, deve estar em uma forma que pode ser absorvida ao máximo pela pele. O dr. Nicholas Perricone, professor-assistente de dermatologia clínica em Yale, realizou um amplo estudo pioneiro sobre o uso de antioxidantes.[3] Ele descobriu que o éster de vitamina C tópica (solúvel em gordura), o ácido alfalipoico (solúvel em água e em gordura) e uma substância conhecida como DMAE são particularmente eficientes, produzindo resultados visíveis em poucos dias.[4]

Éster de vitamina C: Há pesquisas que mostram que, na forma adequada, a vitamina C, poderoso e onipresente antioxidante, pode restaurar a superfície lisa e o brilho jovial de uma pele que está envelhecendo. Esse é apenas um aspecto do papel bem documentado que ela exerce ao proteger dos efeitos da idade praticamente todos os órgãos do corpo. Na pele, a vitamina C é essencial para a produção de colágeno. Ela também ajuda a curar inflamações porque bloqueia a produção de alguns eicosanoides inflamatórios.

O problema com o uso tópico da vitamina C é que ela é muito ácida e irrita a pele. É solúvel em água e se decompõe rapidamente, perdendo seu poder em 24 horas. É por isso que a maioria dos produtos contendo vitamina C convencional não é eficiente. Mas quando a vitamina C é combinada com óleo de palmeira para criar o chamado éster, perde a acidez, mantendo suas propriedades antioxidantes e benéficas ao colágeno. Como o éster de vitamina C é solúvel em gordura e pode penetrar a fina membrana que envolve a célula, oferece a maior proteção possível contra radicais livres no local onde eles causam os maiores danos – a membrana externa da célula. Estudos mostraram que o éster de vitamina C (também conhecido como palmitato ascórbico) é absorvido muito mais rapidamente, atingindo na pele níveis dez vezes maiores do que os da vitamina C (ácido ascórbico). O éster de vitamina C é estável e pode ser acrescentado a cremes e loções, onde irá manter sua potência durante meses.

A pesquisa do dr. Perricone mostrou que o creme de éster de vitamina C ajuda a curar queimaduras de sol e parece até amenizar a psoríase. E como o éster de vitamina C ajuda a estimular o crescimento de fibroblastos, as células que ajudam a produzir colágeno e elastina na pele humana, ajuda também a reduzir linhas de expressão e rugas finas, firmando a pele que está se tornando flácida por causa do colágeno danificado, e a curar a pele inflamada ou irritada. (Ver Recursos.)

TOCOTRIENÓIS: forma de alta potência da vitamina E: Até bem pouco tempo, os cientistas achavam que os tocoferóis, especialmente o d-alfatocoferol, eram a parte mais potente do complexo da vitamina E, e os alfatocoferóis foram bastante usados em cosméticos e outros produtos por mais de trinta anos. Novas pesquisas demonstram que os tocotrienóis, outra parte do complexo da vitamina E, são mais eficientes. Eles inibem a formação de peróxido – uma medida dos danos dos radicais livres – de maneira bem mais eficaz do que o alfatocoferol, e atuam melhor no aumento dos níveis das diversas enzimas cutâneas que ajudam a proteger a pele dos danos dos raios ultravioleta. Com efeito, as pesquisas sugerem que os tocotrienóis são quarenta a cinquenta vezes mais fortes do que outras formas de vitamina E.[5] Esse novo tipo de alta potência de vitamina E é feito por meio de um processo especial de extração sobre óleo de farelo de arroz ou de óleo de fruto de palmeira. O líquido resultante pode ser facilmente misturado em cremes, loções, xampus e outros cosméticos. A pesquisa do dr. Perricone mostra que esses produtos podem melhorar a condição de cabelos secos e danificados, pele muito seca e unhas quebradiças. Procure as palavras "high potency E" [vitamina E de alta potência] ou "HPE" no rótulo para saber se você está adquirindo o produto certo.

Ácido alfalipoico: O ácido alfalipoico (ALA) é uma molécula antioxidante absolutamente natural, presente em cada célula do corpo. O ALA é solúvel em água e em gordura, o que lhe permite agir tanto na superfície das células como no seu íntimo, ao contrário da vitamina C comum (solúvel em água) e da vitamina E (solúvel em gordura). Como resultado dessa solubilidade universal, a ALA pode aumentar os efeitos positivos de outros antioxidantes. Também é o único antioxidante que pode aumentar o metabolismo da célula, que tende a se reduzir com a idade. Isso aumenta a capacidade de cura da célula. A ALA tem um papel muito especial no que diz respeito ao controle de inflamações – a condição que precede linhas e rugas. Ela impede que a célula produza os eicosanoides que danificam a célula – as citocinas. Mas ela também ativa um fator celular que aciona as enzimas que digerem o colágeno que já foi danificado pelos radicais livres. É por isso que a aplicação tópica de ALA produz notáveis melhoras nas rugas e no esmaecimento de escaras da face.

O ácido alfalipoico também ajuda a prevenir os efeitos tóxicos do excesso de açúcar na célula. O excesso de açúcar celular adere a qualquer proteína do corpo; quando adere ao colágeno, este torna-se duro, inflexível, como a clara de ovo cozida que mencionei antes. Além disso, o ALA promove níveis saudáveis de óxido nítrico, uma substância que ajuda a controlar o fluxo sanguíneo para a pele (e que é a base dos efeitos do Viagra). Essa circulação adicional reduz inchaços e edemas, e com isso as bolsas sob os olhos. Dá ainda para a pele um brilho saudável. Finalmente, o ALA ajuda a reduzir a aspereza e a encolher poros abertos, por motivos que ainda não estão completamente entendidos.

DMAE (dimetilaminoetanol): Antioxidante encontrado em abundância nos peixes, o DMAE pode ser misturado com nutrientes e outros antioxidantes e aplicado topicamente. Como previne danos causados pelos radicais livres não só ao colágeno, como aos nervos e músculos situados logo abaixo da pele, pode ser muito eficaz na melhoria da aparência da pele flácida e envelhecida.

O DMAE aplicado topicamente atua após alguns minutos de aplicação, e seu efeito firmador dura quase 24 horas. O uso continuado produz uma pele mais firme onde quer que seja aplicado. O DMAE também aumenta os efeitos de outros antioxidantes, provocando o alisamento da pele e a redução das rugas finas. O DMAE atua, em parte, integrando-se à membrana celular, onde suas propriedades antioxidantes ajudam a membrana a resistir ao estresse de forma mais eficiente.

Os preparados com DMAE normalmente são encontrados nos balcões de cosméticos em boas lojas de departamentos.

Cuidados com a pele mediante receita

Se você seguir a dieta normalizadora da insulina que recomendo no Capítulo 7 e instituir o regime de cuidados com a pele que apresentei anteriormente, incluindo um bom produto antioxidante com ácido alfalipoico, com éster de vitamina C ou com tocotrienóis, então provavelmente você não vai precisar de mais nada para sua pele. Contudo, é bom conhecer os medicamentos mais populares para cuidar da pele encontrados no mercado. Há duas espécies básicas: os derivados do ácido retinoico e os produtos com hormônios.

DERIVADOS DO ÁCIDO RETINOICO: Retin-A, Retin-A micro e Renova são remédios vendidos mediante receita derivados do ácido retinoico, uma forma de vitamina A que ajuda a prevenir ou a reduzir rugas e linhas finas, a reverter os danos causados pelo sol e a curar a acne. Essas substâncias são poderosos antioxidantes, e o uso regular do ácido retinoico receitado por um médico pode reduzir as rugas e linhas finas de expressão, estimular o fluxo sanguíneo na pele, igualar a pigmentação e ajudar a prevenir a formação de linhas e rugas.

Mas o ácido retinoico não é para todas. Entre seus efeitos colaterais, temos a vermelhidão, o ressecamento, coceiras e maior sensibilidade ao sol. Pode levar de dois a seis meses até você perceber a diferença, caso não esteja tomando outras medidas para melhorar a aparência da pele, e você precisa estar absolutamente comprometida com o uso rigoroso de filtro solar.

Pessoalmente, usei uma variedade de Retin-A receitada para muitas mulheres antes de descobrir a pesquisa e os produtos do dr. Perricone. Embora o Retin-A tenha funcionado sem irritações, causou intensa escamação da pele, que às vezes eu percebia no rosto e no queixo nos piores momentos – geralmente, olhando no espelho logo antes de uma apresentação ou conferência! Nem todas as mulheres sofrem esse efeito, mas obtenho hoje resultados muito melhores com o programa antioxidante tópico e sistêmico que sigo hoje.

APLICAÇÃO TÓPICA DE TERAPIA DE REPOSIÇÃO HORMONAL: A pele contém pontos de recepção de hormônios, e está bem documentado que o estrogênio, que também tem efeitos antioxidantes, ajuda preservar a camada de colágeno da pele. O declínio dos níveis hormonais é um dos motivos para o adelgaçamento da camada de colágeno durante os anos da perimenopausa. Muitas mulheres que passaram pela menopausa cirúrgica ou médica notam mudanças na pele alguns meses após a perda do suporte hormonal, a menos que procurem repor esses hormônios ou tomem fito-hormônios.

Pesquisas mostram que a aplicação tópica de estrogênio pode aumentar a espessura do colágeno, reduzir o tamanho dos poros e ajudar a pele a manter a umidade. Na Europa, é comum receitar o estrogênio para ajudar a embelezar a pele. Você pode obter os mesmos benefícios usando hormônios topicamente.

Se você já faz terapia de reposição hormonal bioidêntica (ver páginas 142-146), peça a seu médico que lhe receite esses hormônios via uma farmácia de manipulação, para que possam ser postos em uma loção para a pele. Uma fórmula desenvolvida pelo dr. Joel Hargrove, chefe do Centro de Menopausa do Centro Médico da Universidade Vanderbilt, contém 150 mg de estradiol e 1.500 mg de progesterona natural por frasco contendo 300 g de loção Jergens sem fragrância. Isso dá 2,5 mg de estradiol e 25 mg de progesterona por colher de chá (5 cc). A dose usual é de uma colher de chá sobre a pele diariamente, após o banho. Evidentemente, é fácil variar essa quantidade segundo suas necessidades individuais. Todos os níveis sanguíneos testados usando-se essas quantidades estavam dentro da faixa terapêutica para reposição hormonal, sem efeitos adversos.[6] Pesquisas mostraram também que esse equilíbrio estrogênio-progesterona protege o revestimento endométrico do estímulo excessivo do estrogênio.[7] (Perceba que a fórmula Hargrove de TRH descrita no Capítulo 5 não se aplica aos cuidados com a pele.)

Segundo tenho visto, a maioria das mulheres se encanta com esse método de reposição hormonal. Ele melhora a pele, reforça a umectação e proporciona os benefícios da reposição hormonal, tudo ao mesmo tempo. Como ocorre com qualquer tipo de reposição hormonal, é sempre melhor usar a menor dose que cumpre seu objetivo. Níveis muito elevados podem causar secreção oleosa excessiva, ou até o crescimento anormal de pelos faciais.

ESTROGÊNIO TÓPICO: Se você ainda não faz TRH, mas quer experimentar o estrogênio em virtude de seus benefícios para a pele, peça a seu médico que receite uma pequena quantidade de estrogênio só para isso. Uma farmácia de manipulação pode incluir uma pequena quantidade de estradiol ou de estriol em creme ou pomada. O uso desse creme é seguro e eficaz, sem os efeitos colaterais adversos do estrogênio em excesso. Um estudo de 1996 revelou que o uso de estrogênio tópico diluído produziu notável melhora na elasticidade e firmeza da pele, juntamente com o aumento da umidade cutânea, redução no tamanho dos poros e na profundidade das rugas. A dose usada no estudo foi de 1 g de pomada contendo 0,01 por cento de estradiol e 0,3 por cento de estriol, aplicados diariamente ao pescoço e ao rosto. Avaliações mensais dos níveis sanguíneos de estradiol, do hormônio estimulante de folículos (FSH) e de prolactina não mostraram qualquer mudança hormonal sistêmica significativa com o uso dessas quantidades diluídas sobre a pele.[8]

PROGESTERONA TÓPICA: Muitas de minhas pacientes observaram melhoras na pele, inclusive com a redução da acne de meia-idade, aumento da umidade e clareamento das manchas senis, usando sobre a pele um creme de progesterona natural a dois por cento. Pode ser aquilo de que você precisa sem ter de recorrer a um creme de estrogênio vendido mediante receita.

Pele bonita de dentro para fora: os alimentos e suplementos certos

Uma boa pele não é apenas fruto de um trabalho "interno". A pele é um retrato da saúde interior e da exterior. Tome vitaminas antioxidantes (leia mais a respeito logo a seguir) e sirva-se de cinco porções diárias, no mínimo, de frutas e verduras. Muitas das centenas de substâncias presentes nesses alimentos, como o licopeno dos tomates e a luteína dos legumes escuros, amarelos ou verdes, foram testadas e aprovadas clinicamente, demonstrando que ajudam a prevenir e a curar os danos causados à pele pelo sol. Como os antioxidantes trabalham em conjunto uns com os outros, quanto maior a variedade de frutas e verduras que você consumir, melhor.

A dieta normalizadora de insulina que recomendo para equilibrar os hormônios na meia-idade também ajuda a manter sua pele em boa forma. Limite a cafeína, e corte o máximo que puder de alimentos com alto teor glicêmico, como biscoitos, doces, tortas, bolos e pães de grão não integral, pois todos podem causar a retenção de líquidos em virtude da secreção excessiva de insulina. Esses alimentos não contêm as vitaminas e minerais que nutrem a pele, e se transformam rapidamente em açúcar, o que, como expliquei antes, faz que o colágeno perca a flexibilidade. (Esse é um dos motivos pelos quais os diabéticos que não controlam rigorosamente o teor de açúcar no sangue costumam ter catarata na lente ocular e dificuldades para a cicatrização e cura de ferimentos. Também é um motivo para que a suplementação oral com ácido alfalipoico alivie alguns dos efeitos colaterais da diabetes, como se tem visto.)

Fibra: Não deixe de ingerir fibras em quantidade adequada. Nada aparece mais depressa na pele do que uma prisão de ventre crônica. Já vi casos de acne resolverem-se facilmente após a normalização da função intestinal. Um dos modos mais simples para se fazer isso é comer 1/4 de xícara de linhaça dourada moída, todos os dias. Além das 11 g (ou mais) de fibras, você se beneficia dos ácidos graxos Ômega-3 e dos fitoestrogênios que embelezam a pele e que são abundantes na linhaça. Frutas e verduras também são ricas em fibras, sem falar nos antioxidantes que contêm.

Água: Você também pode observar uma melhora notável na pele se beber oito copos de água (com uns 240 ml cada) por dia.

Peixe: Peixes, especialmente salmão, sardinhas e peixe-espada, são ricos em gorduras Ômega-3, importantes tanto para a formação de membranas celulares saudáveis em qualquer parte do corpo, e em DMAE, antioxidante que estabiliza as células e de que falei antes.

Soja: Um dos benefícios mais comuns percebidos pelas mulheres após vários meses de suplementação com proteína de soja (100 a 160 mg de isoflavonas de soja por dia) é a melhoria no tom de pele, nos cabelos e unhas. Uma mulher que tomou o suplemento de soja Revival escreveu: "Dois meses depois de ter começado a tomar essa bebida de soja, minhas unhas ficaram mais fortes e flexíveis do que nunca, meus cabelos adquiriram mais corpo e minha pele está mais luminosa. Estou encantada". O conteúdo de fitoestrogênios da soja ajuda a fortalecer o colágeno do corpo todo, seja na pele do rosto, no tecido vaginal ou nos ossos.

Suplementos para a pele: Embora todos os suplementos que recomendo para a meia-idade sejam benéficos para a pele (ver Capítulo 7), os antioxidantes, como a coenzima Q_{10}, a vitamina C, a vitamina E, as pro-antocianidas e o ácido alfalipoico, são particularmente importantes.

Pesquisas mostraram, por exemplo, que as pro-antocianidas da casca de pinheiro ou de sementes de uva ajudam a proteger a pele dos efeitos daninhos do excesso de radiação ultravioleta. Em um estudo, mostrou-se que esse poderoso antioxidante impediu que o ultravioleta ativasse certa área no núcleo das células cutâneas, reduzindo a inflamação que ocorre após uma queimadura de sol.[9] Muitas pessoas relataram mudanças saudáveis em sua pele, unhas e cabelos graças a esse antioxidante. A dose usual é de 40-120 mg por dia; pessoalmente, tomo entre 60 e 80 mg por dia.

A coenzima Q_{10}, encontrada em todas as células do corpo, é solúvel em gorduras e se concentra na membrana plasmática das células, onde ela as protege dos danos causados pelos radicais livres. Esse antioxidante se esgota quando a pele é exposta à radiação ultravioleta e a outros insultos ambientais, e por isso faz sentido complementar sua alimentação com essa coenzima, ou aplicá-la topicamente. Ela também é encontrada na carne vermelha, no salmão e em nozes. Como o ácido alfalipoico, a coenzima Q_{10} ajuda o metabolismo celular e funciona bem quando usada com ácido alfalipoico. A dose usual na forma de suplemento é de 30-100 mg por dia. Em um estudo alemão, houve uma redução de 23 por cento nas linhas finas do rosto com o uso tópico de creme com coenzima Q_{10}.[10] Cremes com coenzima Q_{10} são vendidos em lojas de produtos naturais e em farmácias.

Tomadas como suplementos, as vitaminas C e E mostraram-se capazes de ajudar a proteger contra os danos causados pelos radicais livres gerados pelo UV, que podem levar a mudanças na pele. A dose de vitamina

C usada foi de apenas 200 mg, e a de E foi de 1.000 UI.[11] Esses resultados devem ficar ainda mais impressionantes com a nova e mais poderosa forma de vitamina E – os tocotrienóis. O regime de suplementos recomendado no Capítulo 7 vai lhe proporcionar todos os nutrientes para a pele de que você precisa.

Tratamento de pele encontrado na geladeira

Uma ou duas vezes por semana, se tiver tempo, você pode dar a seu rosto uma saudável dose de antioxidantes, ácidos de frutas e hormônios vegetais usando ingredientes que você pode encontrar na sua geladeira. Escolha o alimento que mais agrada ao seu olfato; você obterá benefícios da aromaterapia e deixará sua pele mais saudável. Um simples iogurte aplicado ao rosto forma uma máscara que dá à sua pele os benefícios do ácido lático e também os efeitos hidratantes das proteínas do leite. Você pode adicionar purê de frutas frescas a ele. (Não use iogurte adoçado. O açúcar faz mal para a pele.)

Adoro fatias finas de pepinos aplicados sobre as pálpebras e maçãs do rosto para me ajudar a relaxar e a me preparar para a noite. Saquinhos de chá-verde, umedecidos e aplicados sobre as pálpebras, também dão aos seus olhos um suave toque antioxidante. E frutas frescas e amassadas, como pêssegos, morangos ou maçãs, podem ser misturadas com aveia bem moída para fazer uma nutritiva máscara facial. Você também pode usar salsinha ou então manjericão, alecrim ou tomilho frescos. Lembre-se, a pele vai absorver os nutrientes desses alimentos em quinze minutos, mais ou menos, por isso você não precisa ficar deitada mais do que esse tempo para se beneficiar de uma rejuvenescedora máscara facial.

Acne da meia-idade

Qualquer coisa que comprometa o sistema imunológico, seja o estresse emocional, seja uma deficiência nutricional, tende a exacerbar as condições subjacentes que levam à acne. O mesmo fará o desequilíbrio hormonal em que o corpo produz androgênio em excesso. Sempre que você se acha sob estresse, o equilíbrio entre cortisol e insulina pode ser abalado; isso também pode afetar a sua pele – e você como um todo. Geralmente, as mesmas emoções turbulentas que estavam presentes na adolescência costumam tornar a aflorar na perimenopausa, juntamente com as oscilações hormonais que acentuam a situação. Não é à toa que as erupções cutâneas são comuns nesse estágio da vida.

Você é sensível e precisa de individuação?

A adolescência e a meia-idade são períodos vitais de nosso desenvolvimento, pois passamos pelo processo de individuação e definimos quem somos em relação aos outros. A pele é a primeira superfície de contato entre a mãe e o bebê, e ao longo de nossas vidas ela representa uma divisória entre nós mesmas e outras pessoas. Alguns pesquisadores acreditam que as doenças de pele podem ser vistas como tentativas de definir quem somos em relação a outras pessoas, e qual deveria ser o limite saudável entre nós.[12] Eu concordo.

Quando estava com uns trinta e poucos anos, época da vida em que os hormônios estão relativamente estáveis e a pele costuma mostrar sua melhor forma, tive uma série crise de acne. Demorou até que eu compreendesse o que estava acontecendo. Nunca tinha tido muitos problemas de pele na adolescência, e como estava me exercitando regularmente, tomando vitaminas e comendo apenas produtos integrais, pareceu-me estranho ter acne na minha idade. Contudo, na época estava trabalhando em um consultório onde minhas ideias sobre nutrição, emoções e a conexão corpo-mente não eram bem aceitas, um fato com o qual eu tinha de lidar com muito humor autodepreciativo, esperando com isso manter-me segura e o mais ajustada possível. Queria desesperadamente obter a aprovação de meus colegas e era tão sensível que estava sempre tentando antever quaisquer críticas às minhas ideias e crenças. Finalmente, com 35 anos, percebi que não poderia continuar a usar tanta energia para tentar me ajustar, e assim, depois de muita meditação, arrisquei-me e saí de lá para ser uma das fundadoras da Women to Women. Meu problema de pele, que já durava quatro anos, desapareceu em três meses e nunca voltou, embora eu esteja agora bem no meio das alterações hormonais da meia-idade!

A anatomia da acne

1. Hormônios androgênios como DHEA e testosterona aumentam a produção de sebo por parte das glândulas sebáceas.
2. O sebo faz que a camada externa e endurecida de pele (as células ricas em queratina) seja trocada mais rapidamente. Isso resulta em poros e folículos capilares entupidos com células cutâneas mortas e óleo.
3. Bactérias cutâneas do tipo conhecido como *Propionibacterium acnes* se alimentam do sebo e fragmentam-no em ácidos graxos livres.
4. Os ácidos graxos livres atraem células sanguíneas brancas e outras moléculas inflamatórias (eicosanoides) do sistema imunológico.
5. Como resultado, surge uma espinha ou um cravo.

Hormônios e acne da meia-idade

Numerosos estudos mostram que a atividade das glândulas sebáceas aumenta com androgênios como DHEA e testosterona, e reduz-se com o estrogênio ou com a remoção dos ovários, o que reduz os níveis de androgênio.[13] Esse é o motivo pelo qual as pílulas anticoncepcionais costumam ajudar a limpar a acne. Mas se os níveis mais elevados de hormônios vão ou não resultar em acne é uma questão individual. Mulheres com as formas mais graves de acne costumam ter uma predisposição genética para a sensibilidade cutânea ao androgênio, mesmo quando os níveis hormonais estão normais.

Quando as glândulas sebáceas estão pequenas, como nas crianças e nos idosos, não surge a acne. Ela costuma aparecer inicialmente na adolescência, quando o desenvolvimento das glândulas sebáceas começa a ter lugar. Ocorre basicamente no rosto, nas costas e no peito. Há muito que os endocrinologistas teorizam que a acne é uma doença endócrina, resultante da produção anormal de androgênio. Os folículos capilares e as glândulas sebáceas a eles ligadas contêm uma enzima específica conhecida como 5-alfa-reductase, que pode converter estrogênio em testosterona, um androgênio. É por isso que algumas mulheres notam um aumento na acne quando os níveis de estrogênio sobem, seja por causa da perimenopausa, seja por estarem fazendo TRH em níveis muito elevados. Mas duas mulheres com o mesmo regime de reposição hormonal, a mesma alimentação e o mesmo nível de estresse podem apresentar reações cutâneas completamente diferentes. É por isso que todos os tratamentos, inclusive remédios vendidos sob receita, têm seu lugar e podem ser úteis.

Tratamentos naturais para a acne

Se a sua acne é de suave a moderada, recomendo-lhe o programa de tratamento natural que apresento a seguir. Se sua acne é grave, você pode acrescentar um dos remédios que menciono ou seguir as instruções de um dermatologista.

- *Alimente-se corretamente.* Siga a dieta de elevado teor de fibras e redutora de insulina que apresentei no Capítulo 7, pois a dieta com excesso de carboidratos de alto índice glicêmico, como já disse, está associada a níveis muito elevados de insulina, o que, por sua vez, pode causar a produção excessiva de androgênios. Para muitas mulheres, isso é tudo de que precisam para a acne desaparecer.

- *Tome suplementos.* Tome um suplemento vitamínico e mineral bastante completo todos os dias (ver Capítulo 7). Está bem documentado que o zinco, a vitamina C e as vitaminas B são essenciais para o funcionamento saudável da pele. Muitas mulheres percebem que seus cabelos e pele melhoram sensivelmente quando começam a tomar bons suplementos.

- *Perca o excesso de gordura corporal.* Mantenha sua percentagem de gordura corporal em níveis saudáveis. O excesso de gordura corporal está associado a níveis de androgênio maiores do que o normal. Mesmo uma pequena perda de gordura, de dois a cinco quilos, pode fazer uma grande diferença na insulina e no androgênio, pois afeta as glândulas sebáceas.

- *Siga o regime de tratamento de pele para cuidados gerais da pele na meia-idade (páginas 334-335).* Lembre-se de que geralmente bastam os ácidos de frutas para tratar a acne. O ácido alfalipoico também pode ser eficiente contra a acne, e pode, além disso, ajudar a reduzir ou a eliminar completamente as marcas da acne.

- *Experimente os remédios caseiros para espinhas.* Quando você perceber uma espinha que ainda não despontou, aplique sobre ela óleo de chá à noite. As propriedades antibacterianas desse óleo costumam fazer que a espinha tenha regredido significativamente pela manhã. Algumas mulheres usam esse óleo diariamente.

Outro tratamento eficiente consiste em fazer uma pasta com bicarbonato de sódio e suco de limão, aplicando-a sobre a espinha. O bicarbonato é também um excelente agente esfoliante, a menos que sua pele seja sensível.

- *Remova os cravos.* Os cravos devem ser removidos profissionalmente uma vez por mês, aproximadamente, até sua pele ficar limpa. Depois, você pode usar uma dessas tiras para limpeza de cravos vendidas em farmácias, como a Bioré. Limite seu uso a uma vez por semana para evitar o ressecamento excessivo da pele.

Remédios para acne

DERIVADOS DA VITAMINA A: Tretinoína (no Retin-A, Retin-A Micro e Renova, em aplicação tópica) e Isotretinoína (Accutane, tomada sistemicamente) são remédios vendidos sob receita que aumentam a rotatividade celular e permitem que o sebo seja liberado mais facilmente, retendo-se menos. O Accutane é um derivado oral da vitamina A que inibe poderosamente a produção de sebo e a proliferação de bactérias causadoras da acne. É o tratamento mais eficiente para casos graves de acne, que não respondem a outras medidas. Contudo, irrita bastante a pele e nunca deve ser usado por mulheres que estão ou desejam ficar grávidas, pois pode causar defeitos no bebê.[14]

PRODUTOS CONTENDO PERÓXIDO DE BENZOIL E ENXOFRE: Diversas loções, cremes ou géis contendo peróxido de benzoil ou enxofre costumam ser usados em função de suas propriedades antibacterianas e secantes. O peróxido de benzoil penetra o folículo capilar e produz oxigênio, reprimindo assim o crescimento de bactérias causadoras de acne, que proliferam em ambientes anaeróbicos (sem oxigênio). Embora costumem ser eficientes, esses tratamentos podem ser bastante irritantes para a pele.

Antibióticos: A ação da tetraciclina e da eritromicina consiste em impedir que as bactérias da acne fragmentem o sebo e convertam-no nos ácidos graxos livres que causam as espinhas. Não recomendo o uso de antibióticos porque eles matam as bactérias intestinais saudáveis, o que pode reduzir a absorção dos nutrientes, causar diarreias e infecções repetitivas por fermentação. Pode também levar à resistência aos antibióticos.

Pílulas anticoncepcionais: Os anticoncepcionais orais costumam ser usados para reduzir a produção de sebo. Fazem-no reduzindo o sinal do cérebro que produz hormônios nos ovários. Eu evitaria esses hormônios sintéticos, a menos que você ache que não tem escolha e não consegue ou não quer seguir uma dieta mais saudável, nem usar um ou mais dos tratamentos tópicos recomendados acima.

Rosácea

Rosácea é uma condição comum na meia-idade (nas faixas dos quarenta a cinquenta anos) e ocorre com muito mais frequência nas mulheres do que nos homens. Caracteriza-se pela dilatação dos vasos sanguíneos nas áreas de rubor do rosto e do alto do dorso, geralmente acompanhada por ondulações vermelhas (pápulas) e pústulas. Quando a pele de pacientes de rosácea é vista sob o microscópio, mostra edemas (inchaços), veias dilatadas e grupos de células sanguíneas brancas nas pequenas elevações avermelhadas. A rosácea demonstra claramente a conexão indelével entre emoções e pele, pois ela sempre piora quando a mulher se encontra sob grande estresse emocional. Estudos psicológicos têm ligado a rosácea a uma reação de rubor disfuncional. Embora o rubor seja uma resposta normal a emoções como excitação, vergonha ou embaraço, nas pessoas com rosácea a reação normal do corpo vai longe demais, pois a emoção é sentida com muita frequência ou por tempo muito longo. Estudos mostraram, por exemplo, que pessoas propensas a esse distúrbio costumam ser perfeccionistas, com a forte necessidade de agradar a todos. Elas também têm a predisposição a sentir culpa ou vergonha com grande intensidade.[15] Tendo em mente nossa cultura, não é de surpreender que as mulheres tenham mais rosácea do que os homens.

CHERYL: ROSÁCEA E VERGONHA

Em sua primeira consulta, Cheryl estava com 42 anos e tinha menstruação irregular. A pele ao redor do nariz e das maçãs do rosto ficava sempre avermelhada, fenômeno que seu dermatologista diagnosticou como rosácea. Embora estivesse usando diversos antibióticos tópicos para tentar resolver o problema, eles não foram de muita valia. Seu problema parecia se agravar antes da menstruação, mas com menstruações tão irregulares – às vezes, vinham de duas em duas semanas – ela nunca sabia quando sua pele ficaria boa e quando se avermelharia.

Ao tratar de Cheryl durante o ano seguinte, ambas notamos que a vermelhidão de sua pele era um ótimo barômetro para seu lado emocional. E Cheryl tinha muitos abalos emocionais. No ano em que a rosácea apareceu pela primeira vez, ela estava no meio de um caso com um profissional casado – um caso que teve lugar no escritório dele. Com o tempo, ela descobriu que não era a única mulher com quem ele mantinha um envolvimento sexual. Quando soube disso, sentiu-se profundamente envergonhada. A história de sua infância revelou que ela e o pai tinham tido uma relação incestuosa, algo que ela manteve em segredo por muitos anos. Mas Cheryl era muito corajosa. Ela começou a frequentar grupos de apoio para vítimas de incesto e também começou a fazer terapia individual. Ao mesmo tempo, dedicou-se a melhorar sua dieta e seu estilo de vida, em todos os níveis. Nos anos seguintes, Cheryl foi ficando mais forte e mais independente. Finalmente, ela teve a coragem necessária para se perdoar por ter se envolvido com um homem inescrupuloso. Quando Cheryl se conectou com sua sabedoria interior e se deu o suporte físico necessário por meio de dietas e de exercícios, sua rosácea foi desaparecendo, lenta mas firmemente. Hoje, ela tem apenas algumas vermelhidões ocasionais, mas só quando volta aos antigos padrões emocionais de vergonha e de carência, sentimentos com os quais ela consegue lidar hoje de modo eficaz.

Opções de tratamento

O tratamento convencional e padronizado para a rosácea inclui antibióticos intermitentes como metronidazol (Flagyl) e esteroides tópicos para reduzir a inflamação e o acúmulo de células brancas nas pápulas. Embora esses tratamentos sejam razoavelmente eficientes, não ajudam a pele enrubescida. Esteroides e antibióticos tópicos também têm efeitos colaterais no longo prazo, como o aumento do risco de infecções e adelgaçamento da pele.

Tratamentos convencionais para reduzir a reação de rubor incluem o uso de ansiolíticos como Valium e Ativan. Apesar de reduzirem a sensação de ansiedade, seu uso vicia.

O dr. Nicholas Perricone, dermatologista e pesquisador mencionado antes, relatou que os preparados com ácido alfalipoico também funcionam muito bem com a rosácea. Atualmente, recomendo preparados contendo ácido alfalipoico para toda paciente com rosácea. Tenho ainda visto a rosácea desaparecer em mulheres que seguem o tipo de dieta redutora de insulina que recomendo no Capítulo 7.

Algumas mulheres têm percebido que uma suplementação com hidrocloreto de betabel, que reduz a acidez estomacal, ajuda a reduzir a rosácea por motivos que ainda não estão bem claros. Se você decidir tomar esse suplemento, vendido em lojas de produtos naturais, faça-o junto com algum alimento. Do contrário, pode dar uma sensação parecida com a azia. A dose usual é de 500-1000 mg junto com as refeições.

Abordagem mente-corpo para tratar de problemas da pele

Minha descrição do perfil psicológico de uma paciente com rosácea ou de alguém que sofre de acne da meia-idade lhe pareceu familiar? Então, da próxima vez em que você se sentir tomada por emoções como vergonha, ansiedade ou raiva, experimente fazer o seguinte:

1. Respire fundo – até a barriga. (Geralmente, paramos de respirar quando sentimos uma forte emoção, pois achamos que é um modo de parar de senti-la.) Expire e continue a respirar plenamente.
2. Feche os olhos.
3. Identifique a parte de seu corpo onde está sentindo essa emoção.
4. Descreva o que está sentindo. A emoção tem alguma forma, cor, som?
5. Não tente mudar essa emoção. Dê-se permissão para senti-la plenamente, exatamente como ela é.
6. Continue respirando e movendo-se enquanto faz isso – respirar e mover-se ajuda a fazer que a emoção se centralize.

Eis o que você deve perceber: assim que você dá à sua emoção a oportunidade de ser plenamente sentida, ela se vai. Você pode usar esta técnica sempre que sentir uma emoção difícil. E sabe da melhor? Você vai perceber que tem capacidade para lidar com ela sem precisar de ajuda externa.

Pelos em lugares errados

Muitas mulheres percebem o crescimento de pelos escuros ou grossos no queixo e sobre o lábio superior na meia-idade. Embora isso possa ser perturbador, é perfeitamente natural, sendo o resultado do aumento na relação androgênio/estrogênio que começa a prevalecer no início da perimenopausa. O androgênio pode transformar pelos finos e claros (ou penugens) em pelos mais grossos (ou pelos terminais). Às vezes, porém, a abundância de pelos faciais pode significar um desequilíbrio hormonal subjacente, tal como na condição conhecida como ovário policístico. Pelos faciais grossos também são comuns em mulheres cuja alimentação é rica demais em carboidratos refinados, que desequilibram os hormônios na direção dos androgênios. Geralmente, porém, o crescimento de pelos faciais na meia-idade não é um sinal de problemas nutricionais ou hormonais, mas apenas o resultado normal de níveis proporcionalmente maiores de androgênios.

Os mesmos hormônios androgênios associados ao espessamento e escurecimento dos pelos sobre o lábio superior e o queixo podem causar a perda de cabelos em outras áreas, como na cabeça. Os hormônios androgênios afetam os folículos capilares do escalpo reduzindo a chamada anagênese (fase de crescimento do ciclo de crescimento capilar), o que faz que os cabelos voltem a uma textura mais rala, fina. No entanto, o modo como o androgênio afeta os cabelos depende, em parte, da localização dos cabelos. Os receptores de androgênios nos folículos capilares das outras áreas do corpo variam em número e em sensibilidade. Esse é o motivo pelo qual o excesso de androgênio pode escassear os cabelos da cabeça, aumentando, ao mesmo tempo, a quantidade e a espessura dos pelos faciais. É claro que não apenas há diferenças na sensibilidade ao androgênio em diferentes partes do corpo de cada um, como também há diferenças entre indivíduos. Assim, um nível relativamente baixo de androgênio pode causar o crescimento de pelos faciais em algumas mulheres e não em outras. A quantidade de pelos no corpo e na face também varia entre diferentes grupos raciais. Caucasianos de qualquer sexo, com cabelos escuros e pigmentação fechada, tendem a apresentar mais pelos do que indivíduos louros ou de pele clara.

Técnicas de remoção de pelos

Por mais normal que seja, o excesso de pelos faciais (ou corporais) pode ser algo que você deseje eliminar de maneira cosmética. De modo geral, não recomendo pinça, cera ou lâmina de barbear, pois com o tempo essas técnicas podem distorcer o folículo capilar, dificultando a remoção definitiva dos pelos caso você se decida por este método mais tarde. Mas antes de optar pela remoção permanente, você pode querer experimentar a dieta equilibradora de insulina sugerida no Capítulo 7. Como intervenção cosmética temporária, é melhor apenas cortar os pelos o mais rente da pele que puder, ou então oxigená-los. Se você optar pela remoção definitiva, lembre-se de que pelos finos e não afetados pelo androgênio (a penugem que está presente no corpo todo) podem ser afetados por esse hormônio em qualquer ponto da perimenopausa, ou mais além. Assim, embora você possa ter removido os pelos grossos existentes no momento, talvez seu corpo esteja produzindo novos pelos regularmente, especialmente em épocas de estresse, quando sobem os níveis de hormônios androgênios. Às vezes, o surgimento de pelos é estimulado pelos hormônios que você está usando, ou pelo seu nível de alimentação ou de estresse.

ELETRÓLISE: Eletrólise é um procedimento realizado por um profissional treinado e que é feito enviando-se uma corrente elétrica ao folículo capilar por meio de uma agulha cuidadosamente aplicada. Podem ser necessários vários tratamentos por folículo capilar para destruir de fato o folículo e impedir que o pelo torne a nascer. A eletrólise é desconfortável, e por isso pode ser interessante pedir a seu médico uma receita de anestésico tópico como o EMLA (lidocaína e prilocaína), que deve ser espalhado na pele uma hora antes do tratamento. Com o tempo – geralmente, entre algumas semanas e alguns meses – as sessões regulares de eletrólise vão reduzir bastante a quantidade de pelos escuros. Mas talvez você precise prosseguir com os tratamentos uma vez a cada mês, por exemplo, pois novas penugens podem se transformar em pelos terminais. Procure saber se o profissional que aplica a eletrólise é bem treinado e possui certificado.

REMOÇÃO DE PELOS COM *LASER*: A tecnologia *laser* para remoção de pelos está melhorando a cada dia e pode ser bastante eficiente. Como a eletrólise, é um processo doloroso, e por isso deve ser usado um anestésico tópico (EMLA) antes da aplicação. Procure um médico bem treinado na tecnologia *laser*, pois esse é um campo de rápida evolução.

MEDICAMENTOS VENDIDOS MEDIANTE RECEITA: Os medicamentos mencionados na página 355 para tratamento da queda de cabelos da cabeça podem ser, ironicamente, eficientes no tratamento de pelos faciais, pois ambos podem resultar das alterações hormonais da menopausa. A espironolactona, em particular, é um poderoso antiandrogênio que costuma funcionar bem em aplicações tópicas.

Alopecia androgênica: perda de cabelos na meia-idade por desequilíbrio hormonal

Apesar de algumas mulheres começarem a perder cabelos na menopausa como aspecto secundário das mudanças hormonais pelas quais o corpo passa, a maioria não tem esse problema. Dizer que a perda significativa de cabelos é parte secundária da menopausa equivale a dizer que a demência é uma parte normal do enfraquecimento. No entanto, a perda de cabelos na perimenopausa é um problema relativamente comum que mina a autoconfiança e a autoestima, fazendo que a pessoa tenha dificuldades para se sentir bem em situações sociais.

A alopecia androgênica, que resulta naquilo que podemos chamar calvície de padrão masculino, é, de longe, a causa mais comum de perda e adelgaçamento dos cabelos em mulheres de meia-idade. Geralmente, o cabelo fica mais fino e ralo, e a linha capilar pode até retroceder, embora nas mulheres a parte frontal fique quase sempre preservada. Até treze por cento das mulheres na pré-menopausa e 37 por cento das mulheres após a menopausa sofrem, até certo grau, de perda de cabelos associada a hormônios.

Recentemente, recebi a seguinte carta ilustrativa de Evelyn, uma das assinantes de meu boletim.

> Estou escrevendo para tentar esclarecer a reposição hormonal natural. Passei por uma histerectomia completa agora em julho, aos 44 anos – eram fibromas. Minha médica começou a me dar Premarin, e não percebi nenhum problema. No entanto, tenho lido vários livros sobre reposição hormonal natural e decidi seguir as recomendações do dr. Hargrove [ver página 339] que minha médica me receitou. Tenho usado quatro gotas da loção hormonal para controlar os calores. Após algum tempo, percebi que minha pele ficou oleosa e que estou com acne. Além disso, o que mais me preocupa é que estou perdendo cabelos em ritmo acelerado.
>
> Fiz um exame de sangue para medir hormônios e tireoide, e tudo estava dentro dos limites normais. O exame de saliva mostrou que os níveis hormonais estavam mais elevados do que os de uma mulher jovem e saudável. Estou tentando reduzir a dosagem para ver se isso tem algum efeito sobre os cabelos. Sei que o excesso de estrogênio pode causar queda de cabelos. Minha médica me incentivou a voltar às alternativas farmacêuticas, que, segundo ela, têm sido usadas com sucesso há mais de vinte anos. Agora, estou muito confusa e faria quase qualquer coisa para fazer que meus cabelos parassem de cair. Por favor, diga-me como posso lidar com esse problema.

Evidentemente, Evelyn está convertendo estrogênio em androgênio, e os androgênios estão tendo efeito sobre seus folículos capilares. É por isso que sua pele está ficando oleosa, ela está tendo acne e seus cabelos estão caindo.

Embora o tratamento hormonal que ela tem seguido funcione bem para muitas mulheres, os hormônios transdérmicos vão direto para a corrente sanguínea, e por isso podem gerar níveis maiores com doses menores do que aquelas recebidas por via oral. Sugeri-lhe que passasse a tomar um preparado oral com estrogênio e progesterona, ou que reduzisse bastante a aplicação tópica de estrogênio e progesterona. Por motivos que ainda não estão inteiramente claros, algumas mulheres se dão melhor com hormônios orais. Também sugeri que Evelyn siga uma dieta com pouca insulina, para que o excesso de insulina proveniente dos carboidratos refinados não force seu corpo a produzir mais androgênio. Ela também pode tomar um suplemento com forte dosagem de soja para amenizar os calores e manter os ossos saudáveis. Essa infusão de fito-hormônios pode ajudá-la a reduzir a dose de estrogênio, e assim haveria menos hormônio sendo convertido em androgênio.

Se você tem folículos capilares particularmente sensíveis ao androgênio, como a Evelyn, qualquer método de reposição hormonal que leve androgênio demais para seu corpo pode causar queda de cabelos. O problema cessa quando você para de tomar o remédio. Entretanto, a maioria dos problemas de queda de cabelos de origem hormonal não é causada pela reposição hormonal, mas pelo desequilíbrio na produção de hormônios em seu próprio corpo.

A queda de cabelos associada a androgênios pode ser comparada ao canário na mina de carvão. É um sintoma que costuma assinalar um desequilíbrio hormonal muito mais daninho, que, de um modo ou outro, afeta muitas mulheres. Embora, como mencionei, até 37 por cento das mulheres na menopausa tenham alguma queda de cabelos provocada pelo aumento na produção de androgênios nessa fase da vida, entre dez e quinze por cento das mulheres têm a síndrome de excesso de androgênio, caracterizada pela acne facial, pela queda de cabelos de padrão masculino, pela obesidade na parte superior do corpo (forma de maçã), resistência à insulina, aumento no número de pelos faciais e mudanças adversas no perfil de lipídios.

Essa síndrome, que se superpõe a síndrome X, da qual falei no Capítulo 7, está associada à síndrome do ovário policístico, à hipersecreção das suprarrenais, a fatores genéticos, ao excesso de gordura corporal ou a causas desconhecidas. Como todos esses fatores armam o cenário para doenças cardiovasculares e diabetes precoces, a queda de cabelos de origem hormonal precisa ser vista como apenas um dos aspectos de um desequilíbrio sistêmico muito mais grave, para cujo alívio você pode fazer muita coisa.

Como conseguir de volta os seus cabelos – Enquanto melhora a sua saúde

Primeiro, peça que seu médico realize exames para descobrir se existe uma causa sistêmica para a queda de cabelos. O diagnóstico do tipo de queda de cabelos que você tem ajudará a identificar as opções mais eficazes.

Averigue se seus níveis hormonais estão dentro do normal. Embora a grande maioria das mulheres com queda de cabelos mostre níveis hormonais normais, é importante descartar aquelas raras e ocasionais anomalias, lembrando que normalmente o problema não está no nível absoluto de androgênio do corpo, mas na maior sensibilidade dos folículos capilares ao androgênio. Peça que seu médico avalie os níveis de tireoide, DHEA, testosterona livre e androstenediona. Se você se enquadra no perfil de alguém com síndrome de excesso de androgênio, analise também o perfil de lipídios, a pressão arterial e o açúcar no sangue.

Mesmo que seus níveis hormonais se mostrem normais, faça o seguinte:

- Siga a dieta para equilíbrio hormonal apresentada no Capítulo 7.

- Perca o excesso de gordura corporal. Saiba que se sua percentagem de gordura corporal, medida no consultório de seu médico ou em uma academia credenciada, está acima de trinta por cento, tal excesso representa uma fábrica de androgênio que pode elevar a insulina, a pressão arterial e os lipídios no sangue a níveis pouco salutares. O excesso de gordura corporal causado por um estilo de vida sedentário e uma dieta excessivamente rica em carboidratos refinados e em gorduras trans pode ser o principal fator a se combater, não só por causa da queda de cabelos associada ao androgênio, como também pelos problemas de saúde associados a ela.

- Tome um bom suplemento vitamínico e mineral (ver Capítulo 7) para ajudar seus novos cabelos a crescer com vigor.

- Experimente ervas chinesas. Shou Wu Pian é um remédio herbáceo chinês que costuma funcionar muito bem na restauração do crescimento capilar. Minha acupunturista usou-o durante anos, e observei seus belos resultados, inclusive com a redução dos cabelos brancos. (Ver Recursos.)

TRATANDO A SUPERFÍCIE: *Spray* de monoxidil e tretinoína: atualmente, o minoxidil é o único medicamento aprovado pelo FDA por seus efeitos benéficos sobre o crescimento capilar. O minoxidil é um poderoso anti-hipertensivo que, quando ingerido oralmente, reduz a pressão arterial, dilatando os vasos sanguíneos. Acidentalmente, descobriu-se que faz crescer cabelos. Embora não esteja claro o modo como promove o crescimento capilar em aplicações tópicas, ele pode aumentar o tamanho do folículo capilar, prolongar a fase de crescimento do folículo, aumentar o afluxo de sangue para a pele ou realçar a síntese de DNA. Os efeitos colaterais são raros, mas podem incluir irritação cutânea e um rápido e breve aumento nos batimentos cardíacos. Em um estudo, uma solução de dois por cento de minoxidil aumentou a massa capilar total em um período de quarenta semanas de uso.[16] Quando pesquisadores combinaram uma solução de dois por cento de minoxidil com 0,025 por cento de tretinoína (Retin-A) usando-a quatro vezes por dia como *spray* para o couro cabeludo, noventa por cento das mulheres do estudo apresentaram, após seis meses, melhorias visíveis e cosmeticamente significativas na qualidade dos cabelos.[17]

REMÉDIOS SOB RECEITA PARA TRATAMENTO DE QUEDA DE CABELOS DE ORIGEM HORMONAL: Os remédios receitados por médicos para balancear os desequilíbrios hormonais funcionam bem com algumas, embora nem todas, mulheres com queda de cabelos associada a hormônios. No entanto, eles aliviam os sintomas sem tratar da causa subjacente – excesso de gordura corporal, dieta pouco saudável, estilo de vida sedentário, e assim por diante – ou ajudam-na a aprender a se curar usando a sabedoria interior do próprio corpo. Se você usa um dos remédios relacionados a seguir, complemente-os com uma alimentação apropriada e mudanças no estilo de vida.

• *Pílulas anticoncepcionais* com etinilestradiol, 30-40 mcg, em vinte dias do ciclo: Às vezes, as pílulas anticoncepcionais conseguem fazer cessar a queda de cabelos androgênica pelo mesmo motivo que ajudam a curar a acne – elas reduzem a suscetibilidade do corpo aos efeitos do androgênio no folículo capilar e na glândula sebácea a ele ligada.

• *Dexametasona*, 0,125-0,375 mg na hora de dormir. A dexametasona é um poderoso esteroide que suprime a produção de androgênios, aumentando assim a quantidade de cabelos na cabeça. Ela também trata a acne que acompanha a queda de cabelos de padrão masculino em muitas mulheres. Infelizmente, tem também os possíveis efeitos colaterais do excesso de cortisol, tal como o aumento na insulina, o adelgaçamento da pele e dos ossos e o aumento da suscetibilidade às infecções.

• *A espironolactona* é um antiandrogênio que pode ser ingerido ou aplicado topicamente. Por via oral, ela reduz a testosterona livre e total. Aplicada topicamente, reduz a quantidade de androgênio que afeta diretamente o folículo capilar.

Em algumas mulheres, uma receita de reposição hormonal individualizada, como aquelas apresentadas no Capítulo 5 e acima para a pele, podem ajudar a equilibrar os níveis hormonais e o excesso de androgênio.

Aproveitando ao máximo os cabelos que você tem

Enquanto você estiver se cuidando de dentro para fora – ou de fora para dentro – ainda vai querer ter a sua melhor aparência. Aproveite ao máximo os cabelos que você tem... e melhore-os.

Consulte um profissional especializado em perucas, apliques e permanentes. Você pode até pensar em um transplante de cabelos feito por um dermatologista ou por um cirurgião plástico.[18]

Eis algumas sugestões para fazer que os cabelos ralos ganhem melhor aparência:

- Use xampus suaves, não mais do que uma vez a cada dois dias.
- Não escove os cabelos quando estiverem molhados – isso os estica.
- Evite eriçá-los – os fios podem quebrar.
- O cloro danifica os cabelos. Lave-os com água pura. Se a água de seu chuveiro contém cloro, use um filtro próprio.
- Peça a seu cabeleireiro que lhe recomende produtos para cabelos finos, dando-lhes mais volume.

Quando o cuidado adequado da pele não basta: decidindo-se sobre procedimentos cosméticos

Às vezes, o resultado que você procura não será obtido apenas com uma dieta e bons cuidados com a pele. Se o seu rosto tem algum aspecto "consertável" que a incomoda sempre que você se olha no espelho, talvez seja hora de pedir ajuda externa. Quer deseje melhorar o sorriso com odontologia cosmética, quer livrar-se das bolsas sob os olhos que fazem-na parecer cansada quando você não está, não restam dúvidas de que consertar um "treco" de sua aparência que drena as suas energias pode melhorar sua qualidade de vida. É por isso que tantas mulheres põem aparelhos dentários na meia-idade, ou fazem *peeling* no rosto para ficarem com aparência mais jovial, que não se pode obter de outro modo. O número de cirurgias cosméticas cresce a olhos vistos, em função das grandes melhorias na tecnologia e da demanda cada vez maior.

Parece-me quase impossível passar pelo processo normal de enfraquecimento facial em nossa cultura sem desejar fazer alguma coisa a respeito de certas partes do rosto, especialmente pálpebras e queixo. Se você é uma dessas pessoas de sorte que não se preocupa com pálpebras flácidas ou queixos duplos, ótimo. Se, porém, você quer fazer uma cirurgia para dar uma melhorada na aparência do rosto, das pálpebras, ou um *peeling*, uma lipo, uma cirurgia a *laser* ou algum outro tipo de aperfeiçoamento cosmético do seu exterior, também está ótimo. Todos estes anos, tenho recomendado plásticas ou algum procedimento cosmético a muitas pacientes. Praticamente cem por cento delas ficaram encantadas com os resultados – embora ninguém comente nada sobre o assunto aqui no Maine.

Além de encaminhar pacientes para cirurgias plásticas, enquanto eu ainda estava no Women to Women, fiz um curso sobre *peeling* facial profundo.

Fazíamos os *peelings* no consultório e depois cuidávamos das pacientes em um quarto particular durante quatro dias. Sempre pensei nesse serviço como uma experiência do tipo "casulo", na qual as mulheres recém-raspadas e vulneráveis ficavam seguras, aquecidas e saudáveis, enquanto despojavam-se de suas antigas peles e se preparavam para enfrentar o mundo com nova aparência. Devo admitir que os resultados foram espetaculares para as mulheres (e para o único homem) que se submeteram ao procedimento. Eu ficava sempre excitada quando, no último dia, testemunhava a "revelação", quando ajudávamos nossas pacientes a remover as máscaras de pó e aplicávamos maquiagem para cobrir a pele renovada, mas muito vermelha. Isso era particularmente válido para aquelas mulheres cujos difíceis e dolorosos históricos tinham antes coberto seus rostos com expressões de raiva e de depressão, emoções com as quais elas já haviam trabalhado. Praticamente todas as mulheres que tratei tinham feito um intenso trabalho interior. Agora, elas só queriam que o exterior correspondesse ao interior.

Uma de minhas pacientes removeu as bolsas sob os olhos aos 41 anos, mais ou menos um ano após a mastectomia. Corrigindo as pálpebras com a plástica, ela pareceu mais radiante e jovem do que esteve em anos. E sua nova aparência contribuiu para sua maneira de lidar com a vida e provavelmente para melhorar seu sistema imunológico.

Se você acha que deve consultar um cirurgião plástico ou se já agendou uma cirurgia, recomendo-lhe o seguinte:

• Assegure-se de que estará se submetendo a uma cirurgia porque isso fará que se sinta melhor. Não faça isso por seu marido, por seu namorado ou por sua mãe. Com o passar dos anos, percebi que o resultado dessas cirurgias é sempre muito melhor quando nossa motivação está bem clara.

• Escolha o médico certo. Quando se trata de cirurgia cosmética, e especialmente de técnicas *laser*, há muita superposição entre o dermatologista e o cirurgião plástico. Por exemplo, o *peeling* a *laser* que inclui a área das pálpebras (geralmente feito no consultório) dá um resultado que quase sempre é tão bom quanto uma cirurgia feita com bisturi. Procure um cirurgião plástico qualificado, ou, no caso de procedimentos a *laser*, um dermatologista ou outro especialista com profundos conhecimentos de tecnologia *laser*.

• Não escolha um médico só porque seus preços são os mais vantajosos. Todo procedimento cirúrgico ou com *laser* envolve certo risco. Esse risco aumenta caso o médico procure atalhos no que diz respeito à segurança e aos cuidados com os pacientes só para reduzir custos.

• Assegure-se de que o profissional é uma pessoa que a deixa completamente à vontade. (Esse mesmo critério se aplica a pessoas que entram em contato com o seu corpo – inclusive o dentista.) Faça-se a seguinte pergunta: "Esta pessoa tem o toque clínico, objetivo e curativo que me deixará à vontade mesmo se eu precisar usar apenas minhas roupas íntimas para que ela possa ver o meu corpo e tirar fotos como parte do meu tratamento?". Os bons médicos deixam-na à vontade mesmo em situações como essa. Se você se sentir desconfortável, por pouco que seja, procure outro profissional. Foi o que aconteceu com uma amiga que procurou um cirurgião plástico para tratar tanto do nariz como de seu desvio do septo. (Seu nariz estava quebrado desde a infância.) O cirurgião ficou olhando para seus seios, que são relativamente pequenos, enquanto ela tentava fazer que ele se concentrasse em seu nariz. Ela não queria fazer implantes nos seios. Embora esse médico tivesse as melhores credenciais, estudado nas melhores escolas americanas e fosse absolutamente competente em termos técnicos, era alguém com aquilo a que chamo de fator malicioso. Sua atitude deixou-a pouco à vontade. E por isso ela escolheu outra pessoa para fazer sua cirurgia. A sensação de desconforto foi confirmada mais tarde através de uma fofoca: ele teria dito à esposa, também médica, quais cirurgias tinha feito, e em quem. Essa informação se espalhou pela comunidade. Tamanha quebra de sigilo é absolutamente inaceitável, mas acontece. Você pode evitar esse tipo de informação confiando em sua intuição, bem como nas credenciais do médico.

• Mantenha para si mesma – o máximo que puder – a decisão a respeito de sua cirurgia. Você ficaria espantada se soubesse quantas opiniões diferentes seus amigos podem ter com relação a cirurgias plásticas, dependendo de onde você mora. (O sudeste dos EUA é o atual líder em número de cirurgias plásticas.)[19] Algumas amigas, por exemplo, podem achar que você não é muito desenvolvida espiritualmente caso remova as bolsas sob os olhos. Francamente, sua aparência não é da conta delas.

• Se for possível, faça a cirurgia em outra cidade. Muitas pacientes passaram pela experiência de ficar em casa após uma cirurgia facial, com o rosto marcado como se tivessem levado uma surra e tendo de atender a campainha para receber o encanador, o carteiro e todos que aparecessem.

• Dê-se algum tempo. Geralmente, duas semanas é o tempo de recuperação de cirurgias nas pálpebras ou no rosto, pelo menos para que você pareça apresentável. Use esse tempo para ler ou para aquela merecida pausa em sua rotina. Isso irá acelerar o processo de cura e ajudar a melhorar tanto o seu interior como o exterior.

• Procure obter ajuda de alguém para que você possa ficar em repouso ao menos nos três primeiros dias após a cirurgia. Mesmo que esteja se sentindo bem, você estará mais cansada do que de costume e até um pouco sensível, emotiva, nesse período vulnerável. Reserve o tempo e o espaço de que necessita.

- Faça um estoque da erva chinesa Yannan Pei Yan e comece a tomar um comprimido quatro vezes ao dia assim que for possível após a cirurgia. Essa erva acelera a cura e reduz as irritações pós-operatórias. Também recomendo que tome pelo menos 2 g de vitamina C durante duas semanas antes e quatro semanas após a operação para ajudar a repor o colágeno da pele. Você também pode usar creme cutâneo contendo éster de vitamina C para acelerar a recuperação.

- Peça a seu cirurgião e a seu anestesista que ponham para tocar CDs ou fitas de relaxamento antes e durante a cirurgia. (Ver Recursos.)

- Seja realista. A cirurgia cosmética não irá mudar a sua vida, apesar do que nossa cultura possa fazê-la acreditar. Se você está bonita por fora mas feia, deprimida ou triste por dentro, seu encanto começa a se esvair trinta segundos depois que você entra em uma sala. Tenho certeza de que você já passou por isso – conhecer pessoas que se tornavam mais e mais atraentes, bem diante dos seus olhos, à medida em que você conhecia e apreciava seu humor, sua alegria ou o tom bem-humorado que emprestavam a cada situação.

Veias varicosas

É bem provável que você não goste daquelas veias azuladas e proeminentes e deseje fazer o que for possível para preveni-las ou, se já possui algumas, reduzi-las. A aparência, porém, não é o único problema das varizes. Se elas pioram, começam a dar uma sensação de peso e de dor nas pernas, especialmente no final do dia. Felizmente, há várias maneiras de preveni-las ou, caso tenha algumas, de impedir que piorem.

Vamos começar com a definição de varizes e o motivo pelo qual surgem. A palavra *variz* significa uma veia dilatada, tortuosa e localizada logo abaixo da pele. Geralmente, as válvulas dessas veias, que devem impedir o sangue de fluir ao contrário, não funcionam mais como deveriam. Quando uma veia superficial se estica e perde sua elasticidade, e suas válvulas não se fecham apropriadamente, o sangue flui ao contrário, acumulando-se na veia afetada, que aumenta e forma uma massa de tecido azulado sob a pele. As varizes podem ser grandes, com a aparência de minhocas azuis, ou podem ser pequenas e de cor azul-arroxeada. Essas veias pequenas, como pequenas aranhas, costumam aparecer com um padrão de leque na região da coxa. As varizes, grandes ou pequenas, são o resultado final da má circulação.

Alimentação e varizes

Está bem claro que a causa fundamental das varizes é uma alimentação rica em carboidratos refinados e pobre em fibras – o mesmo tipo que também está associado a doenças cardíacas, câncer de mama e pele ruim. Esse tipo de alimentação pode resultar em sutis deficiências nutricionais, excesso de peso e prisão de ventre, fatores que aumentam a pressão sobre as veias das pernas.[20]

Tosses crônicas causam a mesma coisa – bem como o excesso de gordura abdominal.

As varizes são praticamente inexistentes na África rural, onde a alimentação tende a ser rica em alimentos integrais com fibras e pobre em alimentos refinados. Mas graças à nossa alimentação bem diferente, quase todas as norte-americanas correm o risco de ter pelo menos algumas veias dilatadas nas pernas. As varizes também podem piorar com as alterações hormonais pelas quais as mulheres passam em três épocas específicas da vida: no início dos ciclos menstruais, na gravidez e no início da menopausa. São as épocas em que estamos mais suscetíveis a mudanças sutis no fluxo sanguíneo, que aumentam o risco de danos às paredes dos vasos sanguíneos. Por causa dessas alterações hormonais, as varizes podem aparecer até quando temos vinte anos. Nos homens, ao contrário, as varizes aparecem ao longo da vida até os setenta anos, e não parecem ter relação com hormônios.

Programa para prevenir ou tratar de varizes

Agora que você sabe com quem está lidando, vamos manter suas veias em ótima forma.

• *Dê às suas pernas o suporte que merecem.* Se você já tem varizes ou uma história familiar de varizes, use meias de compressão sempre que souber que terá de ficar de pé por muito tempo.E eleve suas pernas o máximo que puder. Minha família tem um antigo histórico de varizes, e por isso, quando estava fazendo residência, usava sempre meias de compressão durante os plantões. Essas meias me deram uma nova vida. Embora estivesse com vinte e poucos anos nessa época, percebi que, quando não as usava, minhas pernas doíam e meus tornozelos ficavam inchados depois de ficar de pé a noite toda. (Eu usava meias da marca Jobst; outra marca boa é a T.E.D. Você as encontra em farmácias. Caso o seu médico passe uma receita para elas, você pode reembolsá-las junto a seu convênio.) Evite meias comuns que vão até o joelho ou coxa caso você tenha varizes, pois o elástico na parte superior dessas meias impede o fluxo do sangue venoso e aumenta o acúmulo de sangue nas veias, que é a causa do problema.

- *Se você toma estrogênio, verifique se a dose está certa.* Terapia de reposição hormonal de baixa dosagem não parece causar varizes nas mulheres, mas de vez em quando a mulher parece ficar mais com dores e inchaços nas pernas quando faz TRH, e as varizes existentes parecem piorar. Se você já percebeu que suas veias parecem piorar com a reposição hormonal, pense em reduzir a dosagem.
- *Evite ficar constipada; siga uma alimentação com quantidade adequada de fibras, muita água e poucos carboidratos refinados.*
- *Use seus músculos para manter o sangue em movimento.* Exercícios ritmados como caminhar, andar de bicicleta, correr ou nadar mantêm o sangue em movimento e usam a ação mecânica de seus músculos para tirar o sangue das veias e levá-lo de volta ao coração. Tenho visto muitas mulheres curarem varizes sintomáticas e melhorarem a aparência de suas pernas com um programa regular de exercícios.
- *Alimente e proteja o revestimento de suas veias.* O mirtilo (*Vaccinium myrtillus*) contém compostos flavonoides conhecidos como antocianosídeos, poderosos antioxidantes que melhoram a microcirculação e protegem o revestimento das veias. Essas mesmas substâncias aumentam o nível sanguíneo de um hormônio conhecido como prostaciclina (um eicosanoide) que previne o acúmulo de plaquetas, permitindo um fluxo sanguíneo mais suave pelos vasos. Essa erva tem sido usada com êxito na prevenção e tratamento de varizes causadas pela gravidez.[21] A dose usual é de 160 mg por dia para a prevenção geral de varizes, e de até 480 mg por dia para tratar varizes já existentes. Os compostos flavonoides de frutas vermelhas, especialmente de vacínios, amoras e framboesas, também são úteis para manter a saúde das veias.
- *Mantenha escorregadias as paredes dos vasos sanguíneos.* Pesquisas mostram que indivíduos com varizes têm menor capacidade de quebrar a fibrina das paredes dos vasos. A fibrina é uma proteína sanguínea envolvida em coágulos. Quando não é metabolizada apropriadamente por uma enzima conhecida como ativador de plasma, ela reveste o interior da veia, fazendo que ela e a pele ao redor fique dura e encaroçada. Normalmente, as veias têm nas paredes uma quantidade suficiente de ativador de plasma para impedir o acúmulo de fibrina. Mas quando se transformam em varizes, o nível de ativador de plasma diminui.[22] Assim, você precisa importar a sua (ou o seu). Descobriu-se que uma substância conhecida como bromelina, encontrada no abacaxi, parece agir de forma similar ao ativador da plasminogênese, causando a ruptura das fibrinas.[23] Na forma de suplemento, pode ser usada para tratar de varizes já existentes, ou, em quantidades menores, para preveni-las.
- A dose usual de bromelina é de 125-450 mg, três vezes por dia, com o estômago vazio. Use a quantidade menor como preventivo geral, e a quan-

tidade maior para tratar de varizes já presentes. A bromelina é vendida em lojas de produtos naturais. Você também pode ingerir bromelina comendo abacaxis.

- *Assegure-se de que está ingerindo quantidades adequadas de vitamina E.* Como a deficiência de vitamina E tem sido associada à exacerbação das varizes, você deve se assegurar de que está bem suprida dessa vitamina. A dose adequada é de 100-400 UI por dia, a quantidade que já recomendei para sua combinação de suplementos multivitamínicos e minerais.

Quando pensar em tratamento – Cirurgia ou escleroterapia

Se suas varizes estão lhe causando dores que não respondem às medidas que apresentei (o que inclui sentir-se envergonhada demais para usar shorts ou trajes de banho), recomendo-lhe pensar em uma escleroterapia ou de cirurgia de remoção de veias. A escleroterapia é praticada por dermatologistas e outros especialistas, e é um procedimento de consultório: injeta-se nas varizes uma solução que irrita o interior da parede do vaso sanguíneo, fazendo que ele se feche. A escleroterapia tem sido praticada com segurança na Europa nos últimos cinquenta anos. Hoje em dia, tem sido amplamente praticada nos Estados Unidos, mais do que em qualquer outra época. Um médico com prática nessa técnica fará uma avaliação inicial de suas veias usando ultrassom Doppler para determinar se você precisa ou não remover a veia, além da escleroterapia.

A grande maioria dos casos pode ser tratada apenas com uma injeção.[24] Mas varizes grandes com válvulas defeituosas que vão desde a virilha até o joelho, ou além dele, talvez não possam ser tratadas apenas com injeção. Nesse caso, usa-se a remoção da veia, na qual as veias dilatadas e tortuosas na superfície da pele (as veias safenas) são amarradas (ligadas) e extraídas por cirurgia. A maioria dos cirurgiões vasculares conhece bem o procedimento. A remoção de veias é feita sob anestesia geral e exige a permanência em hospital. Um bom escleroterapeuta costuma trabalhar com um cirurgião vascular para que você tenha os melhores e mais seguros resultados.

Caso você decida se submeter à escleroterapia por meio de injeção ou *laser*, recomendo-lhe seguir minhas sugestões para manter as veias saudáveis antes e depois de seu tratamento. Ao fazê-lo, você irá reduzir a chance de ter qualquer problema recorrente.

Malgrado nossos melhores esforços para parecermos joviais, a vida está repleta de desafios que, mais cedo ou mais tarde, são registrados no rosto e no corpo. Felizmente, na meia-idade muitas mulheres estão mais bem preparadas para lidar com isso do que quando tinham vinte anos e ainda acreditavam que a vida seria perfeita caso perdessem aqueles últimos quatro ou cinco quilos ou se o seu nariz fosse diferente. O fardo da perimenopausa remove parte de nosso foco egoísta. Já passamos por tantas experiências na vida que nos contentamos com o fato das pernas ainda funcionarem, mesmo que não pareçam perfeitas, e ficamos felizes por podermos nos divertir com muitas coisas, mesmo que isso crie rugas ao redor dos olhos. Que alívio!

12

De cabeça erguida para a vida: formando ossos saudáveis

No último verão, tive o privilégio de assistir ao vivo a Tina Turner, a lenda do rock, em um concerto. Em uma idade (mais de sessenta) em que a maioria das mulheres está resignada a tirar o pé do acelerador e a viver com mais tranquilidade, Tina arrasou no palco em seus saltos altíssimos (o que por si só é um prodígio atlético), produzindo sua exclusiva música extremamente enérgica durante duas horas ininterruptas e brilhando mais do que dançarinas com metade da sua idade. Sua apresentação digna de reverência pôs de lado qualquer discussão a respeito dos supostos limites na disposição e energia física que deveríamos ter com a idade. Fiquei encantada com o fato de ver que minhas filhas também conseguiram internalizar esse ícone feminino de poder e saúde. Vendo Tina Turner naquela noite, lembrei-me novamente de que nós, mulheres na perimenopausa, podemos manter nossa força e habilidade física durante anos se estivermos dispostas a continuar em movimento, exercitando nossos músculos regularmente – e, evidentemente, a despachar qualquer Ike que estiver nos impedindo de crescer.

Tina Turner – e milhares de outras mulheres mais velhas que caminham de cabeça erguida – apresentam uma alternativa clara à realidade da osteoporose. Você não precisa ir muito longe para encontrar mulheres encurvadas ou deformadas por essa devastadora doença. A osteoporose começa de fato na perimenopausa, mas seus efeitos podem ficar ocultos por vinte anos ou mais, geralmente surgindo quando já é tarde para tratarmos dela. Quando se trata de saúde dos ossos, a prevenção é absolutamente essencial. E essa prevenção precisa começar na perimenopausa.

Osteoporose: o escopo do problema

A perda óssea começa em silêncio, sem sintomas. Nos primeiros estágios, chama-se osteopenia. Com a lenta progressão da osteoporose, os ossos começam a ficar cada vez mais porosos, quebradiços e sujeitos a fraturas.

Não se iluda. Esta doença pode ser fatal. Estima-se que, lá pelo ano 2020, quarenta milhões de americanas terão mais de 65 anos e que entre dezoito e 33 por cento dessas mulheres deverão ter sofrido fratura do quadril até chegarem aos noventa. Dessas, que tiverem fratura do quadril, de doze a vinte por cento vão morrer de complicações relacionadas com o problema. (Ao longo da vida, o risco de morte causada por fratura de quadril de uma mulher de cinquenta anos é igual ao risco de morte causada por câncer de mama.) Entre as que não morrem por causa das complicações, cinquenta por cento nunca recuperam a capacidade de andar, e por isso não poderão voltar a viver de maneira independente.

A osteoporose também aumenta o risco de fraturas dos pulsos e de esmagamento das vértebras, o que pode causar dor, incapacidade e deformação. É o esmagamento da vértebra, no qual um osso da espinha se fragmenta, que causa a postura encolhida e corcunda – que inclui a barriga inchada – tão comum em mulheres mais velhas. Se sua mãe ou avó tem essa postura, talvez você esteja vendo o seu futuro – a menos que aja agora.

Lá pelos 85 anos, a maioria das caucasianas dos Estados Unidos terá tido pelo menos uma deformação parcial da espinha dorsal.[1] O risco para as afro-americanas é menor, enquanto o risco para as norte-americanas de origem asiática fica entre esses dois pontos. Essa diferença está relacionada, em parte, ao fato de mulheres com mais pigmento cutâneo terem também uma matriz de colágeno – a partir da qual os ossos são formados – mais rica. Os homens também possuem ossos mais espessos e fortes do que as mulheres, em parte por motivos genéticos e em parte porque têm níveis mais elevados de testosterona, hormônio que também forma os ossos. Apesar de os homens também poderem ter osteoporose, geralmente a doença estará associada ao consumo de álcool ou ao uso de anabolizantes, e aparece em uma idade mais tardia do que nas mulheres. Atualmente, a osteoporose custa ao sistema de saúde pública dos EUA cerca de US$ 18 bilhões. As fraturas do quadril representam oitenta por cento das despesas totais, custando em média US$ 35.000 por paciente.[2]

Vendo essas estatísticas desencorajadoras, não é de espantar que tantos médicos receitem rapidamente estrogênio ou um dos novos remédios formadores de ossos como o raloxifeno (Evista) ou o alendronato (Fosamax). Mas lembre-se, porém, de que as estatísticas foram baseadas em populações inteiras e podem não ter relação alguma com você. Já encontrei em minha atividade clínica mulheres de oitenta anos com a densidade óssea de moças de 25. Também encontrei mulheres de 25 com os ossos normalmente encontrados em mulheres de oitenta anos. E hoje há muitas opções seguras e naturais para ajudá-la tanto a manter os seus ossos como a renová-los e torná-los mais saudáveis.

FIGURA 16: VÉRTEBRAS FEMININAS

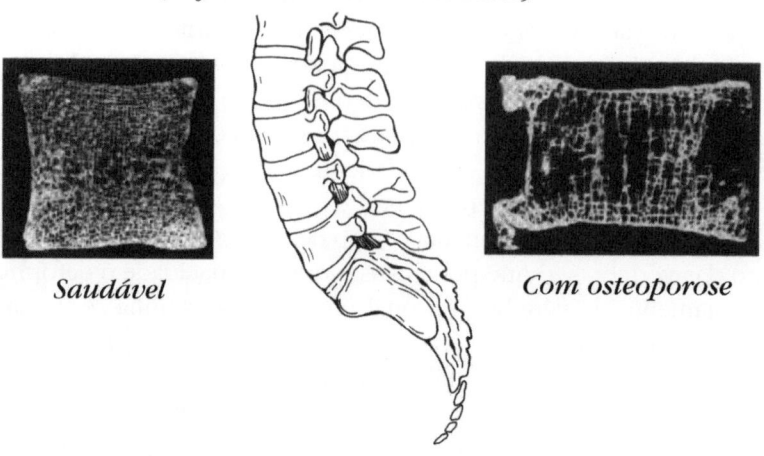

(Seções transversais dos ossos)

Saudável　　　　　　　　Com osteoporose

Fomos projetados para uma robustez vitalícia

Não há nada inerente à condição humana em geral, ou à mulher na perimenopausa em particular, que faça que nossos ossos se enfraqueçam e se quebrem mais com a idade. Nossa estrutura visa a vivermos neste planeta com o bom suporte de ossos sólidos, desde a juventude até a velhice. Como outras doenças degenerativas tão comuns na civilização ocidental, como as doenças arteriais coronarianas, a hipertensão e a obesidade, a osteoporose é desconhecida ou muito rara em povos indígenas que vivem em conexão íntima com a sabedoria do planeta. Um profundo senso de conexão com a terra dá respaldo à saúde de nosso primeiro centro emocional – a parte de nossa anatomia emocional associada à sensação de participação e à nossa sensação básica de segurança no mundo. Essa sensação de segurança afeta nossos ossos, nosso sangue e sistema imunológico.

Quando toda uma cultura nos ensina a considerar o corpo como algo incontrolável e inconfiável, não nos surpreende que tantas mulheres percam o senso de conexão e suporte – tendo como resultado doenças do primeiro centro emocional, como a osteoporose. Também não nos surpreende que tantas mulheres estejam começando a perder massa óssea cada vez mais cedo, um efeito colateral do excesso de magreza motivado pelo nosso desejo de sermos aceitas por uma cultura obsessivamente concentrada na aparência.

A própria gravidade da Terra (exercícios com pesos) e a luz do sol são duas das chaves para a saúde dos ossos, como veremos neste capítulo.

Como se formam ossos saudáveis

Se você quer manter seus ossos fortes e saudáveis, precisa compreender a maneira dinâmica e sem esforços com que seu corpo forma e remodela os ossos ao longo de sua vida. O processo que resulta na osteoporose é, na verdade, um mecanismo de sobrevivência criado em milhões de anos de evolução para ajudar seu corpo a manter o equilíbrio bioquímico. Quando você começa a trabalhar com a sabedoria essencial do corpo, até ossos já enfraquecidos conseguem voltar a se fortalecer.

O metabolismo dos ossos é um processo complexo, no qual equipes de construção e de demolição trabalham lado a lado. Cada um de nossos 206 ossos gera células que vão formando uma estrutura proteica feita de colágeno. Minerais encontrados no sangue se ligam a essa matriz que endurece e forma ossos. Esses mesmos ossos também contêm células que podem quebrar essa estrutura. Na infância, enquanto crescemos, os formadores de ossos ficam na frente dos destruidores de ossos. Mas o equilíbrio pode mudar à medida que envelhecemos. Uma grande variedade de condições – inclusive depressão, deficiência de vitamina D e de minerais que formam ossos, bem como o uso de esteroides – podem permitir que os osteoblastos, as células que constroem ossos, sejam ultrapassados pelos osteoclastos, as células que destroem ossos. Como resultado, ossos enfraquecidos.

Os ossos são depósitos de minerais essenciais

Os ossos são os principais depósitos de cálcio, fósforo e magnésio, bem como de outros minerais, todos necessários para o funcionamento saudável de cada célula do corpo. O cálcio, por exemplo, regula processos que vão do batimento cardíaco e coagulação sanguínea até a ativação de células nervosas. Quando o nível de cálcio no sangue diminui, inicia-se uma série de reações biológicas complexas e inter-relacionadas:

- A glândula paratireoide (que fica no pescoço) libera hormônio paratireoide (PTH).

- O PTH estimula os rins a converter os estoques de vitamina D do corpo em uma forma ativa e a liberar o cálcio da superfície do osso. Isso reduz a mineralização do osso, que se vale de cálcio.

- A vitamina D ativada age no intestino para aumentar a absorção de cálcio dos alimentos e incentiva os rins a reterem cálcio que, de outro modo, seria perdido pela urina, facilitando a liberação de mais cálcio dos ossos.

Assim que o nível de cálcio do sangue começa a apresentar valores aceitáveis, todos esses mecanismos de *feedback* são revertidos. Outros sistemas de *feedback*, igualmente complexos, estão envolvidos no metabolismo de outros minerais essenciais.[3]

A tarefa dos osteoclastos consiste em quebrar partículas microscópicas dos ossos, liberando minerais na corrente sanguínea. Todos os dias, mais de 300 mg de cálcio são tirados de seus ossos. Em um ano, vinte por cento da massa óssea de um adulto é reciclada e reposta, pois os ossos se submetem continuamente a essa quebra e renovação em resposta às necessidades gerais do corpo. Se a quantidade de mineral retirado é maior do que a quantidade que é reposta, o resultado final é baixa massa óssea.

Os ossos se remodelam constantemente para se adaptarem ao estresse e ao esforço físico

Entre as incríveis propriedades da célula óssea básica, o osteócito, está a sua capacidade de agir como um sensor de tensão, avaliando o esforço a que o osso está sendo submetido. Embora o exato mecanismo desse processo não tenha sido plenamente compreendido, o estresse sobre o osso gera uma pequena corrente elétrica que atrai o cálcio e outros minerais até esse local. Isso é conhecido como efeito piezelétrico, e é semelhante ao mecanismo pelo qual os cristais de quartzo atuam em sistemas eletrônicos e em relógios.

O que é mais fascinante nesse processo é que ele leva em conta exatamente o ponto onde é preciso ter mais osso e aquele onde é preciso reduzi-lo. A velha história que diz que "o osso do quadril está ligado ao osso da coxa" diz mais do que a mera proximidade anatômica. Todos os ossos do seu corpo, bem como todas as demais células, estão ligados funcionalmente uns aos outros. Uma tensão sobre um osso da perna não apenas ajuda a fortalecer esse osso, como ajuda a determinar a densidade óssea em nossa espinha e ombros.[4] O estresse regular sobre os ossos é absolutamente essencial para manter os ossos fortes. É uma questão de usar ou perder. Está bem documentado, por exemplo, que a ausência de gravidade pela qual passam os astronautas causa significativa perda óssea, assim como longos períodos de permanência na cama.

Mais uma peça do quebra-cabeças se encaixa quando você fica sabendo que os osteoblastos e os osteoclastos, os construtores e os destruidores, comunicam-se por meio de proteínas conhecidas como osteoprotegerinas (OPG) e OPG-ligante. Como explicou um pesquisador, "a OPG-ligante é como o acelerador do carro. Se você pisa na OPG-ligante, você perde osso. A OPG é o freio do sistema. Se você pisa na OPG, então você obtém mais osso. O equilíbrio entre ambos determina a quantidade de osso que temos".[5] Hoje, os cientistas estão descobrindo que quase todas as substâncias que estimulam a perda óssea fazem-no reduzindo a produção de OPG, aumentando a criação de OPG-ligante, ou ambos. Por exemplo, a prednisona pode provocar uma rápida e notável perda óssea. Em laboratório, o tratamento de osteoblastos (formadores de ossos) com prednisona inibe sua capacidade de fazer OPG, mas aumenta a capacidade de produzir OPG-ligante. Em contraste, o estrogênio estimula os osteoblastos a produzir OPG.

A condição imunológica e a saúde dos ossos também estão intimamente ligadas – o que não é de surpreender, pois ambas estão sob a influência do primeiro chacra. Os osteoclastos (destruidores de ossos) derivam das mesmas células da medula espinal que criam as células brancas do sangue. Isso ajuda a explicar o motivo pelo qual indivíduos com doenças aparentemente desconexas, como artrite reumática, lúpus, diabetes, esclerose múltipla, hepatite, depressão e linfoma têm osteoporose além dos outros sintomas. Os cientistas descobriram que tudo aquilo que ativa as células T em repouso, componentes onipresentes de nosso sistema imunológico, também faz que elas produzam OPG-ligante. E sempre que você ativa as células T (como nos casos de infecção crônica ou distúrbios do sistema imunológico), tem perda óssea.

FIGURA 17: REMODELAGEM ÓSSEA

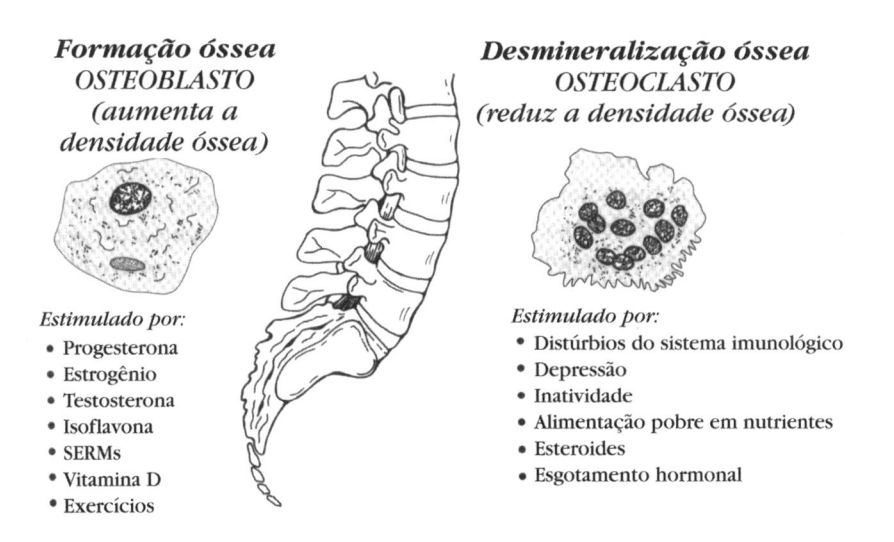

Formação óssea
OSTEOBLASTO
(aumenta a densidade óssea)

Estimulado por:
- Progesterona
- Estrogênio
- Testosterona
- Isoflavona
- SERMs
- Vitamina D
- Exercícios

Desmineralização óssea
OSTEOCLASTO
(reduz a densidade óssea)

Estimulado por:
- Distúrbios do sistema imunológico
- Depressão
- Inatividade
- Alimentação pobre em nutrientes
- Esteroides
- Esgotamento hormonal

© **2001 por Northrup e Schulz**

A função dos osteoblastos e dos osteoclastos recebe a influência de muitos outros fatores, inclusive níveis de estrogênio, testosterona e hormônio tireóideo, e da insulina, estado nutricional e hormônios (como norepinefrina e cortisol) produzidos pelo estresse emocional.[6] Há ainda evidências que sugerem que o OPG-ligante pode estimular osteoclastos ou outras substâncias, tais como os eicosanoides "ruins", a degradar a cartilagem. Com o tempo, isso causa artrite e destruição das juntas. Estão sendo realizados testes clínicos usando um tipo de OPG sintético de longa atuação para desativar os osteoclastos e com isso fazer cessar a perda óssea.

Os altos e baixos dos ossos durante o ciclo de vida

Começamos a formar o esqueleto no útero, e ele aumenta rapidamente de tamanho durante a infância, a adolescência e o início da vida adulta. Ele atinge o maior tamanho e densidade (conjunto conhecido como massa óssea máxima) em algum momento entre os 25 e os trinta anos. Em sua existência, a mulher pode perder 38 por cento da massa óssea máxima, enquanto o homem pode perder apenas 23 por cento da sua.[7] Mas alguns indivíduos são resistentes à perda óssea.[8] Um estudo mostrou, por exemplo, que 38 por cento dos homens e dois por cento das mulheres entre 55 e 64 anos quase não perderam massa óssea em um período de onze anos.[9] Entretanto, muitas mulheres começam a perder massa óssea com trinta e tantos anos, muito antes dos níveis de estrogênio começarem a cair. Essa perda tende a se acelerar na perimenopausa. A mulher caucasiana média perde de dois a quatro por cento de massa óssea por ano nos cinco primeiros anos após a menopausa. Depois disso, a perda se reduz acentuadamente, chegando a desaparecer.[10] Nos homens, a perda óssea acelerada costuma ocorrer a partir dos 65 ou setenta anos.

É curioso, mas a baixa densidade óssea em si não resulta necessariamente em fraturas. Milhares de pessoas caminham diariamente por aí com ossos de densidade bastante reduzida – mas apenas uma pequena parcela tem fraturas. Mostrou-se, por exemplo, que no Japão a densidade dos ossos dos quadris é bem inferior à dos mesmos ossos nos Estados Unidos, mas mesmo assim a incidência de fraturas dos quadris é duas vezes e meia menor do que nos EUA. E os japoneses consomem menos cálcio do que os americanos.[11]

Qual a diferença entre ossos que se quebram e ossos que não se quebram? A diferença leva em conta dois fatores: a arquitetura óssea básica e a capacidade de reparo do osso. Aparentemente, até pessoas com osteoporose ainda têm massa óssea suficiente para suportar o estresse e a tensão da vida diária. Pesquisas mostram, por exemplo, que uma vértebra que perdeu cinquenta por cento de sua massa óssea ainda é forte o suficiente para suportar cinco vezes a carga a que estaria normalmente submetida. Se o osso fosse normal, em outras palavras, não deveria se quebrar. Isso significa que muitas mulheres com baixa densidade óssea nunca sofrerão fraturas.

Mesmo assim, todos sabem que ocorrem fraturas ósseas em mulheres com osteoporose, mesmo sob níveis muito baixos de tensão – na verdade, já foi documentado que algumas mulheres sofrem fraturas espontâneas dos quadris e depois caem como resultado da fratura, e não o contrário. Logo, as fraturas por osteoporose devem envolver mais do que a redução na densidade mineral dos ossos. Deve haver alguma outra coisa errada com a qualidade dos ossos e seu processo de autorrecuperação.[12] A má qualidade óssea resulta de fatores como deficiência nutricional, falta de exercícios e excesso de insulina.[13]

A anatomia dos ossos

Há dois tipos de ossos: o trabecular e o cortical. Osso cortical é a camada externa, dura e protetora do osso. É mais calcificada do que o osso trabecular interno, que é esponjoso e inclui a medula, onde as células sanguíneas são fabricadas. Aproximadamente oitenta por cento dos ossos do corpo são corticais, e vinte por cento trabeculares. Braços e pernas têm, na maior parte, ossos corticais; os quadris são uma mistura equilibrada, meio a meio, e a espinha, costelas, queixo e os dois terços inferiores do pulso são, principalmente, ossos trabeculares. Como estes são mais frouxos e porosos e com menor superfície do que os ossos corticais, estão mais sujeitos a perdas ósseas, um dos motivos pelos quais as fraturas advindas de osteoporose tendem a acontecer primeiro na espinha e no pulso, e mais tarde nos quadris.

Os ossos precisam ser fortes o suficiente para suportar centenas de quilos de pressão, mas flexíveis o suficiente para suportar giros e torsões sem se quebrar. Essa flexibilidade é proporcionada pelo colágeno, proteína viva que constitui aproximadamente 23 por cento do osso. (É a mesma substância que dá à pele sua elasticidade e espessura. Uma pele fina reflete ossos finos.) Os minerais ligados à matriz de colágeno estão dispostos em uma estrutura cristalina que dá ao osso sua rigidez e força.

Idealmente, deveríamos manter os ossos fortes e pesados ao longo de toda a vida, como todos os animais. Se atingimos o pico da massa óssea na faixa dos vinte anos, então podemos suportar certa quantidade de perda óssea com a idade sem correr o risco de fraturas. Mas com a comodidade de nosso moderno estilo de vida, inclusive falta ou excesso de exercícios, fumo, má alimentação, ou anorexia e bulimia, muitas mulheres nunca atingem o pico de massa óssea aos trinta anos. E parece que a matriz do osso que *está* presente pode não ser normal. Assim, muitas mulheres começam a menopausa com uma conta devedora no banco dos ossos.

A dra. Susan Brown, médica, antropóloga, diretora do Osteoporosis Education Project e autora do revolucionário livro *Better Bones, Better Body: Beyond Estrogen and Calcium*, diz que os ossos das pessoas que vivem em países ocidentalizados estão ficando cada vez mais fracos, e que hoje enfrentamos praticamente uma epidemia de má saúde óssea.[14] As pesquisas mostram que as mulheres que viviam há centenas de anos tinham ossos mais fortes do que as mulheres de hoje, e que as populações do Oriente Próximo de uns doze mil anos atrás tinham uma massa óssea que era vinte por cento maior do que a atual.[15]

Você corre o risco de ter osteoporose?

Para determinar o seu risco pessoal de ter ossos adelgaçados e de má qualidade, observe a lista apresentada a seguir. Se nenhum dos fatores de risco se aplica a você, é bem provável que seus ossos estejam bem. Pode manter o seu estilo de vida saudável. Se, por outro lado, você se identifica com vários deles, precisa seguir alguns passos agora mesmo para garantir que poderá dar outros passos, literalmente, no futuro! Observe que alguns dos fatores de risco para osteoporose se superpõem àqueles para doenças cardíacas.[16] Ao tratar da saúde de seus ossos, você também estará ajudando o seu coração.

• Sua mãe foi diagnosticada com osteoporose ou teve uma fratura osteoporótica dos quadris ou de outro osso. A osteoporose costuma aparecer na mesma família, mas você pode fazer muita coisa para preveni-la.

• Você tem pele clara e olhos azuis. Por motivos genéticos, loiras de olhos azuis e ruivas têm menos colágeno nos ossos e na pele do que mulheres com pele marrom, negra, vermelha ou amarela. Isso lhes dá menos matriz óssea sobre a qual os minerais podem se depositar. Mulheres negras correm menor risco de osteoporose porque, além de seus ossos tenderem a ser mais espessos, elas têm mais colágeno armazenado do que as caucasianas.

• Você é bem magra ou alta, ou tem porte pequeno e/ou menos de dezoito por cento de gordura corporal. Mulheres altas, especialmente com ossos pequenos, podem correr risco por motivos puramente matemáticos: elas entram na menopausa com menos ossos para perder. Além disso, é na gordura corporal que é feita boa parte do estrogênio natural da mulher, durante a menopausa e depois dela. Quanto menos gordura ela tiver, menos estrogênio seu corpo irá produzir para apoiar os ossos.

• Você fuma. Os componentes químicos da fumaça do cigarro envenenam os ovários e reduzem seus níveis hormonais prematuramente. Efeitos do estrogênio, da testosterona e da progesterona protegem os ossos.

- Você passa a maior parte de seu tempo dentro de casa. Mulheres expostas à pouca luz solar natural podem ter deficiência de vitamina D natural, normalmente produzida na pele banhada pelo sol. A vitamina D é necessária para a mineralização saudável dos ossos. O vínculo luz solar-saúde óssea é tão importante que dediquei toda uma seção a ele neste capítulo.

- Você é sedentária e passa menos de quatro horas por dia sobre seus pés. Os ossos só se mantêm saudáveis quando têm vetores verticais de força aplicados regularmente sobre eles. Um estilo de vida sedentário proporciona exercícios de suporte de peso insuficientes para estimular o crescimento dos ossos. Muitos estudos mostram que o repouso no leito está associado à osteoporose. Por outro lado, já se constatou que exercícios com halteres formam densidade óssea, mesmo em mulheres pós-menopausa que não estão tomando estrogênio.

- Você é (ou foi) "fanática por ginástica", ou seja, você fica irritadiça e irracional quando não consegue correr ou fazer outros exercícios naquele dia. O estilo de vida dos fanáticos por ginástica inclui dieta para emagrecer e dedicação regular a exercícios extenuantes, como treino para maratonista. Restrições alimentares e o estresse crônico causado pelo excesso de treinamento afetam o chamado eixo hipotálamo-pituitária, o estranho elo de *feedback* entre o cérebro, o corpo e os níveis hormonais. O excesso crônico de exercícios sobre a ingestão calórica ou mineral adequada resulta nas chamadas fraturas de estresse em bailarinas, ginastas, jogadores de futebol e corredores de competição, entre outros. Tais fraturas têm aumentado em atletas jovens e podem mais tarde abrir caminho para a osteoporose.

- Você tem um histórico de amenorreia (ausência de menstruação) associado ao excesso de exercícios e/ou à anorexia nervosa.[17] A amenorreia causa um desarranjo do eixo hipotálamo-pituitária análogo ao que ocorre na depressão. O resultado final são níveis mais baixos de estrogênio, androgênio e progesterona, e um perfil de eicosanoides que favorece a osteoporose e outras doenças.[18]

- Você ingere mais do que 25 g de álcool por dia. (Cada uma das porções a seguir contêm aproximadamente 10 g de álcool: 355 ml de cerveja, 118 ml de vinho e 45 ml de bebida a 40° G. L.)[19] O álcool interfere com a função dos osteoblastos e dos osteoclastos, inibindo a capacidade de depositar novos ossos e de remodelar velhos ossos do corpo.[20]

- Seu fígado está muito carregado. Sua capacidade de produzir e metabolizar estrogênio é essencial para o crescimento e a manutenção de ossos fortes em qualquer idade. Tomar mais de duas bebidas alcoólicas por dia enquanto se tomam remédios que agridem o fígado (como certos medicamentos para redução do colesterol) e infecção por hepatite viral estão entre os importantes estressores do fígado que podem prejudicar a saúde dos ossos.

- Você bebe mais de duas unidades de cafeína por dia (237 ml de café = 1 unidade; 355 ml de cola = 0,4 unidades). A cafeína provoca o aumento da excreção de cálcio pela urina; quanto mais você a consome, mais cálcio perde. Se, para começar, seu consumo de cálcio é relativamente baixo, o consumo regular de cafeína pode causar significativa perda óssea ao longo do tempo. Se, por outro lado, seu consumo de cálcio e de minerais é elevado, uma ou duas xícaras de café por dia não vão fazer muita diferença. *Nota:* embora o chá contenha cafeína, sabe-se que tanto o chá-verde como o chá-preto formam massa óssea – provavelmente em virtude de seu conteúdo de fitoestrogênios.

- Você está ou esteve clinicamente deprimida por um período de tempo significativo. Diversos estudos mostraram que a depressão é um fator de risco independente para osteoporose. Pessoas deprimidas têm níveis elevados de um composto químico do sistema imunológico chamado IL-6, que estimula muito os osteoclastos (células responsáveis pelo desgaste ósseo). A depressão está associada a anormalidades no eixo hipotálamo-pituitária-adrenal e à elevada secreção de cortisol, que predispõe a pessoa à perda óssea.[21]

- Sua alimentação é ruim – poucos alimentos frescos, poucos legumes verdes folhudos e muita comida rápida de baixa qualidade. Uma alimentação assim não proporciona os minerais e outros nutrientes necessários para dar suporte ao crescimento e à manutenção de uma base óssea sólida.[22]

- Você teve uma menopausa prematura (antes dos quarenta), seus ovários foram removidos cirurgicamente, você passou pela menopausa em função de químio ou radioterapia, e/ou teve cabelos brancos prematuramente. A mulher que entra na menopausa prematuramente, por qualquer motivo, corre maior risco de ter osteoporose, a menos que faça reposição hormonal adequada no período em que seu corpo estaria produzindo normalmente níveis hormonais mais elevados. A menopausa prematura (não cirúrgica) e o embranquecimento prematuro dos cabelos que normalmente ocorre nela, são o resultado de uma reação imunológica que afeta ovários e folículos capilares. A causa dessas reações não está clara.

- Você toma remédios esteroides regularmente para tratar de asma ou de lúpus. Os esteroides causam a ruptura acelerada dos tecidos do corpo – inclusive da matriz de colágeno da pele e dos ossos.[23] Os esteroides também diminuem a sensibilidade dos intestinos à vitamina D, o que, por sua vez, reduz a absorção de cálcio.[24] O uso prolongado de esteroides pode também reduzir significativamente os níveis de estrogênio e de androgênio.[25]

• Você toma regularmente remédios contra convulsões ou bendodiazepinas como diazepam (Valium), clordiazepóxido (Librium) ou Lorazepam.[26] Descobriu-se que remédios também interferem com o metabolismo ósseo.

• Você fez pelo menos dois testes consecutivos de densidade óssea com seis meses de diferença, no mínimo, e na mesma máquina, que deram valores abaixo do normal para sua idade.

• Você tem um distúrbio tireóideo. Mulheres que sofrem de hipertireoidismo correm risco porque o excesso de hormônio tireóideo (tiroxina) que seus corpos produzem estimula os osteoclastos a desgastar os ossos. Pessoas com hipotireoidismo também podem correr risco caso sua dose de medicação tireóidea seja muito elevada. Se você tem alguma doença da tireoide, certifique-se de que está tomando a menor dose possível de reposição tireóidea para sua situação, e siga um programa razoável de manutenção da saúde óssea.[27] (Para obter uma visão holística de distúrbios da tireoide, ver *The Thyroid Solution: A Mind-Body Program for Beating Depression and Regaining Your Emotional and Physical Health*, da dra. Ridha Arem.)

Esteja ou não no grupo de risco para osteoporose, compreenda que, como o restante do seu corpo, os ossos são uma obra viva em andamento. Isso significa que você sempre pode fazer alguma coisa – desde remédios até alterações alimentares – para ajudar a formar seus ossos.

Medindo a densidade óssea

É muito importante fazer uma análise da densidade óssea basal antes ou durante a perimenopausa. Embora não devam acontecer fraturas antes da faixa dos setenta a oitenta, agora é o melhor momento para fazer algo para evitar problemas futuros. Infelizmente, muitos planos de seguro hospitalar não cobrem exames de densidade óssea, a menos que você já tenha sofrido fraturas e estas tenham ficado documentadas. É típico da forma como o Ocidente lida com a medicina, sempre lidando com crises, pois isso faz que se negligencie a prevenção. Contudo, recomendo que você faça esse investimento em sua saúde.

Densidade óssea do calcanhar

Quando eu estava com 48 anos, fiz minha primeira análise de densidade em uma máquina conhecida como OsteoAnalyzer. Ela mede a densidade do osso do calcanhar fazendo percorrer uma dose bem baixa de raios X por esse osso enquanto o pé é banhado em água morna. (Outros testes do osso do calcanhar usam ultrassom.) Para mim, a experiência foi muito fortalecedora. Minha densidade óssea estava boa, mas ao ver meu número pessoal em um gráfico, fiquei mais motivada a tomar meu suplemento de cálcio e magnésio de forma mais consistente – duas vezes por dia, em vez de apenas à noite. Também fiquei mais determinada a não deixar de tomar meus minerais quando viajo, ocasião em que minha rotina tende a ficar caótica.

O teste de densidade óssea do calcanhar está ficando cada vez mais aceito como método preciso e econômico de avaliação para mulheres de todas as idades. Por exemplo, está sendo usado para se fazer análise basal em adolescentes que correm o risco de não atingir a densidade óssea máxima por causa de seus regimes. Os testes de densidade óssea não exigem receita médica e podem até ser feitos em farmácias. Não são tão precisos quanto a DEXA completa (ver adiante) porque só medem uma área do corpo. Mas são um valioso sistema de aviso inicial.

Teste Dexa

A densitometria óssea duoenergética (DEXA) é o atual padrão-ouro. Ela emprega uma dose muito baixa de raios X para medir a densidade óssea na espinha e nos quadris. A densidade óssea da mulher é plotada em um gráfico e comparada com as densidades ósseas normais para aquela idade. A National Osteoporosis Foundation (NOF) e a Organização Mundial de Saúde (OMS) classificam a densidade óssea conforme uma curva-padrão, na qual o zero é a norma. A gravidade da perda óssea é determinada pelo afastamento dessa média. Como se pode ver pela tabela abaixo, a OMS e a NOF diferem pouco em sua classificação de osteopenia e osteoporose.

Como a densidade óssea do calcanhar, a DEXA é um teste estático – um retrato no tempo. Uma leitura não diz se a sua densidade óssea está maior, menor ou continua a mesma. Você precisa de dois testes sucessivos, pelo menos, com um mínimo de seis meses de diferença, para determinar essa tendência e se você precisa ou não fazer ajustes em sua rotina de saúde óssea. Mulheres de ossatura pequena, por exemplo, podem apresentar resultados baixos no teste DEXA, mesmo que seus ossos não corram risco.

Classificação de densidade óssea		
	OMS	**NOF**
Normal	0 a -1,0	0 a -1,0
Osteopenia	-1,0 a -2,5	-1,0 a -2,5
Osteoporose	Menos de -2,5	Menos de -2,5

Fonte: Organização Mundial de Saúde, *Assessment of FractureRisk and Its Application to Screening for Postmenopausal Osteoporosis*, Technical Report, Series 843 (Genebra: OMS, 1994).

O teste DEXA pode ser feito em qualquer centro médico de porte e em muitos consultórios. Exige receita médica. Como as leituras variam de uma máquina para outra, procure fazer suas medições consecutivas na mesma máquina.

Teste de espessura de pele

Diversos estudos mostraram que a medição da espessura da pele (que depende do colágeno saudável) por meio de ultrassom prediz o risco de fraturas com a mesma precisão que o teste de densidade óssea convencional.[28] A precisão aumenta quando a espessura da pele e a densidade óssea são combinadas. Infelizmente, este teste não se popularizou nos EUA. Mas vale a pena perguntar por ele a seu médico; você pode morar em uma cidade onde algum centro médico o faz.

Exame de urina para averiguação de resíduos ósseos

Quando um osso se desgasta, libera minúsculos fragmentos de colágeno na urina, que podem ser medidos. Como certa quantidade de resíduo ósseo é normal, todos têm fragmentos de colágeno na urina. Mas quando o número de resíduos aumenta muito, você pode estar perdendo osso mais depressa do que o normal.[29] Diferentemente da medição estática das varreduras, alguns exames de urina podem lhe dar uma leitura diária do estado metabólico de seus ossos muito antes que um exame de densidade óssea revele um problema. São também um modo de monitorar seu progresso quando estiver sob tratamento. Encontram-se à venda kits que não carecem de receita, e os resultados podem ser enviados diretamente para sua casa. (Ver Recursos.)

Em última análise

A avaliação da densidade óssea e o exame de urina são o casamento perfeito. Um teste simples de densidade óssea (ou a do calcanhar, ou a DEXA completa) fornece uma base. Normalmente, você precisa esperar entre seis meses e um ano para saber se está ganhando ossos, perdendo-os ou mantendo-se na mesma. Às vezes, porém, os testes subsequentes dão leituras baixas, mesmo que você tenha compensado a perda óssea ou começado a formar novos ossos.[30] É aí que entra o exame de urina. Ele pode lhe dizer imediatamente se você está ou não perdendo peso, e, se estiver, você pode repeti-lo todos os meses para se assegurar de que o programa de reconstrução óssea que está seguindo funciona corretamente. O exame mostra quando você para de perder lascas ósseas! Quando seus exames indicarem estabilidade, seria recomendável tornar a fazê-los a cada ano ou dois.

Esses exames permitem que a mulher de meia-idade saiba como está se saindo na prevenção de perdas ósseas e até possibilitam o aumento da densidade óssea anos antes de a osteoporose ficar evidente. Com eles, você cria saúde diariamente, sem precisar esperar pelo início dos sintomas!

HELGA: EXERCÍCIOS DIÁRIOS, PERDA ÓSSEA DIÁRIA

Helga teve sua primeira consulta comigo aos 57 anos, cinco depois que suas menstruações cessaram de vez. Ativa e saudável, praticava equitação quase todos os dias, passava longos períodos ao ar livre e fazia sozinha boa parte do pesado trabalho do estábulo. Nunca fumou e só raramente bebia um copo de vinho. Ela não queria tomar estrogênio e não estava apresentando sintomas incômodos. Só queria ter certeza de que sua saúde geral estava boa e que seus ossos estavam em boa forma.

Helga era loira, com olhos azuis e pele clara, e sempre fora esbelta, com ossatura pequena, pesando apenas 48 kg em 1,62 m de altura. Quando o primeiro teste de densidade óssea mostrou que seus ossos estavam um pouco mais do que dois desvios-padrão abaixo da norma, não fiquei muito preocupada, tendo em vista que seu porte leve, e não uma perda óssea importante, poderia ser a causa dessa leitura baixa. Receitei-lhe um bom conjunto de suplementos (ver a seguir) e sugeri que repetíssemos o exame dentro de seis meses. Quando o resultado voltou, estava um pouco mais baixo do que o primeiro, mas não de forma significativa. Por segurança, porém, sugeri um exame de urina Pirilinks. Fiquei surpresa quando vi o resultado – ela estava perdendo massa óssea bem depressa.

Como ela estava relutante em tomar estrogênio ou algum outro medicamento que auxiliasse a formação de ossos, sugeri um produto de soja integral que fornece 180 mg de isoflavonas de soja por dia, uma dose que definitivamente ajuda a formar e a preservar densidade óssea. Também recomendei 30 mg de progesterona natural por dia na forma de creme para a pele.

Perguntei-me se a contínua perda óssea em um contexto saudável de vida poderia estar relacionada com a depressão ou com alguma perda. Helga tinha imigrado da Suécia para os EUA quando estava com trinta anos e se casou com um norte-americano, com quem teve três filhos. Ela e sua família iam sempre à Suécia para visitar sua mãe. Mas esta falecera havia pouco, deixando Helga sem parentes na Suécia. Além disso, sua filha caçula tinha saído recentemente de casa. Eu disse a Helga que nossa saúde óssea corre riscos quando a base de nossa existência passa por mudanças drásticas e irrevogáveis. Embora sua natureza emocional fosse estoica, Helga admitiu que tinha sofrido muito no ano anterior.

Mesmo sabendo que nunca podemos substituir um familiar ou fazer que as coisas voltem a ser "como eram antes", é possível para todas nós recriarmos relacionamentos sustentáveis em nossas vidas. Assim, além de acrescentar os estrogênios de soja e o creme de progesterona a seu programa regular de suplementação e de exercícios, sugeri que Helga procurasse formar novos vínculos com outros suecos, a fim de se reconectar com sua herança cultural. Em dois meses, os exames Pirilinks voltaram ao normal e ela parou de perder massa óssea.

Programa para fortalecimento dos ossos

Não importa quantos fatores de risco você tenha identificado, nunca é tarde demais (nem cedo demais) para formar seus ossos, mesmo que você esteja com noventa anos ou já tenha perdido significativa massa óssea. Enquanto você estiver viva, seus ossos são órgãos dinâmicos, vivos, que reagem diariamente a cada aspecto de sua vida – das emoções à alimentação. Primeiro, cuide dos fatores de risco que estão sob o seu controle:

- *Reduza ou elimine álcool e cafeína.*

- *Pare de fumar.* A acupuntura pode ajudá-la bastante.

- *Siga o plano de alimentação para a perimenopausa apresentado no Capítulo 7.* Coma cinco porções de verduras e de frutas com baixo teor de açúcar por dia. Todas contêm potássio e boro e ajudam a proteger seus ossos, revertendo a perda de cálcio pela urina.[31]

- *Consuma fitoestrogênios.* Soja e linhaça moída são particularmente fortes nesse sentido. Vários estudos recentes sugerem que o consumo regular de proteína de soja tem um efeito protetor dos ossos equivalente àquele proporcionado pelo estrogênio. Um estudo duplo-cego realizado ao longo de seis meses na Universidade de Illinois revelou que mulheres pós-menopausa que seguem uma dieta com alto teor de isoflavonas de soja ficaram protegidas de perda óssea na espinha.[32] Outro estudo recente acompanhou cinquenta mulheres pós-menopausa que consumiram três porções diárias de leite de soja (uns 220 ml cada) ou três punhados de grãos de soja assados, em uma dose diária total de 60-70 mg de isoflavonas. Em doze semanas, o estudo notou um aumento de treze por cento na osteocalcina, um indicador de formação óssea, e um aumento de 14,5 por cento de redução nos marcadores de osteoclastos, células que causam perda óssea. Os benefícios da soja não foram comparados lado a lado com a terapia de reposição hormonal, mas a proteína de soja revelou um benefício formador de ossos que o estrogênio não proporcionou.[33]

• *Beba chá-verde.* O chá-verde é especialmente rico em fito-hormônios e antioxidantes. Pesquisas mostraram que mulheres que bebem chá-verde ou chá-preto regularmente têm ossos mais fortes do que mulheres em um grupo de controle.[34] Mantenho uma jarra de chá-verde naturalmente descafeinado na geladeira e vou bebendo ao longo do dia.

• *Se estiver deprimida, trate-se adequadamente.* Exercícios regulares e exposição à luz natural são, às vezes, tudo de que você necessita. Se você trabalha sob lâmpadas fluorescentes, substitua-as por lâmpadas que abrangem todo o espectro. Embora a maioria das lâmpadas de espectro completo não proporcione a luz UVB necessária para estimular a vitamina D e a absorção de cálcio, pode ajudar a aliviar a depressão e o distúrbio afetivo sazonal. É interessante observar que a erva-de-são-joão, um suplemento nutricional que tem comprovados efeitos antidepressivos, também reduz uma citocina (eicosanoide "ruim") conhecida como IL-6 que participa da ativação do sistema imunológico. Quando os seus níveis são normalizados, a densidade óssea pode ser afetada de forma positiva. Também não está claro se os medicamentos antidepressivos comuns têm esse mesmo efeito.

• *Confira os seus níveis hormonais.* Muitas mulheres pós-menopausa têm níveis de testosterona normais, até para mulheres pré-menopausa, o que as torna muito resistentes à osteoporose, sem necessitarem de hormônios adicionais. Algumas mulheres também têm níveis de estrogênio que se mantêm na faixa baixa-média da pré-menopausa, muito depois da menopausa. Se é esse o seu caso, você não precisa de hormônios suplementares para dar sustento à sua massa óssea.

Hormônios que ajudam a formar ossos

Demonstrou-se que a suplementação com estrogênio (que é bem mais comum do que a suplementação com DHEA ou com testosterona) ajuda a prevenir a perda óssea. (É importante lembrar, porém, que mulheres saudáveis podem perder tônus durante a menopausa, sem correrem o risco de fraturas. Na verdade, a primeira recomendação de reposição de estrogênio aprovada pelo FDA (Agência Americana de Controle de Vendas de Drogas e Alimentos) foi na prevenção da osteoporose. Alguns estudos mostraram uma redução de quase cinquenta por cento no risco de fraturas com a TRH convencional.[35] O recente estudo corroborou esses dados. Mas isso não significa que toda mulher precisa repor estrogênio para manter saudável sua massa óssea. Descobriu-se que mulheres cujos corpos continuam a produzir uma quantidade – por pequena que seja – de estradiol ou de testosterona naturalmente têm um risco significativamente menor de osteoporose em comparação com aquelas cujos corpos não conseguem mais produzir esses hormônios.[36]

Lembre-se, porém, de que a massa óssea é afetada por muitos outros fatores além do estrogênio. Por exemplo, mostrou-se que metade da perda óssea vertebral total que uma mulher norte-americana terá durante sua vida ocorre antes de sua entrada na menopausa.[37] Além disso, alguns estudos deixaram de encontrar qualquer diferença significativa entre a densidade óssea espinal e dos quadris entre mulheres pré e perimenopausa e mulheres pós-menopausa. Por exemplo, pesquisas do Centro de Pesquisas de Nutrição Humana e Enfraquecimento não mostraram índice acelerado de perda óssea nos quadris ou pulsos entre mulheres próximas da menopausa. Tampouco encontraram mudanças significativas na densidade mineral óssea do grupo de mulheres como um todo, uma descoberta que foi duplicada em um estudo sueco.[38] Algumas autoridades chegam a conjecturar que apenas de dez a quinze por cento da massa esquelética da mulher é afetada pelo estrogênio.[39] E algumas mulheres que fazem reposição de estrogênio ainda perdem massa óssea ao longo do tempo.[40] Embora esteja claro que o estrogênio representa um papel importante na saúde óssea, ele é apenas um fator. Recomendo-lhe que tome a dose mais baixa possível de estrogênio, pois a proteção óssea ficou comprovada mesmo com doses muito baixas.

Pense em fazer reposição hormonal caso tenha uma das seguintes condições associadas a níveis hormonais reduzidos:

- histórico de amenorreia durante de seis meses a um ano, ou mais;

- menopausa prematura, cirúrgica ou médica;

- histórico de uso de esteroides;

- forte histórico familiar de osteoporose (mãe ou avó com osteoporose evidente);

- diagnóstico de osteopenia ou de osteoporose.

Lembre-se: a reposição hormonal só ajuda a preservar a densidade óssea enquanto você a faz. Deixando de fazer reposição, você começa a perder osso. O mesmo se aplica ao efeito de exercícios sobre os ossos.

Se você não puder tomar estrogênio ou androgênio, pense na progesterona natural, seja na forma de creme transdérmico a dois por cento, seja na forma de comprimidos vendidos sob receita. Sabe-se que a progestina sintética estimula os osteoblastos (formadores de ossos). O mesmo pode se aplicar à progesterona natural, seja em creme para a pele, seja em comprimidos.[41] Um estudo em andamento sobre creme de progesterona a dois por cento para alívio de calores revelou que as participantes do estudo da perimenopausa (que normalmente estariam perdendo massa óssea) não tiveram perda alguma no primeiro ano do estudo. Mas sua massa óssea também não aumentou. Os efeitos a longo prazo ainda estão sendo estudados.[42]

Nutrientes formadores de ossos

Atualmente, apenas onze por cento das mulheres nos Estados Unidos recebem diariamente a quantidade adequada de cálcio – para não falar de todos os outros nutrientes necessários para a formação de ossos saudáveis. Mesmo que sua dieta seja boa, certifique-se de que seu programa diário de suplementos inclui o seguinte:

Magnésio	600-800 mg (por causa de práticas agrícolas, muitos alimentos são pobres neste mineral importante, por isso precisam ser complementados)[43]
Cálcio	600-1.200 mg[44]
Vitamina D	200-1.200 UI (a dosagem necessária aumenta com a idade)
Vitamina C	1.000-3.000 mg
Boro	4-12 mg[45]
Zinco	15 mg
Manganês	2-5 mg
Cobre	2-3 mg
Vitamina K	70-140 mcg

Suplementos de cálcio

Estudos demonstraram claramente que a suplementação de cálcio ajuda a formar massa óssea e a prevenir fraturas.[46] Ajuda ainda a tornar mais eficientes modalidades como exercícios, suplementação de vitamina D e reposição hormonal em mulheres que já estão sendo tratadas de osteoporose.

Prefiro suplementos de cálcio que são quelados com aminoácidos para que sejam absorvidos ao máximo – citrato de cálcio, citrato-malato de cálcio ou uma mistura entre quaisquer dos seguintes: ascorbato de cálcio, fumarato de cálcio, sucinato de cálcio ou tartarato de cálcio. A hidroxiapatita microcristalina também é uma boa fonte de cálcio formador de ossos. Certifique-se de estar tomando magnésio juntamente com o cálcio. Uma proporção de 1:1 entre cálcio e magnésio é ideal, mas 2:1 também é aceitável. (Ver Recursos.)

FIGURA 18: FONTES DE CÁLCIO

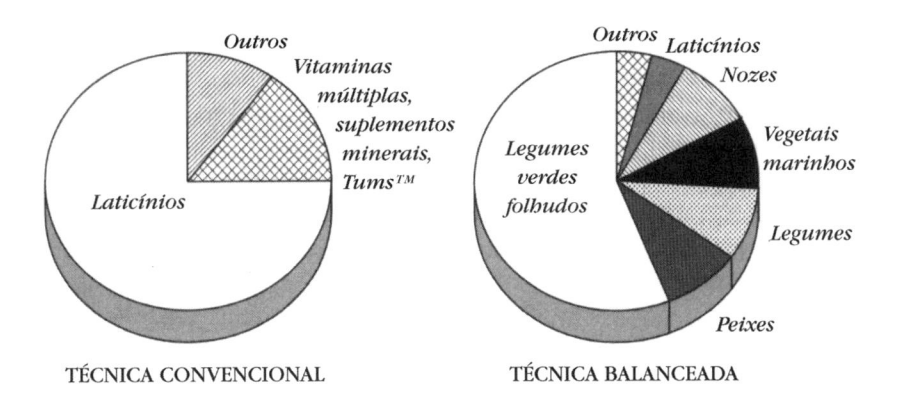

Técnica Convencional: Laticínios; Outros; Vitaminas múltiplas, suplementos minerais, Tums™

Técnica Balanceada: Outros; Laticínios; Nozes; Vegetais marinhos; Legumes; Peixes; Legumes verdes folhudos

© 2001 por Northrup e Schulz

Embora Tums esteja sendo anunciado como suplemento de cálcio, não considero esta uma boa opção. Acontece que Tums é um antiácido que reduz o nível de ácido hidroclorídrico no estômago – e o ácido hidroclorídrico é necessário para a absorção ideal do cálcio. Muitas pessoas vão tendo níveis mais e mais inadequados de ácido hidroclorídrico com a idade, o que pode levar a problemas digestivos. Por que piorar as coisas? Por outro lado, Tums não contém magnésio ou qualquer outro nutriente necessário para formação óssea. A deficiência de magnésio é um problema tão grande para a saúde óssea quanto a falta de cálcio, e como o cálcio e o magnésio atuam em equilíbrio crítico, devem ser supridos em conjunto. Com efeito, o excesso desbalanceado de cálcio pode reduzir a capacidade física de absorção do magnésio dos alimentos. Pesquisas alimentares revelaram que entre oitenta e 85 por cento das mulheres norte-americanas consomem menos do que a dose diária de magnésio recomendada. Um consumo elevado e desbalanceado de cálcio pode também bloquear a absorção de manganês, reduzir a absorção do ferro, interferir na síntese da vitamina K e aumentar a excreção fecal de fósforo. Finalmente, doses muito elevadas de carbonato de cálcio (4-5 g por dia), que é o tipo de cálcio encontrado nos antiácidos, pode causar um sério distúrbio renal conhecido como síndrome de álcali lácteo.[47]

Alimentos com elevado teor de cálcio[48]

Há muitas boas fontes de cálcio alimentar. Iogurte, por exemplo, é de fácil digestão. Uma xícara de iogurte contém aproximadamente 300 mg de cálcio. Contudo, os norte-americanos têm sido culturalmente condicionados a se concentrar nos laticínios como o segredo para ossos saudáveis. Lembre-se de que uma lata de 100 g de sardinhas também contém 300 mg de cálcio, e está repleta de gorduras Ômega-3, excelentes para a saúde.

Alimento	Quantidade	Cálcio (mg)
Legumes verdes folhudos (cozidos, a menos que especificado)		
couve	1 xícara	300
verduras bravas (cebola brava)	1 xícara	350
brócolis	1 xícara	150
couve comum	1 xícara	179
espinafre	1 xícara	278
nabos pequenos	1 xícara	229
folha de beterraba	1 xícara	165
bok choy	1 xícara	200
folha de mostarda	1 xícara	150
ruibarbo	1 xícara	348
agrião (cru)	1 xícara	53
salsa (crua)	1 xícara	122
folha de dente-de-leão (cru)	1 xícara	147
Legumes marinhos (cozidos, a menos que especificado)		
hijiki	1 xícara	610
wakame	1 xícara	520
kombu (algas)	1 xícara	305
ágar-ágar	1 xícara (flocos secos)	400
(flocos Kanten) como espessante em molhos etc.	(16 tabls.)	
dulse	1 xícara (seca)	567
Pescados (ossos: a maior fonte de cálcio em peixes)		
sardinhas (com ossos)	lata de 100 g (drenada)	300
salmão (enlatado)	1 xícara	431
ostras cruas	1 xícara	226

Grãos e legumes		
tofu, firme	120 g	80-150
tempeh	120 g	172
grão-de-bico	1 xícara (cozido)	150
feijão-preto	1 xícara (cozido)	135
feijão comum	1 xícara (cozido)	128
tortilhas, milho	2	120
Nozes e sementes		
sementes de gergelim (moída para maior absorção)	3 colheres de sopa	300
amêndoas	1 xícara	300
sementes de girassol	1 xícara (descascadas)	174
castanhas-do-pará	1 xícara	260
avelãs	1 xícara	282
Outras fontes		
melaço	1 colher de sopa	137
suco de laranja (com cálcio – Minute Maid)	1 xícara	210
Água mineral		
Perrier	1 litro	140
Mendocino	1 litro	380
San Pellegrino	1 litro	200
Apollinaris	1 litro	91
Contexeville	1 litro	451
Laticínios		
leite		
desnatado	1 xícara	300
integral	1 xícara	288
queijo (americano, suíço, *cheddar*)	45 g	300
sorvete	1 xícara	204
iogurte sem gordura	1 xícara	294
queijo *cottage* (pouca gordura)	1 xícara	150

A conexão proteína-cálcio

Rachel, uma das assinantes de meu boletim, fez uma pergunta sobre proteínas a qual ouvi de muitas mulheres.

Tenho cinquenta anos e estou na perimenopausa. Recentemente, fiz um scan DEXA e o diagnóstico foi osteoporose, embora minha ginecologista ainda não me classificasse como tal, pois os valores são -2,0 na espinha e -2,4 nos quadris. Contudo, sinto-me em território perigoso e ainda não entrei na menopausa. Como fatores de risco, recentemente parei de fumar (na verdade, foi o fato de lhe escrever que me fez parar), meu pai tem osteoporose e minha compleição é pequena.

Estou determinada a tentar reverter o quadro por meio de nutrição, suplementos e exercícios, em vez de TRH ou Fosamax.

Eis o que tenho feito até o momento: faço ginástica pelo menos cinco vezes por semana caminhando rapidamente, halteres e *tai chi*. Estou com dificuldades para encontrar um nutricionista com experiência em osteoporose. Pelo que já li, uma dieta com elevado teor de proteínas faz que o cálcio seja perdido pela urina. No entanto, li recentemente em *Women's Bodies, Women's Wisdom* que algumas pesquisas recentes questionam esse fato. Você pode me dar mais informações sobre suas descobertas? Qual deveria ser o meu consumo diário de proteínas? Faz diferença se é proteína animal, ou não?

Muitos nutricionistas culpam o excesso de proteínas pela osteoporose e doenças renais, e há pesquisas que confirmam essa posição.[49] Entretanto, o dr. Larrian Gillespie, cirurgião-urologista e autor de *The Menopause Diet*, lembra que boa parte das pesquisas relevantes foi feita em hospitais para pacientes com diabetes dependentes de insulina ou com outros problemas de saúde.[50] Embora algumas pesquisas tenham mostrado que, mesmo em pessoas saudáveis, o excesso de proteína – especialmente na forma de carne vermelha – pode causar a perda de cálcio pela urina, este efeito é minúsculo em comparação com os efeitos adversos (sobre os ossos) dos eicosanoides desbalanceados, produzidos pelo estresse, pelo álcool e por carboidratos refinados.

O fato é que, na maior parte do tempo em que os humanos estiveram sobre este planeta – mais ou menos um milhão de anos – nossa principal fonte de alimentos tem sido nozes, sementes e frutas da estação, bem como proteína animal. A agricultura, e a alimentação rica em grãos e laticínios que ela possibilitou, está entre nós há meros dez mil anos. E pesquisas recentes sobre a nutrição no período paleolítico mostraram que as sociedades caçadoras-coletoras – até aquelas que ainda existem – são, em todos os níveis, mais saudáveis do que aquelas cujas fontes de alimentação se baseiam mais em grãos. Além disso, elas não têm osteoporose.[51]

Em suma: a mesma quantidade de proteína que mantém a saúde, mantém ossos saudáveis. Para uma mulher de 1,62 m e 63 kg (a mulher norte-americana média), isso representa cerca de 27 g de proteína em cada uma das três refeições do dia (aproximadamente 81 g por dia, no total). Vinte e oito gramas de carne ou de peixe contêm 7 g de proteína; uma porção de 113 g satisfaz suas necessidades. Cada ovo contém 6 g de proteína. Uma clara de ovos contém 4 g. Queijos duros têm 6-7 g em cada 28 g. Queijos moles, 3 a 4 g na mesma quantidade de alimento. Queijos feitos com coalho, como *cottage* ou coalhada, têm 7 g em 1/4 de xícara, e *tofu* tem 10 g na mesma medida. Confira os rótulos no supermercado: quase sempre, eles contêm essa informação.

Pessoas fisicamente ativas precisam de mais proteínas do que as sedentárias. Mulheres grandes também precisam de mais proteína. Na verdade, por causa da alimentação e da falta de informações, há mulheres demais ingerindo menos proteínas do que deveriam.

E esses remédios para fortalecer os ossos?

Há médicos demais receitando um dos recentes remédios formadores de ossos como a primeira opção de tratamento para qualquer mulher que mostre algum sinal de redução na massa óssea – até para aquelas que estão longe de ter osteoporose, ou mesmo uma osteopenia significativa. Embora eu aplauda o método preventivo, há muitas outras alternativas seguras e eficientes, que funcionam de forma mais natural em conjunto com a sabedoria do corpo.

Eis um breve resumo dos remédios formadores de ossos vendidos sob receita mais comuns. Como a reposição hormonal, só funcionam enquanto a mulher os toma.

FOSAMAX (ALENDRONATO): Este remédio não hormonal parece interferir com a função dos osteoclastos, prevenindo assim a perda óssea. Demonstrou-se que ele aumenta a massa óssea da espinha e dos quadris, e que reduz o risco de fraturas espinais quase tão bem quanto a reposição de estrogênio.[52] Testes clínicos estão sendo realizados para determinar se esse aumento na densidade óssea se traduz de fato na redução das fraturas dos quadris. Em testes comparativos, ele parece ser mais eficiente na formação de ossos do que a calcitonina do salmão.[53] O Fosamax pode causar efeitos colaterais, inclusive náusea, prisão de ventre e azia. Em alguns estudos, até um terço dos participantes se queixou de problemas relacionados com acidez estomacal, e uma pessoa em cada oito precisou de tratamento. Algumas chegaram a ter graves úlceras no esôfago.[54] Aproximadamente cinquenta por cento das mulheres param com o tratamento no prazo de um ano. Contudo, Fosamax pode ser apropriado para mulheres que correm risco de osteoporose e que não podem ou não vão tomar outros remédios ou medidas para formar massa óssea.

Evista (Raloxifeno): Este modulador seletivo de receptores de estrogênio (SERM), como o remédio correlato tamoxifeno, tem efeito estrogênico sobre os ossos, mas efeitos antiestrogênicos sobre o tecido dos seios. Apesar de o Evista ter comprovadas propriedades formadoras de ossos, e apesar de reduzir as fraturas da espinha, ele não reduziu a incidência de fraturas dos quadris, por motivos que ainda não estão claros.[55] Entre os efeitos colaterais, temos os calores. Também me preocupa muito o possível risco de demência que esse remédio representa, pois, como o tamoxifeno, ele bloqueia os conhecidos efeitos benéficos do estrogênio (inclusive o estrogênio que o próprio corpo produz) sobre as células cerebrais.

Calcitonina de salmão: É uma forma sintética, injetável ou nasal, do hormônio paratireoide que regula a perda de cálcio pela urina e reduz, até certo ponto, o risco de fratura. Entre os efeitos colaterais, náusea e rubor.

Fique forte

Qualquer que seja a dieta, suplementação ou hormônio que você esteja tomando, a boa notícia é que exercícios com halteres, de modo geral, e exercícios para fortalecimento em particular, exercem um papel crucial na criação e manutenção de ossos saudáveis. Se hoje você não faz exercícios regularmente, não está sozinha. Sessenta por cento da população dos EUA é sedentária, uma das principais razões para que a osteoporose tenha atingido proporções epidêmicas. Lembre-se: não é o processo de enfraquecimento em si que enfraquece os ossos, mas o fato de que muitas mulheres desaceleram o ritmo de vida e param de usar os músculos.

Exercícios com halteres ajudam a formar ossos estimulando o processo de mineralização e de remodelagem. Cada um dos principais músculos do corpo está ligado aos ossos por meio de tendões. Toda vez em que um músculo se contrai, exerce uma força sobre o osso ao qual está ancorado. Qualquer atividade que aumente os músculos também estressa o osso e ajuda a formar massa óssea. Sabemos, por exemplo, que em jogadores de tênis a densidade óssea no braço da raquete é bem maior do que no outro braço. Ioga e *tai chi* também ajudam a formar massa óssea. Mas o método mais estudado para fortalecimento dos ossos é o levantamento de pesos.

Miriam Nelson, Ph.D. da Universidade Tufts, realizou pesquisas revolucionárias que mostram que o levantamento de pesos pode desacelerar e até reverter a perda óssea. A dra. Nelson estudou dois grupos de mulheres pós-menopausa, nenhuma das quais fazendo reposição de estrogênio, tomando remédios para formação de ossos ou suplementos especiais. Os dois grupos eram sedentários mas saudáveis no início do programa. Um grupo se manteve sedentário enquanto o outro começou um programa simples de exercícios. Ao cabo de um ano, as mulheres que fizeram exercícios com pesos durante quarenta minutos, duas vezes por semana, tinham revertido o relógio de várias maneiras. Seus resultados em testes de força cresceram e se igualaram aos de mulheres entre 35 e 45 anos. Sem fazerem dieta, emagreceram; os músculos são menos volumosos do que a gordura. Seu equilíbrio melhorou muito, impedindo quedas. A maior recompensa: enquanto o grupo sedentário perdeu um torno de dois por cento de densidade óssea durante o ano, as mulheres que fizeram exercícios com pesos ganharam um por cento.[56]

Mas ossos mais fortes não são o único benefício de se ficar forte. A dra. Nelson percebeu uma mudança inesperada, mas muito excitante, nas mulheres que fizeram exercícios com pesos – uma mudança que presenciei repetidas vezes em minha atividade prática. Em poucas semanas de exercício, as mulheres começaram a se sentir mais alegres, cheias de energia e autoconfiantes. Com a formação de músculos, ficaram mais ativas e ousadas. A fim de controlar o estudo, elas concordaram em não participar de outros programas físicos. Mas essas antigas preguiçosas estavam agora fazendo canoagem, patinação e dança, porque queriam animação. A dra. Nelson confirmou ainda que exercícios com pesos, assim como os aeróbicos, reduzem a depressão e ajudam a combater a artrite.[57]

As alegrias e os benefícios dos exercícios físicos são tão numerosos que desejo fazer tudo o que estiver ao meu alcance para motivá-la a ficar mais forte. De todas as maneiras de se manter animada, saudável e atraente, os exercícios físicos dão, provavelmente, o maior retorno pelo tempo investido. Seja qual for a sua idade e condição neste exato momento, os exercícios podem melhorá-la e lhe dar uma nova perspectiva na vida – com toda a certeza. Em 1994, alguns pesquisadores comprovaram isso criando um programa de fortalecimento em frágeis pacientes de asilos de idosos com idade média de 87 anos. O grupo de exercícios fazia sessões de fortalecimento de 45 minutos para os quadris e joelhos, três vezes por semana. Em dez semanas, sua força aumentou em mais de cem por cento. Em um grupo de controle que não fez exercícios, a força declinou em um por cento. A melhora na força muscular após os exercícios não mostrou relação com idade, sexo, diagnóstico médico ou nível funcional dos participantes. Após o programa de fortalecimento, alguns dos participantes que antes se valiam de andadores passaram a andar apenas com o apoio de bengala. Os exercícios também melhoraram a capacidade de subir escadas, a velocidade ao caminhar e o nível de atividade física em geral.[58]

> **De que você precisa para se movimentar?**
> - Você gosta de movimentar o corpo? Lembre-se de um momento da vida em que você se sentiu encantada com a simples alegria de dançar, correr, nadar ou pular. Qual foi a última vez em que você se sentiu assim?
> - Qual foi a última vez em que você teve a agradável sensação de relaxamento completo após um dia mergulhada no prazer proporcionado por alguma atividade – esquiar, escalar, velejar, dançar ou patinar?
> - De que atividades você gostava na infância? E na adolescência?
> - Se você não se exercita agora, qual o motivo?
> - Se você não tem feito exercícios, quando parou? E por quê?
> - Você acha que não tem tempo para se exercitar? Por que não?

Se esses resultados são possíveis em frágeis octogenárias internadas em asilos, imagine o que pode conseguir uma mulher preguiçosa de cinquenta anos. A mulher média de meia-idade de hoje pode esperar viver até os 85 anos, pelo menos, se não até os cem. Você não pode permitir que seus músculos e ossos entrem em declínio na meia-idade. Você ainda dispõe, potencialmente, de muitos anos de qualidade pela frente. E não existe um só remédio, uma descoberta tecnológica, um desdobramento genético no horizonte que possa chegar perto de lhe proporcionar os benefícios que você mesma pode ter ao se tornar e permanecer forte. Além disso, mulheres que se exercitam regularmente vivem seis anos a mais do que aquelas que não se exercitam. Se você acha que não dispõe de tempo para fazer exercícios, sugiro que reveja essa crença. Leva muito mais tempo para se arrastar por aí com um andador do que para caminhar com desembaraço. E morrer seis anos antes da hora é, com efeito, um enorme desperdício de tempo.

Quase todas as mulheres que conheço estão ocupadas demais para se exercitar. Há sempre mais coisas a se fazer em um dia do que o nosso tempo permite. Se você esperar para se exercitar quando acabar de fazer outras coisas, está à espera de um milagre. Como músculos que não vão ficar mais fortes enquanto você não se abaixar e pegar um bom peso, os exercícios não vão fazer parte de sua vida caso você não faça deles uma prioridade do mesmo nível que escovar os dentes ou tomar um banho. A primeira coisa que deve mudar para que você faça exercícios regularmente é a sua cabeça. Não há desculpas.

Curando o condicionamento físico do seu passado

Enquanto escrevo, minha mãe, que está com 74 anos, está orientando um grupo de mulheres na faixa dos trinta em uma expedição pelas trilhas das montanhas Adirondacks. Essas mulheres acham que têm a ganhar com a experiência e os conhecimentos dela. Assim, em uma idade em que a maioria das mulheres se relega ao banco dos reservas, minha mãe não só é a técnica do time como jogadora – e bem ativa. No dia anterior à viagem, ela acordou às seis, cortou a grama do enorme jardim da fazenda onde cresci, regou as flores e jogou duas partidas de tênis. Depois, dirigiu sozinha durante horas para visitar um parente em um asilo, saiu de lá e ainda jogou dezoito buracos de golfe antes de dormir.

O nível de atividade física de minha mãe é elevadíssimo, e não o considero como padrão a que eu ou qualquer mulher deva aspirar, a menos que seja tão gratificante para a pessoa quanto o é para minha mãe. Mas a condição e disposição física dela me ajudaram a compreender que a fraqueza e o declínio físico não precisam fazer parte do processo de enfraquecimento. Na verdade, é um legado que recebi antes de nascer: minha mãe esquiava e subia montanhas enquanto estava grávida de todos os filhos, e depois levava cada um de nós nas costas enquanto praticava essas mesmas atividades.

Apesar desse legado, tenho assuntos a resolver com esportes e condicionamento físico. Diferente de minha mãe e de meus irmãos, nunca me interessei por passar cada momento livre nas encostas nevadas ou em montanhas com uma pesada mochila às costas. Eu gostava de ler livros – perto da lareira, no inverno, e sentada à sombra de uma árvore, no verão. Na adolescência, esperava ansiosamente a manhã de Natal, na qual nos sentávamos em círculo, relaxávamos, conversávamos e bebíamos chocolate quente, como nos filmes. Mas invariavelmente, assim que os presentes tinham sido abertos, todos corriam para esquiar um pouco na pista mais próxima antes que nossos parentes chegassem para a ceia. Minha única chance de manter a bela conexão familiar pela qual eu tanto ansiava era arrastar meu material e acompanhá-los. E eu o fiz. E por isso aprendi a esquiar bem.

Mas minha habilidade geral nos esportes era bem inferior à de minha mãe e de meus irmãos, por mais que eu me esforçasse. No verão em que eu estava com treze anos, por exemplo, pratiquei tênis diariamente com a porta do celeiro durante seis semanas inteiras. O único comentário de meu pai foi: "Você está usando a raquete como se fosse uma vassoura". Isso tudo me deu uma bagagem considerável com relação a esportes. Assim, na meia--idade, decidi largar as malas e pegar, no lugar delas, alguns halteres – e um pouco de *insight*. Aos 45 anos, tive aulas de tênis, mais como terapia para me recuperar do passado do que como desejo de jogar regularmente. Ao cabo da estação, percebi que era perfeitamente capaz de jogar e de me divertir em uma partida de tênis. No final desse verão, cheguei a jogar duplas com minha mãe e com meu irmão. Que cura!

O dr. John Douillard, especialista em condicionamento físico e autor de *Body, Mind, and Sports*, diz que cinquenta por cento das mulheres vivenciam seu primeiro fracasso pessoal ao participarem das atividades físicas organizadas nas aulas de educação física do ginásio, e que essa sensação de ser uma "perdedora" em termos físicos pode ficar com você pelo resto de sua vida. Na perimenopausa, você precisa se perguntar: "Será que quero mesmo continuar a limitar minha saúde e felicidade por causa de alguma coisa que aconteceu comigo nas aulas de educação física da oitava série, ou com meus pais quando eu tinha seis anos?".

Pegue o seu diário e anote tudo de que se recorda com relação a atividades físicas e esportes entre os onze e os treze anos. Qual a sua atividade predileta? Quais as mais gostosas? Que lembranças você tem das aulas de educação física? Qual o histórico de sua família com relação a condicionamento físico? Diga, com sinceridade, o que você acha fisicamente possível para uma mulher de sua idade? E de 75 anos? Noventa? Qual o nível de condicionamento físico de sua mãe? E de sua avó? O que acontece quando você entra em um ginásio?

Minha colega Mona Lisa Schulz conseguiu transformar seu legado várias vezes, até atingir o equilíbrio. Na adolescência, as férias ideais de sua família consistiam em ir de carro até a base de uma montanha na Nova Inglaterra, comer um sanduíche e depois voltar para casa. Ela ansiava desesperadamente sair do carro e escalar aquela montanha. Mas sua mãe estava sempre com dores nas costas e seu pai sempre tinha dor de cabeça e pontadas no peito. Uma vez, quando estava com dezesseis anos, ela quis esquiar. Sua mãe disse: "Se você for, dou-lhe um castigo. Você já deu aborrecimentos demais para seu pai e para mim". (Nessa época, Mona Lisa já tinha passado por uma cirurgia séria para tratar de escoliose.) Mesmo assim, ela foi esquiar, e com o tempo uma boa parte da separação psicológica de sua família fez que ela se tornasse uma atleta de competição, tanto em corridas como em ciclismo – ambos praticados em excesso como forma de lidar com o estresse familiar. Embora uma série de problemas de coluna tenham finalmente dado fim a essas atividades, ela contornou suas limitações físicas e ainda é uma mulher forte e bem condicionada, graças a caminhadas, ciclismo e exercícios diários em vários tipos de equipamento. Ela foi outra pessoa que chegou ao equilíbrio.

Faça exercícios para se dar prazer

Consegui transformar meu passado físico adaptando meu programa de condicionamento ao meu próprio temperamento e percebendo que minha habilidade esportiva, minha força e meu nível de aptidão dizem respeito a mim mesma e a meu corpo, e não a um modo de conquistar a aprovação da família ou de me equiparar a algum padrão cultural. Na meia-idade, descobri finalmente o que é bom para mim em termos de atividade física. Toda mulher precisa fazer a mesma coisa. Você precisa se perguntar: "Para que quero estar apta?". Cheguei à conclusão de que, ao contrário de minha família natal, quero me manter em forma para viver bem; não vivo para me manter em forma. As duas motivações são válidas – mas são diferentes.

Pergunte-se de que atividades você quer participar enquanto viver. Não é porque *tae bo* ou *tai chi* ou exercícios do gênero estão na moda que devem ser bons para você. Durante anos, tentei praticar corrida – era "a última moda" nas décadas de 1970 e 1980. Mas nunca me senti à vontade. Embora tenha praticado corrida regularmente durante o curso de medicina e a residência, nunca tive aquela fugaz sensação de "barato" a que aludem os corredores, por mais que corresse ou que me esforçasse. Na verdade, odiei correr. Um dia, permiti-me parar.

Hoje, procuro apenas atividades que me dão prazer. Adoro Pilates, o método de condicionamento do corpo e da mente desenvolvido por Joseph Pilates e que põe em ação mente, músculos, respiração e alongamento, tudo ao mesmo tempo. Também gosto de ver como fui longe em dois anos. Como qualquer disciplina que usa a mente de maneira tão intensa quanto o corpo, acaba transformando ambos. Também faço exercícios aeróbicos com pesos, usando os vídeos *The Firm*. (Ver Recursos.) Gosto do desafio representado pelos halteres, e gosto de poder levantar objetos pesados – sei que poderia remover facilmente a janela da saída de emergência de um avião, se necessário! Músculos fortes ajudam-nos a nos movermos com mais confiança pelo mundo.

RUTH: MOLENGA, NUNCA MAIS

Ruth, 55 anos, procurou-me com queixas de dores e de dificuldades para dormir à noite. Ela me disse que criou cinco filhos e que agora queria se aposentar de sua atividade como secretária governamental. Ela nunca tinha feito exercícios com regularidade. O teste inicial de densidade óssea mostrou uma leve perda, apesar de ela estar tomando estrogênio há sete anos, após uma histerectomia na qual removeu os ovários, que sangravam muito. Além de recomendar uma melhor alimentação e um programa de suplementos, enfatizei que ela precisava começar a se exercitar. Sua condição de piloto de controle remoto estava pondo em risco o sonho de desfrutar de seus anos dourados.

Ruth resolveu começar a caminhar todas as manhãs com algumas amigas. Em três meses, sem alterar sua alimentação, as dores desapareceram e ela estava dormindo bem como não fazia há muito tempo. Naquele mesmo ano, ela e o marido começaram a praticar esqui e montanhismo. Embora eu ainda esteja tentando convencer Ruth a praticar exercícios com pesos, sua densidade óssea permaneceu estável. Ginástica e exercícios ao ar livre começaram a fazer parte de sua vida.

Comece por algum lugar – Qualquer lugar

Se você não consegue se imaginar praticando exercícios com pesos, dedique-se a qualquer tipo de atividade física durante meros dez minutos diários, por trinta dias. Recomendo que comece dançando pela casa, ao som de suas músicas favoritas. Mesmo que você esteja em uma cadeira de rodas, sente-se e mexa o dorso. Não estou brincando. Não há desculpas. Garanto-lhe que, ao cabo de trinta dias, ou bem antes, você estará aguardando ansiosamente por sua dança diária. Esse simples exercício irá despertar o irresistível desejo inerente de se mexer que existe em todas nós – embora, em algumas, ele esteja bem mais oculto do que em outras!

O movimento é uma coisa contagiosa. A dança ao redor da sala de hoje pode acabar despertando tantos músculos que você vai querer fazer mais coisas. Você pode pegar o seu gato e dançar com ele no colo. (É levantamento de pesos, ora!) Comece lentamente e respire pelo nariz – isso vai expandir a parte inferior do pulmão, da melhor maneira possível. Pode levar algum tempo até sua caixa torácica adquirir flexibilidade, por isso não se desestimule caso a respiração pelo nariz fizer que você sinta falta de ar, no começo. Não se force além do ritmo confortável para a respiração e batimentos cardíacos. Todos os dias, porém, peça que seu corpo se mexa um pouco mais depressa ou se dobre um pouco mais. O mero processo de movimentação do corpo dá início ao processo de formação óssea.

Obtenha apoio

Quando terminar o seu mês de danças, você terá criado o hábito do movimento no dia a dia. Será o momento de adicionar os pesos. Sugiro que procure uma academia, uma filial da ACM ou uma classe de educação para adultos e peça que um dos professores a acompanhe durante um programa pessoal de fortalecimento físico. Desse modo, você aprenderá a técnica adequada, e poderá adaptá-la depois para seu uso em casa.

Fazer exercícios em uma academia ou em casa? Isso vai depender do seu estilo de vida e temperamento. Fiz as duas coisas e encontrei vantagens e desvantagens em cada uma delas. A academia é interessante porque o telefone não toca e ninguém a interrompe. E o ambiente todo é voltado para condicionamento físico, motivo pelo qual você estará mais apta a entrar no espírito da coisa. Às vezes, porém, o tempo gasto para se chegar à academia é muito longo. Meu programa pessoal de condicionamento combina sessões de uma hora de Pilates em uma academia, com professor, trinta minutos de Pilates no solo, em casa e sozinha, e uma hora de exercícios com pesos feitos com auxílio de vídeo, cada um deles duas vezes por semana. Além disso, caminho 45 minutos regularmente. Nem sempre consigo fazer tudo. Um dos benefícios de se estar na perimenopausa é que meu tempo é, hoje, muito mais meu do que em qualquer outro momento de minha vida. E percebi que hoje, mais do que nunca, gosto de fazer exercícios.

Inclua a força em seu dia a dia

Eis algumas sugestões para incluir exercícios de fortalecimento em suas atividades cotidianas. Procure fazê-los quando atender ao telefone ou dispuser de alguns minutos. Eles abrangem todos os grupos musculares.

- *Na ponta dos pés.* Fique de frente para uma parede e a uns trinta centímetros dela, com os pés tão afastados quanto a largura dos ombros. Apoie suavemente a ponta dos dedos na parede para se equilibrar. (À medida que você se aperfeiçoa, pode usar cada vez menos esse recurso.) Agora, levante-se o mais que puder; fique sobre a ponta dos pés enquanto conta até três, respirando normalmente, e vá se abaixando lentamente. Repita até completar uma série de oito. Gradualmente, à medida que for ficando mais forte, vá aumentando o tempo em que permanece na ponta dos dedos, até chegar a trinta segundos.

- *Sobre o calcanhar.* Fique em pé diante de uma parede para que possa apoiar-se nela, caso precise. Erga lentamente os dedos e a planta dos pés até ficar equilibrada sobre os calcanhares. Permaneça sobre eles enquanto conta até três. Abaixe lentamente. Respire. Repita. Procure fazer oito repetições e vá aumentando lentamente o tempo em que fica sobre os calcanhares, até conseguir chegar a trinta segundos.

O apoio sobre os dedos dos pés e sobre os calcanhares usa o peso de seu próprio corpo para fortalecer suas pernas e para aumentar o equilíbrio e a flexibilidade.

- *Flexões de braço.* Embora muitas mulheres as detestem, nada melhor do que a flexão de braço para a parte superior do corpo. Você pode facilitar o exercício fazendo flexões contra a parede. Fique em pé diante da parede, a uma distância de noventa centímetros dela. Incline-se para a frente, com os cotovelos dobrados e as palmas das mãos apoiando-se na parede. Agora, empurre a parede, mantendo as costas perfeitamente alinhadas com as pernas e a cabeça com as costas, sem se curvar. Repita essa flexão oito vezes. Vá aumentando até fazer três séries de oito repetições.

Quando esse exercício ficar fácil, você estará pronta para flexões no solo. Comece apoiando-se nas mãos e joelhos, com braços retos. Flexione os cotovelos e abaixe o tórax. Faça o exercício lentamente, respirando o tempo todo. Sua meta são quatro flexões com apoio sobre os joelhos. Vá aumentando até fazer duas séries de oito.

Quando ficar mais forte, estará pronta para flexões normais. Comece apoiando-se sobre as mãos e joelhos. Depois, estique as pernas, apoiando-se sobre os dedos dos pés e sobre os braços. O corpo deve ficar em linha bem reta, com a cabeça e a espinha alinhadas. Não deixe os quadris caídos. Agora, desça, fazendo que o tórax quase encoste no chão. Erga-se. Segure. Repita. Faça quatro vezes, chegando depois a oito. Com o tempo, a meta serão duas séries de oito flexões.

- *Halteres.* Deixe um jogo de halteres graduados (entre 1 e 10 kg, dependendo de seu nível de força) na frente de sua tevê. Nos intervalos comerciais, ou mesmo durante seus programas preferidos, você pode fazer facilmente algumas séries de roscas diretas, tríceps, remadas, crucifixos ou roscas invertidas. A ideia é manter os pesos em um lugar onde possa encontrá-los regularmente.

Não se apresse. O corpo sabe perdoar e responder muito bem quando você lida com ele com respeito e amor. Sempre que for fazer exercícios com pesos, pergunte a seu corpo se ele está disposto a respirar um pouco mais fundo e a erguer um pouco mais de pesos. Não o force. Nos dias em que você se sentir maravilhosamente bem, faça mais exercícios. Quando se sentir péssima, faça menos. É fato que exercício é disciplina. Mas uma vez que você tenha se comprometido a fazê-lo regularmente, tire aquele professor desagradável de sua cabeça. O melhor motivador é o prazer, a alegria e a percepção que surgem quando você se sente bem em seu corpo.

A conexão entre luz solar e saúde óssea

Em toda a parte, encontramos advertências sobre os perigos da exposição ao sol, desde o enfraquecimento precoce da pele ao câncer de pele fatal. Embora esses riscos estejam bem documentados, são exagerados, especialmente para pessoas que vivem em latitudes mais elevadas, onde a luz solar não é um problema ofuscante na maior parte do ano. Após a menopausa, a mulher perde entre três e quatro por cento da massa óssea a cada inverno caso viva em latitudes superiores, acima de uma linha que vai aproximadamente de Boston por Chicago, chegando à fronteira entre a Califórnia e o Oregon.[59*] Mesmo em um dia ensolarado de dezembro no norte do Maine, você não

---

* Corresponde aproximadamente a uma latitude 45°N; o extremo sul do Brasil, porém, situa-se aproximadamente na latitude 34°S (NT).

consegue se expor ao ultravioleta o suficiente para produzir vitamina D, a menos que exponha uma boa parte de sua pele ao meio-dia, durante 30 a 50 minutos, um nível de exposição incomum. O problema se agrava se a sua alimentação é pobre em cálcio e vitamina D. Quarenta por cento das pessoas que sofrem fraturas dos quadris em latitudes mais elevadas têm deficiência de vitamina D. Em mulheres cuja alimentação é adequada em cálcio e em outros nutrientes, porém, a massa óssea pode ser recuperada nos meses de verão, com exposição regular ao sol.

A verdade é que a luz do sol pode ajudá-la a ficar mais saudável, e pode, literalmente, salvar a sua vida. É que os raios ultravioleta do sol ajudam o seu corpo a produzir a vitamina D necessária. Como em tudo na vida, o segredo está na moderação.

A vitamina D é um hormônio que ajuda seus ossos a absorver cálcio. Se você não tem vitamina D suficiente circulando pelo sangue, você não será capaz de usar o cálcio presente em sua alimentação ou em seus suplementos. Portanto, ele é um fator importante na prevenção da osteoporose. No momento, a dose diária recomendada (RDA) de vitamina D baseia-se na quantidade necessária para prevenir o raquitismo. É uma doença na qual os níveis de vitamina D são muito baixos, o que faz que o corpo reduza a capacidade de produzir novos ossos. Em adultos, isso se chama osteomalacia, um amolecimento ou dobra gradual dos ossos como efeito secundário da dificuldade de calcificar.

Para prevenir o raquitismo, você precisa de uma dose mínima de vitamina D por dia (200-400 UI). Mas a prevenção do raquitismo não é o único benefício de mantermos um nível ideal de vitamina D. A vitamina D adequada pode, por exemplo, reduzir a hipertensão; assim, pessoas com nível mais elevado de vitamina D desfrutam de pressão arterial mais adequada.[60] Ela pode tornar mais lenta a progressão da osteoartrite e também reduzir a ocorrência de esclerose múltipla.[61] A vitamina D também ajuda a prevenir alguns tipos de câncer, como o de mama, ovário, próstata e colorretal. De fato, níveis de vitamina D abaixo do ideal podem ser um dos motivos pelos quais a incidência de câncer seja maior nas latitudes mais elevadas do que nas tropicais.

Porém, para reduzir o risco dessas doenças, especialmente de câncer de mama, dos ovários ou colorretal, você precisa de níveis no soro muito mais elevados do que aqueles que podem ser obtidos com óleo de fígado de bacalhau ou em suplementos de vitamina D. O caminho mais seguro e eficaz para isso é a exposição rotineira ao sol.

Luz solar *versus* suplementação com vitamina D

Nossos corpos têm a capacidade de obter no sol a vitamina D. Nossos antepassados percorreram as planícies da África durante milênios, com boa parte do corpo exposta ao sol. A exposição à luz solar é um indicador muito mais confiável dos níveis de vitamina D no seu corpo do que sua alimentação. Na verdade, a entrada de vitamina D em seu corpo está pouco relacionada com a quantidade de vitamina D no sangue. Isso se deve, em parte, ao fato de a necessidade de ingestão oral de vitamina D variar muito de pessoa para pessoa. E mesmo sendo possível ingerir níveis tóxicos de vitamina D na forma de suplementos, é impossível absorver vitamina D da luz do sol em excesso. É que a sabedoria do corpo contém um mecanismo que produz exatamente aquilo de que precisamos do sol – nem mais, nem menos. A vitamina D que seu corpo produz a partir da exposição aos raios UV do sol (especificamente o ultravioleta B, ou UVB) é superior aos suplementos orais no que concerne a absorção de cálcio pelo corpo.[62]

Sozinha, a luz solar pode elevar o nível de vitamina D do seu corpo a uma faixa saudável. Se você expuser seu rosto e sua mão à luz do sol, sem filtros, durante vinte minutos, três a cinco vezes por semana, durante quatro ou cinco meses do ano (entre abril e outubro nas latitudes superiores do hemisfério – acima de 40°N), provavelmente você obterá raios UVB insuficientes para manter sua massa óssea intacta, pois seu corpo tem a capacidade de acumular vitamina D e de usá-la nas épocas de pouca luz solar. Temos aqui a sabedoria da natureza em ação, pois nem todas as regiões do país têm a mesma exposição ao UV. Se a sua pele é muito escura, você precisa de mais tempo ao sol, até uma ou duas horas, para obter o mesmo resultado.

Quanto maior a quantidade de pele exposta, mais depressa você gera vitamina D, motivo pelo qual alguns especialistas recomendam que você exponha todo o corpo com regularidade. De fato, a exposição do corpo todo durante 15 minutos equivale a uma dose oral de 10 mil UI de vitamina D. (Mas um nível de exposição ao UV além desse número não proporciona maiores níveis de vitamina D.) Contudo, com a idade, nossos corpos tornam-se menos eficientes na produção de sua própria vitamina. Assim, se você tem mais do que 65 anos, pode precisar de algum tempo a mais no sol para obter o mesmo benefício. Eis uma regra geral: se a luz do sol é suficiente para causar vermelhidão na pele após qualquer período de exposição, então há nele raios UVB suficientes para ajudar seu corpo a produzir vitamina D.

Como tomar sol mantendo-se em segurança

Qualquer pessoa pode receber com segurança a luz solar de que precisa saindo regularmente de casa. Os benefícios de pequenas quantidades de luz UVB são tão notáveis que o endocrinologista Michael Holick e seus colegas do Centro Médico da Universidade de Boston estão analisando os efeitos da luz UVB artificial sobre pessoas de idade. A NASA contratou Holick para instalar essa luz especial a bordo de naves espaciais em longas missões, para contrabalançar os efeitos da ausência de gravidade sobre os ossos.[63]

A exposição ao sol no começo da manhã ou no final da tarde é a mais segura. Pessoalmente, caminho durante 45 minutos, quatro manhãs por semana, nos meses mais quentes, usando calção e top para garantir uma exposição adequada. Quando não saio pela manhã, procuro fazê-lo no final da tarde, quando ainda há luz solar, mas com risco mínimo de exposição excessiva. Além desses "horários para captar vitamina D", uso filtro solar.

Evite o sol do meio-dia e queimaduras de sol. Quase todo câncer de pele está associado aos efeitos nocivos da exposição excessiva ao sol, sem a proteção adequada de antioxidantes. Na verdade, a exposição ao UV além do nível pré-eritema (avermelhamento da pele) não melhora o nível de vitamina D. Em outras palavras, a vitamina D atinge o nível máximo em peles claras após 20 minutos de exposição.

Entre outras maneiras fáceis de se obter alguma melhora na vitamina D, você pode abrir a janela do seu carro enquanto dirige, andar em um conversível ou abrir as janelas de casa. Por que não criar uma sala solar ou um recanto solar? Seria um lugar no qual você pode abrir facilmente uma janela e se expor à cálida luz do sol sem precisar sair de casa. É uma boa opção para quem mora na cidade.

O que você pode fazer quando não recebe luz solar suficiente

A vitamina D é um hormônio essencial. Na ausência de luz solar, você precisa incluí-la em sua alimentação. Embora seja quase impossível conseguir os níveis elevados de vitamina D de que necessita no sangue sem uma exposição adequada ao sol, a suplementação com vitamina D mostrou-se definitivamente útil para a formação ou manutenção da massa óssea em mulheres.[64]

Pessoas com menos de 65 anos devem tomar 400-800 UI por dia. Pessoas com mais de 65 anos devem tomar 800-1.200 UI por dia, a menos que saibam que são sensíveis a ela. (Sua necessidade pode ser maior ou menor). O ponto é que a luz do sol é mais confiável do que qualquer outro suplemento. Boas fontes alimentares de vitamina D são fígado, óleo de fígado de bacalhau e gemas de ovos.

Por que o leite enriquecido não é a resposta para a vitamina D

Embora a maioria de nós tenha aprendido que é possível obter toda a vitamina D de que necessita em derivados enriquecidos de leite, isso nem sempre é verdade. Quando o dr. Michael Holick estudou o conteúdo de vitamina D do leite enriquecido, descobriu que é comum não haver a quantidade de vitamina D suficiente por causa de problemas de processamento. Com efeito, até metade das marcas testadas tinham menos vitamina D do que indicava o rótulo. Quinze por cento deles sequer tinham vitamina D! O leite desnatado, por sua vez, é um problema para a vitamina D, pois esta é solúvel em gordura, necessária para que a vitamina se misture com o produto. É por isso que leites desnatados podem ter pouca ou nenhuma vitamina D.[65]

Em caso de dúvida, meça

Se você já percebeu indícios de osteoporose em testes de urina ou de densidade óssea, recomendo-lhe que teste o nível de vitamina D no soro. É um exame de sangue simples. Um nível sanguíneo de vitamina D da ordem de 20 a 25 nmol/l ou menos indica uma deficiência grave. A ideia é manter um nível na parte superior da faixa normal, entre 75 e 250 nmol/l. Sabe-se que níveis maiores do que 100 nmol/l reduzem a hipertensão.[66] Níveis de 75 nmol/l ou maiores reduzem o avanço de artrite. Estudos realizados com salva-vidas e fazendeiros – pessoas que ficam ao sol o tempo todo – mostram que eles têm níveis de vitamina D em torno de 100 nmol/l. É interessante avaliar seu nível de vitamina D no soro caso você seja saudável mas não tenha certeza da quantidade de vitamina D que está ingerindo ou produzindo com a exposição ao sol. Se o seu nível estiver baixo, exponha-se mais para prevenir problemas posteriores, mesmo que seus ossos estejam fortes hoje.

Certa vez, atendi em consulta uma mulher de seus 45 anos, que passava o verão no Maine e corria regularmente, mas sempre com muitas roupas e filtros solares. Embora residisse no sudoeste dos EUA na maior parte do ano, área sempre bastante ensolarada, ela evitava o sol a qualquer custo com medo de câncer de pele. Quando pedi um exame de nível de vitamina D no soro, o resultado foi 25 nmol/l, indicando uma séria deficiência. Desde então, ela tem tomado diariamente banhos de sol de quinze minutos em seu quintal, logo no começo da manhã. Em dois meses, seu nível de vitamina D no soro tinha voltado a uma faixa bem saudável, e tanto seu humor como seu sistema imunológico melhoraram visivelmente. Ela descobriu ainda outros benefícios: recuperou-se completamente da tendência a resfriados e dores.

Você deve fazer bronzeamento artificial?

Embora os dermatologistas detestem a ideia de bronzeamento artificial por causa do risco de superexposição, recomendo-o para pessoas que correm o risco de osteoporose, depressão ou certos tipos de câncer, e que não têm outro modo de receber radiação UVB.

Um rápido banho de luz, de cinco a dez minutos, em um estabelecimento especializado, uma ou duas vezes por semana nos meses de inverno, pode elevar o nível de serotonina no cérebro, reduzir a depressão, ajudar a formar ossos, a acalmar a artrite e até a prevenir algumas formas de câncer. O segredo, tal como na exposição natural ao sol, está em nunca se queimar ou ficar vermelha, e em se assegurar de que está bem fortalecida com antioxidantes.

Tome antioxidantes

Um número cada vez maior de estudos tem mostrado que antioxidantes como vitamina E, vitamina C, proantocianidinas e betacaroteno ajudam a proteger a pele de males do sol, e a curá-la mais rapidamente. (Ver mais informações no Capítulo 11.)

Cuidado com a sensibilidade ao sol induzida por remédios

Lembre-se de que muitos remédios, bastante comuns, aumentam a sensibilidade ao sol, ampliando assim as chances de você se queimar caso tome sol por muito tempo. Entre eles, temos antibióticos como a azitromicina (Zitromax), minociclina (Minocin), tetraciclina e sulfa; remédios para diabetes de família sulfonilureia; tratamentos para a pele como Retin-A e Renova, e diuréticos da família tiazida. É sempre bom consultar seu farmacêutico.

Apoie a conexão com a terra valendo-se da medicina herbárea

Os herboristas tradicionais ensinam que, quando consumimos plantas regularmente, nossos corpos assumem não só suas qualidades energéticas como suas vitaminas e sais minerais – um modo perfeito de nos conectarmos com a natureza e de atingirmos nossos primeiros centros emocionais. A aveia (*Avena sativa*) e a palha de aveia (o caule, as folhas e a flor da aveia), por exemplo, vicejam em climas frios e úmidos, caracterizados por ventos cortantes e chuvaradas súbitas. Essas plantas resistentes são ricas em cálcio, ferro, fósforo, complexo B, potássio, magnésio e vitaminas A e C.[67]

A conhecida herborista Susun Weed descobriu que o consumo regular de infusões herbáreas, com seus nutrientes altamente absorvíveis pelo organismo, auxilia o aumento da densidade óssea, além de outros benefícios. Uma de minhas colegas nutricionistas também as recomenda. Comecei a tomar a infusão de palha de aveia regularmente e, com certeza, recomendo essa e outras infusões, à sua escolha.

Como preparar uma infusão herbárea

As infusões são mais fortes do que chás de ervas. Use 30 g de folhas secas (dois punhados de folhas picadas ou três punhados de folhas inteiras). Ponha-as em uma jarra de um litro. Complete com água fervente, tampe e deixe durante quatro horas à temperatura ambiente. A infusão pode ser posta em geladeira.[68] Tome duas xícaras por dia.

Quando estiver tomando palha de aveia ou algum outro remédio vegetal, abra-se para a sabedoria da terra e da natureza que se manifestaram na planta que seu corpo está assimilando. Seja paciente e persistente. Sinta seus ossos tornando-se tão fortes e robustos quanto as montanhas e rochas que formam a espinha dorsal do planeta.

13

Mantendo saudáveis os seios

Lembro-me das inúmeras noites que passei numa sala de partos do hospital com uma de minhas colegas obstetras. Embora seus filhos já fossem quase adultos, às vezes essa mulher apertava um dos seios se ouvisse um bebê chorar ou visse um recém-nascido particularmente bonitinho. "Meus seios ficam agitados, como se eu pudesse amamentar essa criança", dizia nessas ocasiões.

Literal e simbolicamente, os seios são uma fonte de nutrição. Seu duplo papel é, em parte, o resultado de um hormônio cerebral conhecido como prolactina. Esse composto, ativado após o parto, mantém os seios repletos de leite e reforça o processo de ligação; assim, na amamentação no seio materno, a prolactina facilita tanto o fluxo de leite quanto o fluxo de amor para o bebê. A mãe, por sua vez, tem não apenas a prazerosa sensação física como a gratificação emocional que decorre da atenção dispensada a um ser que ela ama profundamente. A prolactina exerce um efeito tão poderoso que muitas mulheres sentem o reflexo do afrouxamento, que preenche de leite os seios, mesmo quando não estão amamentando. O mero fato de pensarem no choro do bebê ou de ouvirem-no induz esse reflexo.

Mas a secreção de prolactina não ocorre apenas na amamentação. Descobriu-se que os níveis de prolactina aumentam, em homens ou mulheres, quando estão envolvidos em relacionamentos prazerosos e mutuamente benéficos. Não é de surpreender, por isso, que emoções como amor e compaixão, que nutrem a alma, costumem vir acompanhados da mesma sensação de formigamento nos seios que têm as mães em amamentação – e que minha colega obstetra descreveu com tanta eloquência.

Para mim, a sensação de formigamento prova que o "leite da bondade humana" é mais do que uma simples metáfora. O amor está enraizado em nossa biologia. É por isso que cuidar de outras pessoas ou sustentá-las faz muito bem para a maioria das mulheres, e é por isso que, volta e meia, flagramo-nos sendo "mãezonas" de outras pessoas. Quando a emoção do amor consegue fluir livremente, nossos corpos ficam repletos do mesmo hormônio que sustenta todos os vínculos humanos, e nossos seios são banhados pela energia da saúde.

Nossa herança cultural: nutrimos e nos sacrificamos

O amor tem um efeito curativo e animador quando nossos relacionamentos são realmente recíprocos, permitindo-nos receber tanto quanto damos. Mas esse ideal não é tão comum. A maioria das mulheres foi educada para cuidar dos outros de tal forma que, às vezes, precisam pôr em risco seu próprio bem-estar. Por toda a história, nós, mulheres, fomos reverenciadas pela capacidade de autossacrifício em nome daqueles que nos cercam. Não é à toa que o álbum com a música de Tammy Wynette *Stand by Your Man* [Fique do lado do seu homem] é o maior sucesso de vendas do estilo *country* em todos os tempos. Pelo que se viu depois, porém, o homem ao lado do qual Tammy passou a maior parte de sua vida adulta batia nela, o que demonstra claramente até que ponto nossas tendências maternais podem fazer que a balança se incline na direção do autossacrifício.

Os seios também são a parte da anatomia que mais se identifica com a nutrição e com o cuidar. E são, provavelmente, a área mais carregada do corpo, flagrantemente explorada pela cultura em que vivemos como a arma mais poderosa na batalha pela conquista do amor e da aprovação de um homem. Símbolos poderosos, esses seios. No filme *Erin Brockovich – Uma Mulher de Talento*, o chefe atônito da boquirrota heroína, uma secretária, pergunta-lhe como ela conseguiu, sem qualquer experiência ou treinamento, acumular tantas informações delicadas e condenatórias sobre as atividades poluentes de uma grande empresa. Com ar resplandecente e voluptuoso em seu revelador bustiê, a atriz Julia Roberts responde: "Graças aos peitos, Ed.".

Não foi à toa que uma de minhas amigas, quando soube que eu estava me divorciando, perguntou-me se eu iria fazer implantes nos seios. Nossa cultura nos leva a acreditar que, sem um estonteante par de seios novos, é impossível para uma mulher de meia-idade atrair outro homem. Será preciso prova mais clara de nossa necessidade de amor e do ponto a que estamos dispostas a chegar em nome dele?

O desafio dos seios na meia-idade

A meia-idade é a época em que ouvimos o toque de despertar, que exige que comecemos a respeitar nossas próprias necessidades. Nossos filhos estão saindo de casa ou já se foram, está acabando a época de autossacrifícios imposta pela criação da família, e agora temos a oportunidade de rever nossas vidas. Se estivermos envolvidas em relacionamentos que irão dificultar nossa autorrealização, será preciso estudar um modo de modificá-los. A perimenopausa nos desafia a sermos realistas, a criarmos relacionamentos que são, na verdade, parcerias com pessoas que irão nos amar por sermos quem realmente somos.

> **Fatores de risco para câncer de mama**
>
> A meia-idade é, em termos estatísticos, a época em que aumenta o risco de manifestação do câncer de mama. Na verdade, para mulheres que vivem em sociedades industrializadas, a idade é o primeiro item na lista de fatores estabelecidos de risco de câncer de mama.[1]
>
> - Idade (mais de cinquenta anos)
> - Aparecimento precoce da menstruação (antes dos doze anos)
> - Histórico familiar de câncer de mama, quer em parente de primeiro grau (mãe, irmã, filha), quer de segundo grau (tia, avó)
> - Menopausa tardia (após os 55 anos)
> - Primeiro parto após os trinta
> - Terapia de reposição hormonal
> - Doença benigna de mama com biópsia revelando hiperplasia atípica
> - Consumo regular de álcool
>
> *Nota*: a menopausa precoce ou induzida por cirurgia reduz o risco de câncer de mama.

Aprender a formar relacionamentos mutuamente benéficos que nos alimentam, e alimentarmo-nos a nós mesmas por meio das escolhas que fazemos com relação ao modo de viver nossas vidas, pode nos ajudar a criar saúde nos seios. Essa nutrição não é egoísta; na verdade, permite-nos ter em nós alguma coisa digna de se dar aos outros. Novamente, podemos encontrar no aleitamento a sabedoria inerente a nossos corpos. A qualidade e a quantidade de leite da mãe melhoram quando ela está descansada, bem nutrida e feliz. Precisamos nos lembrar dessa lição na meia-idade, quando a oportunidade de transformação é ilimitada e o custo de darmos as costas para ela podem ser elevados demais.

A anatomia emocional do câncer de mama

Como toda doença, o câncer tem um componente emocional e outro físico. Muitas mulheres com câncer de mama têm a tendência a ocultar suas emoções por detrás de uma aparência estoica, mantendo-se em relacionamentos nos quais dão muito mais do que recebem.

A recusa em respeitar e expressar nossas próprias emoções pode, às vezes, chegar a extremos patológicos. Certa vez, uma mulher me procurou porque estava com dificuldade para respirar. Ela chegou sozinha e sem apoio, e os exames que fiz nela logo confirmaram o receio de que seu câncer de mama, que tinha sido detectado um ano antes, tinha se espalhado para os pulmões. Ela nunca procurou tratar de sua condição porque não queria dar "aborrecimentos" para seu marido ou para seus filhos. Na verdade, ela nem permitiu que soubessem de seu estado. Disse-lhe, de maneira bem suave, que suas decisões, mesmo tomadas sob um espírito generoso de autossacrifício, não estavam sendo úteis para ninguém, muito menos para ela mesma. Ela precisava de apoio e de sustento, e sua família tinha de ser incluída naquilo que estava acontecendo com ela.

Pelo que tenho visto, muitas mulheres têm negado suas necessidades há tanto tempo que nem sabem que as têm. Uma amiga minha se recorda de que, na sua infância e adolescência, sua mãe tinha uma resposta automática para qualquer desejo que ela manifestasse: "Não pergunte, nem sequer pense nisso". Imagine o que isso faz com a capacidade da pessoa pedir algo de que necessita, de expressar honestamente suas emoções. Não é à toa que tantas mulheres fazem praticamente qualquer coisa para não parecerem autocentradas – a ponto de correrem o risco de morrer de uma doença fatal.

Atualmente, muitos estudos científicos confirmam a ideia de que nosso estilo emocional pode influenciar tanto a incidência de câncer de mama como a capacidade de nos recuperarmos dele. Um estudo, por exemplo, envolvendo 119 mulheres entre vinte e setenta anos para as quais foram solicitadas biópsias de mama por causa de caroços estranhos, avaliou o impacto de possíveis eventos adversos acarretados pela possibilidade de serem cancerosos. Vários tipos de crise, como divórcio, morte de ente querido ou perda de emprego nos cinco anos que antecedem a manifestação dos caroços, aumentam a chance de que estes sejam cancerosos. É interessante notar, porém, que o modo pelo qual a mulher lida com a adversidade também é um fator importante no possível aparecimento do câncer. Mulheres que se permitiram sofrer plenamente a dor ao se defrontarem com perdas devastadoras tiveram três vezes menos chances de sofrer de câncer de mama do que aquelas que ocultaram suas emoções por trás de uma fachada de coragem ou que disfarçaram a dor dedicando-se a atividades variadas.[2]

O fato de não nos permitirmos sentir a dor consome energias vitais, privando-nos dos recursos de que precisamos para nossa cura. Nos momentos de perda, precisamos lidar com o doloroso e difícil processo a que chamo de entrega radical: devemos nos render a um poder e a uma ordem maiores do que nós. Dê-lhe o nome que quiser – Deus, o universo – mas permita que essa força cure sua vida, o que só pode acontecer com a plena vivência da dor.

Outro estudo mostrou que os sentimentos da mulher a respeito de sua comunicação com a família e da disponibilidade de ajuda por parte da família afetam a função de seu sistema imunológico, e portanto sua capacidade de recuperação. Mulheres com câncer de mama que sentiram a falta de suporte social mostraram um sistema imunológico deprimido e um prognóstico menos favorável.[3] Por outro lado, o apoio social não precisa vir de sua família para ter um impacto positivo em sua sobrevivência. Estudos mostraram que grupos de apoio ao câncer de mama, ou outros, caracterizados pelo aberto e franco desejo de compartilhar experiências, estão associados ao aumento da longevidade e à redução no índice de recorrência do tumor.[4]

MARY: O PLANO DECENAL

Mary estava com 41 anos quando procurou minha colega de pesquisas, a dra. Mona Lisa Schulz, para obter uma leitura intuitiva. Casada com um empresário audacioso e competitivo, que passava mais tempo na rua do que em casa, Mary aguardava ansiosa o dia em que os negócios do marido fossem autossustentáveis o suficiente para que ele pudesse parar de trabalhar tanto. Ela também fora uma executiva poderosa na indústria da informática, mas agora era uma dona de casa e mãe de dois filhos, de seis e nove anos. Como parte do plano decenal envolvendo trabalho, finanças e vida familiar que ela e o marido tinham desenvolvido, ela largou a carreira a fim de se dedicar em tempo integral aos dois filhos do casal e aos dois que planejavam ter no tempo ainda restante desse plano.

O problema é que, na metade do plano, Mary estava exausta. Como informou à dra. Schulz, ela estava adiando o terceiro filho até conseguir compreender porque se sentia tão mal, o tempo todo. Ela queria saber o que seu corpo queria lhe dizer por meio dessa fadiga. E foi por isso que ela marcou a leitura com Mona Lisa.

A leitura feita pela dra. Schulz para Mary revelou um padrão de energia que se parecia com o de uma "viúva que anda de um lado para o outro em seu passo de viúva, sempre de olho no mar, esperando e aguardando o retorno de seu marido". Com base naquilo que vira em termos estratégicos, ela disse para Mary que, como outras mulheres com esse padrão de comportamento, ela poderia ter a tendência à formação de "densidades hormonalmente sensíveis" nos seios. (Como a dra. Schulz não faz diagnósticos durante essas leituras, nunca usaria a expressão "câncer de mama" ou mesmo "caroço benigno do seio", pois ambas são empregadas em diagnósticos.)

Nesse ponto, Mary revelou que, de fato, fora detectado um câncer de mama quatro anos antes. A cirurgia, a quimioterapia e a radioterapia pareciam ter erradicado o câncer, mas ela ainda se sentia drenada pela experiência.

A dra. Schulz perguntou a Mary o que, segundo ela, estaria acontecendo em sua vida. Mary sabia que alguma coisa estava dolorosamente desequilibrada, mas não sabia bem o que. Sentia falta de seu antigo emprego e estava ciente de que ficar em casa não era bem do seu feitio, mas sentia que devia aprender a tirar o melhor proveito disso em prol dos planos que tinham traçado. Ela também estava ciente do quanto desejava que seu marido participasse da criação dos filhos, mas sabia que não podia verbalizar esse desejo para não interferir na capacidade de cumprir sua parte no plano decenal.

A dra. Schulz explicou a Mary que toda doença é um holograma que contém ao mesmo tempo, aspectos genéticos, ambientais, físicos, nutricionais, emocionais, espirituais e comportamentais. Para Mary, compreender esse holograma implicaria questionar a validade de um plano que tinha travado o casal em um modo de vida que, na verdade, não era satisfatório para nenhum dos dois. O câncer de mama fora um sinal para ela, e a fadiga que a envolvera desde então era outro sinal. Sua tarefa era a de despertar para a mensagem que seu corpo estava tentando lhe transmitir. Ela precisava aceitar o fato de que não tinha o temperamento adequado para bancar a mãe caseira. Algumas mulheres se dariam bem nessas circunstâncias se, como Mary, dispusessem dos recursos financeiros para esse estilo de vida. Contudo, Mary não era uma delas.

Mas Mary não se permitira vivenciar plenamente sua insatisfação porque ela e o marido estavam casados não apenas com seu plano, como também com uma visão ultrapassada de papéis: a mulher deve ser a nutriz em tempo integral, o homem o bom provedor. A insatisfação de Mary parecia-lhe ser culpa exclusivamente dela, um sinal de que ela não era boa mãe – e por isso Mary achava que devia lutar contra ela, e não trabalhar essa insatisfação.

Programa para deixar os seios saudáveis através da plena expressão emocional

A seguir, apresento o programa que a dra. Schulz e eu montamos para Mary e outras mulheres de meia-idade que estão prontas para ter mais saúde nos seios.

- *Seja honesta a respeito do que você está sentindo.* A dra. Schulz percebeu que Mary era uma pessoa boazinha demais, apesar de estar em uma situação muito delicada. Ela dizia coisas como "Não é tão ruim. Tudo bem, posso lidar com isso". Dois segundos depois, dizia à dra. Schulz que estava muito frustrada com aquela situação. Sua resposta me lembrou um episódio da antiga série de tevê *Golden Girls* [As gatinhas], no qual Blanche estava tentando lidar com a decisão do filho de casar-se com uma mulher bem mais velha, que estava grávida dele. Quando uma amiga de Blanche perguntou o que ela queria fazer, ela respondeu: "O que as mães sempre fazem. Dizer a meu filho que eu o amo e que aquilo que ele fizer está bom para mim, e depois reclamar feito louca com qualquer pessoa que queira me ouvir". Embora tenha graça em uma comédia de tevê, é exatamente isso que cria uma desagregação da energia do quarto centro emocional.

Criar saúde no lugar do caos em seus centros emocionais exige que você elimine frases do tipo "Estou bem" de seu vocabulário quando elas acobertam emoções reais e dolorosas, que precisam ser expressadas. Talvez você precise consultar um terapeuta para ajudá-la a ser honesta, primeiro consigo mesma, depois com seu companheiro ou seus familiares.

Você também precisa ter coragem para ser honesta consigo mesma a respeito de qualquer aspecto de sua vida que você não esteja preparada para mudar. Tendo em mente nossa herança cultural com relação aos seios, não é de espantar que o medo que as mulheres sentem do câncer de mama sirva para nos entorpecer quanto àquilo que realmente receamos – sermos abandonadas e deixadas sozinhas, enquanto continuamos a desejar o verdadeiro amor e a melhoria de nosso relacionamento atual. Uma de minhas pacientes, uma mulher com câncer de mama que estava sustentando financeiramente o marido e que tinha meios para modificar sua vida, acabou admitindo que ainda se mantinha em um casamento sem amor porque era muito mais fácil para ela morrer do que correr o risco de ser abandonada ou deixada.

- *Crie um plano de vida.* Idealize um plano de vida de um ou dois anos só para você (não para seu companheiro ou familiares). Passe pelo menos meia hora imaginando como você gostaria de ocupar seu tempo, onde gostaria de ir, com quem gostaria de estar, e assim por diante. Quando revisamos o conceito do plano de vida com Mary, ela admitiu que até a ideia de ter um terceiro filho a deixava esgotada. Lentamente, ela começou a aceitar o fato de que os dois filhos adicionais incluídos no infame plano decenal da família talvez não fossem o que ela desejava. Mas estava claro que o corpo de Mary em geral, e seus seios em particular, havia muito que estavam tentando dizer isso a ela.

- *Crie um orçamento energético.* Faça uma planilha de contabilidade com uma coluna relacionando atividades que a rejuvenescem e outra relacionando atividades que a deixam esgotada. Depois, faça um plano de gastos diários, apontando um saldo a favor do rejuvenescimento. (Se você tem filhos pequenos, por exemplo, sugiro que reparta o cuidado com eles com outras mães ou avós do seu bairro.) Dedique-se a, pelo menos, uma atividade semanal prazerosa – independentemente do que seus familiares possam pensar. Compreenda que isso é um processo, não um destino. Precisei de quatro anos para contar a meu marido que eu tinha uma massagista. Até então, embora as massagens fizessem parte de minha rotina habitual, eu não tinha tido coragem para admitir que estava gastando tempo e dinheiro em algo tão enriquecedor e prazeroso.

- *Mantenha um relacionamento com sua própria criatividade.* Deixe a mente ocupada. Mary sentia que a dela estava apodrecendo. Via-se claramente que ela precisava do estímulo proporcionado por um emprego. Não deixe que sua mente e sua criatividade se esgotem, nem permita que seu verdadeiro eu se perca na luta diária. Se você não tem um emprego, pense em fazer um curso ou em se dedicar regularmente a alguma outra atividade estimulante. Já constatei, por várias vezes, que o mero ato de ter uma rotina ajuda a nos conservar e a direcionar nossas energias. (Estudava harpa com muito mais foco quando sabia que teria uma apresentação dentro de alguns dias.) Nada substitui a ordem, a disciplina e a estrutura em sua vida diária. Basta ter certeza de que é você que está criando a estrutura, e não o contrário.

- *Reavalie periodicamente as suas metas e planos.* Faço isso todos os anos na época do meu aniversário, e também durante os solstícios e equinócios do ano – épocas em que as energias criativas do planeta estão, mais do que nunca, disponíveis para nós. Abra mão de qualquer coisa nitidamente obsoleta e incompatível com sua emergente sabedoria interior. Mary me disse, mais tarde, que, ao perguntar ao seu marido como o corpo *dele* estava reagindo ao plano decenal, ele respondeu que sua antiga úlcera andara reaparecendo. Mas ele não quis revelar isso para ela, pois achava que era preciso mostrar seu amor e seu apoio à família mantendo-se como "bom provedor". Este é um bom exemplo do modo como um casamento intrinsecamente bom pode mudar e crescer quando as pessoas são honestas umas com as outras – e consigo mesmas – quanto às suas necessidades.

Estilo de vida e saúde dos seios

Embora eu esteja convencida de que a parte mais importante da criação diária da saúde dos seios é obtida por meio da influência energética da autopreservação e de relacionamentos que se reforçam mutuamente, a saúde de nossos seios, como a de qualquer outro órgão, também é afetada por aquilo que comemos e por outras escolhas em nosso estilo de vida.

A conexão da gordura

Um corpo substancioso de pesquisas liga o consumo de gordura alimentar a diversos sintomas dos seios e ao câncer de mama. Durante anos, aconselhei minhas pacientes, especialmente aquelas com grande risco de câncer de mama, a seguirem dietas com baixo teor de gordura e ricas em fibras – uma alimentação que, a meu ver, era a mais favorável para a saúde do tecido dos seios. Como era uma dieta superior, em termos nutricionais, àquelas que minhas pacientes seguiam antes, geralmente elas percebiam melhoras em sintomas como dores nos seios e nos caroços de seios fibrocísticos. (Apesar de ser chamada "doença", trata-se apenas de uma variação anatômica na qual as áreas glandulares ficam mais proeminentes e palpáveis.) Uma dieta de baixo teor de gordura e rica em fibras aumenta ainda a excreção do excesso de estrogênio, reduzindo assim o possível estímulo excessivo do tecido dos seios, sensível ao estrogênio.

Entretanto, algumas pesquisas recentes sugerem que a conexão câncer de mama-gordura não é tão objetiva quanto se imaginava. Fez-se uma análise da alimentação de 88.795 mulheres com idades entre trinta e 55 anos no famoso Nurse's Health Study, no qual elas preencheram questionários completos e detalhados sobre seus hábitos alimentares de quatro em quatro anos, entre 1980 e 1994. Essa fase do estudo concentrou-se na gordura porque se sabia que as asiáticas, com uma alimentação bem menos gordurosa do que a nossa, têm também muito menor incidência de câncer de mama. No entanto, descobriu-se, com as mulheres que participaram do Nurse's Study, que o câncer de mama não era mais comum naquelas que comiam alimentos muito gordurosos do que naquelas que consumiam menos de vinte por cento de suas calorias na forma de gordura. Além disso, não pareceu haver diferença na incidência de câncer de mama entre mulheres que comem gorduras saturadas, ou mesmo as infames gorduras trans, se comparadas com aquelas cuja gordura deriva principalmente de fontes vegetais ou de pescados!

Em resposta a esses surpreendentes resultados, a principal autora do estudo, a dra. Michelle Homes, professora de medicina em Harvard, disse: "Nossa pesquisa indica que é muito improvável que mulheres que consomem poucas gorduras estejam protegidas contra câncer de mama. Do mesmo modo, parece que uma dieta com elevado teor de gordura também não oferece risco maior de incidência".[5]

Embora eu fosse me surpreender com esse estudo na década de 1980, hoje não me surpreendo. O câncer de mama é fruto de diversos fatores, com aspectos nutricionais, emocionais e genéticos. Em termos nutricionais, estou convencida de que açúcar e carboidratos refinados representam um fator de risco para câncer de mama bem maior do que o conteúdo de gordura na alimentação, mas infelizmente isso não foi levado em conta nesse estudo. Também não foram estudados outros fatores que poderiam ajudar a explicar a baixa incidência de câncer de mama em mulheres asiáticas. O consumo de micronutrientes diferentes, o elevado consumo de hormônios vegetais como as isoflavonas de soja e uma quantidade menor de carboidratos refinados em sua alimentação, podem ser fatores que reduzam o risco de câncer de mama.[6]

A conexão açúcar-insulina

Uma coisa de que temos certeza, conforme mostram pesquisas recentes, é que o câncer de mama está associado a uma substância, o fator de crescimento semelhante à insulina (IGF-1). Essa substância afeta o crescimento de células dos seios *in vitro*, na puberdade e na vida adulta. A atividade anormal do IGF-1 é causada por níveis excessivamente elevados de insulina – resultado direto de uma alimentação demasiadamente rica em carboidratos refinados. (Ver Capítulo 7.) Os níveis elevados de insulina também prejudicam a globulina que dá coesão ao hormônio sexual (SHBG), que normalmente circula pelo corpo coletando estrogênio e reduzindo sua atividade. Com menos SHBG na corrente sanguínea, mais estradiol biologicamente ativo chega aos tecidos dos seios. No curso de vários anos, esse relativo excesso de estrogênio pode aumentar o risco de câncer de mama.[7]

Consumo de álcool

Muitos estudos relacionam o consumo de álcool a um maior risco de câncer de mama. O risco aumenta com a quantidade de álcool consumida. No Nurse's Health Study, por exemplo, os pesquisadores descobriram que o risco de câncer de mama em mulheres que tomavam um ou dois drinques por dia era sessenta por cento maior do que o risco para aquelas que não bebiam.[8] Em parte, isso se deve ao efeito do álcool sobre a capacidade do fígado processar com eficiência o estrogênio.

Para mulheres que fazem reposição hormonal por via oral, o risco da ingestão de álcool pode ser ainda maior. Em um estudo, mulheres que faziam reposição hormonal oral com estrogênio e progestina sintética e que bebiam o equivalente a meio copo de vinho tiveram um aumento de 327 por cento no nível sanguíneo de estradiol, um aumento que não aconteceu com mulheres que não faziam reposição hormonal oral. Aumentos significativos no nível de estradiol foram observados dez minutos após a ingestão da bebida alcoólica.[9] Nas participantes do Nurse's Health Study, isso não ocorreu em mulheres cujo consumo médio de ácido fólico era de 600 mcg diários, no mínimo. O álcool é conhecido inibidor do ácido fólico, e este é necessário para os mecanismos de reparo do DNA. O consumo de grande quantidade de ácido fólico pode, portanto, prevenir algumas mutações genéticas que levam ao câncer.[10]

Outra parte do vínculo álcool-câncer de mama é que, geralmente, as mulheres bebem para não ficar em contato com emoções dolorosas como tristeza, raiva e anseio por um amor ou relacionamento que podem estar associados a um maior risco de doenças, emanando do quarto chacra.

Fumo

Um estudo publicado no *Journal of the American Medical Association* em 1996 observou que uma enzima defeituosa, presente em milhões de norte-americanas (metade das brancas e em número ainda maior em mulheres com raízes no Oriente Médio), pode elevar o risco de câncer de mama em mulheres que fumam. Dessas que têm a enzima defeituosa, as que fumavam muito e que chegaram à menopausa tinham aproximadamente quatro vezes mais chances de desenvolver câncer de mama do que aquelas que não fumavam. Mulheres na pós-menopausa que tinham o problema e que fumavam antes dos dezesseis anos, ou nessa idade, também tinham risco similar, o que apoia a teoria de que a exposição a certas substâncias tóxicas pode ser nociva nos estágios da vida em que o tecido dos seios está se desenvolvendo.[11]

O fumo, assim como o consumo de álcool, tende a fechar o fluxo de energia do quarto centro emocional, tornando-nos insensíveis às situações em que estamos e menos capazes de fazer qualquer coisa para mudá-las para melhor.

Exercícios

A prática regular de exercícios reduz consideravelmente o risco de câncer de mama, bem como outros benefícios bastante documentados. É porque o exercício regular normaliza os níveis de insulina e de açúcar no sangue, e tende ainda a reduzir o excesso de gordura corporal, fatores que mantêm os níveis de estrogênio dentro do normal. Mulheres que se exercitam durante uma hora, quatro vezes por semana, reduzem o risco de câncer de mama em trinta por cento, pelo menos.[12] Você não precisa fazer exercícios extenuantes para obter esse benefício. Caminhadas, jardinagem e dança resolvem bem o problema.

Alimentação para a saúde dos seios

Com base em evidências recentes, sugiro que você siga a dieta de equilíbrio da insulina que apresentei no Capítulo 7. Acima de tudo, recomendo-lhe que se alimente bem diariamente, comendo pratos saborosos e saudáveis. Coma bem, pois esse é um modo de atingir seu potencial máximo.[13]

Tenho um problema sério com relação a qualquer método, alimentar ou não, que prometa "prevenir" qualquer coisa. Embora haja muitas evidências a apoiar os efeitos de equilíbrio hormonal e melhoria da saúde da alimentação repleta de nutrientes e equilibradora da insulina que apresentei, existe um problema: até mulheres que se alimentam perfeitamente apresentam câncer de mama. Se as suas escolhas alimentares só se baseiam no desejo de "prevenir" alguma coisa, então, segundo a lei de atração, você está, na verdade, transportando para dentro do seu corpo a energia da doença que você receia, juntamente com o alimento saudável!

No estudo mencionado acima, por exemplo, as enfermeiras que comiam a menor quantidade de gordura (menos de vinte por cento de sua ingestão diária de calorias) tiveram, na verdade, o maior índice de câncer de mama do grupo. Apesar de ser surpreendente, à primeira vista, essa informação apoia o vínculo entre câncer de mama e sacrifício pessoal, uma associação que já foi documentada cientificamente. Se você receia o câncer de mama, não será bom tornar-se uma mártir alimentar, sempre privando-se dos pratos de que gosta e que a nutrem bem. Imagine-se comendo uma saladinha verde enquanto deseja algo mais substancial, pensando: "Bem, vou me privar porque estou prevenindo o câncer de mama". Parece nutritivo ou saudável para você? Para mim, não.

Dito isso, vamos rever o essencial:

- *Coma muitas frutas, verduras e linhaça.* Pesquisas mostram que as mulheres que excretam a maior quantidade possível de lignanas – formadas no duto intestinal a partir de elementos vegetais – correm o menor risco de câncer de mama.[14] A fonte alimentar com a maior concentração conhecida de lignanas saudáveis é a linhaça. Sugiro-lhe que consuma 1/4 de xícara de linhaça recém-moída, todos os dias. Dietas ricas em vegetais também tendem a ser ricas em fibras, que ajudam o corpo a eliminar o excesso de estrogênio pelas fezes.[15]

Diversos estudos têm demonstrado que frutas, verduras e temperos como brócolis, couve, repolho (verduras crucíferas), tomate, açafrão-da-terra, alho e cebola contêm antioxidantes e outras substâncias fitoquímicas que protegem as células contra danos e mutações causadas por radicais livres. Eles também podem bloquear carcinógenos, impedindo que atinjam ou interajam com locais críticos do corpo.[16]

- *Reduza ao mínimo o consumo de carboidratos refinados.* O tecido dos seios é sensível ao excesso de androgênios e de estrogênio, cuja presença pode ser normalizada com uma alimentação que mantenha normais a insulina e o açúcar no sangue. Com o tempo, essa será sua maneira preferida de se alimentar.

• *Coma soja*. Alimentos de soja integral costumam ser úteis para mulheres com sensibilidade e dores nos seios, e elas podem até oferecer proteção para mulheres com câncer de mama ou com risco de desenvolvê-lo, graças às isoflavonas da soja, que protegem tecidos sensíveis ao estrogênio do estímulo excessivo causado por este hormônio.[17] É melhor obter as isoflavonas em alimentos integrais, em vez de valer-se dos extratos purificados de soja encontrados em comprimidos ou cápsulas de isoflavona. Quanto mais soja você ingerir, maior sua proteção.

Algumas mulheres têm se mostrado preocupadas com os fitoestrogênios da soja e com algumas ervas recomendadas durante a menopausa. Nenhum dos riscos de câncer de mama associados à reposição de estrogênio se aplica ao consumo desses hormônios vegetais. Os hormônios vegetais encontrados na soja integral, *dong quai*, no fruto do agnocasto e no *black cohosh* nunca foram associados, em qualquer estudo, à ocorrência de câncer de mama. Com efeito, muitos estudos têm mostrado que são protetores por causa de sua capacidade de adaptação, ou seja, de modular, de maneira saudável e balanceada, a atividade do estrogênio no corpo.

• *Coma gorduras Ômega-3*. Estudos mostraram que mulheres cuja alimentação tem elevado teor de gorduras Ômega-3 correm menos risco de desenvolver câncer de mama. Pesquisas mostraram também que a suplementação da dieta com gorduras Ômega-3 pode criar uma proporção mais saudável de gorduras Ômega-3/Ômega-6 nos tecidos dos seios no prazo de três meses.[18] Tive diversas pacientes que observaram um significativo amolecimento do tecido firme das cicatrizes de implantes nos seios após terem suplementado sua alimentação com doses diárias de Ômega-3. Uma dieta que inclui quantidades adequadas de gorduras Ômega-3 também equilibra os eicosanoides, o que ajuda a prevenir inflamações e o crescimento de tumores no corpo. Você pode obter gordura Ômega-3 em quantidade adequada comendo salmão, sardinha ou peixe-espada duas ou três vezes por semana. Ou pode tomar 100-400 mg por dia de DHA. Outra fonte conveniente de gordura Ômega-3 é linhaça moída. Como mencionei antes, considero a linhaça um verdadeiro superalimento para a perimenopausa e recomendo 1/4 de xícara para todas as mulheres.

• *Obtenha quantidades adequadas de vitamina D*. Doses moderadas de luz solar aumentam a densidade óssea e também reduzem o risco de câncer de mama. A suplementação oral de vitamina D também pode ajudar na ausência de luz solar. (Ver Capítulo 12.)

- *Tome coenzima Q_{10}.* A coenzima Q_{10} (também conhecida como ubiquinona) está naturalmente presente no corpo e em carnes de órgãos. Foi demonstrado que ela melhora o funcionamento do sistema imunológico. Centenas de estudos também demonstraram sua capacidade de ajudar pessoas com doenças cardíacas congestionantes. Vários estudos mostraram que mulheres com câncer de mama têm deficiência de coenzima Q_{10}. A ingestão de coenzima Q_{10} em doses relativamente elevadas, 90 a 350 mg por dia, tem sido associada à remissão parcial ou total do câncer de mama.[19] No Capítulo 7, recomendei que toda mulher na perimenopausa tome de 10 a 100 mg por dia. Se você corre sério risco de manifestar câncer de mama, aumente a dose para algo em torno de 70 e 100 mg por dia. Como as estatinas (receitadas para baixar o colesterol) reduzem os níveis de coenzima Q_{10}, toda mulher que toma esses remédios deve se valer de Q_{10}.

Identificando o câncer de mama

A maioria das mulheres aprendeu que fazer mamogafia e autoexame dos seios regularmente são o segredo para a saúde dos seios. E há, de fato, evidências encorajadoras de que a taxa de mortalidade devida ao câncer de mama está reduzindo em consequência disso. Recentemente, o sonograma também mostrou útil no diagnóstico precoce do câncer de mama.

Embora os exames sejam uma parte importante da detecção precoce, lembre-se de que eles não podem, na verdade, *prevenir* o câncer de mama. Na melhor das hipóteses, diagnosticam-no em um de seus estágios iniciais, que são mais tratáveis. Meu receio, porém, é que as intensas campanhas nacionais que visam a levar as mulheres a fazer mamografias regularmente tenham ensinado toda uma geração que o exame de câncer de mama é sinônimo de saúde para os seios. Fazer exames de certas doenças não substitui o aprendizado de técnicas de cuidado pessoal que podem nos transformar.

Dependendo das circunstâncias de cada pessoa, recomendo mamografias, autoexames dos seios e todas as outras formas de detecção. Mas toda mulher na perimenopausa deve conhecer as limitações da detecção e assumir a responsabilidade pela criação de boa saúde mamária todos os dias, alimentando-se de maneira saudável, evitando o excesso de bebidas alcoólicas, parando de fumar e dedicando-se a relacionamentos mutuamente gratificantes.

Prós e contras da detecção precoce

A ideia de que o câncer de mama pode ser curado graças à detecção precoce e ao tratamento imediato baseia-se na crença de que todo câncer de mama cresce com a mesma velocidade. Só que isso não é verdade. Alguns crescem depressa e outros lentamente, um dos motivos pelos quais praticamente todas nós já ouvimos falar de alguém ou conhecemos alguém que fazia exames regularmente, com resultados normais, mas que tiveram câncer de mama vários meses depois. Uma explicação possível para isso é que a detecção pela mamografia deve detectar melhor os tumores não agressivos e de crescimento lento do que os tumores apresentados por essas mulheres. Um estudo realizado pelo Hospital Yale-New Haven em todas as mulheres que fizeram o primeiro tratamento de câncer de mama em 1988, por exemplo, mostrou que as mulheres cujos tumores foram detectados apenas por mamografia tiveram prognósticos excelentes, não só por causa da detecção precoce, como também porque os tumores detectados dessa forma eram de crescimento relativamente lento ou estavam até dormentes, exigindo assim tratamento mínimo. Muitas mulheres, por exemplo, tinham uma condição conhecida como carcinoma dos ductos *in situ* (DCIS), uma forma de patologia dos seios que geralmente fica dormente durante toda a vida da mulher.

Com efeito, autópsias feitas em mulheres que morreram por outras causas, como acidentes, mostraram que quarenta por cento têm algum grau de DCIS nos seios.[20] Outros estudos confirmaram que a incidência de DCIS aumentou mais de quatro vezes desde 1980; hoje, esta forma de câncer é responsável por quase metade de todas as formas de câncer detectadas em mamografias. A principal razão para esse aumento drástico é o amplo uso de exames mamográficos. O dr. Gilbert Welch, pesquisador do Centro Médico Dartmouth-Hitchcock, apresenta bem o dilema ao escrever: "Nossa capacidade de detectar formas sutis de câncer de mama é uma faca de dois gumes. Por um lado, dá a esperança de prevenção para alguns casos de câncer de mama avançado, graças à detecção e tratamento precoces. Por outro lado, fomenta a preocupação e rotula mais mulheres como cancerosas, muitas das quais nunca desenvolveriam câncer invasivo".[21]

O dilema do DCIS

O DCIS representa um sério dilema, tanto para as mulheres como para os médicos. Embora nossa tecnologia, cada vez mais sensível, continue a aumentar a capacidade de detectar formas iniciais de câncer de mama, a compreensão sobre o que fazer com esse conhecimento está ficando bem para trás. O que está claro é que, na maioria das mulheres, os DCIS não se tornam câncer invasivo, o que significa que necessitam de tratamento mínimo. Contudo, muitas mulheres com DCIS estão sujeitas a tratamento muito agressivo: cirurgia, às vezes seguida de radioterapia, de tamoxifeno ou de ambos. Os pesquisadores de Yale notaram, por exemplo, que das 31 mulheres com DCIS em seu estudo (e todas sobreviveram sem recorrência), nada menos do que 48 por cento passaram por mastectomias. Os autores comentaram: "Como nenhuma dessas pacientes teve câncer fatal ou recorrência, independentemente da extensão do tratamento, a necessidade de formas agressivas de terapia deve ser reavaliada[22]. Essa é uma das declarações mais discretas da década. O elevado índice de DCIS captado em mamografias também pode ser um fator da tão decantada redução no número de casos de mortalidade por câncer de mama que vimos nos últimos vinte anos; as mulheres com esses diagnósticos não teriam morrido, qualquer que fosse o caso.

Preocupação com exames nos seios

Há muitos anos, dei uma palestra na Califórnia que incluiu médicos, profissionais da área de saúde e outras pessoas interessadas em uma abordagem mais holística da saúde. Apresentei os dados sobre mamografias e DCIS e sugeri que as mulheres poderiam receber essas informações antes de tomar decisões quanto a fazer ou não mamografias, quando e com que frequência. Fiquei atônita com a reação.

No lavabo feminino, durante um intervalo, as mulheres que estavam na plateia se mostraram confusas e zangadas. Elas acreditavam profundamente na mamografia e se sentiam seguras com elas. Eu tinha introduzido um elemento de dúvida. Não pude deixar de me perguntar se, tendo dito a verdade a respeito das perguntas sobre diagnósticos e tratamentos suscitadas por nossa tecnologia avançada, eu teria inadvertidamente quebrado meu juramento de Hipócrates: "Primeiro, não cause mal". Mas resolvi que a confusão costuma ser o primeiro passo na estrada rumo à clareza e ao poder pessoal. Se fosse necessário um período de incertezas e questionamento para que as mulheres confiassem mais em sua sabedoria interior, então creio que, a longo prazo, fiz-lhes mais bem do que mal. Afinal, não há nada de benigno em cirurgias, radioterapia ou quimioterapia, com seus conhecidos efeitos colaterais, quando são absolutamente necessárias.

Quando voltei do lavabo, vi-me diante de um furioso radiologista, dono de um centro de diagnósticos especializados: "Você é perigosa, sabia?", vociferou. "Não posso acreditar que você está dizendo essas coisas para as mulheres. Você está pondo em risco a vida delas". Ele não estava interessado na fundamentação científica de minhas declarações, e percebi que não iríamos manter um diálogo equilibrado sobre a questão da mamografia. Sua posição já tinha sido tomada. Naquele momento, aprendi, de forma direta e dolorosa, que quando se trata de seios e de mamografias, as emoções afloram, e isso não tem nada a ver com ciência.

Em 1996, o National Institute of Health selecionou um grupo de especialistas de renome, que passaram um mês e meio estudando mais de uma centena de artigos científicos e assistindo a 32 apresentações sobre o tema. Por terem concluído que não havia evidências que justificassem exames mamográficos rotineiros para todas as mulheres entre quarenta e cinquenta anos, eles também foram alvo de ataques agressivos. Em um editorial sobre o tema, que também incluía a resposta às objeções particularmente veementes de um radiologista, o dr. Kenneth Prager, chefe do Comitê de Ética do Centro Médico Presbiteriano de Columbia, em Nova York, escreveu: "Será que o radiologista que criticou as conclusões do grupo não tinha em mente apenas o bem-estar das mulheres, mas também as carteiras dos próprios radiologistas, em vista dos milhões de dólares que poderiam ser gastos logo após uma recomendação oficial para que toda mulher na faixa dos quarenta anos se submetesse a uma mamografia?".[23]

Minhas sugestões para exames nos seios

- *Faça um exame anual nos seios com um médico.* Da próxima vez em que fizer um exame físico, peça a seu médico que mostre o que é normal na anatomia. (Muitas mulheres acham que seus seios têm caroços, embora estejam apenas sentindo os tecidos glandulares normais.) Sabendo o que é normal, passe a conhecer os seus seios em diversos momentos do ciclo menstrual, pois eles transmitem sensações diferentes dependendo do nível hormonal. Geralmente, é mais fácil examinar os seios durante a primeira metade do ciclo menstrual, quando o estímulo hormonal está no ponto mais baixo. Na perimenopausa, porém, quando os períodos menstruais são irregulares, não há como saber ao certo em que parte do ciclo você se encontra. Os seios podem dar a sensação de inchaço e de "pré-menstruação" durante semanas. Geralmente, isso se deve ao fato de os níveis de progesterona estarem baixos, e não porque alguma coisa esteja errada. É importante identificar essa variação.

- *Transforme o apalpamento regular dos seios.* Há décadas, as mulheres têm sido estimuladas a examinar os seios regularmente como forma de descobrir o câncer de mama no estágio mais precoce que fosse possível e de tratá-lo rapidamente, salvando assim a vida. Isso levou a que realizássemos exames dos seios numa postura de "procurar e destruir", incentivando-nos a usar "detectores de minas" à procura de alguma coisa que pudesse nos matar. Não é à toa que muitas mulheres evitam esse exame rotineiro, mesmo sentindo-se culpadas por isso. Como escreveu a dra. Francis Moore, da Faculdade de Medicina de Harvard: "Que homem gostaria de abaixar as calças na frente do espelho, uma vez por mês, para examinar seus testículos cuidadosamente, apalpando-os com rigor, à procura de tumores testiculares?".[24] Contudo, ninguém questionou a sério a necessidade de autoexames dos seios (BSE) até recentemente, quando foram publicados os resultados de um grande teste randômico de BSEs, revelando que essa prática não alterou a mortalidade devida ao câncer de mama.

O estudo envolveu mais de 260 mil mulheres em Xangai, que foram divididas em dois grupos e acompanhadas durante cinco anos. Metade do grupo recebeu orientação sobre BSEs, com reforço nos locais de trabalho, enquanto a outra metade, o grupo de controle, não recebeu orientação nem estímulo para realizar BSEs. Ao cabo dos cinco anos, o estudo revelou que as mulheres no grupo de BSE descobriram mais caroços benignos nos seios do que aquelas no grupo de controle, mas a taxa de mortalidade devida ao câncer de mama não se reduziu, mostrando-se a mesma nos dois grupos. Os autores do estudo concluíram que "as mulheres que decidem fazer BSE devem ser informadas de que sua eficácia não foi comprovada e que pode aumentar as chances de fazerem biópsias benignas dos seios".[25]

Isso não significa que você não deva conhecer seus seios. Simplesmente significa que é preciso mudar o paradigma. Quando a mulher cuida regularmente, com carinho e consciência, de seus seios, é bem provável que esteja influenciando as células dos seios de forma positiva e salutar. É por isso que recomendo uma automassagem mensal nos seios como alternativa saudável e viável ao ultrapassado BSE. (Não faça isso caso você tenha recebido o diagnóstico de câncer de mama, pois a massagem pode aumentar a extensão do tumor.) Muitas mulheres nunca tocam os seios com amor ou ternura, pois foram levadas a acreditar que seus seios são propriedade dos parceiros e não uma parte de seus próprios corpos. Convide seus seios a participarem de sua vida conhecendo-os e tocando--os regularmente. Então, seu autoexame regular dos seios torna-se uma oportunidade de cura. A massagem dos seios ativa a drenagem linfática, aumenta o fluxo sanguíneo e oxigena os tecidos – excelentes formas de ajudar a criar seios saudáveis. Afinal, durante milhões de anos de evolução humana, as mulheres amamentaram seus bebês na maior parte de seus anos férteis, um processo que proporciona bastante estímulo para os seios. Essa massagem também pode ser feita por seu parceiro de maneira não sexual, mas como um apoio.

Eis uma técnica desenvolvida por Dana Wyrick, que pratica terapia de linfoedemas na Mesa Physical Therapy/San Diego Virtual Lynphedema Clinic de San Diego, Califórnia.[26]

AUTOMASSAGEM DO PEITO E DOS SEIOS

Cuide separadamente de cada lado do peito. As instruções apresentadas a seguir são para o lado esquerdo; basta inverter as instruções da "mão" para fazer o lado direito. O toque deve ser leve. Seu objetivo é *mexer a pele*, e não

FIGURA 19: O SISTEMA LINFÁTICO

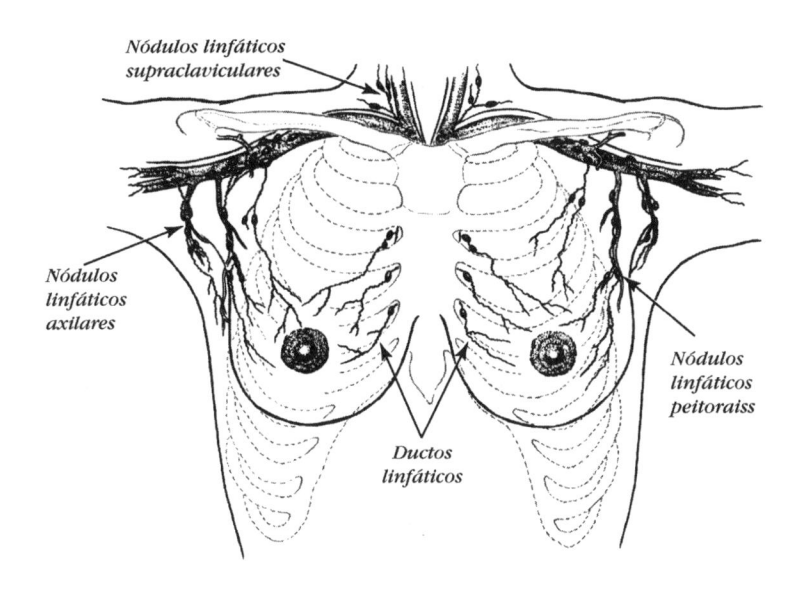

Nódulos linfáticos supraclaviculares

Nódulos linfáticos axilares

Nódulos linfáticos peitoraiss

Ductos linfáticos

Cada célula dos seios e de outros órgãos está banhada em linfa. A linfa leva nutrientes e células imunológicas pelo corpo e filtra os dejetos por meio dos nódulos linfáticos, onde podem ser desintoxicados. O estímulo da circulação linfática, com a massagem regular dos seios e da área da parede do peito, pode ajudar a manter saudáveis os tecidos dos seios.
© 2001 por Northrup e Schulz

massagear os músculos. A técnica a seguir, se feita apropriadamente, ajuda os vasos capilares do sistema linfático a removerem toxinas e impurezas dos tecidos. O toque também acelera o transporte de impurezas para os nódulos linfáticos, onde serão processadas e feitas inofensivas. Finalmente, a linfa purificada será devolvida à corrente sanguínea, onde as impurezas, agora sem efeito, podem ser levadas aos pulmões, rins e cólon para serem eliminadas.

1. Com os três primeiros dedos da mão direita, localize o ponto oco acima do osso esquerdo situado abaixo do pescoço. Fazendo movimentos desde os ombros até o pescoço, estique levemente a pele desse ponto oco. Repita esse movimento cinco a dez vezes.

2. Agora, cubra a parte interna da axila esquerda com os dedos da mão direita bem esticados. Estique a pele da axila para cima, cinco a dez vezes.

3. A seguir, mantendo reta a mão direita, afague ("acaricie") de leve a pele que vai do osso do peito até a axila. Faça isso acima dos seios, sobre os seios e abaixo dos seios, repetindo cinco a dez vezes cada caminho.

4. Finalmente, com a mão direita reta, afague levemente da cintura até a axila esquerda, repetindo cinco a dez vezes.

Agora, mude a mão e massageie o lado direito do peito.

- *Mamografias para mulheres entre 35 e cinquenta anos.* Faça mamografias anuais ou bienais e/ou sonogramas ou algum outro tipo de exame caso você tenha um histórico familiar positivo para câncer de mama ou ache que esse exame pode lhe dar paz de espírito. (A paz de espírito produz mudanças bioquímicas muito positivas no corpo.) Se você tem uma parente de primeiro grau que teve câncer de mama antes da menopausa, faça mamografias anuais desde cinco anos antes da idade em que essa parente detectou o câncer.

Muitos médicos recomendam uma mamografia inicial, de referência, aos 35 anos, e depois uma a cada dois anos, entre os quarenta e os cinquenta, para mulheres de baixo risco. Eu faço essa recomendação de maneira individual, dependendo dos fatores de risco e da vontade da paciente. Tive algumas pacientes que simplesmente evitaram mamografias. Respeito essa decisão quando ela se baseia em informações sólidas, e não no medo. Mas sempre registro a decisão da paciente em seu prontuário e peço-lhe que o assine, pois deixar de diagnosticar câncer de mama é uma das causas mais frequentes de processos contra médicos.

Nota: os seios de mulheres com menos de cinquenta anos (e de algumas com cinquenta ou mais) podem ser extremamente densos por causa dos tecidos normais de conexão dos ductos. Isso faz que a mamografia seja difícil de se ler e de interpretar, pois os raios X não conseguem atravessar o tecido denso. Nas mulheres mais velhas, geralmente esse tecido denso é substituído por gordura, tornando a mamografia mais precisa. Em mulheres com seios densos, cerca de cinquenta em mil, são necessários outros procedimentos de diagnóstico, como novas mamografias, sonogramas e até biópsias, para se determinar se têm ou não câncer de mama. Dessas, estima-se que apenas duas terão câncer de mama.[27] Geralmente, as outras ficam bastante ansiosas, algo que eu gostaria que não ocorresse!

- *Mamografias para mulheres com cinquenta anos ou mais.* Toda associação médica importante concorda que, após os cinquenta, a mamografia anual resulta na detecção precoce do câncer de mama, reduzindo sua mortalidade. Idealmente, a mamografia deveria ser feita em um centro multidisciplinar especializado, onde a chapa pode ser lida imediatamente e onde você também pode realizar outros procedimentos diagnósticos ou fazer tratamentos, caso precise. Hoje em dia, a maioria dos centros médicos de maior porte dispõe desses recursos.

Se você encontrar um caroço

- *Se você encontrar um caroço, peça um diagnóstico.* É importante procurar um médico que pode ajudá-la a descobrir se o caroço no seio é benigno ou canceroso.

- *Vá acompanhada.* Muitas das mulheres que encontram um caroço ficam assustadas e ansiosas demais para fazer perguntas e explorar todas as opções com o médico. Ter companhia ajuda-a a manter o foco; se a pessoa que a acompanha fizer anotações sobre a consulta, mais tarde vocês poderão estudá-las.

- *Não deixe que ninguém apresse sua decisão.* São muitas as opções de diagnóstico e tratamento de caroços dos seios, que vão da sucção do cisto à biópsia aberta ou por agulha. Muitos dos caroços ou espessamentos são benignos. A maioria é de cistos repletos de fluido, que podem ser aspirados no consultório. Se o fluido for límpido, você pode fazer o diagnóstico e o tratamento ao mesmo tempo. Não é preciso fazer mais nada. Geralmente, os caroços ou espessamentos dos seios são o resultado de estímulo hormonal, e desaparecem após a menstruação. Isso é especialmente válido durante a perimenopausa, quando o estímulo excessivo do estrogênio é uma ocorrência comum. Uma de minhas pacientes teve caroços grandes e doloridos durante toda a perimenopausa. Isso a assustou muito, dificultando saber o que estava acontecendo em seus seios. Depois da última menstruação, porém, seus seios voltaram à consistência normal e os caroços desapareceram de vez.

- *Peça uma segunda opinião caso não se sinta à vontade com a primeira.* Mesmo que você tenha câncer, na grande maioria dos casos o tratamento não será comprometido se você precisar de algumas semanas ou meses para encontrar um médico no qual confie e com quem se sinta à vontade.

- *Se você recebeu o diagnóstico de câncer de mama, peça uma biópsia do nódulo sentinela no lugar da remoção de todos os nódulos linfáticos.* A remoção dos nódulos linfáticos na axila do lado afetado, um procedimento conhecido como linfadenectomia ou dissecação dos nódulos linfáticos, geralmente é feita de modo rotineiro para se avaliar a extensão de um tumor. É a classificação do tumor, procedimento feito para se determinar as opções de tratamento. O problema da remoção dos nódulos, porém, é que o procedimento costuma causar o inchaço doloroso e incapacitante do braço (conhecido como linfedema) por anos a fio, um preço elevado demais a se pagar pela classificação de pequenos tumores nos seios, nos quais os nódulos linfáticos estão, via de regra, livres de tumores.

> **Se você recebeu um diagnóstico de câncer de mama**
>
> Participe de um grupo de apoio ao câncer de mama ou de outro grupo de apoio de sua região. Estudos mostram que grupos de apoio, caracterizados pela abertura franca, sincera, estão associados a uma maior longevidade e a uma redução na taxa de recorrência do tumor. Além disso, um grupo de apoio costuma ser um lugar muito seguro para descobrir aquilo de que você necessita – ou até mesmo para descobrir essas necessidades.
>
> Os livros relacionados a seguir são de relatos pessoais de mulheres que tiveram câncer de mama ou que ajudaram os outros a percorrer o caminho até essa experiência. Eles proporcionam um ótimo apoio para sua visão interior nesse período, bem como várias informações práticas.
>
> *Sacred Choices: The Gentle Art of Disarming a Disease and Reclaiming Your Joy*, de Judie Chiappone (Holistic Reflections, 2000).
>
> *My Healing from Breast Cancer*, da dra. Barbara Joseph (Keats Publishing, 1996).
>
> *Breast Cancer Survivor's Club*, de Lillie Shockney, R. N. (Windsor House Publishing Group, 1996).

Uma alternativa cada vez mais popular à dissecação dos nódulos linfáticos é conhecida como biópsia sentinela, na qual o cirurgião remove um único nódulo linfático axilar, o nódulo sentinela, que é o primeiro a receber células malignas de um tumor de mama. A cirurgia é feita em parceria com um radiologista, que injeta um corante no sistema linfático, orientando assim o cirurgião até o lugar certo e proporcionando informações sobre o estado dos nódulos linfáticos. Na grande maioria das mulheres com câncer de mama que não tem nódulos linfáticos evidentemente aumentados na axila, a biópsia do nódulo sentinela será negativa. Isso as poupa de uma dissecação completa dos nódulos linfáticos.[28] Se o seu médico não faz essa cirurgia, peça uma segunda opinião.

Mantendo uma perspectiva sobre o risco de câncer de mama

Muitas mulheres superestimam grosseiramente o risco de câncer de mama. Pesquisas recentes, feitas com mulheres entre 46 e 64 anos, mostram que 61 por cento receavam mais ter câncer (especialmente o de mama) do que qualquer outra doença. Apenas nove por cento temiam mais uma doença cardíaca, embora esta seja a principal causa de mortes entre as mulheres, ceifando mais vidas femininas a cada ano do que todas as catorze causas de morte abaixo dela.[29] O câncer de mama sequer é a principal causa de morte por câncer em mulheres. Essa distinção pertence ao câncer de pulmão.

Embora provavelmente todas nós conheçamos uma mulher com câncer de mama, e embora o câncer de mama seja a forma de câncer mais comum entre mulheres norte-americanas, o risco de câncer de mama ao longo da vida – o índice tão difundido de uma em nove mulheres – só se aplica se você viver mais de 85 anos.[30] Aquela mulher em nove que acaba tendo câncer de mama tem uma chance de cinquenta por cento de receber o diagnóstico antes dos 65 anos, e sessenta por cento de chance de morrer por outras causas.

Kelly-Ann Phillips e seus colegas no Princess Margaret Hospital de Toronto, no Canadá, fizeram uma tabela muito útil com base nos índices de incidência e de mortalidade de 1995 no Ontário Cancer Registry. Eis o que encontramos.

Em cada mil mulheres nascidas vivas e com saúde:

- Entre 35 e 39 anos: 986 estarão vivas. Dessas, uma terá câncer de mama, nenhuma morrerá em consequência dele e duas morrerão por outras causas.

- Entre 40 e 44 anos: 983 estarão vivas. Dessas, cinco terão câncer de mama, uma morrerá em consequência dele e quatro morrerão por outras causas.

- Entre 45 e 49 anos: 977 estarão vivas. Dessas, oito terão câncer de mama, duas morrerão em consequência dele e seis morrerão por outras causas.

- Entre 50 e 54 anos: 968 estarão vivas. Dessas, onze terão câncer de mama, três morrerão em consequência dele e onze morrerão por outras causas.[31]

O medo irracional de câncer de mama gera muito sofrimento nas mulheres e impede que muitas desfrutem dos benefícios dos tratamentos para a perimenopausa – como doses elevadas de soja, progesterona bioidêntica, estrogênio bioidêntico de baixa dosagem e testosterona – que podem aliviar sintomas e ajudar a prevenir doenças bem mais ameaçadoras para a longevidade ou para a qualidade de vida.

O gene do câncer de mama: será que você precisa fazer um teste?

Aproximadamente cinco a sete por cento de todo câncer de mama pode ser atribuído a mutações herdadas por meio de dois genes diferentes: BRCA1 e BRCA2. Mulheres que herdam uma mutação BRCA1 correm mais risco do que aquelas com a mutação BRCA2. Ao longo da vida, elas têm um risco de 56 por cento de câncer de mama e também um risco de uns quinze por cento de câncer ovariano antes dos setenta anos. Embora a mutação BRCA2 seja menos conhecida, estima-se que ela será responsável por mais uns quarenta por cento de manifestações de câncer de mama hereditário.[32]

A verdadeira frequência e implicações das mutações do gene de câncer de mama ainda são incertas, em parte porque o gene BRCA1 é muito grande e muitas mutações diferentes já foram encontradas nele. Uma mutação específica do BRCA1 foi detectada há pouco em um por cento, aproximadamente, dos judeus com raízes na Europa Oriental. Outras mutações foram encontradas em outras populações. Além disso, há outros canais genéticos capazes de levar ao câncer de mama, além dos regidos pelas mutações BRCA1 e BRCA2. Quando se acrescenta a isso os problemas técnicos envolvidos na averiguação da sequência de todo um gene, fica claro que o teste genético para câncer de mama ainda é uma ciência incompleta. Um teste negativo para o gene pode ter pouco significado em um ambiente com forte histórico familiar de câncer de mama e dos ovários.[33] Por outro lado, se existe apenas um indivíduo na família com câncer ovariano ou de mama, as chances dessas formas de câncer ocorrerem devido a uma mutação no gene BRCA1 ou BRCA2 são bem pequenas.

A dra. Francis Collins, do National Center for Human Genome Research em Bethesda, Maryland, resumiu o atual dilema relacionado com o resultado positivo para o gene de câncer de mama:

> Ainda estamos muito inseguros quanto aos cuidados médicos adequados a mulheres com essas mutações. Apesar da utilidade geral das mamografias na detecção precoce de câncer de mama em mulheres com mais de cinquenta anos, não há dados que permitam instilar confiança no fato de que as mamografias frequentes em idade menor, juntamente com autoexames e exames realizados por médicos ou enfermeiras, reduzam o risco de morte por câncer metastático de mama em mulheres de risco bastante elevado e que tenham mutações BRCA1. Ainda não sabemos como usar apropriadamente medidas mais drásticas, como a mastectomia profilática, especialmente tendo em vista os relatos de evidências de que o câncer ainda pode surgir ocasionalmente na pequena quantidade de tecido epitelial que fica no corpo após uma cirurgia... É necessária uma pesquisa urgente para eliminar todas essas incertezas.[34]

Embora uma legislação federal ainda esteja sendo elaborada para proteger as pessoas com resultados positivos, os exames também abrem caminho para várias formas de discriminação, como em seguros-saúde, seguros de vida e invalidez, e no mercado de trabalho.[35]

Em síntese: apesar de um teste negativo para o gene do câncer de mama ser um grande alívio para uma pessoa com histórico familiar positivo para essa doença, não é uma garantia de que o câncer de mama não vá ocorrer. Não recomendo o teste, a menos que você tenha pelo menos duas ou mais parentas próximas com câncer de mama ou dos ovários. Você também deve se submeter a uma orientação genética com um profissional que tenha amplo conhecimento e experiência no assunto, tanto antes como depois de receber os resultados do teste. Se este for positivo, procure a orientação médica de um profissional ativamente dedicado à pesquisa de formas de aumentar nosso conhecimento acerca dessas perturbadoras doenças. O National Cancer Institute Cancer Information Service (1-800-4-CANCER) pode fornecer informações sobre serviços genéticos em centros de câncer ligados ao instituto.

O efeito da terapia de reposição hormonal sobre a saúde dos seios

Embora a maioria das mulheres, com ou sem suplementação hormonal, não tenha câncer de mama, a relação entre hormônios e câncer de mama preocupa todos os envolvidos. Quase toda mulher se pergunta: "Qual o efeito dos hormônios sobre meu risco de ter câncer de mama?" A resposta depende dos hormônios que ela está tomando, de sua dosagem e de seus riscos inerentes. Essas dúvidas foram suscitadas em uma carta que recebi de um homem preocupado com o programa de suplementação hormonal de sua mulher.

> Há pouco, minha mulher parou de tomar Premarin, que usava para abrandar os calores, e passou a usar progesterona natural na forma de creme cutâneo. Com isso, as dores e a sensibilidade dos seios acabaram, bem como suas dores de cabeça. Além disso, os calores praticamente desapareceram. Mas, como li algumas coisas sobre a possível conexão entre progesterona e câncer de mama, queria me assegurar de que minha mulher está na pista certa – e de que ela não irá encontrar tráfego inesperado na contramão, no futuro.

A experiência da mulher mencionada na carta ilustra muito bem os efeitos colaterais que geralmente resultam do uso de Premarin, o remédio mais receitado para os sintomas da perimenopausa. A dor nos seios é uma das reações adversas mais comuns à reposição de estrogênio, e vinte a 35 por cento das mulheres reclamam dele quando o recebem em doses padronizadas ou não individualizadas.[36] Isso é particularmente assustador para mulheres com histórico pessoal ou familiar de doenças benignas dos seios (também conhecida como doença fibrocística dos seios) que, no passado, eram consideradas parte do risco de câncer de mama. Pesquisas mais recentes, porém, não mostraram qualquer associação consistente entre doenças benignas dos seios e um risco maior de câncer de mama. Nem a reposição hormonal pareceu aumentar o risco para as mulheres desse grupo.[37]

Dores de cabeça também são um efeito colateral comum, pois o estrogênio pode se converter em uma substância similar à adrenalina, causando dores de cabeça pulsantes nas têmporas. Sabe-se que a progesterona bioidêntica, por sua vez, faz cessar os calores e não apresenta nenhum desses efeitos colaterais.

Muitas pessoas, porém, não têm certeza dos possíveis problemas de saúde causados a longo prazo pela progesterona, em virtude de estudos recentes do National Cancer Institute e do Women's Health Initiative, pois ambos constataram um maior risco de câncer de mama em mulheres que fazem reposição hormonal de longo prazo com estrogênio/progesterona. O que a maioria das pessoas (inclusive médicos) não compreende é a diferença entre os hormônios sintéticos usados nos estudos NCI e WHI e o estrogênio e a progesterona bioidênticos.

Eis os fatos: o National Cancer Institute realizou um grande estudo epidemiológico envolvendo 48.355 mulheres que usavam tanto o estrogênio como a progestina durante períodos variados de tempo entre 1980 e 1995. Mulheres com peso normal que usaram essa combinação hormonal durante cinco anos tiveram um aumento de quarenta por cento no risco de câncer de mama em comparação com aquelas que não faziam reposição hormonal. (É curioso observar que mulheres com excesso de peso não tiveram esse aumento no risco, embora mulheres com peso acima da média tenham risco maior em qualquer caso, uma vez que a gordura corporal produz estrogênio.) Elas também tiveram maior risco de câncer de mama do que aquelas que só tomavam estrogênio.[38] O estudo WHI mostrou que em 10 mil mulheres que tomavam Prempro, haveria oito casos a mais de câncer de mama do que entre aquelas tomando placebo.

Embora o número de quarenta por cento de aumento de risco pareça bastante assustador, eis o que ele realmente significa: se você estudar 100 mil mulheres de peso normal, entre sessenta e 64 anos e que não fazem reposição hormonal, você pode esperar que 350 casos de câncer de mama irão se desenvolver em um período de cinco anos. Se todas essas mulheres fizessem reposição hormonal com uma combinação de estrogênio e progestina convencionais, então o número de casos aumentaria para 560. Como se percebe facilmente, a grande maioria das mulheres não teria câncer de mama, com ou sem hormônios.

Eis outra forma de dizê-lo: em termos estatísticos, em cada mil mulheres que nunca tomaram hormônios receitados de forma convencional, 77 terão câncer de mama até os 75 anos. Para mulheres que tomaram hormônios durante cinco anos, esse número sobe para 79; depois de dez anos, para 83; e após quinze anos, para 89. Repito, a grande maioria das mulheres que faz algum tipo de reposição hormonal não tem câncer de mama.

O outro ponto importante a se enfatizar é que praticamente todas as mulheres do estudo do NCI – e da maioria dos outros estudos que associa a reposição hormonal ao câncer de mama – estavam tomando doses não individualizadas de estrogênios conjugados (provavelmente Premarin) em combinação com a progestina sintética, Provera. Há décadas que o Premarin tem sido o estrogênio mais receitado nos EUA, e é quase sempre dado juntamente com uma progestina sintética, como o Provera, geralmente na combinação conhecida como Prempro. No estudo WHI, *todas* as mulheres estavam tomando Prempro. Cada um desses hormônios que não são bioidênticos tem seus próprios riscos.

Estudos mostraram que quando o Premarin é metabolizado no corpo, seus subprodutos são mais fortes em termos biológicos, tendo por isso um potencial maior de produzir câncer do que os subprodutos de estrogênios bioidênticos.[39] Também foi demonstrado que pode haver uma variação de mais de dez vezes nos níveis de estrogênio no sangue de mulheres tomando a *mesma* dose de Premarin – geralmente, de 0,625 mg.[40] Ainda mais perturbador é que muitas das mulheres incluídas nesses estudos tomam doses ainda maiores, de 1,25 mg por dia.

As progestinas sintéticas apresentam seus próprios problemas. Elas podem se ligar tanto aos receptores celulares de estrogênio como de androgênio, estimulando, com isso, um crescimento pouco saudável para os tecidos. Elas também podem *aumentar* a atividade biológica do estrogênio. Isso pode explicar porque as mulheres do estudo do National Cancer Institute que tomaram estrogênio e progestina sintética tinham risco ainda maior de câncer de mama do que aquelas que só tomaram estrogênio.[41] O mesmo se aplica ao estudo do Women's Health Initiative. Se você faz reposição hormonal, talvez seja bom verificar se aquilo que você toma contém alguma destas progestinas sintéticas: acetato de medroxiprogesterona – MPA (com marcas comerciais como Provera, Amen, Prempro); noretindrona (marcas Femhrt, Activella) ou norgestimato (marca Levlite).

O ponto é o seguinte: se você toma hormônios que não são idênticos aos produzidos pelo corpo feminino, em doses que podem ser muito elevadas, talvez você esteja correndo um risco de câncer de mama maior do que o necessário, além dos efeitos adversos e viciadores dos metabólitos desses hormônios.

Hormônios bioidênticos e o risco de câncer

Há boas razões para acreditar que, a longo prazo, o uso de estrogênio bioidêntico em baixas dosagens, equilibrado com progesterona bioidêntica, resultaria em um aumento muito limitado no risco de câncer de mama, se é que haveria algum.[42] Eis o que toda mulher deveria saber:

Estrogênio

Os seios são órgãos glandulares muito sensíveis a mudanças hormonais cíclicas do corpo. Na primeira metade do ciclo menstrual, o estrogênio tende a fazer crescer o tecido dos seios; na segunda metade, a progesterona estabiliza e refina esse crescimento. Durante a menstruação, os seios ficam no seu menor tamanho, e os dois hormônios estão no nível mínimo. Durante a perimenopausa, caracterizada pela dominância do estrogênio e uma falta relativa de progesterona, os seios podem ficar maiores e mais sensíveis, pois não há, por assim dizer, uma maré crescente e uma vazante para manter estáveis os tecidos dos seios.

Por décadas, muitos estudos têm demonstrado que, com exceção dos fitoestrogênios dos alimentos integrais, estrogênios de todas as espécies, mesmo os produzidos por nossos próprios corpos, podem promover o crescimento do tecido dos seios. Em pessoas suscetíveis, isso pode estar associado a um maior risco de câncer de mama.[43] É essa sensibilidade à exposição longa e ininterrupta ao estrogênio que explica fatores de risco para o câncer de mama, como a menarca precoce, a menopausa tardia, a falta de filhos e a obesidade. Portanto, para preservar a saúde dos seios, tome a menor dose de estrogênio bioidêntico que puder proporcionar os resultados almejados. E faça regularmente seus testes de nível de hormônio na saliva para ter certeza de que você não está recebendo uma dosagem excessiva.

Se você tem um histórico familiar de câncer de mama (avó, mãe, irmã ou tia materna) ou o gene para câncer de mama, é provável que deseje evitar a reposição de estrogênio apesar dos benefícios conhecidos e de vários bons estudos terem descoberto que a reposição do estrogênio não promove o crescimento de tumores de mama, mesmo em mulheres que já tiveram câncer de mama. *Atualmente, não há estudos clínicos que mostrem que o estrogênio aumenta o índice de recaídas em mulheres que já tiveram câncer de mama.*[44] Isso se aplica até quando o estrogênio usado *não é* bioidêntico.

Optar por não usar o estrogênio não significa que você precisa sofrer em silêncio. Há muitas alternativas para aliviar seus sintomas, melhorar sua saúde e também proteger os seus seios: exercícios, modificações na alimentação, soja integral, ervas e progesterona natural. Essas alternativas podem dar bons resultados, mesmo que você tenha um forte histórico familiar de osteoporose ou de Alzheimer e esteja preocupada com a hipótese de não conseguir obter os benefícios do estrogênio.

ESTRIOL: Estudos preliminares indicam que mulheres que excretam os níveis mais elevados de estriol pela urina parecem ter o menor risco de câncer de mama. Por esse motivo, muitos médicos, inclusive eu, têm usado ocasionalmente o estriol, um estrogênio bioidêntico não patenteável, nas reposições hormonais de suas pacientes. Em termos biológicos, o estriol é mais fraco do que o estradiol e a estrona, os dois outros estrogênios produzidos naturalmente pelo corpo; como já vimos no Capítulo 9, ele funciona muito bem quando aplicado localmente em tecidos sensíveis ao estrogênio, como a vagina. Como se descobriu que o estriol, que é muito usado na Europa, estimula as células endometriais do útero, ele também pode estimular o tecido dos seios. Mesmo assim, em doses individualizadas, o estriol é um estrogênio perfeitamente razoável a se usar em reposição. É importante saber que o estriol, em algumas mulheres, tem sido associado à otosclerose, uma condição de cunho genético na qual três pequenos ossos do ouvido médio se fundem e assim deixam de transmitir os sons ao cérebro. Tome cuidado com o estriol caso você tenha um histórico familiar de otosclerose.

Progesterona

Embora os estudos do NCI e do WHI, bastante divulgados, já tenham sugerido que a progestina sintética não protege contra o câncer de mama, suas conclusões não podem ser aplicadas à progesterona natural e bioidêntica encontrada em produtos como o creme ProGest ou cápsulas de Prometrium. Na verdade, do ponto de vista biológico, faz sentido que o acréscimo de progesterona bioidêntica (que não tem atividade androgênica ou estrogênica) a reposições hormonais acabe protegendo os seios contra o excesso de estímulo do estrogênio, reduzindo assim o risco de câncer de mama. Sabe-se que a progesterona bioidêntica reduz a produção de receptores de estrogênio nas células dos seios e reduz também a produção de estrogênio nas células dos seios. Algumas mulheres ficam com os seios mais sensíveis na primeira semana, pouco mais ou menos, de uso da progesterona bioidêntica, pois no início ela aumenta o número de receptores de estrogênio nos seios. Contudo, esse efeito é de breve duração e desaparece após vários dias. Não há evidências convincentes de que a progesterona bioidêntica cause o crescimento continuado dos tecidos dos seios. Na verdade, ela parece fazer justamente o contrário.

Neste momento, simplesmente não temos dados suficientes sobre mulheres que usam progesterona e estrogênios bioidênticos. Precisamos urgentemente de estudos comparando a reposição hormonal individualizada e bioidêntica com a padronizada e sintética. Os resultados do estudo Women's Health Initiative criaram uma postura mais aberta para com esses métodos, e, segundo a dra.

Érika Schwartz, fundadora da Natural Hormone Pharmacy, há hoje, mais do que nunca, interesse em realizar os estudos necessários.

Genes, hormônios e câncer de mama: o ciclo de crescimento e morte das células

Se realizássemos um estudo bem vasto e a longo prazo da progesterona natural, provavelmente descobriríamos que ela oferece proteção para os seios, especialmente se for usada sem o estrogênio durante a perimenopausa, quando é muito comum a dominância do estrogênio. A razão para isso tem a ver com o fato de que a progesterona tem um papel importante na morte das células. Permita-me explicar porque isso pode acabar sendo bom.

Com toda a sua sabedoria, a natureza criou um equilíbrio entre o crescimento do tecido das células dos seios e a morte dessas células. O câncer de mama é um dos problemas de saúde que surgem quando existe um desequilíbrio entre esses dois processos. O câncer de mama – na verdade, qualquer forma de câncer – caracteriza-se por dois processos: (1) divisão celular excessiva e descontrolada e (2) falta de morte celular programada, normal e saudável.[45] Os sinais que orientam o crescimento, o desenvolvimento e a morte programada da célula (chamada apoptose) são dirigidos pela interação entre nossos genes e nosso ambiente. Embora esse processo seja extraordinariamente complexo, estamos começando a compreendê-lo, graças a progressos na biologia molecular. Sabemos hoje, por exemplo, que um gene conhecido como BCL2 bloqueia a morte da célula. Essa função é apropriada quando o tecido das células dos seios precisa crescer (tal como na puberdade e no estágio ovulatório do ciclo menstrual).[46] Contudo, quando a função do BCL2 não é modulada por outros fatores, pode causar a longevidade inadequada da célula e um possível crescimento descontrolado, o que pode aumentar o risco de câncer de mama. O BCL2 é conhecido como proto-oncogene, o que significa que promove o câncer quando sua manifestação se descontrola.

Outro gene que influencia o tecido das células é o p53. O gene p53, em contraste com o BCL2, é um gene de supressão de tumores; ele detém a divisão descontrolada das células aumentando a apoptose (morte celular). A ativação desse gene ajuda a prevenir o crescimento excessivo das células e um subsequente câncer.

Os genes p53 e BCL2 são influenciados pelos hormônios sexuais de maneiras que favorecem o câncer ou protegem contra ele. O estrogênio aumenta a expressão do gene BCL2, promovendo assim o crescimento das células dos seios. Como já disse, isso não é necessariamente ruim. Mas a expressão livre do gene BCL2 devida a quantidades excessivas de estrogênio pode resultar no aumento do crescimento de tecidos sensíveis ao estrogênio nos seios, útero e ovários. Sabe-se que o risco de câncer nesses órgãos está associado ao estímulo excessivo do estrogênio.[47]

A progesterona, por outro lado, reduz a expressão do gene BCL2, aumentando a expressão do gene p53, levando a um aumento na morte programada das células em ocasião adequada e assim à redução do risco de câncer em tecidos sensíveis ao estrogênio.[48]

O estrogênio e a progesterona também diferem nos *tipos* de tecidos que estimulam nos seios. O estrogênio faz que células dos seios conhecidas como tecidos ductais se dividam e cresçam. Sem oposição, o estrogênio tem a capacidade de provocar o crescimento descontrolado do tecido dos seios – inclusive o crescimento canceroso. A progesterona, por sua vez, faz que as células dos seios se diferenciem em células lobulares – é a natureza que se prepara para produzir leite, caso ocorra a gravidez. Se a mulher não engravida, essas células lobulares simplesmente sofrem a morte programada, encerrando naturalmente seu ciclo de vida. Em outras palavras, uma célula lobular bem diferenciada não consegue se transformar em câncer.

O dr. David Zava – pesquisador com anos de experiência estudando os efeitos dos hormônios sobre o tecido dos seios – fez uma analogia muito interessante.[49] O dr. Zava compara as diferentes partes do tecido dos seios às diferentes partes de uma árvore. O tecido ductal, cujo crescimento é promovido pelo estrogênio, é como o tronco e os galhos da árvore. As células lobulares, cujo crescimento é promovido pela progesterona, são comparáveis às folhas que crescem nas pontas dos galhos. Quando uma célula da árvore se torna uma folha, ela nunca volta a ser um tronco ou um galho. Ela simplesmente cresce, amadurece e acaba morrendo ao cabo de seu ciclo de vida programado. Isso, porém, não se aplica ao tronco ou aos galhos. Suas células podem crescer a qualquer momento e criar um número infinito de galhos ou ramos dos galhos ou do tronco – tal como a infinita proliferação das células de um câncer de mama.

Tendo em vista os processos que acabo de apresentar, fica fácil compreender que a mulher submetida ao estímulo excessivo do estrogênio – seja ele produzido pelo corpo (como nos períodos de dominância do estrogênio, tão comuns na perimenopausa, ou na produção excessiva de estrogênio pelas células de gordura do corpo) ou fora dele (pela reposição de estrogênio ou por agentes ambientais com atividade semelhante ao estrogênio) – corre maior risco de ter câncer de mama. Se, porém, ela tomar progesterona suficiente para equilibrar esse estrogênio, o risco iria diminuir. E é exatamente isso que a literatura científica sugere.[50]

Por exemplo, um estudo de mulheres com *deficiência* de progesterona causada pela falta de ovulação, que foram acompanhadas por uma clínica de tratamento de infertilidade, mostrou que essas mulheres correm um risco 5,4 vezes maior de ter câncer de mama antes da menopausa do que as mulheres do grupo de controle. E em um estudo de 1995, no qual a progesterona bioidêntica transdérmica foi colocada diretamente na pele do seio, os pesquisadores perceberam que a progesterona conseguiu inibir a proliferação das células dos seios. As doses utilizadas foram mais ou menos iguais às de mulheres usando cremes transdérmicos como ProGest, FemGest ou Phytogest – em outras palavras, um creme de progesterona a dois por cento, duas vezes ao dia, nas doses recomendadas. São aproximadamente as mesmas encontradas na ovulação da maioria das mulheres.[51]

Outro estudo mostrou que as mulheres que tinham níveis fisiologicamente adequados de progesterona na época da cirurgia de câncer de mama tiveram menor risco de reincidência em comparação com mulheres cujos níveis de progesterona estavam baixos.[52] Tal estudo foi replicado com os mesmos resultados, o que levou alguns cirurgiões de câncer de mama a sugerir que as mulheres usassem creme de progesterona a dois por cento na pele durante o período aproximado de uma semana antes de uma biópsia em cirurgia de mama. Parece que a progesterona bioidêntica pode reforçar a resposta imunológica. Além disso, parece fazer que células cancerosas que possam ter sido liberadas durante a cirurgia fiquem menos aptas a se ligar a outros pontos para crescer. Pode ser por isso que mulheres com câncer de mama operadas na fase lútea do ciclo menstrual – quando os níveis de progesterona estão no máximo – têm um índice de recaída significativamente menor.[53]

Uma análise das evidências sobre a progesterona e a saúde dos seios feita em 1996 concluiu que a progesterona bioidêntica não apenas reduziu o índice de disseminação do câncer de mama, como pode ser responsável pela redução da incidência de novos casos.[54]

Embora ninguém tenha feito um teste clínico definitivo de longo prazo, minha experiência clínica e a de muitos de meus colegas, inclusive o dr. John Lee, pioneiro na pesquisa com hormônios bioidênticos, levou-me a acreditar que a progesterona bioidêntica pode beneficiar muitas mulheres, especialmente se usada durante a perimenopausa, e que provavelmente reduz o risco de câncer de mama e de outras formas de câncer que respondem ao estrogênio e que costumam surgir nessa época da vida.

Preparados com progesterona e câncer de mama positivo para receptores de progesterona

Uma das perguntas mais comuns que me são feitas é se uma mulher cujo câncer de mama foi considerado positivo para receptores de progesterona pode tomar progesterona em segurança. Há muita confusão sobre o que significa ter uma biópsia de mama que mostra que o tumor é positivo para receptores de progesterona, especialmente naquelas que estiveram usando progesterona na época do diagnóstico.

Eis os fatos. Todo câncer de mama que é positivo para receptores de progesterona também é positivo para receptores de estrogênio. Como se sabe que o estrogênio estimula o crescimento desses tipos de células cancerosas, muita gente presume automaticamente que a progesterona deve fazer o mesmo. Na verdade, o que ocorre é exatamente o oposto. O "positivo para receptores de progesterona" indica que o câncer é receptivo aos efeitos equilibradores e anticâncer da progesterona.

Para compreender esse aparente paradoxo, lembre-se de que os hormônios da corrente sanguínea e o fluido que envolve as células funcionam melhor unindo-se com receptores na superfície da célula. O hormônio se ajusta ao receptor como uma chave na fechadura. Se o receptor certo estiver lá, a mensagem do hormônio chega aos cromossomos e ativa o gene apropriado, produzindo um efeito celular específico. A progesterona diz às células que parem de se multiplicar, enquanto o estrogênio diz o contrário. Por isso, a progesterona bioidêntica é, provavelmente, benéfica para mulheres com câncer de mama positivo para receptores de progesterona.

De modo geral, mulheres com tumores de mama positivos para estrogênio e progesterona têm um bom prognóstico, pois a presença desses receptores indica que o tumor está muito bem diferenciado e crescendo bem mais lentamente do que tumores menos diferenciados.

Embora eu esteja convencida de que a progesterona bioidêntica seja segura e até benéfica para mulheres com câncer de mama positivo para estrogênio e progesterona, o tema ainda é controvertido. Use sua orientação interior e consulte seu médico.

Meu conselho sobre progesterona

- Se atualmente você está na perimenopausa e usa creme de progesterona ou alguma outra forma de progesterona bioidêntica como Prometrium ou Crinone, você está ajudando seu corpo a criar um equilíbrio hormonal que pode proteger muito bem os seus seios do excesso de estímulo do estrogênio e do androgênio. Recomendo que continue a usá-lo, a menos que sua orientação interior diga algo diferente.

- Se você corre o risco de ter dominância do estrogênio ou do androgênio, pense em usar a progesterona bioidêntica. As condições associadas com a dominância do estrogênio são as seguintes: menstruações irregulares, porcentagem de gordura corporal maior do que 28 por cento, estilo de vida sedentário, síndrome de ovário policístico, tumores fibromas do útero, sensibilidade nos seios, dieta pobre em fibras e rica em carboidratos refinados, menstruações intensas e reposição hormonal apenas com estrogênio. A dominância do androgênio está associada à acne, a ovário policístico e à calvície de padrão masculino.

- Embora nem todos os especialistas em saúde feminina estejam de acordo quanto à questão da progesterona, pessoalmente eu recomendaria a toda mulher que se preocupa com a saúde dos seios que se valha dos benefícios substanciais da progesterona bioidêntica, especialmente durante o período da perimenopausa, quando deve começar a ter ovulações irregulares e, por isso, baixos níveis de progesterona. Doses substanciais de proteína de soja seriam uma alternativa razoável à progesterona.

E a testosterona?

Androgênios como a testosterona, e mesmo o DHEA, podem ser convertidos em estrogênio no corpo, o que significa que, teoricamente, a ingestão de testosterona pode aumentar o risco de câncer de mama. Use a dose mais baixa que puder proporcionar os resultados que você deseja, ou experimente antes outras alternativas.

Em síntese: o melhor que temos a fazer quando optamos pela reposição hormonal é fazê-la usando hormônios individualizados, bioidênticos, nas doses mais baixas que proporcionam os resultados que desejamos. Feito isso, simplesmente temos de abrir mão da ilusão de controle e perceber que não existe uma solução perfeita. Fazemos o melhor que podemos com as informações de que dispomos no momento. Mas essas informações, assim como nós, estão sempre mudando e evoluindo. A melhor solução disponível neste anos pode ser diferente da melhor solução do ano que vem. Mesmo assim, na maior parte do tempo nossos corpos e nossas células mantêm sua saúde – motivo pelo qual a grande maioria das mulheres, fazendo ou não reposição hormonal, não tem câncer de mama.

O dilema do tamoxifeno

O tamoxifeno (como nome comercial Nolvadex) costuma ser receitado para mulheres com câncer de mama e também para prevenir câncer de mama em mulheres com alto risco. É um dos remédios de uma classe conhecida como moduladores seletivos de receptores de estrogênio (SERMs). Entre outros SERMs, temos o raloxifeno (Evista), usado para prevenir e tratar a osteoporose. Constatou-se que o efeito antiestrogênico do tamoxifeno prolonga o intervalo livre de doenças e a sobrevivência geral de mulheres com tumores tanto positivos como negativos a receptores hormonais, bem como em mulheres com nódulos linfáticos positivos e negativos. Sabe-se ainda que reduz a incidência de câncer de mama em mulheres de alto risco. Atualmente, o tamoxifeno está sendo usado por quase um milhão de mulheres nos Estados Unidos, e é o remédio contra câncer mais usado nesse país.

FIGURA 20: BENEFÍCIOS E RISCOS DE DROGAS BLOQUEADORAS DE ESTROGÊNIO (SERM)

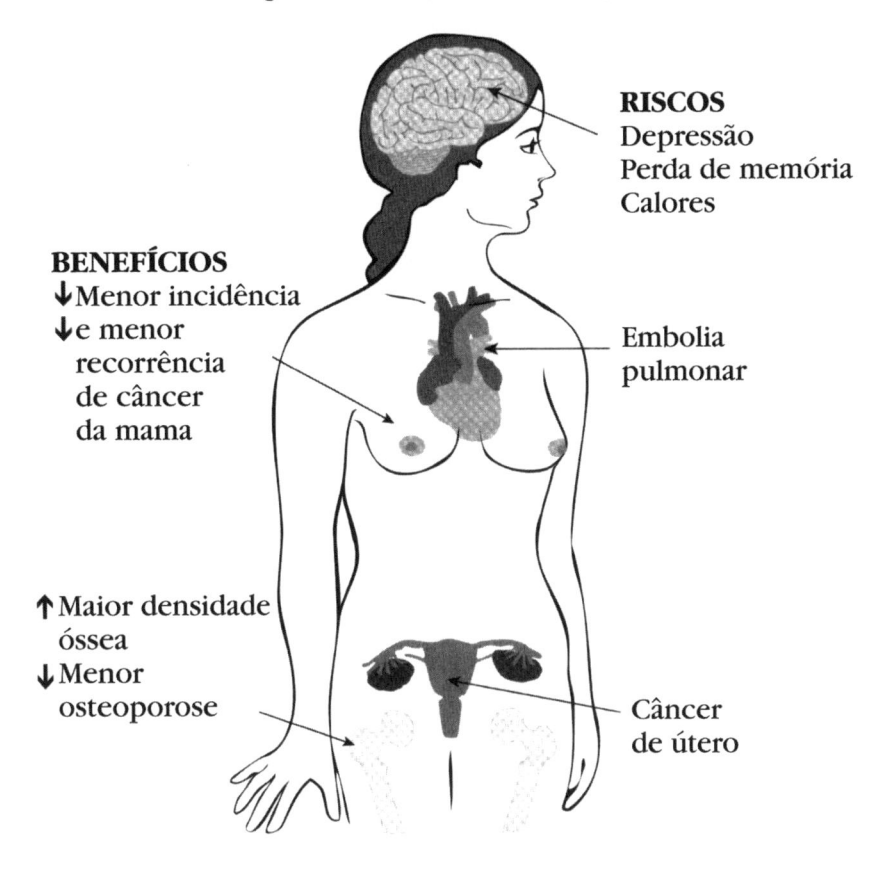

RISCOS
Depressão
Perda de memória
Calores

BENEFÍCIOS
↓Menor incidência
↓e menor recorrência de câncer da mama

Embolia pulmonar

↑Maior densidade óssea
↓Menor osteoporose

Câncer de útero

© 2001 por Northrup e Schulz

Embora o tamoxifeno *bloqueie* o estrogênio em alguns órgãos, ele age *como* o estrogênio em outros, inclusive nos ossos e no sistema cardiovascular. Por isso, ele reduz o colesterol e a ocorrência de ataques cardíacos fatais se tomado durante cinco anos. Ele também ajuda a manter a densidade óssea.

No entanto, o tamoxifeno não deixa de ter riscos significativos, às vezes por conta de suas propriedades estrogênicas, às vezes por seus efeitos antiestrogênicos. Alguns pesquisadores preocupam-se com a possibilidade de que seus efeitos antiestrogênicos aumente o risco de demência ou de depressão nas mulheres.[55] Em minha experiência, muitas mulheres que tomam tamoxifeno sofrem de depressão, mas não dizem isso a seus médicos porque não querem incomodá-los. No modo estrogênico, o tamoxifeno provoca mudanças no revestimento endometrial do útero, que vai da hiperplasia atípica (espessamento anormal) e pólipos ao câncer invasivo. Quanto mais tempo você o tomar, maior o risco.[56] Isso significa que qualquer mulher que toma tamoxifeno precisa fazer exames uterinos regulares por ultrassom ou qualquer outro meio para se assegurar de que não terá câncer do útero.

Outro problema do tamoxifeno é que se uma mulher continua tomando-o por mais de cinco anos, ele pode parar de agir como antiestrogênio nos seios e começar a agir como o estrogênio.[57] Em outras palavras, a mulher pode desenvolver resistência a ele, e, se o câncer de mama retornar, o tamoxifeno pode até aumentar a chance de o câncer resistir ao tratamento.[58]

Tamoxifeno na prevenção do câncer de mama

Atualmente, o tamoxifeno está aprovado e é vendido para mulheres saudáveis que correm o risco de apresentar câncer de mama. Segundo um estudo realizado pelo National Cancer Institute, o remédio reduziu o índice de manifestações esperadas de câncer de mama em um grupo de 13 mil mulheres nos Estados Unidos e no Canadá, de um caso em cada 130 mulheres para um caso em cada 236 mulheres. Isso representa uma redução de cinquenta por cento no risco de câncer de mama em mulheres que tomaram o remédio de forma profilática. Embora dois outros estudos, realizados na Europa, não tenham mostrado nenhum benefício na redução do câncer de mama, recentemente o remédio foi aprovado para a prevenção do câncer de mama para mulheres com elevado risco dessa doença.[59]

Hoje, os anúncios de Nolvadex sobejam em revistas de grande tiragem. Um deles diz o seguinte: "Se você se preocupa com o câncer de mama, cuide para ser uma 1.7 e não uma 36B. Conheça o seu grau de risco para câncer de mama. Você pode telefonar para 1-800-898-8423 para saber mais sobre o Nolvadex e o teste de Avaliação de Risco para Câncer de Mama".

À primeira vista, pode parecer reconfortante conhecer o "seu grau de risco para câncer de mama". Mas o que esse número indica? O "grau de risco" baseia-se no chamado modelo Gail, desenvolvido por um grupo de estatísticos do National Cancer Institute no final da década de 1980. Seu propósito foi procurar avaliar o risco teórico de câncer de mama usando dados baseados em apenas 28 mil mulheres brancas. Aqueles que criaram essa ferramenta de avaliação admitem que ele representa apenas um "melhor palpite", e não a última palavra em prova científica.[60] A avaliação de risco Gail atualizada, desenvolvida para promover o tamoxifeno, é controvertida, e alguns críticos afirmam que ela tende a exagerar o risco. Mesmo os criadores do teste Gail mencionam "três fontes principais de incerteza" em seu modelo de risco. Entretanto, normalmente essas incertezas não são muito propaladas.

Tendo em vista a ansiedade e o exagero das mulheres sobre o risco de câncer de mama, receio que muitas irão tomar tamoxifeno e se submeter a seus desnecessários e importantes efeitos colaterais, embora haja alternativas mais saudáveis. Para mencionar um exemplo, as mulheres que tomam tamoxifeno tinham duas a três vezes mais chances de desenvolver câncer uterino ou coágulos sanguíneos nos pulmões e pernas do que as mulheres do grupo de controle. Além disso, apoplexias, cataratas e cirurgias de catarata foram mais comuns naquelas que tomaram o remédio. A maioria das mulheres teve calores e corrimento vaginal em maior ou menor grau.

Eis o problema: a ampla campanha publicitária promovendo o Nolvadex se nutre da sensação de falta de proteção das mulheres com relação ao câncer de mama, oferecendo apenas duas soluções: conheça seu grau de risco e tome um remédio com importantes efeitos colaterais – inclusive câncer!

Muitas mulheres com câncer de mama não têm fator de risco, e muitas com elevado risco não têm câncer de mama. Além disso, não é possível controlar diversos componentes de seu grau de risco – como ter o primeiro filho em idade mais avançada ou sua mãe ter tido câncer de mama. Essa abordagem de fator de risco mantém-nos focalizadas nos nossos seios como se eles fossem dois órgãos pré-malignos, potencialmente letais, assentados sobre o tórax como bombas-relógio acionadas – uma terrível distorção da realidade.

Em um artigo no *New York Times*, a dra. Susan Love, especialista em problemas mamários, escreveu:

[No estudo do NCI] viu-se que o tamoxifeno reduz a incidência de câncer de mama em 49% em mulheres saudáveis, mas de alto risco. Contudo, o número de mulheres desse estudo que tiveram câncer foi relativamente pequeno: 4,3% das mulheres tiveram câncer de mama no grupo com placebo, enquanto 2,2% do grupo com tamoxifeno desenvolveram a doença. Isso significa que 95,7% tomaram tamoxifeno sem benefícios imediatos ou a curto prazo, e com efeitos colaterais de risco, inclusive um pequeno, mas real aumento em mortes por coágulos pulmonares.

Porém, pode ser mais importante ver que as mulheres desse estudo que tinham feito biópsias revelando hiperplasia atípica [alterações pré-cancerosas nas células que revestem os ductos láteos – um diagnóstico que costuma aparecer juntamente com DCIS] e que tomaram tamoxifeno, reduziram o risco de desenvolver câncer de mama em 86%. Se fosse fácil identificar quais mulheres irão apresentar essas mudanças, poderíamos escolher as mulheres que iriam se beneficiar mais com o tamoxifeno. Hoje em dia, porém, não há equivalente a um Papanicolau para câncer de mama.

Se tivéssemos um modo de monitorar as mulheres que tomam tamoxifeno, poderíamos detectar quando as células estão começando a se tornar resistentes antes de terem a chance de causar danos... Logo, a verdadeira mensagem para as mulheres não é que o tamoxifeno é bom ou ruim, mas que é um remédio interessante, que ainda não compreendemos plenamente.[61]

Meu conselho sobre o tamoxifeno e os outros SERMs

• Se você já toma tamoxifeno, sente-se bem com ele e não está tendo nenhum efeito colateral, então eu recomendo que fique com ele por um prazo de até cinco anos.

• Se sua mãe (ou irmã) morreu de câncer de mama, os benefícios globais do tamoxifeno – inclusive a sensação de que você está fazendo alguma coisa para se proteger – podem ser maiores do que os riscos.

• Se você já teve câncer de mama, veja com seu médico se o seu tipo de câncer responde ao tamoxifeno, e, caso responda, durante quanto tempo você deve tomá-lo.

• Se o seu risco de câncer de mama é elevado, reduza-o seguindo as sugestões que apresentei antes neste capítulo. Discuta com seu médico o uso de SERMs, mas deixe seu guia interior participar da decisão.

• Se você optou pelo tamoxifeno ou por outro SERM, mantenha-se sob supervisão médica, inclusive averiguando anomalias do endométrio e cataratas.

• Você pode reduzir alguns efeitos colaterais do tamoxifeno ingerindo soja, tomando suplementos e seguindo os parâmetros alimentares apresentados nas páginas 413-416.

• Não use tamoxifeno por mais de cinco anos, a menos que você e seu médico acreditem firmemente que sua situação individual assim o permite.

Lembre-se: o problema do câncer de mama não pode ser resolvido apenas no nível físico. Não acredite que você precisa estar sempre tomando algum remédio para ajudar seu corpo a se manter bem. Para criar tecidos saudáveis nos seios, cada uma de nós precisa estar disposta a participar da criação de uma vida tão saudável na mente e no espírito como no corpo. Em dada ocasião, você pode ter de usar remédios ou fazer cirurgias; em outras, apenas as estratégias que enfatizei neste capítulo e ao longo do livro – alimentar-se de maneira saudável, fazer exercícios, parar de fumar, reduzir ou eliminar bebidas alcoólicas, expressar seus sentimentos, amar e ser amada.

14

Vivendo com o coração, paixão e alegria: como ouvir e amar seu coração na meia-idade

Para a mulher, os anos que envolvem a menopausa são a época em que o risco de doenças cardíacas, hipertensão e derrames aumenta significativamente, pois o coração e a rede de vasos sanguíneos que leva nutrientes para cada uma das células do corpo exigem-nos mais do que nunca, pedindo-nos que, mais plenamente do que antes, escutemos a deliciosa sabedoria da vida e a vivamos integralmente. Como as doenças cardíacas, em todas as suas formas, ceifam mais vidas do que qualquer outra doença, a meia-idade é a época em que uma mudança de mentalidade pode salvar sua vida.

Apesar de as mulheres morrerem onze vezes mais de doenças cardíacas do que de câncer de mama, a falta de constatação de uma doença cardíaca em tempo hábil raramente é alvo de processos jurídicos, enquanto as ações contra médicos que não detectaram câncer de mama são muito comuns. Muitas mulheres só percebem que têm alguma doença cardíaca quando ela já se acha estabelecida. O câncer de mama, por sua vez, é visto como um invasor externo a nós mesmas, e por isso costumamos assumir uma postura combativa diante dele, seja isso bom ou não.

Quando o assunto é o coração, porém, não podemos lutar – em vez disso, devemos seguir seus ditames para manter a vibrante saúde cardiovascular que irá nutrir e rejuvenescer cada órgão de nosso corpo pelo resto de sua vida. O coração nos transmite lições de maneira direta e persistente. E ele sabe perdoar, desde que obedeçamos suas mensagens.

O coração tem algo a dizer na menopausa: minha própria história

No Capítulo 3, falei de minha primeira experiência de "ninho vazio": disse que levei milha filha para acampar, que a levei a Dartmouth para conhecer a faculdade, que dirigi por três longas horas enquanto ela dormia a sono solto no carro – e que me vi frente a frente com a constatação de que sua presença física não iria curar o meu vazio. Eis o resto da história. Na manhã seguinte, saí para caminhar. Mais ou menos no meio do caminho, comecei a sentir uma dor na garganta que foi se espalhando para o maxilar. Fizesse o que fizesse, a dor não desaparecia. Era como se um punho estivesse apertando meu esôfago. Continuei a caminhada, perguntando-me qual seria a causa desse sintoma. Quando cheguei em casa, a dor ainda estava lá e era impossível ignorá-la. Por isso, telefonei para minha amiga Mona Lisa Schulz e pedi que fosse me ajudar a lidar com a situação.

A garganta é o quinto centro emocional, que está relacionado com a comunicação, e por isso me perguntei se ela estaria relacionada com algo que eu precisava falar. No entanto, Mona Lisa me lembrou que eu nunca tinha tido problemas para me expressar. Na verdade, minha herança familiar de estoicismo e de doenças cardíacas apontava para desafios no quarto centro emocional.

Sentamo-nos e tiramos as cartas de tarô Motherpeace para tentar obter alguma resposta. Minha intuição, que estava refletida nas cartas, sugeriu que a dor na garganta e no maxilar tinham, de fato, origem no coração. Lembrei-me ainda de que os clássicos sintomas de ataque cardíaco em mulheres costumam se localizar no pescoço, maxilar e parte superior do peito. Ao passar em revista os acontecimentos das últimas 24 horas, percebi que minha "dor no coração", bem literal, veio do desapontamento e da tristeza que tive com o encontro com minha filha – um encontro no qual minha necessidade pessoal de parceria e companhia não se materializou.

Preparando-me para a dor emocional

Revendo hoje essa época, percebo que me predispus para a dor emocional. Durante vários dias, antes de ir buscar a minha filha, fiquei fantasiando sobre nosso encontro, pensando que seria um momento de afeto e de calor familiar. Antevi cada necessidade emocional e física de minha filha ao me preparar para a viagem. Imaginei que seu retorno iria me ajudar a curar a dor emocional de meu divórcio. Vejo hoje que, na tentativa de estar realmente presente para ela, na verdade eu a estava tratando como gostaria que alguém me tratasse. Além do passeio, esperava que ela quisesse passar algum tempo fazendo compras e almoçando comigo. Não pedi isso às claras. Nunca quis ser o tipo de mãe que manipula os filhos para que cuidem de suas necessidades, armando cenários do tipo "depois-de-tudo-que-fiz-por-você-o-mínimo-que-você-devia-fazer-era-almoçar-comigo". Sabendo que essa abordagem confunde amor com culpa e obrigação, fui ao extremo oposto. Nunca me ocorreu, por exemplo, que não havia nada de mal em pedir às minhas filhas que passassem um dia ou a noite em casa, de vez em quando. Em vez disso, permiti que minhas filhas – e eu mesma – acreditassem que eu não tinha nenhuma necessidade que não pudesse satisfazer por conta própria.

O coração estoico: minha herança

Pedindo tão pouco, eu estava inconscientemente levando adiante uma herança recebida de minha estoica linha materna, uma herança que nos deixa abertas para doenças cardíacas: se você não pedir muita coisa, não vai ficar desapontada. No lugar disso, você pode receber amor ao oferecer serviço. E se você se torna forte e capaz o suficiente para satisfazer suas necessidades sozinho, nunca terá de se sentir vulnerável, nunca terá de enfrentar uma possível rejeição.

A frenética redecoração das três semanas que antecederam o retorno de minha filha mais jovem não foi motivada apenas pelo desejo de criar um espaço vital que fosse agradável para mim, embora esse desejo fosse parte da motivação. A ideia também era de agradar e satisfazer minhas filhas. Eu idealizara a sala de visitas recém-decorada como um espaço no qual elas poderiam ficar acordadas até mais tarde e assistir a filmes com os amigos sem se preocuparem com minha rotina. Eu queria a aprovação delas.

Depois que minha filha e eu chegamos em casa, mostrei-lhe, toda ansiosa, os novos ambientes, esperando *oohs*, *aahs* e elogios. Ela deu uma rápida olhada nos móveis, disse que havia gostado, perguntou-me porque eu tinha escolhido essas almofadas para o sofá e depois se acomodou para telefonar para os seis amigos que tinham deixado recados para ela.

Enquanto tirava as malas do carro, tendo como fundo musical sua entusiástica conversa, senti-me como se tivesse apenas proporcionado um serviço de táxi caloroso. Quando minhas filhas eram pequenas, bastava dar-lhes um lar seguro e confortável para que elas pudessem crescer. Agora, eu queria mais. Mas ainda não sabia disso. Estava apenas consciente de um vago descontentamento. Afinal, o comportamento de minha filha era completamente normal para uma jovem saudável de dezesseis anos com uma florescente vida social.

Por que eu estava tão triste? Por que senti dores no peito na manhã seguinte? Claro, minha filha não foi a responsável por isso. O que meu coração queria me dizer? Nos dias que se seguiram, comecei a desenterrar uma grande herança capaz de trazer tristeza e a me libertar dela, pois estava obsoleta.

Manter a paz a qualquer preço é muito doloroso para o coração

Tal como minha mãe, fui educada para acreditar que era minha tarefa manter a paz na família, criando um lar confortável para meu marido e filhas. Fiz isso – de forma quase unilateral – durante a maior parte de meu casamento. Depois que meu marido e eu nos separamos, prossegui como se estivesse tudo bem, achando que meus esforços bem-intencionados seriam positivos para as crianças. A verdade é que eu estava triste com a perspectiva de vê-las sofrer com meu divórcio e com a perda de minha posição como alegre anteparo emocional da família. Nisso tudo, eu tinha negligenciado o fato de que eu também tinha necessidades emocionais e de que também estava magoada e pesarosa com a perda de meu casamento.

Ao tentar proteger minhas filhas de uma dor inevitável, estava fazendo tudo o que podia para manter a ilusão de que nossas vidas não tinham mudado. Eu as protegi da realidade das contas a pagar e de uma casa a manter, e nunca pedi a ajuda delas. Mas meu coração estava me enviando uma mensagem dolorosa: essa fachada não estava funcionando.

Intelectualmente, eu sabia que a manutenção da saúde, em todos os níveis, era de longe a maior ajuda e suporte que podia dar às minhas filhas naquela época difícil. A dor no peito era o sinal de que precisava para tratar das necessidades e desejos do meu próprio coração, caso desejasse cumprir essa meta. Assim que me dispus a isso, as dores no alto do peito e no pescoço desapareceram completamente, e nunca mais voltaram.

Na meia-idade, fiquei diante de uma sensação inconsciente e profundamente enterrada de falta de valor que me motivou, desde que me entendo por gente, a mostrar-me digna e valorosa para os outros, sendo-lhes útil e prestativa. No caso de minha família, essa doação estava acompanhada de uma culpa inconsciente por ter uma carreira e gostar muito dela, pensando, ao mesmo tempo, que na verdade deveria passar mais tempo no papel de mãe caseira. Eu compensava o tempo que dedicava à carreira – pelo menos, era o que me dizia – tornando-me tão eficiente e alegre quanto podia, e minha atenção proporcionava uma música de fundo para as pessoas mais próximas. Era algo esperado, pura e simplesmente.

Parte de meu legado de estoicismo e sensação de inutilidade vinha do fato de não ter "pontos de recepção" em meu corpo ou psique para a experiência de alguém antever e abrir espaço para minhas próprias necessidades emocionais. Em outras palavras, mesmo que alguém quisesse fazer por mim aquilo que eu fazia por minhas filhas e por meu marido, eu não teria conseguido me abrir e nem mesmo teria percebido essa intenção. A música estava tocando, mas o meu rádio estava sempre sintonizado em outra estação.

Meu divórcio fez que eu despertasse para a presença de amigos que sempre estiveram por perto – e que sempre estarão. No início, porém, tive de abrir meu coração e me sentir vulnerável e carente o suficiente para que tivesse de pedir ajuda, aceitando-a quando esta era oferecida. Isso não veio de forma natural ou fácil. Mas era preferível ao antigo padrão.

Com o tempo, observei que muitas mulheres se valem de um comportamento agradável para se tornarem aceitáveis para os demais. Uma amiga me disse que sempre que ela acha que não está se encaixando em um grupo, ela faz aquilo que fazia em sua família natal para aliviar a tensão: cozinha, lava, faz compras no supermercado e prepara refeições para os familiares.

Quando começamos a perceber os padrões interiores que fecham a energia de nossos corações, nossa tendência é nos censurarmos por eles – o que acaba fechando ainda mais o coração. A primeira medida que cada uma precisa tomar é admitir que os padrões que estão nos causando dores na vida adulta começaram como adaptações bem-sucedidas diante de circunstâncias difíceis da infância. Eles funcionaram para nós naquela ocasião, e possibilitaram-nos ser o que somos hoje. Assim, a primeira coisa que queremos fazer quando identificamos esses padrões é felicitar-nos.

Ansiando pela conexão: a necessidade de ser livre

Não estou sugerindo que devamos parar de servir na meia-idade. Participar do serviço sincero – aquele que você não pratica visando a receber amor e aprovação – é bom para o coração. A maioria das mulheres, porém, não consegue praticar o serviço sincero enquanto não aprende a equilibrar a necessidade da conexão com a necessidade de ser livre. Tal como os aspectos parassimpático e simpático do sistema nervoso autônomo, que controlam de forma espantosa, minuto a minuto, o calibre de nossos vasos sanguíneos, precisamos tanto da liberdade como da conexão. Nanna Ainda Svendsen, escritora e professora dinamarquesa, expressa tal equilíbrio de forma eloquente:

> O coração, ao que parece, anseia por uma conexão. É um grande pesar quando a conexão com outras pessoas parece nos custar a conexão conosco mesmos. Percebo que morro por dentro, mesmo que de forma sutil, quando tento me adaptar à ideia que os outros fazem do que sou e de como sou, e abro mão de meus próprios sentimentos – de minha conexão comigo mesma. Quando a generosidade, a compaixão e a atenção naturais do coração se distorcem ou são usurpadas, toda noção de vida, generosidade, criatividade e autoexpressão autêntica parecem se esvair, e fico me sentindo vazia, drenada. É preciso muita energia para nos moldarmos às necessidades e expectativas dos outros, para nos adequarmos às suas exigências, para sermos codependentes. E por mais tentador que seja tudo isso, na esperança de recebermos amor ou de nos mantermos seguras, há sempre um custo. Assim como custa exigir dos outros adequação às nossas necessidades – fazer parte de uma hierarquia quando o coração anseia pela parceria. Isso pode ser visto nas expressões fisionômicas de muitos casais. Podemos ver a raiva reprimida ou a falta de entusiasmo que reside ali. Embora o coração possa desejar uma conexão e amor, aparentemente ele também deseja ser livre.[1]

Doença cardiovascular: quando o fluxo da vida é bloqueado

As doenças cardiovasculares resultam, em parte, do acúmulo de gordura oxidada nos vasos sanguíneos, que calcificam e podem causar danos aos vasos e ao coração. Derrames, que matam noventa mil mulheres por ano, podem ser comparados a um ataque cardíaco na cabeça. Tanto o ataque cardíaco como o derrame são causados por vasos obstruídos; o que o distingue é a localização. Além dos depósitos de placas arterioscleróticas, sabe-se que emoções como depressão, ansiedade, pânico e pesar causam constrições nos vasos sanguíneos, impedindo, com isso, a livre circulação do sangue.[2]

Seu coração bate cem mil vezes por dia e 36 milhões de vezes por ano. Qualquer coisa que cause restrições em seus vasos sanguíneos faz que seu coração e seus vasos tenham de trabalhar mais para fazer seu trabalho. Obviamente, tanto fatores emocionais como físicos estão envolvidos na criação ou na manutenção da saúde cardíaca. Em anos de prática, vi mulheres alegres e satisfeitas com colesterol alto viverem com saúde até os oitenta ou noventa e tantos, enquanto mulheres bem mais jovens, cujas vidas foram caracterizadas pela depressão, pela ansiedade ou pela hostilidade podem ter tido seus primeiros sintomas de doenças cardíacas aos cinquenta e poucos anos, apesar de terem níveis de colesterol normais.

Fatos sobre doenças cardíacas

- Doenças cardíacas são raras em mulheres na pré-menopausa.
- Doenças cardíacas (incluindo hipertensão e derrame) são a causa mais comum de óbitos em mulheres com mais de cinquenta anos.[3]
- Ataques cardíacos, mesmo ocorrendo mais tarde, de modo geral, são duas vezes mais fatais nas mulheres do que nos homens.[4]
- Uma em cada duas mulheres acaba morrendo de doenças das coronárias ou de derrame.
- Só uma mulher em cada 25 morre de câncer de mama.[5]

Doenças cardiovasculares localizadas em um ponto indicam sua presença no corpo todo. Apesar de a maioria das mulheres aguardar até a meia-idade para tomar medidas preventivas de tratamento, as doenças cardíacas começam na infância – no momento em que aprendemos a fechar o coração para evitar a dor de um desapontamento ou perda.

Na meia-idade, nossos corações pedem-nos para que acordemos e vivamos nossa verdade pessoal, fazendo uma conexão indelével entre aquilo que dizemos que são nossas crenças e o modo como de fato vivemos o dia a dia. Como escreve a astróloga Bárbara Hand Clow: "O coração não se abre se a pessoa fica mentindo para si mesma ou para os outros, manipula ou controla os outros ou se mantém distante de outras pessoas". Ela explica: "O chacra cardíaco é vivido de forma bastante física, e é possível sentir de fato o coração se abrindo na meia-idade, quando a energia da *kundalini* flui: muitas de minhas clientes, por exemplo, falam de uma queimação na região cardíaca". Se não seguirmos o caminho do corpo e nutrirmos nossos corações e nossas vidas com a energia da expressão emocional plena e da parceria plena, então é bem provável que ocorram coisas como ataques cardíacos, hipertensão, derrames e demência.

Quando temos a coragem de abrir o coração na meia-idade, porém, estamos nos abrindo para a possibilidade de uma vida mais plena e feliz do que quando éramos crianças – só que agora temos os talentos e o poder de um adulto para orientar a energia de um coração aberto. Clow diz: "A abertura do chacra do coração é o sinal da 'incorporação radical' – a alma totalmente dentro do corpo – que é a mais deliciosa experiência da Terra. A integridade de uma pessoa com um coração aberto é sempre digna de respeito".[6]

Palpitações: toque de despertar do coração

Não há como questionar o fato de que, na menopausa, palpitações cardíacas estão relacionadas com alterações hormonais. Entretanto, pelo que tenho visto, em muitas mulheres de meia-idade as palpitações cardíacas surgem, basicamente, da crescente energia cardíaca que tenta entrar e se incorporar à vida da mulher. Na meia-idade, o coração e o corpo vão ficando cada vez mais sensíveis a coisas que não são boas para você, como cafeína, aspartame ou glutamato monossódico, que podem estimular excessivamente o coração. Também seria bom evitar notícias, filmes, livros ou pessoas assustadoras ou violentas.

A carta enviada por Terri, assinante de um boletim, é típica da presença comum das palpitações cardíacas na meia-idade.

> Sou uma mulher de 48 anos sem problemas sérios de saúde. Não tomo remédios vendidos mediante receita. Faço caminhada cinco vezes por semana e vou à academia duas vezes por semana para fazer um pouco de musculação. Minha menstruação ainda está razoavelmente regular. Minha alimentação é saudável, mas podia ficar melhor. Bebo uma xícara de café por dia, mas não tomo refrigerantes. Há um mês, depois

de um jantar rápido e cheio de frituras, com uma xícara grande de café para finalizar, comecei a sentir o coração batendo de maneira irregular. Era como se pulasse algumas batidas e depois quisesse abrir caminho pelo peito! Isso durou dois dias, mais ou menos, e fui consultar minha médica. Ela fez um eletro, que estava um pouco anormal, e marcou um ecocardiograma de estresse e um monitor Holter. É claro que, quando fiz os testes, as palpitações já tinham cessado e o resultado foi normal. Uma semana depois, elas voltaram. Parei de tomar café e comecei a fazer ioga. Também comecei a tomar magnésio junto com as vitaminas múltiplas. Tenho acompanhado o que está acontecendo na minha vida e não encontro nenhum padrão para essas ocorrências. Na maioria das vezes, elas começam quando me deito para dormir, à noite, especialmente se me deito do lado esquerdo. Minha médica quer que eu comece a tomar uma dose baixa de bloqueador beta. Eu lhe disse que gostaria de usar creme de progesterona natural durante uns dois meses porque acho que essas palpitações podem estar relacionadas com alterações hormonais. Eu gostaria mesmo de evitar medicamentos para o coração. Porém, essas palpitações podem interromper o meu sono e são muito desconfortáveis. Será que estão relacionadas com os hormônios?

Sugeri a Terri que seguisse o programa de saúde cardíaca que apresento neste capítulo. Obviamente, seu coração de meia-idade está ficando bastante sensível, alertando-a para a necessidade de equilibrar liberdade e conexão, e de nutrir plenamente o seu coração. Concordei com seu desejo intuitivo de começar a usar progesterona natural como forma de equilibrar a possível dominância do estrogênio. Além disso, sabe-se que a progesterona acalma o sistema nervoso. Pode ajudá-la a dormir. E o seu coração está lhe dizendo para não tomar mais café. A cafeína de uma xícara pode levar até dez horas para ser metabolizada na mulher, e por isso exerce um efeito estimulante sobre o sistema nervoso central e os nervos do coração durante algum tempo.

Para muitas mulheres, as palpitações cardíacas cessam assim que elas começam a usar creme de progesterona ou de estrogênio e largam a cafeína. Mas também é importante descobrir aquilo que seu coração deseja. Uma de minhas pacientes com palpitações viu que elas pararam pouco depois de ter pedido uma promoção no trabalho, algo que ela não tinha tido a coragem de fazer antes. Ela foi promovida e agora acha seu trabalho mais gratificante do que nunca. Seu coração não precisa mais falar tão alto.

A conexão cérebro-coração

Lembre-se de que as alterações emocionais e psicológicas do período da perimenopausa estão para o ciclo de vida assim como a semana que antecede a menstruação para o ciclo mensal. Todos os problemas que antes ocorriam antes da menstruação e que podem ter sido contornados até agora – "Devo sair deste emprego?" "Fico neste relacionamento ou não?" – começam a aflorar e nos atingem de forma implacável, bem entre os olhos, exigindo atenção. Embora as mulheres com palpitações costumem me dizer que revisaram suas vidas e aparentemente não encontraram problemas a incomodá-las, tenho notado que nossos corpos só falam conosco quando nós não conseguimos "ouvi-los" de outra maneira. Quando problemas afetivos, problemas da alma ou problemas causados por paixões não correspondidas clamam por nossa atenção, geralmente o fazem na forma de palpitações cardíacas. Se você estiver disposta a se manter aberta para seu significado, dará a seu coração a oportunidade de ser ouvido. Se você seguir as instruções apresentadas, provavelmente os sintomas cessarão.

Em seu prefácio ao livro *The HeartMath Solution*, o dr. Stephan Rechtschaffen escreve que "o coração é um objeto físico, um órgão rítmico, e se ama".[7] Precisamos pensar no coração como todas essas coisas ao mesmo tempo e cuidar delas tendo em mente essa perspectiva. Por causa das intrincadas

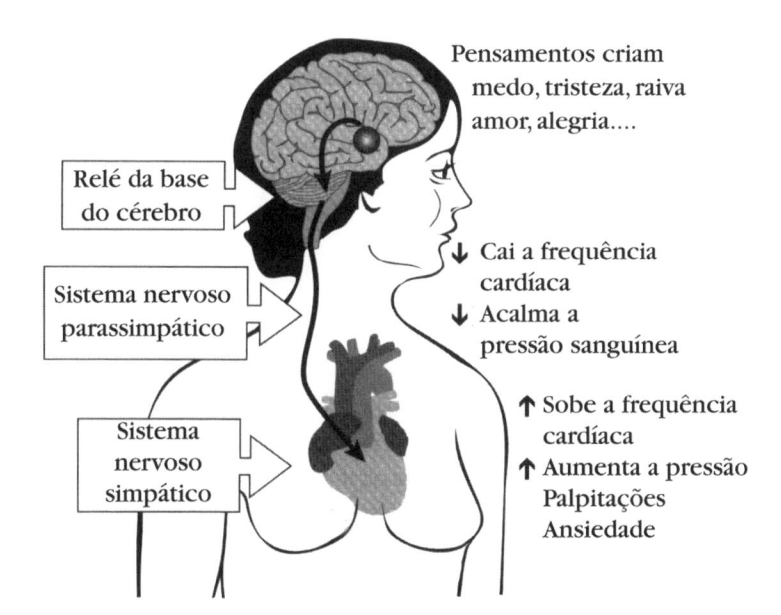

FIGURA 21: A CONEXÃO CORAÇÃO-EMOÇÃO

Pensamentos criam medo, tristeza, raiva amor, alegria....

Relé da base do cérebro

Sistema nervoso parassimpático

↓ Cai a frequência cardíaca
↓ Acalma a pressão sanguínea

Sistema nervoso simpático

↑ Sobe a frequência cardíaca
↑ Aumenta a pressão
Palpitações
Ansiedade

As emoções exercem efeitos físicos diretamente sobre o coração e o sistema cardiovascular por meio dos sistemas nervosos simpático e parassimpático.
© 2001 por Northrup e Schulz

conexões entre a mente e o coração, nossos pensamentos e emoções podem exercer – e exercem, de fato – um poderoso efeito sobre o ritmo cardíaco.

Vamos tomar como exemplo dramático a morte cardíaca súbita e inesperada. Esse mal ceifa mais de 450 mil vidas por ano nos Estados Unidos, e as pesquisas, que se concentram na condição física do coração em si, fizeram relativamente pouco para reduzir esse número. A morte cardíaca súbita é causada por uma arritmia fatal conhecida como fibrilação ventricular, uma instabilidade elétrica desorganizada e autoperpetuante do músculo cardíaco que resulta na falha de bombeamento do sangue. A FV pode ocorrer espontaneamente em um coração plenamente normal e costuma se dar quando existe algum obstáculo patológico ao fluxo sanguíneo nos vasos cardíacos, uma condição que geralmente ocorre em associação com algum estresse psicossocial, como uma perda, a insegurança profissional ou uma discussão conjugal. O elemento estressante afetará fisicamente o coração dependendo do significado que o estresse tem para um determinado indivíduo.[8]

Tendências femininas e doenças cardíacas: nossa herança cultural

Durante milhares de anos, nossa cultura prezou mais o coração masculino do que o feminino. Os sonhos e as aspirações que fortalecem os corações das mulheres, bem como os vulneráveis e tenros corações dos homens, sofreram por causa disso. Eis os fatos:

- A grande maioria das pesquisas sobre doenças cardíacas e seus tratamentos foi feita com relação aos homens, embora o sistema cardiovascular feminino seja diferente do masculino.

- As conexões cerebrais entre o cérebro e o coração são diferentes em homens e mulheres. Os cérebros masculinos são mais lateralizados do que os femininos, o que significa que, de modo geral, a maioria dos homens usa apenas um hemisfério cerebral de cada vez, geralmente o esquerdo, associado com o pensamento linear e lógico. As mulheres, por sua vez, usam os dois hemisférios simultaneamente, e têm acesso mais frequente ao hemisfério direito. O hemisfério direito está associado com música, emoções, intuição e uma profunda noção do eu. É onde as coisas ficam interessantes. Há mais conexões neurais entre o coração e o hemisfério direito do cérebro do que entre o coração e o hemisfério esquerdo. Assim, em um momento qualquer, a mulher tem maior conexão neurológica e emocional com seu coração do que a maioria dos homens.

- Tendo em vista a diferença entre conexões cérebro-coração, as mulheres com problemas cardíacos têm sintomas diferentes dos apresentados pelos homens.[9] Homens que sofrem um ataque cardíaco costumam apresentar uma dor no peito que começa sob as costelas do peito e se espalha para o maxilar e o braço esquerdo. Mulheres com ataques cardíacos podem não sentir dor alguma no peito. Em vez disso, podem ter, basicamente, dor no maxilar e indigestão. Ou o primeiro sinal de um ataque cardíaco nas mulheres pode ser uma falha cardíaca congestiva, sem qualquer evidência do ataque cardíaco que a precede, exceto por sinais em um eletrocardiograma. Elas podem morrer de um ataque cardíaco "silencioso".[10] Mulheres que sentem a dor no peito costumam sofrer mais limitações funcionais do que os homens, mas menos mulheres procuram cardiologistas para se orientar adequadamente.

- Até bem pouco tempo, a maioria dos médicos não percebia essa diferença. Por isso, problemas cardíacos femininos sérios passavam despercebidos e sem tratamento. Na verdade, a probabilidade de uma mulher se submeter a uma cateterização aguda, angioplastia, trombólise ou ponte de safena é metade da masculina. O risco de morrer de doença cardíaca em um hospital é duas vezes maior para uma mulher do que para o homem.

- Quando uma mulher com dor no peito ou coração acelerado aparece em um consultório ou sala de emergência, ela pode parecer ansiosa e deprimida, e o primeiro diagnóstico acaba sendo de distúrbio afetivo, não de doença cardíaca. Embora seja fato que distúrbios afetivos, inclusive depressão, fobias, pânico e ansiedade, sejam duas vezes mais comuns nas mulheres do que nos homens, não são apenas coisas da "cabeça das mulheres" – elas também afetam o corpo. Uma das lembranças mais claras de minha avó materna é a frequência com que esfregava as mãos à noite. Embora ela sempre mantivesse uma postura amável e alegre, suas mãos traíam a paz exterior. Ela morreu de ataque cardíaco súbito aos 68 anos.

- Se um homem aparenta estar estressado, é mais provável que seus sintomas sejam corretamente associados a um ataque cardíaco – mesmo que se mostre hostil.

- Os vasos sanguíneos femininos são menores que os masculinos e organizados de maneira diferente. Esse é um dos motivos pelos quais cirurgias de ponte de safena e angioplastias não funcionam tão bem nas mulheres quanto nos homens, e também porque mais mulheres morrem após esses procedimentos. Mais mulheres do que homens com artérias coronárias supostamente normais têm ataques cardíacos, angina e isquemia do miocárdio.

Por isso, se o angiograma (estudo dos vasos sanguíneos) de uma mulher com sintomas está normal, isso não significa necessariamente que ela não tem uma doença cardíaca.

- A ocorrência de morte precoce após um ataque cardíaco é maior nas mulheres do que nos homens, mesmo quando a mulher recebe tratamento. Os pesquisadores não sabem se isso se deve à idade superior (em média) na época do diagnóstico, a vasos mais estreitos, à maior frequência de doenças coexistentes ou a cuidados médicos inadequados ou protelados.

- Os padrões de pensamento e comportamentos associados a doenças cardíacas nas mulheres são diferentes dos padrões associados a doenças cardíacas no homem. Em pesquisas com homens, a morte súbita por ataque cardíaco está associada à hostilidade – o chamado comportamento tipo A. Isso ainda não foi demonstrado nas mulheres. Não significa que os homens sejam intrinsecamente mais hostis do que as mulheres. É que nas mulheres a hostilidade é expressada de maneira diferente. Estudos recentes mostram uma correlação entre hostilidade e endurecimento das artérias, tanto em homens como em mulheres, começando mesmo aos dezoito anos.[11] Mas os homens tendem a expressar fisicamente a raiva e a frustração no mundo exterior, enquanto as mulheres aprendem que esse comportamento é inaceitável e pouco feminino. Portanto, as mulheres aprendem a manter esses sentimentos dentro de si, onde podem criar muitos problemas para o coração.[12]

Vamos usar a analogia de duas panelas com água sobre um fogão. A panela da direita – a mulher – está em fogo brando, com uma tampa. A panela da esquerda – o homem – não tem tampa, e o fogo está alto. O calor da raiva faz que a água da panela ferva intensamente, com muito vapor e alarido. Em um ataque cardíaco masculino típico, a panela ferve. A panela da mulher nunca chega a ferver, mas o calor está presente, e antes que se perceba, a água já evaporou e a panela rachou. Porém, como não houve vapor ou ruído, ninguém ficou alerta para o problema. O mesmo acontece com o sistema cardiovascular da mulher.

Nos últimos anos, os médicos têm sido avisados dessas diferenças e têm sido orientados a fazer uma avaliação completa em mulheres com sintomas como ansiedade e dores no peito. Nossa sociedade está se dirigindo para um padrão de parceria, e com isso a percepção das características de gênero sexual no tratamento de doenças cardíacas está ficando mais forte. É estimulante saber que o National Institutes of Health e o FDA pediram que as mulheres sejam incluídas em testes clínicos de problemas cardíacos. E o governo fundou o Office of Women's Health Research, que promove o Women's Health Initiative.

Arteriosclerose: reduzindo o risco

A arteriosclerose é o espessamento ou endurecimento das paredes arteriais. Está por trás de toda doença das artérias coronárias e é a responsável pela maioria das mortes do mundo ocidental. Vou usar um caso do atendimento intuitivo da dra. Mona Lisa Schulz para mostrar como fatores emocionais se entrelaçam com o histórico familiar e outros fatores de risco.

KAREN: UM CORAÇÃO EM PERIGO

Quando Karen procurou Mona Lisa, não lhe informou mais do que sua idade, 53, pedindo uma consulta. Mona Lisa rapidamente intuiu que ela estava esgotada por causa das cobranças e demandas da família. Ela também viu que Karen escondia as emoções por trás de uma expressão corajosa e estoica, especialmente sentimentos como frustração, exaustão e cansaço. Ela nunca reclamava. Quando Mona Lisa fez uma leitura física da cabeça de Karen, viu que os vasos sanguíneos da região estavam menos flexíveis. Esses vasos sanguíneos rígidos também estavam presentes no coração. Mona Lisa percebeu que havia sintomas de tontura e uma estranha sensação de desequilíbrio. Ela pressentiu que a visão estava turva e que o ritmo cardíaco estava alterado. Além de tudo, viu que Karen estava profundamente fatigada.

Depois dessa leitura inicial, Karen disse a Mona Lisa que ela tinha se tornado mãe de um conjunto familiar quando se casou novamente. Ela cuidava não só de seus três filhos, como também dos filhos do primeiro casamento do marido. Um dos filhos de Karen tinha diversos defeitos físicos e paralisia cerebral. Esses problemas médicos dificultavam os cuidados com ele. Mas Karen disse à dra. Schulz que havia outras pessoas em situação bem pior. Afinal, ela era uma enfermeira e sabia disso na prática. Finalmente, acabou admitindo que tinha permitido ser usada pelos filhos, mas achava que não tinha a capacidade de enfrentar verbalmente a situação. Fazia pouco, com seu estetoscópio, ela ouviu um bloqueio na carótida do pescoço. Assustada, procurou seu médico e foi encaminhada a um cardiologista, que lhe disse que a carótida tinha um bloqueio de 75 por cento e que as artérias coronarianas (do coração) também tinham bloqueios.

A doença tem diversos aspectos. Em parte é genética, em parte é alimentar e em parte devida a toxinas ambientais. A área sobre a qual a intuição médica se concentra é a dos aspectos emocionais e comportamentais da saúde. A história de Karen combinava todos esses fatores. Sua mãe tinha morrido de derrame, e seu pai, de ataque cardíaco. Seu pai sempre cuidou bem da alimentação, mas mesmo assim tinha colesterol alto e hipertensão, mesmo com bons médicos a assisti-lo. Sua mãe sempre esteve acima do peso, por mais que tentasse perder aqueles quilos adicionais. Seus pais eram nativos estoicos de Minnesota que criavam os filhos com pouco dinheiro e pouco apoio de parentes. Karen nunca os ouviu reclamar, nunca os viu bravos nem em desacordo. Estava claro que Karen puxou aos pais, tanto genética como emocionalmente. E seu risco de doenças dos vasos sanguíneos era igual ao deles.

Mesmo que seu histórico familiar seja como o de Karen, você pode romper essa cadeia hereditária e reduzir seu risco. A primeira medida consiste em rever o que exatamente representa o endurecimento das artérias, por que acontece e o que se pode fazer para curá-lo.

A anatomia de uma artéria

As artérias levam o sangue do coração para os órgãos e tecidos do corpo. São revestidas por células endoteliais, que expelem anticoagulantes (moléculas que previnem coágulos sanguíneos, a oclusão de coronárias, ataques cardíacos e embolias) bem como proteínas pró-coagulantes (que impedem hemorragias ou surtos hemorrágicos). Se esse revestimento endotelial sofre danos ou produz em excesso elementos pró-coagulantes associados ao estresse e a subsequente desequilíbrio dos eicosanoides, o risco de um ataque cardíaco ou de um derrame aumenta.

Os vasos sanguíneos passam por mudanças que se iniciam na infância e dependem da alimentação, de tendências genéticas e do modo como aprendemos a lidar com a expressão emocional. No famoso Bogalusa Heart Study, por exemplo, a gênese das doenças cardíacas foi encontrada até em crianças de nove anos.[13]

A seguir, descrevo os três estágios de desenvolvimento da arteriosclerose:

1. Deposição de veios de gordura. Podem ser encontrados em crianças. Células imunológicas chamadas macrófagos, situadas na superfície das células endoteliais dos vasos sanguíneos, engolem o colesterol LDL quando este flutua por perto. As gotículas de gordura se acumulam, criando veios de gordura que se depositam nas artérias coronárias e na aorta. O colesterol LDL e outros componentes das placas arteriais não aderem ao revestimento endotelial das paredes dos vasos, a menos que exista algum dano nessas paredes – geralmente, como resultado de danos causados pelos radicais livres às células em virtude de toxinas ambientais (como a fumaça do cigarro), componentes químicos causados pelo estresse, alimentação pobre em nutrientes ou uma combinação desses elementos.

2. Formação de placas fibrosas. Com o tempo, os veios de gordura aumentam, causando escaras no revestimento endotelial subjacente, e essas escaras podem aumentar, formando placas, que são áreas elevadas de tecido danificado ou de fibras gordurosas na aorta, nas artérias coronárias e nas artérias carótidas do pescoço, que levam sangue ao cérebro e que costumam estar envolvidas em derrames. (Foi nesse local que Karen auscultou o fluxo sanguíneo interrompido.) Esses inchaços semelhantes a domos têm um núcleo central de cristais de colesterol.

3. Lesão complicada. O domo da placa de gordura acaba inchando tanto que estreita os vasos sanguíneos de forma comprometedora, e isso acaba provocando uma redução no fluxo de nutrientes e de oxigênio para os tecidos – assim como os resíduos minerais acumulados entopem encanamentos. A placa calcificada pode começar a ulcerar. Quando isso acontece, há um risco muito maior de ruptura e sangramento dos vasos sanguíneos, produzindo um derrame ou hemorragia. Pedaços calcificados de artérias podem se romper e ser lançados pela corrente sanguínea para áreas distantes, onde se alojam em um vaso e reduzem ainda mais o fluxo sanguíneo, causando derrames (tecido cerebral morto), ataques cardíacos (tecido cardíaco morto) ou tecidos mortos em outras partes do corpo.

Distúrbios que são caracterizados por arteriosclerose incluem diabetes, resistência à insulina, hipertensão, alimentação muito rica em carboidratos refinados e pobre em antioxidantes, hormônio tireóideo escasso e uma tendência genética à produção excessiva de homocisteína.

Você sabe se os seus vasos estão saudáveis?

É raro um médico conseguir diagnosticar a arteriosclerose graças a um som estranho (conhecido como *bruit*, ou rumor) na carótida, ou auscultando um estalido ou um ritmo anormal no coração. Se você tem diabetes ou pressão alta, excesso de peso significativo, nunca faz exercícios, alimenta-se mal ou fuma, é bem provável que você já esteja pelo menos no começo da arteriosclerose.

Na maior parte das vezes, a arteriosclerose só é diagnosticada quando a pessoa tem algum tipo de evento cardíaco, como um derrame ou ataque cardíaco. Indivíduos com dores no peito ou dificuldade para caminhar por causa de insuficiência vascular costumam se submeter a um exame de raios X conhecido como angiograma, que permite a visualização de vasos sanguíneos injetados com corante. Às vezes, uma tecnologia de ultrassom conhecida como aparelho Doppler é usada para diagnosticar vasos bloqueados.

Fatores associados a um maior risco de doença cardiovascular
- Você é ou foi fumante habitual.
- Você tem colesterol LDL ("ruim") elevado (maior do que 130 mg/dl).
- Seu colesterol HDL ("bom") é baixo (menor do que 46 mg/dl).

- Você tem triglicérides alto (maior do que 200 mg/dl).
- Você tem pressão sanguínea elevada (maior do que 130/85).
- Você tem níveis elevados do aminoácido homocisteína em sua corrente sanguínea.
- Você está com excesso de peso (índice de massa corporal maior do que 25) e com silhueta de maçã (preponderância de gordura corporal acima do nível dos quadris).
- Você tem doença periodontal.
- Você tem diabetes.
- Você é sedentária e não se exercita.
- Você tem um histórico de depressão clínica significativa.

A boa notícia é que a arteriosclerose pode ser prevenida ou revertida, em grande parte, com a alimentação e fatores de estilo de vida. Na verdade, o famoso Nurses' Health Study, que acompanhou mais de 84 mil mulheres durante catorze anos, demonstrou que o risco de arteriosclerose é muito baixo em mulheres que fazem exercícios regularmente, evitam o fumo e se alimentam segundo a dieta sugerida no Capítulo 7.[14] Vou discutir em detalhes certos fatores de risco logo a seguir. É importante que a mulher na perimenopausa faça um *check-up* completo com um médico qualificado para avaliar seu estado cardiovascular. Essa avaliação deve incluir, no mínimo, um exame físico e um histórico completos, eletrocardiograma, análise de pressão arterial e perfil de lipídeos.

Colesterol

O perfil de lipídeos é a medida dos níveis de colesterol total, colesterol LDL, colesterol HDL e triglicérides. Eis os números a se almejar no perfil de lipídeos.

COLESTEROL TOTAL: Abaixo de 200.

HDL (LIPOPROTEÍNA DE ALTA DENSIDADE): HDL – o colesterol "bom" – deve ser 45, ou maior; o ideal é 67 ou mais. O baixo índice de colesterol HDL é um fator de risco mais importante nas mulheres do que nos homens. Mulheres com baixos níveis deste subtipo de colesterol (com valor 35 ou menos) têm um risco sete vezes maior de doenças cardíacas em comparação com aquelas cujos níveis HDL são normais.[15]

LDL (LIPOPROTEÍNA DE BAIXA DENSIDADE): LDL – o colesterol "ruim" – deve ser 130 ou menor. O colesterol LDL aumenta depois da menopausa em muitas mulheres, fato que tem sido usado para promover a reposição de estrogênio, que reduz os níveis do LDL. Se o seu LDL é maior do que 150 mg/dl, você é considerada como pessoa com alto risco de doença das artérias coronárias.

TRIGLICÉRIDES: Este número deve ser 150 ou menor. Os triglicérides são um fator de risco independente para as mulheres. Um nível ideal de triglicérides para a mulher está em torno de 75. Uma mulher com nível de triglicérides maior do que 200 tem um risco de catorze por cento de desenvolver doenças das artérias coronárias.

RELAÇÃO ENTRE COLESTEROL TOTAL E HDL: Nenhum tipo de colesterol é bom ou ruim de *per se*. Ambos são necessários para uma boa saúde. Assim como os eicosanoides, eles precisam estar equilibrados no corpo. Divida o seu colesterol total pelo colesterol HDL. Se o valor resultante for 4 ou menos, seu risco é baixo. A relação entre colesterol total e HDL é um indicador de risco muito melhor do que o mero valor de colesterol total. Peça que seu médico lhe dê uma cópia do perfil de lipídeos para que você possa conhecer seus números. É muito motivador observar as melhorias no perfil de lipídeos a cada ano, quando você se dedica a ficar cada vez mais saudável na meia-idade.

Atualmente, quarenta por cento das mulheres com mais de 55 anos têm níveis de colesterol elevados.[16] Embora a interpretação dos resultados de perfis de lipídeos varie de laboratório para laboratório, um nível de colesterol total de 225 a 240 não indica necessariamente que a mulher corre um risco elevado de doença cardíaca, caso seu colesterol HDL também seja alto (45 ou maior). Como a maioria dos estudos de doenças cardíacas e níveis de lipídeos no sangue têm sido realizados em homens, ainda não sabemos exatamente que níveis de lipídeos no sangue são ideais para as mulheres. O que sabemos é que as mulheres podem ter níveis de colesterol total mais elevados do que os homens, sem correrem maior risco de doenças cardíacas.

Caso o seu perfil de lipídeos seja normal, faça um novo exame a cada cinco anos. Se o seu nível de açúcar no sangue é elevado, repita o exame com mais frequência.

Se os níveis de colesterol são elevados e você não pode melhorar o seu estilo de vida, ou se essas melhorias não trouxeram resultados após um teste "honesto" de seis meses, pense em tomar uma das "estatinas", como pravastatina (Pravachol) ou sinvastatina (Zocor). Esses remédios têm reduzido de 24 a 38 por cento os eventos cardíacos, inclusive derrame.[17] Elas podem afetar adversamente as funções hepáticas, por isso seu uso deve ser monitorado; além disso, reduzem os níveis do antioxidante coenzima Q_{10}. (Ver página 466.)

Pressão alta

A pressão arterial também é importante; deve ser de 130/85 ou menos. (Alguns especialistas usam 140/90 como valor de corte.) Vinte por cento ou mais das mulheres norte-americanas entre 45 e 64 anos têm pressão arterial moderada a seriamente alta, uma condição que, segundo o famoso Nurses' Health Study, aumenta 3,5 vezes o risco de doença das artérias coronárias.[18]

A pressão arterial pode ser reduzida significativamente por qualquer uma destas mudanças no estilo de vida: exercícios regulares (como caminhadas aceleradas), *biofeedback*, alterações alimentares ou perda de peso. Mesmo em mulheres com grande excesso de peso, a perda de cinco a dez quilos costuma reduzir significativamente a pressão arterial. Se essas medidas não funcionarem, então é aconselhável usar medicamentos para reduzir a pressão, embora esses medicamentos possam apresentar efeitos colaterais como tontura, dores de cabeça e fadiga.

Não deixe de conferir seu perfil de lipídeos e sua pressão arterial novamente após três a seis meses. *Nota:* se você segue a dieta normalizadora de insulina que recomendei para a perimenopausa, você pode esperar melhoras substanciais em seu perfil de lipídeos, taxa de açúcar no sangue e pressão arterial em um prazo de duas a quatro semanas.

Homocisteína

Níveis sanguíneos elevados do aminoácido homocisteína, encontrado em grandes quantidades em proteínas animais, constituem um forte fator de risco para doenças cardiovasculares. Pelo menos dez por cento ou mais da população tem a tendência genética para níveis elevados de homocisteína. Quando esses níveis elevados de homocisteína são reduzidos, a incidência de ataques cardíacos cai vinte por cento, o risco de derrames associados a coágulos sanguíneos cai quarenta por cento e o risco de coágulos venosos em outras partes do corpo cai impressionantes sessenta por cento. Estudos mostraram que o consumo alimentar de vitaminas B_{12}, B_6 e folato pode ajudar a combater um nível elevado de homocisteína, assim como a redução na quantidade de proteína animal consumida em sua alimentação. Peça a seu médico que lhe encomende exames de sangue e de urina para determinar os níveis de homocisteína, bem como os níveis de B_{12}, B_6 e folato para que você possa fazer ajustes em sua alimentação e em seu programa de suplementos, caso necessário.

Doenças periodontais e risco cardíaco

As doenças periodontais (inflamação e infecção das gengivas) estão presentes em uma percentagem significativa de adultos nos Estados Unidos.

Nos últimos anos, diversos estudos sugestivos mostraram que as doenças gengivais são um sério fator de risco para doenças das artérias coronárias e para derrames. Embora ninguém possa dizer que as doenças periodontais causem diretamente doenças cardiovasculares, as pesquisas mostram claramente que as doenças periodontais estão mais presentes em pacientes com doenças cardíacas agudas e crônicas. Essa associação pode se dever, em parte, ao fato de que a inflamação tem um papel central tanto nas doenças das gengivas como no endurecimento das artérias. Também se mostrou que a inflamação vista em doenças periodontais está associada ao estreitamento das artérias carótidas, um fator de risco para derrames.[19]

Doenças periodontais são facilmente tratadas com escovação adequada, uso de fio dental e visitas regulares ao dentista para avaliação e limpeza profissional. Cuidar de seus dentes e gengivas é um modo prático e fácil de reduzir ao menos um fator de risco para doenças cardiovasculares ou derrame.

Fumo

O fumo é responsável por 55 por cento das mortes cardiovasculares de mulheres com menos de 65 anos. O Nurses' Health Study acompanhou mais de 117 mil enfermeiras com idades entre trinta e 55 anos. Nesse estudo, o risco relativo do total de doenças das artérias coronárias entre fumantes era quatro vezes maior do que o risco de mulheres que nunca fumaram. Nas mulheres que pararam de fumar, porém, o risco relativo de doenças das artérias coronárias reduziu-se imediatamente para 1,5. Dois anos depois de pararem de fumar, o risco dessas mulheres ficou equivalente ao de mulheres que nunca fumaram. O fumo também é responsável por aproximadamente 29 por cento de todas as formas de câncer. Desde 1987, o câncer de pulmão tem sido a principal causa de morte por câncer em mulheres.[20]

Como parar de fumar

Para ter sucesso, você precisa querer parar. Em cada tentativa posterior, porém, as chances de você se manter afastada do fumo aumentam.
O maior problema enfrentado pelas mulheres que desejam parar definitivamente de fumar é que elas precisam mudar as amizades e padrões de comportamento, começando a pensar em si mesmas como não fumantes.
A acupuntura pode ajudar as pessoas a parar, pois é útil na desintoxicação de vícios. Algumas mulheres se dão bem com os programas dos Fumantes Anônimos ou um desses adesivos dérmicos de nicotina.

> Recomendo-lhe procurar o hospital mais próximo para saber o que está à disposição. Ou discuta a vontade de parar de fumar com o seu médico.

Pelo menos treze estudos mostraram que a menstruação das fumantes cessa um ou dois anos antes do que a de não fumantes. O efeito depende da dose, e a diferença persiste após o controle do peso. Mulheres que fumam com sessenta anos ou mais também sofrem uma redução da densidade mineral nos ossos dos quadris em comparação com as não fumantes.[21]

Idade

O único motivo pelo qual a idade é um fator de risco para doenças cardíacas é que, quando você chega aos cinquenta, mais ou menos, os processos que entopem as artérias já estão bem estabelecidos. Em muitas pessoas, as doenças das artérias coronárias começam na adolescência. É o resultado das decisões cotidianas, em todos os níveis: emocional, físico e psicológico. Para tratar, reverter ou prevenir isso, você precisa alterar as ações do cotidiano que levaram a essa condição.

Um amplo estudo de fatores de risco coronários em adolescentes de quinze anos e em jovens adultos, por exemplo, mostrou que, em 197 homens e 197 mulheres, 31 por cento dos homens e dez por cento das mulheres têm calcificações das artérias coronárias por volta dos quinze anos. Sabemos que essas calcificações estão muito ligadas a ataques cardíacos, derrames e aneurismas na velhice. Para compreender melhor quais indivíduos estariam mais propensos a ter essas lesões, os pesquisadores descobriram que os fatores a seguir seriam os principais indicadores de patologias coronárias: índice de massa corporal elevado e colesterol HDL ("bom") baixo.[22]

Poderosa *versus* sem poder

Se você acha que é valiosa, que exerce poder no mundo e tem opções, então seu coração estará mais apto a funcionar da maneira ideal. O oposto também é verdade. Pelo menos dois estudos mostram uma relação entre a atividade profissional da mulher e sua saúde. Um estudo descobriu que mulheres casadas e que trabalham fora têm melhor saúde, tenham filhos ou não. Se seus maridos as apoiam, ainda melhor. A boa saúde também está associada com atividades profissionais mais complexas e desafiadoras caracterizadas pela autonomia.

Mas se você acha que não tem autonomia, o risco de doenças cardíacas aumenta. Mulheres com profissões burocráticas, cujos supervisores são exigentes e cujas posições profissionais não lhes permitem expressar raiva, correm maior risco de desenvolver doenças cardíacas. A pressão causada pelos prazos também é um fator de risco associado à má saúde.[23]

Se o coração da mulher não está em seu trabalho, se ela não pode expressar sua raiva com relação a ele, e se ela sabe que não pode sair de lá, esse conflito a atinge bem no coração, um órgão muito sensível aos efeitos do excesso de catecolamina ao longo do tempo. Uma mulher em um trabalho estressante, no qual sente que não pode se manifestar, está mais propensa a fumar, o que aumenta a pressão arterial e o colesterol – ambos fatores de risco adicionais para doenças cardíacas.

Estudos sugerem que a educação costuma estar associada a um maior risco de doenças coronárias nas mulheres. Isso não está necessariamente relacionado com educação formal, mas com o fato de que as mulheres com mais educação tendem a cuidar melhor de si mesmas e sabem que dispõem de alternativas. Além disso, o índice de massa corporal e o fumo estão inversamente relacionados com a educação. Níveis de aptidão física avaliados em esteira têm sido diretamente relacionados com atributos educacionais em mulheres, mas não em homens.[24] A boa notícia é que você não precisa voltar para a escola e fazer mais um curso para alterar seu ponto de vista e assumir o controle de seu estilo de vida.

O número e a diversidade de seus amigos e associados também contribui para sua saúde cardíaca ou falta dela. Mulheres com mais filhos e tempo escasso, além de desprovidas de apoio emocional, têm maior risco de doenças cardíacas. Mas mulheres que sabem que têm famílias que as apoiam correm menos risco.

SHARON: MORRENDO PARA OBTER BENEFÍCIOS

Sharon é minha paciente há anos. Embora estivesse dezoito quilos acima do peso, caminhava regularmente e mantinha um relacionamento muito feliz com um parceiro que a apoia. Sua pressão e colesterol estavam normais, e a saúde, boa. Ela estava tomando Premarin e Provera, dois hormônios que lhe foram receitados no início da menopausa para controlar seus calores. Ela se deu bem com essa receita e não havia porque mudá-la. (Naquela época, não dispúnhamos dos dados que temos hoje sobre as alternativas.) Com 54 anos, Sharon começou a sentir dores no peito, e um exame cardíaco revelou que ela tinha estreitamento das artérias coronárias. Ela se submeteu a uma cirurgia de ponte de safena. Quando perguntei a Sharon se ela estava tendo algum estresse fora do normal na época da dor no peito, ela me disse que tinha a esperança de se aposentar antecipadamente de seu emprego de professora universitária. Ela e o marido tinham comprado uma casa na Flórida, onde passavam o maior tempo possível. Mas ela descobriu que, caso se aposentasse antes, não receberia a aposentadoria integral. Assim, meio a contragosto, ela decidiu que não tinha alternativa senão dar aulas por mais dez anos. Pouco depois de tomar essa decisão é que começaram as dores no peito. Quando fiz seu exame anual, pélvico e de mama, perguntei-lhe se ela achava que valia a pena manter-se mais dez anos em um emprego que estava literalmente tirando a alegria de seu coração. E lembrei-me de que as pessoas que ficam em empregos que detestam só por causa dos benefícios raramente chegam a desfrutar deles.

Depressão

A depressão tem sido relacionada com um alto risco de doenças cardíacas, tanto em homens como em mulheres. Em uma pesquisa recente junto às assinantes de meu boletim, 46 por cento disseram que sua maior preocupação com a saúde são a depressão e a ansiedade. Em contraste, apenas dezoito por cento indicaram as doenças cardíacas como sua maior preocupação. O que elas e a maioria das mulheres não percebe é que as emoções associadas com a tristeza ou o pesar, a raiva ou a depressão, o medo ou a ansiedade estão muito ligadas às doenças cardíacas (bem como a saúde óssea).

Os vasos sanguíneos das mulheres são menores do que os dos homens, e muito sensíveis às alterações bioquímicas que ocorrem em resposta às emoções cotidianas. Essas alterações bioquímicas resultam na contração ou dilatação dos vasos sanguíneos. Quando seus vasos se contraem em resposta a emoções como raiva, pesar ou medo, fazem-no porque diversos compostos químicos são lançados pelo sistema nervoso simpático; o fluxo sanguíneo se reduz, causando danos aos tecidos e pressão alta.

Como 25 por cento das mulheres, pelo menos, sofrem de episódios de depressão em algum momento de suas vidas, e como as mulheres estão mais aptas a sofrer de depressão do que os homens, a depressão aparece como um fator muito importante e modificável para as mulheres. Embora esteja bem documentado que tanto homens como mulheres costumem sofrer de depressão após um ataque cardíaco, dados mais recentes concluem que a depressão é um importante fator de risco independente para doenças cardíacas. Um estudo da Ohio State University College of Medicine and Public Health mostrou recentemente até que ponto a depressão afeta doenças das artérias coronárias nas mulheres. Mesmo depois de compensar fatores como fumo, obesidade e falta de exercício, o risco de doenças não fatais das artérias coronárias era 73 por cento maior em mulheres deprimidas em comparação com um grupo de controle.[25] Nessa pesquisa, viu-se que mulheres deprimidas tinham duas vezes mais probabilidades de ter doenças das artérias coronárias do que mulheres normais, não deprimidas.

Carboidratos, açúcar e saúde cardíaca: o que toda mulher deveria saber

Agora, você sabe que o consumo excessivo de carboidratos refinados contribui para o desenvolvimento de diabetes tipo 2 ou adulta, doença cuja incidência tem aumentado rapidamente com o aumento de peso da população. Mas o que a maioria das mulheres não sabe é que o mesmo padrão de consumo de carboidratos que acarreta a obesidade, problemas de pele e desequilíbrio hormonal, também é um poderoso fator de risco para doenças cardíacas, hipertensão e derrames. A alimentação que mais se tem recomendado para tratamento e prevenção de doenças cardíacas, tanto em homens como em mulheres, tem elevado teor de carboidratos e poucas gorduras. Infelizmente, essa alimentação pode ter efeito oposto. Em comparação com uma dieta rica em proteínas e gorduras e com o mesmo número de calorias, a dieta rica em carboidratos aumenta os fatores de risco para doenças cardíacas isquêmicas, como insulina e triglicérides elevados, em mulheres saudáveis pós-menopausa. Ela também reduz o colesterol HDL.[26] Uma refeição rica em carboidratos provoca angina mais cedo e reduz a tolerância a exercícios em pacientes com doença cardíaca identificada. Provavelmente, isso se deve ao fato de que elevados níveis de insulina podem causar a constrição de artérias coronárias ateroscleróticas.[27]

A experiência de muitas mulheres cujos maridos seguem dietas ricas em carboidratos e pobres em gorduras é que os homens perdem peso e reduzem o colesterol total enquanto suas mulheres ganham peso e podem perder parte de seu colesterol HDL ("bom") exatamente com a mesma alimentação. Para prevenir isso, as mulheres precisam selecionar e ingerir apenas os carboidratos que não elevam demais ou muito depressa os níveis de insulina.[28] (Ver Capítulo 7).

Para compreender como o consumo excessivo de carboidratos pode causar doenças cardíacas, precisamos voltar ao tema da insulina. Quando você consome carboidratos que se transformam rapidamente em açúcar, o seu corpo leva insulina do pâncreas para a corrente sanguínea. A insulina é necessária para levar o açúcar da corrente sanguínea para as células, onde é usada como fonte de energia. Mas a insulina não tem apenas o papel de regular o açúcar no sangue; ela também controla o armazenamento da gordura no corpo. E as doenças cardíacas são, basicamente, doenças associadas ao excesso de gordura nas artérias.

O processo é este: a insulina direciona os subprodutos da quebra dos carboidratos diretamente para os tecidos do corpo. Ela também regula a produção de colesterol do corpo. A insulina diz para o fígado que deve começar a gerar colesterol LDL (ou "ruim"), o qual, em níveis suficientemente elevados – e sob as circunstâncias adequadas – adere às paredes dos vasos sanguíneos e forma uma placa. E esta é a essência das doenças das artérias coronárias, bem como cerebrovasculares – a doença arterial que afeta a função cerebral e que aumenta o risco de derrame e de demência.

Se você ingere muito açúcar ou muitos carboidratos de elevado índice glicêmico, tais como massas, pães, doces, biscoitos e batatas (e/ou álcool), está propensa a um elevado teor de açúcar no sangue ou à resistência à insulina (como aproximadamente 75 por cento de nós), seu fígado pode aumentar a síntese de LDL, que tende a aderir aos vasos sanguíneos, formando placas e causando depois a arteriosclerose, ou endurecimento das artérias.

A insulina também faz que seus rins retenham líquidos de modo similar à sobrecarga de líquidos vista em doenças das coronárias e falha cardíaca congestiva. Portanto, o excesso de insulina acarreta sério risco de hipertensão, de doenças das artérias coronárias, de obesidade e de colesterol elevado, não apenas de diabetes. A retenção de líquidos causada pela insulina é que faz que indivíduos suscetíveis engordem facilmente um quilo e meio ou dois após uma única refeição rica em carboidratos.

Insulina e o espessamento das paredes dos vasos sanguíneos

Além de todos os demais papéis importantes, a insulina também é um fator de crescimento corporal. O excesso de insulina promove o crescimento dos músculos lisos nas paredes dos vasos sanguíneos, que contribui para a formação de placas, fazendo que as paredes das artérias engrossem e fiquem rígidas. O excesso de açúcar no sangue advindo do consumo crônico de carboidratos liga-se de forma irreversível às moléculas de colesterol LDL que já estão ligadas às paredes dos vasos sanguíneos. Esse processo de doença nos vasos sanguíneos arma o cenário para os danos dos radicais livres, um tipo de dano celular semelhante à ferrugem em um carro.[29]

Eis o ponto principal: se você acha que está reduzindo o risco de doenças cardíacas ao reduzir o consumo de gordura e aumentar o consumo de carboidratos, na verdade pode estar fazendo exatamente o contrário, dependendo de sua herança genética. Se você consome grande quantidade de carboidratos de elevado teor glicêmico e não faz exercícios, e tem a tendência a se viciar em carboidratos, então seu corpo irá converter esses carboidratos em açúcar sanguíneo, gordura e colesterol LDL. Além disso, quanto maior o consumo de carboidratos refinados, maior o nível celular de eicosanoides série 2. Sabe-se bem que estes predispõem ao crescimento celular excessivo, como o do câncer, bem como à inflamação dos tecidos – um fator de risco muito bem documentado para doenças cardíacas.[30]

Siga uma dieta que mantém baixos os níveis de insulina – a mesma dieta que também previne o aumento de peso na meia-idade, equilibra os hormônios e melhora a sua pele. Atualmente, há uma grande controvérsia na Medicina a respeito da dieta mais saudável – se é aquela com poucas gorduras e elevado teor de carboidratos ou aquela que inclui quantidade moderada de gorduras, proteínas adequadas e carboidratos moderados. A verdade é que nenhuma dieta é certa para todos. Cada pessoa é diferente. A melhor opção para você vai depender de seus fatores de risco para doenças cardiovasculares e para resistência à insulina.

Algumas mulheres conseguem manter normais o peso e o nível de colesterol ingerindo muitos carboidratos complexos, inclusive pães integrais, e outras – como eu e tantas mulheres – não conseguem. No entanto, não há como errar caso sua alimentação consista principalmente de carnes magras, laticínios com baixo teor de gorduras e muitas frutas e legumes. Prefira os ingredientes mais coloridos, como mirtilo, morango, couve, abóbora. São os mais ricos em antioxidantes. Centenas de estudos confirmaram que os alimentos ricos em flavonoides, carotenoides e outros antioxidantes podem reduzir o risco de doenças cardiovasculares. Mulheres que se nutrem habitualmente de quatro a cinco porções de frutas e legumes por dia (especialmente das variedades verdes, folhudas, crucíferas e cítricas) reduzem entre 28 e 35 por cento o risco de derrame – uma queda no risco estimada em sete por cento por porção.[31]

Sabe-se com certeza que as isoflavonas e outras substâncias da soja exercem um efeito benéfico sobre os lipídeos do sangue. Uma análise de 38 testes clínicos controlados revelou que o consumo de proteína de soja no lugar de proteína animal resultou na redução significativa dos níveis de colesterol total, colesterol LDL e triglicérides.[32] O consumo regular de proteína de soja e de linhaça moída também está associado à redução do colesterol e a um menor risco de arteriosclerose.[33]

Por último, mas não menos importante, evite gorduras parcialmente hidrogenadas sempre que possível.

Suplementos protetores do coração

A seguir, apresento uma lista dos mais estudados alimentos e suplementos protetores do coração. Você não precisa ingerir todos. A maioria está presente em uma boa fórmula abrangente para mulheres. Mas outros, como uma dose mais elevada de vitamina C, uma xícara diária de chá-verde ou um dente de alho, são fáceis de se acrescentar ao seu cotidiano.

Magnésio

Entre seus diversos papéis no corpo, o magnésio ajuda a estabilizar a condutividade elétrica do músculo cardíaco. Ele também ajuda os músculos lisos dos vasos sanguíneos a relaxar.[34]

A deficiência de magnésio é relativamente comum; como hoje a agricultura comercial se vale predominantemente de fertilizantes inorgânicos, a quantidade desse mineral encontrada em nossa alimentação tende a ser pobre. Estresse emocional e mental crônicos também estão associados à deficiência de magnésio, pois os hormônios do estresse cortisol e adrenalina liberam magnésio das células; mais cedo ou mais tarde, ele é excretado pela urina. Os diuréticos também provocam a perda de magnésio pela urina, motivo pelo qual o uso crônico de diuréticos tem sido associado à morte cardíaca súbita. Se você toma diuréticos para reduzir a pressão ou por qualquer outro motivo, não deixe de tomar magnésio, potássio e zinco. O uso excessivo de inibidores de ácido estomacal como cimetidina (Tagamet) e ranitidina (Antak) também pode causar deficiência de magnésio. Tome 400 a 1.000 mg por dia em doses espalhadas pelas refeições.

Cálcio

Cada célula do corpo precisa de cálcio, inclusive o sistema elétrico do coração. O consumo adequado de cálcio ajuda a manter a pressão arterial em níveis normais. Este mineral trabalha em conjunto com o magnésio, e por isso é importante tomar os dois. Geralmente, o cálcio deve estar em uma proporção de 1:1 ou de 2:1 com relação ao magnésio. Tome 400 a 1.200 mg por dia durante as refeições, dependendo da quantidade de cálcio já presente em sua alimentação.

Antioxidantes

Milhares de estudos documentaram a capacidade dos antioxidantes de ajudar seu coração, vasos sanguíneos e todos os outros tecidos do corpo a resistir aos danos dos radicais livres, mantendo-se saudáveis. Eis uma visão geral dos meus antioxidantes prediletos – embora haja outros.[35]

Coenzima Q_{10}: Este nutriente se acha concentrado em órgãos alimentares como fígado, rins e coração. Ele ajuda a produzir o ATP, a molécula básica de energia presente em todas as células do corpo. É ainda um poderoso antioxidante. Numerosos estudos documentaram seus efeitos benéficos sobre o coração, tanto na manutenção da saúde como na cura de doenças. (Sabe-se até que doses elevadas revertem algumas formas de cardiomiopatia.)[36]

A coenzima Q_{10} melhora a capacidade de bombeamento do coração e, segundo se apurou, ajuda a reduzir a pressão alta e falhas cardíacas congestivas em pessoas que já têm doenças cardíacas. Além disso, a coenzima Q_{10} é muito importante para a saúde dos seios. Os níveis de coenzima Q_{10} nos músculos do coração podem ser dez vezes maiores do que nos outros tecidos porque o coração funciona continuamente, sem descanso. É por isso que qualquer problema que prejudica o coração em sua capacidade de realizar seu trabalho deixa esse órgão mais suscetível a danos causados pelos radicais livres.

A coenzima Q_{10} pode se esgotar em mulheres que tomam remédios com estatina, inclusive lovastatina (Mevacor), pravastatina (Pravachol) e atorvastatina (Lipitor) para reduzir o colesterol.[37] Esses remédios interrompem muitos caminhos bioquímicos, o que pode fazer que o corpo corra o risco de desenvolver outras doenças, como câncer de mama.[38] Estudos mostraram que quase metade dos pacientes com hipertensão têm deficiência de coenzima Q_{10}. Sabe-se que uma dose de 50 mg, duas vezes ao dia, durante dez semanas, pode reduzir significativamente a pressão arterial.[39] Em indivíduos que já tomavam medicamentos para pressão alta, a necessidade desses remédios declinou gradualmente em quatro meses e meio, aproximadamente, em metade dos pacientes que tomaram Q_{10} (225 mg por dia); alguns puderam até parar de tomar remédios para pressão alta.[40]

A dose mínima de coenzima Q_{10} que recomendo é de 30 mg/dia. Para pessoas com histórico familiar de doenças cardíacas, recomendaria 60-90 mg/dia para ajudar a impedir que a doença se desenvolva. A dose pode chegar a 300-400 mg por dia para pessoas com doença cardíaca avançada.[41]

CAROTENOIDES: Há dezenas de estudos mostrando que indivíduos que consomem grandes quantidades de alimentos ricos em pigmentos correm menos risco de desenvolver doenças cardíacas. Esses alimentos estão repletos de carotenoides como o betacaroteno, que, como se sabe, reduz o risco de danos causados pelos radicais livres ao coração e vasos sanguíneos. Em um estudo de pessoas que já tinham tido angina instável e se submeteram à cirurgia de ponte de safena, a adição de betacaroteno à sua alimentação reduziu em cinquenta por cento a ocorrência de graves eventos cardiovasculares posteriores, como ataque cardíaco, derrame, necessidade de outras intervenções e morte cardíaca.[42] O betacaroteno impede que a lipoproteína LDL (o colesterol "ruim") se oxide. A dose usual de betacaroteno é de 25.000 UI por dia na forma de suplemento.

Entretanto, é melhor ingerir uma mistura de carotenoides do que apenas um. A luteína, por exemplo, está presente no colesterol HDL ("bom") e pode ajudar a impedir a oxidação do colesterol LDL. A luteína está presente em frutas e verduras, que são a melhor forma de ingeri-la, mas ela também está presente em lojas de produtos naturais na forma de suplemento; tome 3 a 6 mg por dia. O licopeno é outro bom antioxidante; coma tomates duas vezes por semana e você obterá todo o licopeno de que necessita.

VITAMINA E: Sabe-se que este antioxidante mantém as plaquetas sanguíneas "escorregadias", reduzindo assim o risco de coágulos. A vitamina E é um anti-inflamatório do músculo cardíaco. Ela também pode inibir a arritmia e a cardiomiopatia. No Nurses' Health Study, participantes que tomaram 400 a 800 UI de vitamina E por dia mostraram um menor índice de ataques cardíacos. O Cambridge Heart Study, que analisou os efeitos da vitamina E em 2 mil pacientes com doenças cardíacas documentadas, concluiu que aqueles que ingeriram entre 400 e 800 UI de vitamina E por dia tiveram uma redução de 77 por cento no número de casos de doenças cardiovasculares dentro de um ano.[43] A dosagem é de 200 a 800 UI por dia de d-alfatocoferol (vitamina E natural; leia no rótulo) ou de tocoferóis misturados.

TOCOTRIENÓIS: Estes compostos relacionados com a vitamina E, recentemente desenvolvidos, têm poderosa atividade antioxidante. São incluídos em alguns suplementos vitamínicos, mas também são encontrados separadamente. Frutas frescas, legumes folhudos e verde-escuros, amêndoas, amendoins e germe de trigo também contêm tocotrienóis e outros tipos de vitamina E. A dose usual é de 40 a 80 mg por dia.

SELÊNIO: Descobriu-se que este antioxidante reduz o risco de danos causados pelos radicais livres às paredes dos vasos sanguíneos. A dose usual é de 50 a 200 mcg por dia.

PROANTOCIANIDINAS OLIGOMÉRICAS (OPCs): As proantocianidinas fazem parte da classe de alimentos conhecidos como flavonoides. O risco de se ter uma doença cardíaca é inversamente proporcional à ingestão de flavonoides.[44] As OPCs são derivadas de sementes de uvas ou de casca de pinheiro (uma das mais conhecidas é Pycnogenol). É um suplemento sem o qual eu não saberia viver, pois traz muitos benefícios. As OPCs são absorvidas rapidamente pela corrente sanguínea, ajudam a regenerar os níveis de vitamina E do corpo e também impedem a oxidação do colesterol LDL causada pelos radicais livres. Além disso, melhoram a elasticidade dos vasos sanguíneos e da pele, ajudam a prevenir os danos causados ao colágeno pelos radicais livres, reduzem ou eliminam o desconforto da artrite, ajudam a prevenir problemas circulatórios e reduzem a coagulação sanguínea excessiva. Ademais, ajudam a prevenir todos os sintomas das alergias e da rinite alérgica. A dose usual é de 40 a 120 mg por dia.

L-CARNITINA: Este suplemento ajuda a manter baixos os triglicérides, eleva o colesterol HDL, ajuda a prevenir doenças cardíacas reforçando a saúde geral do músculo cardíaco e a prevenir arritmias cardíacas.[45] Ela também ajuda o corpo a utilizar a energia da mitocôndria de cada célula e por isso ajuda a queimar gorduras. A dose usual é de 500 a 2.000 mg/dia. (Ver também o Capítulo 7, Regime alimentar da menopausa.)

Ácido alfalipoico (ALA): O ácido alfalipoico é um antioxidante singular, pois é solúvel tanto em água como em gordura. Isso significa que ele pode montar guarda contra danos causados por radicais livres em todas as partes da célula. Sabe-se que preserva o nível intracelular das vitaminas C e E e ajuda a regenerar outro antioxidante, conhecido como glutationa. O ácido alfalipoico também é útil para o metabolismo da insulina, e na Alemanha foi aprovado para o tratamento de neuropatia diabética (danos aos nervos). Ele mostrou-se capaz de melhorar o fluxo sanguíneo nos nervos e na pele. A dose usual é de 50 a 200 mg por dia.

Vitamina C: Este poderoso antioxidante ajuda a proteger o revestimento endotelial dos vasos sanguíneos e a absorção de cálcio e de magnésio, dois minerais importantes para a saúde do coração. Concluiu-se que uma dose de 1.000 mg por dia reduz significativamente a pressão arterial sistólica, embora tal mecanismo ainda não esteja claro. Recomendo-a na forma do bom e velho ácido ascórbico. Se o seu estômago é sensível, use-a como ascorbato. A dose usual é de 1.000 a 3.000 mg por dia.

Vitaminas B e ácido fólico

Mais de metade das mulheres não recebe a quantidade de ácido fólico de que necessita. Isso não só faz que seus bebês corram o risco de desenvolver defeitos do tubo neural como spina bífida, como também aumenta o risco de arteriosclerose e de doença cardíaca. Sabe-se que os indivíduos com os níveis mais elevados de homocisteína também têm os níveis mais baixos de ácido fólico, de B_{12} e de B_6. Uma dose de ácido fólico mais elevada do que a dose diária recomendada está associada a um menor risco de ataque cardíaco (ele pode inibir a agregação das plaquetas e prolongar o tempo de coagulação) e também é o antídoto para a homocisteína elevada.[46] Mulheres com níveis adequados de vitamina B e de ácido fólico têm uma nítida redução no risco de doenças cardíacas.[47]

As doses usuais são: vitamina B_6, 40 a 80 mg por dia; vitamina B_{12}, 20 mcg por dia; ácido fólico, 400 a 800 mcg por dia. O ideal é tomá-las juntamente com o complexo B. (Ver Capítulo 7.)

Alimentos para saúde cardíaca

Peixe: Os estudos têm mostrado que 3 g diárias de óleo de peixe, contendo EPA e DHA, protegem o coração em virtude de seus efeitos sobre o equilíbrio dos eicosanoides.[48] Ou coma três porções de peixe de água fria por semana, como salmão, cavala, peixe-espada ou sardinhas. Uma porção de 120 g de salmão contém aproximadamente 200 mg de DHA.

Se você não consome peixe regularmente, complete sua alimentação com suplementos Ômega-3, com DHA tanto de óleo de peixe como derivado de algas (boa opção para vegetarianas). A dose usual é de 100 a 200 mg por dia. Eu prefiro o DHA da marca Neuromins, encontrado em suplementos de diversos fabricantes.

CHÁ-VERDE: Os flavonoides do chá-verde são conhecidos como polifenóis. Essas substâncias têm poderoso efeito antioxidante, que pode ser maior ou igual ao das vitaminas C e E. Uma quantidade pequena, como uma xícara diária de chá-verde, já oferece proteção.[49]

ALHO: O alho tem uma longa história no tratamento da hipertensão. Um estudo-piloto mostrou que doses elevadas de alho (2.400 mg por dia de alho desodorizado) reduziram significativamente a pressão arterial, tanto diastólica como sistólica. Tal como o ácido alfalipoico, o alho parece aumentar a atividade das células endoteliais que produzem o óxido nítrico, um poderoso relaxante dos vasos sanguíneos.

Numerosos estudos mostraram ainda que o consumo regular de alho reduz em dez por cento ou mais o colesterol e em até treze por cento o nível de triglicérides. Ele também pode inibir a agregação das plaquetas e a formação de coágulos sanguíneos.[50]

A Comissão E da Alemanha, que avalia as características terapêuticas de substâncias naturais, recomenda uma dose que equivale a 1-4 dentes de alho cru por dia. É a quantidade que deve proporcionar 4.000 mcg de alicina, um dos componentes mais benéficos do alho. Há muitos suplementos bons no mercado. Procure aqueles que contêm aliina como ingrediente ativo, pois esta substância é relativamente inodora até se converter em alicina no corpo. Produtos com essa substância fornecem todos os benefícios do alho fresco, mas são socialmente aceitáveis. Uma dose diária deve conter 10 mg de aliina ou um potencial total de alicina de 4.000 mcg. (Ver Recursos.)

PILRITEIRO: Em seu livro inspirador, *Herbal Rituals*, a mestra herborista Judith Berger afirma que a folha, a flor ou o fruto do pilriteiro (*Crataegus oxycantha*) extraído em água ou em base alcoólica é um "tenaz e protetor aliado de pessoas que querem evitar problemas cardíacos passados de geração em geração".[51] O extrato do pilrito pode acalmar palpitações, ajuda a restaurar a elasticidade dos vasos sanguíneos, reduz o acúmulo de líquidos no coração, detém a degeneração graxa do coração, ajuda a dilatar as artérias coronárias e também reduz a pressão arterial. Pode ser usado por pessoas que já tomam medicamentos cardíacos e pode ajudar a reduzir a dose destes. Tomo pilrito na forma de chá. Você pode comprar em lojas de produtos naturais saquinhos de pilrito cultivados organicamente e fervê-los a seu gosto. Esse método não é nem um pouco estandardizado, mas, para mim, estou deixando o coração saudável enquanto bebo um pouco de chá, e não me vejo tratando de alguma doença cardíaca. Não se conhece nenhum efeito colateral adverso do pilrito.

Se você prefere o pilrito na forma de comprimidos, procure o extrato estandardizado e use um produto que contém dez por cento de proantocianidinas ou 1,8 por cento de vitexina-4-raminosídeo. A dose usual é de 100 a 250 mg, três vezes ao dia.

Equilíbrio sódio-potássio

Reduzir o sódio e aumentar o potássio de sua alimentação pode ajudá-la a controlar a pressão alta, que é um importante fator de risco para problemas cardíacos e circulatórios.[52] Para os sessenta por cento das pessoas cuja hipertensão está relacionada com o consumo de sódio, o efeito deste sobre a pressão arterial pode ser aliviado aumentando-se o consumo de potássio. A deficiência alimentar de potássio é causada por uma alimentação pobre em frutas e verduras frescas e rica em sódio. É a alimentação básica de lanchonete! Uma alimentação rica em frutas, verduras e grãos integrais pode lhe proporcionar de 4.000 a 6.000 mg de potássio por dia. Remédios como diuréticos, laxantes, aspirinas e outros também podem esgotar seu potássio. Exercícios prolongados também causam a perda de potássio – até 3.000 mg podem ser perdidos com o suor. Uma alimentação rica em potássio e pobre em sódio protege contra pressão alta, derrame e doenças cardíacas. Sabe-se que suplementos de potássio reduzem significativamente tanto a pressão arterial sistólica como a diastólica, mas eles têm efeitos colaterais como náusea, vômitos, diarreias e úlceras, se tomados na forma de comprimidos de alta dosagem. Isso não acontece se você aumentar o nível de potássio apenas com a alimentação.

Alimentos que melhoram sua relação potássio-sódio	
Batatas:	relação potássio:sódio de 110:1
Cenouras:	75:1
Maçãs:	90:1
Bananas:	440:1
Laranjas:	260:1

A maioria dos americanos tem uma relação potássio-sódio de 1:2, mas os pesquisadores recomendam que essa proporção seja de 5:1. Um pacote de coxinhas de frango fritas ou uma pizza já alteram essa proporção. Por frutas e verduras como batatas, bananas e maçãs serem fontes muito ricas de potássio, não se deixe abalar por seus elevados índices glicêmicos. Como são alimentos integrais, elas não aumentam seu nível de insulina a ponto de causar danos, a menos que sejam muito processados, como é o caso das batatas fritas. Os carboidratos simples em produtos de farinha branca é que complicam as coisas no que diz respeito tanto à insulina como à proporção potássio-sódio. Esse é mais um motivo para você incluir cinco porções diárias de frutas e verduras em sua alimentação.

Como o magnésio e o potássio trabalham juntos em nível celular, normalmente ambos baixam ao mesmo tempo.

E o que falam da aspirina?

A FDA sugeriu que os índices de mortalidade por ataque cardíaco poderiam ser reduzidos quase que 25 por cento se os médicos receitassem metade de um comprimido normal de aspirina durante um ataque cardíaco, e continuassem administrando o comprimido por trinta dias.

Em 1982, o dr. John Vane recebeu o Prêmio Nobel por mostrar que a aspirina pode inibir o acúmulo de plaquetas nos vasos sanguíneos. O uso regular da aspirina pode reduzir o risco de ataque cardíaco impedindo a formação de coágulos em artérias que foram estreitadas pela arteriosclerose. Ela inibe a formação de eicosanoides série 2, os hormônios celulares associados a inflamações, acúmulo de plaquetas e de placas arteriais. Os estudos sugerem que pessoas com evidências de isquemia dos músculos cardíacos (oxigenação cardíaca reduzida) podem definitivamente se beneficiar tomando aspirina.[53]

A maioria dos estudos sugere que você deve tomar uma aspirina infantil ou uma aspirina comum por dia (81-325 mg por dia) a fim de maximizar os efeitos sem causar hemorragia gastrintestinal ou perturbações estomacais, que são efeitos colaterais comuns da aspirina. *Cuidado:* não tome aspirina caso você já esteja usando antidepressivos SSRI como a fluoxetina (Prozac), paroxetina (Paxil) ou sertralina (Zoloft). É que esses remédios, somados à aspirina, aumentam o risco de hemorragia do sistema gastrintestinal superior ou úlceras. Remédios anti-inflamatórios não esteroides (NSAIDs) como o naproxeno de sódio (Anaprox) ou o ibuprofeno (Motrin, Advil) também podem aumentar o risco de hemorragia do sistema gastrintestinal superior ou perturbações estomacais. Quando você toma aspirina juntamente com esses outros remédios, o risco de problemas gastrintestinais é ainda maior.

Eis a minha recomendação: se você tem um histórico familiar de doenças cardíacas ou supõe que tenha, e não está tomando nenhum SSRIs ou NSAIDs regularmente, então pense em tomar uma aspirina infantil por dia, começando aos cinquenta anos, caso se sinta bem com ela. (Essa idade é arbitrária. A maioria dos estudos foi feita com pessoas que tinham sessenta anos ou mais.) Se não, analise novamente o assunto, uma vez por ano, para decidir se chegou o momento. Um programa com antioxidantes pode oferecer benefícios similares sem risco de hemorragia gastrintestinal. São particularmente bons os OPCs (ver página 468) ou chá de gengibre.

Siga em frente, não pare!

Exercícios físicos proporcionam todos os benefícios cardiovasculares atribuídos ao estrogênio e sabe-se bem que reduzem significativamente o risco de doenças cardíacas, hipertensão e derrame.[54] Atividades físicas após um diagnóstico de doença das artérias coronárias melhoram o fluxo sanguíneo para o coração, pois melhoram a capacidade do revestimento dos vasos sanguíneos (endotélio) em manter os vasos abertos e também por recrutarem vasos colaterais do músculo cardíaco que ajudam a contornar vasos que foram obstruídos.[55] Os benefícios dos exercícios, que ajudam seu coração mesmo depois de um ataque cardíaco, evidenciam como o coração e os vasos sanguíneos sabem perdoar quando cuidamos deles.

Sua meta deve ser a de se exercitar cinco ou seis dias por semana, durante trinta minutos, no mínimo. Caminhar é bom. Os exercícios reduzem os níveis de insulina e de açúcar no sangue e lhe dão um "fator de perdão" muito maior em termos de alimentação. Em outras palavras, quando você faz exercícios físicos, tem um pouco mais de flexibilidade alimentar. Contudo, não exagere: se você fizer exercícios apenas como maneira de manter o peso, é provável que vá acabar se machucando – e, mais cedo ou mais tarde, o peso volta.

O papel da linfa

Uma das principais razões para que os exercícios tenham tal poder de cura é que eles aumentam muito a circulação linfática do corpo. A linfa é o fluido transparente que circula nas células do corpo por meio do sistema linfático, uma rede de vasos de paredes finas presente em todos os órgãos e tecidos do seu corpo. Os vasos linfáticos contêm pequenas válvulas que impedem a linfa de fluir no sentido contrário. Estruturas com formato de feijão, conhecidas como nódulos linfáticos, acham-se em intervalos frequentes ao longo dos vasos linfáticos, com os principais centros na virilha, pescoço, axilas, ao longo da aorta e da veia cava inferior no peito e no abdômen. A função dos nódulos linfáticos é tríplice: (1) filtrar e destruir substâncias estranhas, tais como bactérias e poeira; (2) produzir parte das células brancas, chamadas linfócitos, que ajudam a combater tumores e outros invasores; e (3) produzir anticorpos que auxiliam o sistema de supervisão imunológica do corpo. Toda linfa acaba sendo despejada em um grande vaso central encontrado no tórax e conhecido como duto torácico, que leva ao coração, fazendo que a linfa e o sangue se misturem novamente depois que os nódulos linfáticos removeram dele os detritos, bactérias e outros dejetos.

Além de manter as bactérias e outros invasores à distância, o sistema linfático é essencial para o mecanismo pelo qual as gorduras são processadas no corpo. Os vasos linfáticos que drenam o intestino delgado coletam a gordura digerida dos alimentos e passam-na diretamente para a circulação sanguínea, contornando o fígado. Quando as gorduras chegam no sangue, podem ou não se acumular nos vasos, formando veios de gordura que acabam endurecendo as artérias, dando início a doenças cardiovasculares. A ocorrência (ou não) desse processo depende de nossa alimentação, de exercícios e de nosso estado emocional e psicológico.

Entrevistei o dr. Jerry Lemole, um importante cirurgião cardiovascular da Filadélfia com diversos pacientes que sofrem de doença cardíaca terminal. Sua pesquisa no papel do sistema linfático é, ao mesmo tempo, intrigante e motivadora.

A conexão HDL-linfa

O sistema linfático do coração está intimamente ligado ao processo que leva a doenças das artérias coronárias. O LDL, chamado colesterol ruim, é uma grande e macia molécula de gordura que pode entrar nas paredes dos vasos sanguíneos através de fissuras no tecido que forma o revestimento dos vasos sanguíneos. Isso acontece particularmente quando o colesterol LDL se oxida. Quando o LDL fica preso ali, tende a se quebrar, deixando depósitos de colesterol.

O colesterol HDL, o colesterol "bom", é uma molécula lisa com o formato de bola de futebol americano e suficientemente pequena para penetrar no tecido que envolve a parede dos vasos sanguíneos e aspirar os depósitos de colesterol deixados pelo LDL.

Para que o HDL possa fazer o seu trabalho de aspirador de depósitos de colesterol, ele precisa chegar até os pontos onde o colesterol se localiza. Isso é feito por meio da circulação linfática. O dr. Demole compara as moléculas que recolhem o colesterol das artérias aos táxis da cidade de Nova York. Se você observar Manhattan de um helicóptero, verá um certo número de táxis. A qualquer momento, como o tráfego de Nova York costuma congestionar nos túneis que levam até a cidade, muitos táxis ficarão retidos e não poderão pegar passageiros nas ruas. Se você conseguisse acelerar a passagem dos táxis pelos túneis, muitos outros táxis ficariam disponíveis nas ruas.

O mesmo se aplica ao HDL e sua capacidade de transporte de colesterol. Quando o fluxo de linfa está lento, não há moléculas de HDL suficientes para recolher os depósitos de colesterol. Se você acelera a circulação linfática, você aumenta a eficiência do HDL nesse processo de remoção do excesso de gordura das artérias.[56]

Como acelerar o fluxo de linfa

1. *Não fique sentada por longos períodos.* Mulheres que ficam sentadas muito tempo em trabalhos sedentários têm maior propensão para doenças cardíacas em virtude da limitação do fluxo linfático pela cavidade torácica.

2. *Respire profundamente e de forma regular.* Uma inspiração profunda pelo nariz, levando o ar até os lóbulos inferiores dos pulmões, seguida de uma expiração vigorosa, massageia o duto torácico e todos os vasos e nódulos linfáticos da cavidade torácica, ajudando o HDL a chegar até os lugares onde precisa fazer o seu trabalho.

3. *Mexa-se*. O fluxo de linfa depende do movimento dos músculos do corpo. Sempre que você caminha, faz ioga, respira fundo, corre ou agita seus músculos com vigor, você está ajudando a impelir a linfa. O dr. Lemole disse que as proteínas dão uma ou duas voltas por dia na linfa. Mas quando você se exercita regularmente, pode aumentar esse número para três a cinco voltas por dia. Assim, o exercício dá a seu corpo três a cinco vezes mais oportunidades de se livrar do excesso de depósitos de colesterol ao redor do coração.

4. *Evite o excesso de exercício*. Quando nos exercitamos, na verdade estamos aumentando o estresse oxidante do corpo, o que resulta na produção de radicais livres. Com o tempo, isso pode trazer mais danos do que benefícios. É por isso que tantos atletas de longa distância têm problemas na função imunológica, tornando-os mais suscetíveis a infecções e doenças. Não deve ser o seu caso desde que você respire profundamente pelo nariz enquanto se exercita e nunca se esforce além do que for confortável com esse método de respiração. (Para mais informações a respeito, leia *Body, Mind, and Sport*, de John Douillard.)

O dr. Lemole recomenda caminhadas a um ritmo entre 5,8 e 6,4 quilômetros por hora, o que significa que você deve levar mais ou menos trinta a quarenta minutos para percorrer 3,2 quilômetros. Uma velocidade maior pode causar estresse oxidante no corpo, exigindo que você tome mais vitaminas antioxidantes para compensar possíveis danos. Lembre-se: se você se exercitar de tal forma que sua respiração se dá confortavelmente pelo nariz, seu corpo também estará operando em um ritmo que reduz os danos causados pelos radicais livres, pois a respiração confortável pelo nariz provoca o equilíbrio entre o sistema nervoso simpático e o parassimpático.

O exercício reduz muitos riscos cardiovasculares, inclusive a pressão alta. Em um estudo, aqueles que não se dedicavam a exercícios físicos vigorosos regularmente tinham um risco de hipertensão 35 por cento maior do que aqueles que se exercitavam. Embora ajude ter sido ativa na escola e na faculdade, você não estará protegida se não continuar a fazer exercícios vigorosos regularmente pelo resto da vida.

O vínculo coração-estrogênio: o que realmente acontece?

Como a incidência de doenças cardíacas nas mulheres aumenta aproximadamente aos cinquenta anos, a mesma época em que os níveis de estrogênio começam a declinar, há muito tempo os cientistas vêm presumindo que as doenças cardíacas após a menopausa devem estar relacionadas com a deficiência de estrogênio. E como os estudos têm demonstrado que o estrogênio reduz o colesterol LDL, eleva o colesterol HDL e ajuda a manter as paredes dos vasos sanguíneos, os médicos presumiram, de maneira até natural, que dar estrogênio para todas resolveria o problema das doenças cardíacas.

Eis um resumo dos efeitos documentados da reposição de estrogênio sobre o coração:

• O estrogênio exerce um efeito cardioprotetor sobre os vasos sanguíneos e ajuda as artérias coronárias a dilatar (ou a não se estreitarem indevidamente).[57] Ele modifica e normaliza diretamente a função do endotélio e dos músculos vasculares lisos.

• Ele exerce um impacto favorável sobre os níveis de lipoproteínas, colesterol e fibrinogênios, e reverte alguns efeitos adversos do metabolismo dos lipídeos.

• Ele reduz a retenção de LDL no endotélio pelas artérias coronárias.[58]

• O estrogênio sem oposição funciona melhor do que o estrogênio combinado com progestinas. Como disse no Capítulo 5, as progestinas sintéticas cancelam alguns dos efeitos benéficos do estrogênio.

- O estrogênio tem sido usado como alternativa a remédios redutores de colesterol, como lovastatina e pravastatina. Pode até haver um efeito agregado no colesterol e lipoproteínas, combinando-se ERT e pravastatina.[59]

O estudo PEPI e vários outros que mostraram melhoras similares nos lipídeos do sangue com a ingestão de estrogênio levaram muitos médicos a receitar a terapia de reposição de estrogênio rotineiramente para todas as suas pacientes pós-menopausa como forma de prevenir doenças cardíacas.[60] Contudo, os recentes resultados dos estudos HERS e ERA mostram que a reposição de estrogênio *não* reduz a incidência de ataques cardíacos em mulheres que já têm doença cardíaca, podendo, na verdade, aumentar o risco durante algum tempo. Com certeza, isso reduziu o entusiasmo desenfreado com que os médicos receitaram Premarin na última década.[61] O estudo Women's Health Initiative foi interrompido quando os pesquisadores descobriram que na verdade o Prempro (Premarin com Provera) aumentou o risco de coágulos sanguíneos, ataques cardíacos e derrames em mulheres saudáveis.

Serão necessários anos de novos estudos para separar as evidências conflitantes acerca do estrogênio. (Um ramo do estudo WHI, apenas com o Premarin, está em andamento, mas os resultados devem demorar vários anos.) Até termos estudos de vulto sobre os regimes individualizados com hormônios bioidênticos que eu recomendo, não teremos os dados necessários para avaliar de fato os benefícios da reposição hormonal na prevenção de doenças cardíacas. Mais do que nunca, as mulheres terão de usar sua própria intuição e a sabedoria do corpo quando tomarem essa decisão.

Apesar desses estudos recentes, muitos pesquisadores ainda acham que o estrogênio pode ter seu papel na prevenção de doenças cardíacas. Vamos analisar todos os fatores envolvidos na manutenção da saúde do coração para que você possa decidir por si mesma se terá ou não benefícios com a reposição de estrogênio.

Fato número um: Nenhum pesquisador demonstrou uma relação de causa e efeito entre os baixos níveis de estrogênio e doenças cardíacas subsequentes. Se isso tivesse ocorrido, a reposição de estrogênio seria o remédio mais receitado para homens com mais de quarenta anos! O estrogênio é apenas um fator que melhora os lipídeos sanguíneos associados a doenças cardíacas. Os exercícios físicos também aumentam o colesterol HDL, assim como uma alimentação que normaliza o nível de insulina.

Fato número dois: As doenças cardíacas eram muito raras neste país antes da década de 1930. (Ainda são raras em áreas não industrializadas, tais como a zona rural da China.) Não é que isso não tenha acontecido porque todos morriam antes dos cinquenta anos! Pelo contrário: se você sobrevivesse à ameaça das doenças infecciosas infantis, suas chances de viver até a velhice, com saúde, eram tão boas ou melhores do que as de hoje. Na década de 1930, nossa sociedade passou gradualmente para a industrialização, com boa parte da população mudando-se de comunidades rurais bem estruturadas para a cidade. A falta de comunidade tem sido associada a índices elevados de doenças cardíacas. Alimentos refinados também substituíram gradualmente alimentos integrais cultivados ou produzidos em casa. Uma alimentação rica em açúcar refinado e farinha branca, e desprovida de minerais e outros nutrientes, tem sido repetidamente associada com câncer, obesidade e doenças cardíacas. Quando as pessoas se mudaram para a cidade, a atividade física decaiu visivelmente. Exercícios regulares são um modo comprovado de manter o coração saudável – o coração é um músculo que exige exercícios regulares para funcionar apropriadamente. Contudo, menos de quarenta por cento das mulheres se exercitam regularmente.[62]

Fato número três: Além dessas enormes mudanças culturais, ocorreu, quase na mesma época, outra mudança alimentar com sérias implicações para a saúde. As gorduras parcialmente hidrogenadas (gorduras trans), que duram bastante nas prateleiras, começaram a ser usadas no processamento de alimentos, e a margarina e a gordura vegetal foram substituindo a manteiga e a banha. Hoje, é difícil encontrar produtos feitos em forno que não contenham gorduras parcialmente hidrogenadas. Mas essas gorduras trans foram diretamente associadas aos danos causados pelos radicais livres às paredes dos vasos sanguíneos que acabam resultando em doenças cardíacas. E embora um excesso de gorduras saturadas também não seja o ideal, uma pequena quantidade diária de gordura saturada é bem mais saudável do que a gordura parcialmente hidrogenada, que não existe em nenhum lugar da natureza!

Fato número quatro: Nos estudos que mostram benefícios da reposição de estrogênio, as mulheres que a faziam podiam ter, no início, melhor saúde do que a daquelas que não tomavam estrogênio. Pode ter sido esse o motivo pelo qual o famoso Nurses' Health Study mostrou uma redução no risco de doenças cardiovasculares de até cinquenta por cento em mulheres que faziam terapia de reposição hormonal.[63] Outros estudos também sugeriram isso.[64]

Fato número cinco: Não há razão para se acreditar que um estágio normal da vida, como a menopausa, pudesse estar automaticamente associado a doenças. A natureza não funciona assim. Muitas mulheres pós-menopausa mantêm níveis adequados de estrogênio durante anos. A gordura do corpo, o fígado, as suprarrenais e os ovários continuam a produzir estrogênio pelo resto da vida se você se alimentar bem e tomar os componentes adequados para os hormônios. Antes de iniciar uma reposição de estrogênio, peça a seu médico que determine o seu nível total de estrogênio e saiba quanto você produz sozinha. Se os seus níveis de estradiol estiverem entre 50 pg/ml e 150 pg/ml, você está produzindo estrogênio em quantidade adequada.[65] E mesmo que seus níveis sejam mais baixos, você não precisa de estrogênio para manter a saúde cardiovascular.

Embora não haja estudos comparando diretamente o risco de doenças cardíacas de um grupo de mulheres pós-menopausa saudáveis e fisicamente aptas com mulheres pós-menopausa sedentárias e com alimentação pobre em nutrientes e que também tomam estrogênio, temos algumas pistas sobre o poder de fatores de estilo de vida na prevenção de doenças cardíacas. O Nurses' Health Study mostrou que mulheres que não tinham nenhum dos fatores de risco para doenças cardíacas (apenas três por cento do número total de participantes do estudo) – ou seja, fumo, excesso de peso, falta de exercícios e alimentação ruim – tiveram um risco 83 por cento mais baixo de doenças coronarianas do que o restante das mulheres.[66]

Fato número seis: As energias do amor, do entusiasmo, da alegria e da paixão dão mesmo vida ao coração. Para ter um coração saudável, você precisa ter uma meta, uma paixão, uma razão para viver.

Muitas mulheres têm doenças cardíacas quando, por diversos motivos, seu coração não está mais em seu trabalho ou em sua vida. Uma paciente muito saudável de 85 anos, sem qualquer sinal de doença cardíaca, disse-me recentemente que achava que não iria durar muito. Seu marido, de noventa anos, tinha sido hospitalizado com doença cardíaca e não voltou ao seu estado de saúde usual. Ela disse: "Estivemos casados por sessenta anos. Eu não poderia continuar a viver sem ele". Sabe-se bem que os dois membros de casais idosos costumam morrer a poucas semanas um do outro. Mesmo na medicina, isso é chamado "morrer com o coração partido".

Fato número sete: O fumo é o principal fator de risco para doenças cardíacas, tanto em homens como em mulheres. O fumo fecha, literalmente, a energia do coração. Se você fuma, perceba quando tem vontade de fumar. Você vai perceber que sua vontade de fumar está diretamente associada a uma emoção que você não deseja sentir. Se você fuma e quer parar, recomendo--lhe que use adesivos de nicotina e associe-se a um grupo de apoio, como os Fumantes Anônimos.

Meu conselho sobre hormônios e o seu coração

Enquanto não dispusermos de mais dados, não existe motivo grave para usar estrogênio na proteção do coração. Você pode começar a usar ou manter essa reposição nas seguintes circunstâncias:

- Se você já leu todos os prós e contras da reposição de estrogênio e acha que ela é boa para você, embora hoje os médicos e a cultura em geral tenham concluído que o estrogênio não deve ser usado na prevenção de doenças cardíacas.

- Se você já toma estrogênio por outros motivos e se sente bem com ele.

- Se você ainda não se decidiu, mas tem sentido sintomas da perimenopausa. Neste caso, não há mal em experimentar o estrogênio. Peça para seu médico avaliar seu perfil de lipídeos depois de três meses para saber se houve algum progresso. Comece com a dose mais baixa possível de hormônios bioidênticos que puder e veja como se sente. Se não se sentir bem, você pode mudar o tipo de terapia de reposição de estrogênio que estiver fazendo ou ir saindo dela lentamente, reduzindo a dose ao longo de um período de seis a oito semanas.

Evite a progesterona sintética. Como já comentei, este hormônio sintético elimina muitos dos benefícios do estrogênio e pode até aumentar o risco de ataque cardíaco.

Como tudo o mais em questões de saúde, não existe uma fórmula mágica que seja a resposta certa para todos. Ao reduzir o complexo assunto da saúde do coração a uma questão de se tomar ou não estrogênio todos os dias, a indústria médico-farmacêutica, sem perceber, prestou às mulheres do mundo todo um desserviço. Com as informações corretas, porém, e seguindo a sabedoria de seu coração, você será capaz de tomar a decisão certa por conta própria.

Como amar e respeitar seu coração na meia-idade

Embora muitos já tenham dito que "lar é onde seu coração está", segundo a minha experiência o lar também é o lugar onde o coração se quebra mais facilmente. Um dos maiores desafios da meia-idade é nos encontrarmos conosco mesmas. Só podemos fazer isso quando conseguirmos chegar ao cerne do problema – e nossas emoções irão sempre nos levar até ele. É grande o número de mulheres viciadas – em comida, bebidas, fumo, atividade física excessiva ou escassa, ou drogas recreativas – como maneira de evitar os sentimentos que levarão a esse encontro. Só com o equilíbrio emocional é que iremos realmente conhecer a sensação de nos entendermos com o nosso íntimo. E é só com o aprendizado desse equilíbrio emocional que seremos capazes de manter uma alimentação saudável, fazer exercícios e tomar suplementos que irão ajudar nosso coração. Embora eu sugira que você siga os parâmetros alimentares e de exercícios que apresentei, acredito que é até mais importante aprender o que significa amarmos e aceitarmos a nós mesmas. Esse encontro é sempre comovente e até doloroso, mas sempre vale a pena.

Uma de minhas amigas na perimenopausa cuja mãe estava mentalmente doente, e que sabia que sempre usara a comida como forma de suportar a loucura de ter de cuidar tanto de sua mãe como de seus irmãos mais novos, disse-me que, quando fez 43 anos, finalmente conseguiu se permitir a sensação da dor de todos esses anos da juventude, e relaxou. Ela disse: "Lembro-me da primeira vez em que me sentei no consultório de meu terapeuta e realmente me permiti sentir o absoluto terror, o pânico que havia dentro de mim, por medo de ficar como minha mãe. E nesse momento eu compreendi porque pessoas com sérios problemas de peso não conseguem emagrecer – ou porque tornam a engordar. Elas preferem comer demais e ficar obesas a terem de sentir o tamanho do desespero e da dor que existem em seu íntimo". Por sorte, minha amiga tinha muita fé e, com a ajuda de Deus, finalmente conseguiu soltar essas antigas emoções, um processo que levou muitos meses e muitas lágrimas.

Ela atribui a isso o fato de ter enfrentado a menopausa quase que sem sintomas. Ela não usa mais a comida como forma de acalmar suas emoções e tem mantido o peso estável nos últimos dez anos. A saída encontrada foi através de si mesma!

Tenha ou não sintomas cardíacos da meia-idade como palpitações, hipertensão, colesterol elevado, dores no peito, dores no maxilar, no braço ou algum outro indício de doença cardíaca, ou se você simplesmente quer prevenir futuras doenças cardíacas, é seu dever aprender a linguagem do seu coração.

Animais domésticos abrem o seu coração

Uma das primeiras coisas que fiz depois que meu marido saiu de casa foi visitar o abrigo de animais e pegar dois gatos, uma coisa que queria fazer havia muito – mas meu marido era alérgico a eles. Poucas coisas fizeram tão bem para mim e para minha saúde como meus dois gatos, Buddy e Francine. Uma de minhas amigas nova-iorquinas, uma executiva com um cargo importante, comprou recentemente um cachorrinho. Ela me disse: "É verdade, a felicidade está em um filhotinho macio. Que coisa boa acordar todos os dias e encontrar tamanho amor incondicional! Todos os meus vizinhos gostam dele. E quando o levo para passear, acabo fazendo novas amizades!" A literatura científica sobre os benefícios para a saúde proporcionados por animais de estimação prova, sem sombra de dúvida, que o coração é tocado e curado, de forma bem literal, pelo amor incondicional que os animais podem trazer para nossas vidas.

Embora os animais não possam oferecer todos os tipos de apoio de que os humanos precisam, ainda assim oferecem companhia, segurança e a sensação de que somos necessários. Eles também nos ajudam a nos ligarmos com o mundo à nossa volta, levando o foco para fora do eu – algo muito útil para pessoas que sofrem de depressão. O dr. Larry Dossey, médico policlínico que pesquisou longamente o poder de cura da prece, refere-se a bichos de estimação como "preces sobre quatro patas".

A presença de um bicho de estimação está associada com a redução da reatividade cardiovascular – o que significa que a influência de um animal ajuda a estabilizar os vasos sanguíneos e o ritmo cardíaco. Descobriu-se que as pessoas reduzem a frequência cardíaca e a pressão arterial quando estão com seus animais. Isso se traduz em milhares de batidas cardíacas a menos ao longo de meses e anos, o que pode retardar o desenvolvimento da arteriosclerose. Pesquisas do Brooklyn College mostraram que os bichos reduzem até a frequência cardíaca de pessoas muito estressadas e intensas, como personalidades tipo A.[67]

Animais domésticos de todos os tipos reduzem a pressão arterial. Fazer afagos em cães é uma atividade que reduziu a pressão arterial de saudáveis alunos universitários, de idosos hospitalizados e de adultos com pressão alta. Quando donos de aves conversam com elas, sua pressão arterial cai dez pontos, em média. E observar peixes em aquários faz que a pressão fique menor do que a do nível de repouso. As pesquisas feitas com crianças sentadas lendo em silêncio mostram que sua pressão fica menor quando existe um cão no recinto.[68]

O apoio de bichos de companhia tem sido associado a uma expectativa maior de sobrevida em pessoas com doenças das artérias coronárias. Essa sobrevida independe de estado civil ou de modo de vida. Os pesquisadores da Universidade da Pensilvânia Aaron Katcher e Erika Friedmann, descobriram que pessoas com bichos de estimação vivem mais tempo depois de ataques cardíacos do que aquelas sem bichos.[69] Pesquisas posteriores mostraram que, entre pessoas que tiveram ataques cardíacos, os donos de animais têm vinte por cento do índice de mortalidade apresentado por pessoas que não têm animais.[70] Se você não pode ter um bicho em casa, seja voluntária em um abrigo de animais ou visite os bichos de estimação de seus amigos. São um tônico cardíaco sem efeitos colaterais.

Tenha ou não um novo animal doméstico, um novo emprego ou um novo companheiro, a meia-idade é uma época de renascimento. O coração da meia-idade, recém-desabrochado, é suave, verde e jovem. Não deixe que pisem nele. Aprenda a se proteger; peça ajuda e abra-se para ela. Abra seu coração, cuide de seu coração, e ele o levará para casa.

Epílogo

A calmaria depois da tempestade

Um dia, durante o inverno após meu divórcio, acordei às seis da manhã para ir à minha aula de ginástica em Portland. Embora a previsão do tempo dissesse que iria chover, abri a porta e me deparei com uma nevasca que estava empilhando cinco centímetros de neve por hora em volta da casa. Mesmo assim, eu saí. Afinal, sou uma veterana dos invernos nevados da parte ocidental de Nova York. Ao me dirigir para o sul, porém, mal conseguia enxergar, e por alguns momentos pensei em dar meia-volta. Contudo, coerente com minha natureza estoica, prossegui, certa de que o tempo iria se abrir dentro em breve. De repente, meu carro começou a derrapar. Fiquei girando em círculos, absolutamente sem controle e na direção da mureta. Segurei-me e aguardei o impacto, enquanto me perguntava se iria sobreviver a uma colisão com os carros vindo atrás de mim. Depois que o carro parou, amortecido pela neve sobre a mureta, segurei-me novamente, esperando uma colisão na traseira. Milagrosamente, os carros que vinham atrás conseguiram frear a tempo. Sem saber muito bem o que fazer depois, engatei a primeira sem muita confiança. Consegui voltar para a estrada e prossegui a viagem até Portland. Quando entrei na cidade, de fato o tempo melhorou e tive minha aula. Mesmo abalada, os danos ao carro foram mais estéticos – amassei o para-lamas traseiro esquerdo, nada mais. Que sorte, pensei. Sabia que podia ter morrido.

Meu acidente foi como que uma encenação vigorosa e rápida de minha perimenopausa, até com o término do casamento e das partes de minha personalidade que agora precisavam morrer para que eu me mantivesse saudável e pudesse crescer. O acidente aconteceu quase um ano exato após o dia em que meu marido e eu nos separamos e iniciamos o processo de divórcio. Naquele ano, minha antiga vida e minha velha personalidade foram tomadas, tal como o meu carro na estrada gelada, por uma força acima do meu controle. Malgrado meus piores temores, acabei conseguindo ir em frente com minhas próprias forças. E embora naquela época o impacto da separação tivesse dado a impressão de que poderia destruir alguma de minhas partes essenciais, os danos, tal como os danos ao meu carro, acabaram sendo apenas estéticos. Minha vida não tinha mais aquela aparência de perfeição de antes. Mas descobri que a única coisa de real importância que acabou destruída foi a ilusão, muito bem guardada e reconfortante, de que alguma coisa ou alguém fora de mim poderia ou deveria me impedir de viver a vida que eu estava destinada a viver. Depois de 24 anos de casada, consegui passar um ano sem um homem. Sobrevivi a muitas dores e pesares, descobri que era capaz de sustentar meus filhos e a mim mesma, e, mesmo abalada, emergi de tudo mais destemida do que nunca.

Na manhã seguinte à do acidente, acordei com um belo dia ensolarado e meus dois gatos ao pé da cama. Sim, eu estava sozinha em casa. Sim, meu ninho estava vazio. Mas meu coração tinha mais amor, alegria e expectativas para o futuro do que no último ano. Eu estava livre, e, pela primeira vez na minha vida, podia criar o resto da minha existência como desejasse, em vez de tentar agradar outras pessoas – fossem meus pais, professores, marido ou filhos.

Eu também sabia, até a medula, que precisava cuidar bem daqueles recém-descobertos momentos de solidão em minha própria casa, pois talvez eles não durassem para sempre. Se eu encontrasse um homem com quem pudesse ser eu mesma por inteiro, repartindo tanto minha vulnerabilidade como minha competência, e valorizando nele a mesma mescla de qualidades, então adoraria ter um parceiro novamente, pelo resto da vida. Por enquanto, porém, eu sabia que meu principal relacionamento seria comigo mesma. Não podia mais me perder em um relacionamento com outra pessoa ou colocar o bem-estar dos outros à frente do meu. Assim, neste momento transitório de minha vida, estou saboreando cada pôr do sol e cada manhã de despertar para novas possibilidades, novas aventuras.

Encontre ou não esse parceiro para o resto da vida, sei que não estou sozinha. E nem você, esteja casada ou não, tenha filhos ou não, viva em uma comunidade ou não. Você e eu somos parte de um grupo maciço de mulheres capazes, saudáveis e confiantes que estão redefinindo o que significa ser uma mulher de meia-idade, em termos físicos, emocionais, financeiros e espirituais. Todas as coisas pelas quais éramos apaixonadas na adolescência estão retornando para nós agora. Agora, porém, temos a capacidade, as conexões e a sagacidade para lutar por nossa paixão e torná-la real. Quando nos tornamos, de fato, parceiras de nossos próprios espíritos na meia-idade, não só recuperamos a fé em nós mesmas, como nos tornamos parte de uma força que precisa ser reconhecida.

Todas as manhãs, vejo-me no espelho e gosto da mulher que vejo. Gosto de sua força física e emocional e de seu coração compassivo, um coração que já se quebrou antes, mas que hoje tem coragem suficiente para amar novamente – se (e apenas se) puder encontrar alguém que me ame sem me pedir para abrir mão de qualquer de minhas facetas.

Estamos despertando juntas, você e eu. Não permita que alguém lhe diga que as paixões que hoje a estão abalando até a medula são uma tempestade hormonal. Não permita que alguém lhe diga que você está pedindo demais ou que deveria ser mais "realista". Suas paixões são reais, e estão lhe pedindo uma atitude. Mas não entre em pânico caso sinta alguma dor. Sempre que damos à luz alguma coisa importante, como o novo relacionamento com nossas almas, possível na meia-idade, sentimos as dores do parto. Você não precisa fazer essa transição de uma hora para outra. Você dispõe de meses, até de anos.

Nunca se esqueça de que a grande sabedoria da vida chega na meia-idade. Ela é muito poderosa. Embora a mídia convencional tenha procurado tornar praticamente invisíveis as mulheres de meia-idade, estamos em um momento de transição. Atingimos uma massa crítica, e estamos começando a conhecer nosso próprio poder. Ninguém suspeita do quanto podemos realizar quando entramos em nossas empresas, igrejas, clubes e famílias e, silenciosa e pacificamente, como mísseis *Stealth** que somos, começamos a mudar tudo para melhor.

O que acontece quando cada uma de nós, à sua própria maneira, começa a se recusar a repetir as falas que nos foram dadas, a se recusar a representar os papéis que herdamos das mulheres que nos precederam – mulheres que fizeram o melhor que podiam, mas que tinham papéis tão obsoletos quanto o papel que decidi representar em meu casamento, na década de 1970?

Estima-se que, por volta de 2008, as mulheres entre cinquenta e 65 anos serão o maior grupo demográfico dos Estados Unidos. E, pela primeira vez na história da humanidade, o dinheiro que estaremos usando será dinheiro que nós mesmas ganhamos. O que acontecerá quando despertarmos para o poder que sempre esteve aqui, mas que nossas mães e avós ouviram dizer que não deviam usar? O que acontecerá quando, em virtude de nosso número e das circunstâncias de nosso tempo de formação, acordarmos e percebermos que as pessoas pelas quais estávamos esperando éramos nós? Quando acionarmos nossos músculos econômicos, mentais e físicos e colocarmos nosso dinheiro e nossa energia onde nossos ideais estão, o mundo mudará de maneira a refletir nossa sabedoria feminina inata, sabedoria que tem o potencial de beneficiar todas as mulheres, homens, crianças e seres vivos deste planeta.

---

* Furtivos (NT).

Notas

CAPÍTULO 1: A MENOPAUSA PÕE SUA VIDA SOB O MICROSCÓPIO
1 Sams, J. e Carson, D. (1988). *Medicine Cards* (p. 150). Santa Fé: Bear & Co.

CAPÍTULO 2: O CÉREBRO PEGA FOGO NA MENOPAUSA
1 Seymour, L. J. (ed.) (Abril, 1999). Novidades da Redbook. *Redbook*, p. 16.
2 Larsson, C. e Hallman, J. (1997). A gravidade dos sintomas pré-menstruais está relacionada com doenças no climatério? *J. Psychosomatic Obstetrics & Gynechology, 18*, 234-243; Novaes, C. e Almeida, O. P. (1999). Síndrome pré-menstrual e morbidez psiquiátrica na menopausa. *J. Psychosomatic Obstetrics & Gynechology, 20*, 56-57; Arpels, J. C. (1996). O *continuum* hipoestrogênico do cérebro feminino da TPM à menopausa: uma hipótese e a análise de dados comprobatórios. *J. Reproductive Medicine, 41* (9), 633-639.
3 Schmidt, P. et al. (1998). Efeitos comportamentais diferenciais de esteroides gonádicos em mulheres com e em mulheres sem síndrome pré-menstrual. *NEJM, 338* (4), 209-216.
4 Larsson, C. e Hallman, J. (1997). A gravidade dos sintomas pré-menstruais está relacionada com doenças no climatério? *J. Psychosomatic Obstetrics & Gynechology, 18*, 234-243; Novaes, C. e Almeida, O. P. (1999). Síndrome pré-menstrual e morbidez psiquiátrica na menopausa. *J. Psychosomatic Obstetrics & Gynechology, 20*, 56-57.
5 Benedek, T. e Rubenstein, B. (1939). Correlações entre atividade ovariana e processos psicodinâmicos: a fase ovulatória. *Psychosomatic Medicine, 1* (2), 245-270.
6 Weitoft, G.R. et al. (2000). Mortalidade entre mães solteiras na Suécia: um estudo populacional. *Lancet, 355,* 1215-1219.
7 Herzog, A. (1997). Neuroendocrinologia da epilepsia. *In* S. C. Schacter e O. Devinsky (eds.), *Behavioral Neurology and the Legacy of Norman Geschwind*, 235-236. Filadélfia: Lippincott, Williams & Wilkins; Moyer, K. E. (1976). *The Psychology of Aggression.* Nova York: Harper & Row; Albert, I. et al. (1987). Agressão social entre ratos machos: supressão por lesões no hipotálamo independentemente do reforço na defensividade da testosterona testicular reduzida. *Physiology & Behavior, 39*, 693-698; Post, R. M. (1992). Transdução do estresse psicossocial na neurobiologia de distúrbios afetivos recorrentes. *Am. J. Psychiatry, 149*, 999-1010.
8 Linehan, M. (1993). *Skills Training Manual for Treating Borderline Personality Disorder*, 143. Nova York: Guilford Press.
9 Herzog, A. G. (1989). Depressão pré-menopausa: possível papel de substratos cerebrais anômalos. *Brain Dysfunction, 2,* 146-154.
10 Ledoux, J. E. (1986). Sistemas sensoriais e emoções: um modelo para o processamento do afeto. *Integrating Psychiatry, 4,* 237-243. Para uma completa discussão científica documentando os fatores emocionais de risco para ataques cardíacos, ver Schulz, M. L. (1998). *Awakening Intuition*, 113-135. Nova York: Harmony.
11 Musante, L. et al. (1989). Potencial para hostilidade e dimensões da raiva. *Health Psychology, 8,* 343; Mittleman, M. A. et al. (1995). Ativação de série MI aguda de epi-

sódios de raiva. *Circulation, 92,* 1720-1725. Para uma listagem exaustiva de estudos científicos documentando os fatores de risco emocionais para ataques cardíacos, ver Schulz, M. L., op. cit. (capítulo 9, 216-250).

12   Porges, S. et al. (1996). Regulagem infantil do "freio" vagal prediz problemas de comportamento em crianças: um modelo psicobiológico de comportamento social. *Developmental Psychobiology, 29* (8), 697-712; Porges, S. (1992). Tono vagal: um marco psicológico da vulnerabilidade ao estresse. *Pediatrics, 90,* 498-504; Donchin, Y. et al. (1992). Tono vagal cardíaco prediz resultados em pacientes neurocirúrgicos. *Critical Care Medicine, 20,* 941-949.

13   Heim, C. et al. (2000) Reações autônomas da pituitária e das suprarrenais em mulheres após abusos sexuais e físicos na infância, *JAMA 284* (5), 592-596.

14   Schulz, M.L., M.D., Ph.D., neurocientista comportamental e neuropsiquiatra (comunicação pessoal, 20 de março de 2000).

15   Van Der Kolk, B. A. (1996). O corpo registra o placar: abordagens à psicobiologia de distúrbios causados por estresse pós-traumático. Em *Traumatic Stress: The Effects of Overwhelming Experience on Mind, Body, and Society.* Nova York: Guilford Press.

16   Clow, B. H. (1996). *The Liquid Light of Sex: Kundalini Rising at Middle Crisis.* Berkeley, C A: Bear & Co. Este livro inclui tabelas que permitem à leitora determinar exatamente quando suas passagens de vida irão ocorrer ou terão ocorrido, permitindo-lhe tirar plena vantagem daquela que, de outro modo, seria considerada apenas uma crise sem significado.

Capítulo 3: Retornando para si mesma: da dependência para a autonomia salutar

1   Aprendi essa técnica com um processo conhecido como Proprioceptive Writing™, ensinado por Linda Metcalf e Tobin Simon. (Ver Recursos).

2   Brody, E. M. (1989). *Family at Risk in Alzheimer's Disease,* 2-49. DHHS Publication nº 89-1569. Bethesda, MD: National Institute of Mental Health.

3   A pesquisa de Julie Brines, socióloga da Universidade de Washington que estuda casais de *status* invertido, foi objeto do artigo "Desculpe, eu é que ganho o pão". *Money for Women Magazine* (maio-junho de 2000), 16-17.

Capítulo 4: Isto não pode ser a menopausa, não é? Fundamentos físicos da mudança

1   Randolph, J. e Sowers, M. F. (1999). Pesquisa sobre mudanças da perimenopausa em 500 mulheres de Michigan, relatada em *Midlife Women's Health Sourcebook.* Atlanta, GA: American Health Consultants.

2   McKinlay, S. M. et al. (1992). A transição normal da menopausa. *Maturitas, 14,* 103; Treloar, A. E. et al. (1981). Aspecto cíclico da menstruação e a perimenopausa. *Maturitas, 3,* 249.

3   Munster, K. et al. (1992). Extensão e variação no ciclo menstrual – estudo trans--seccional de uma comunidade dinamarquesa. *British J. Obstetrics & Gynecology, 99* (5), 422; Collett, M. E. et al. (1954). Efeito da idade sobre o padrão do ciclo menstrual. *Fertility & Sterility, 5,* 437.

4   Rannevik, G. (1995). Estudo longitudinal da transição da perimenopausa: perfis alterados de hormônios esteroides e hipófises, SHBG e densidade mineral óssea. *Maturitas, 21,* 103.

5   Coulam, C. B., Adamson, S. C., e Annegers, J. F. (1986). Incidência de falha ovariana prematura. *Am. J. Obstetrics & Gynecology, 67* (4), 604-606; Miyake, T. et al. (1988). Perda aguda de oócitos em ooforite autoimune experimental como possível modelo

de falha ovariana prematura. *Am. J. Obstetrics & Gynecology, 158* (1), 186-192; Coulam, C. B. (1982). Falha prematura das gônadas. *Fertility & Sterility, 38*, 645; Gloor, H. J. (1984). Ooforite autoimune. *Am. J. Obstetrics & Gynecology, 81*, 105-109; Leer, M., Patel, B., Innes, M. et al. (1980). Amenorreia secundária devida a falha ovariana autoimune. *Australian, New Zealand J. Obstetrics & Gynecology, 20*, 177-179; International Medical News Service. (1985, novembro). Evidência de etiologia autoimune em algumas menopausas prematuras. *OB-GYN News, 20* (21), 1, 30.
6 Sumiala, S. et al. (1996). Concentração de progesterona salivar após esterilização tubária. *Obstetrics & Gynecology, 88*, 792-796.
7 Aksel, S. et al. (1976). Sintomas vasomotores, estrogênios de soro e níveis de gonadotrofina em menopausas cirúrgicas. *Am. J. Obstetrics & Gynecology, 126*, 165-169. Judd, H. L. e Meldrum, D. R. (1981). Fisiologia e patofisiologia da menstruação e da menopausa. *In* S. L. Romney, M. J. Gray e Little A. B. et al. (eds.). *Gynecology and Obstetrics: The Health Care of Women.* (2. ed., 885-907). Nova York: McGraw-Hill.
8 Riad-Fahmy, D. et al. (1982). Esteroides na saliva para avaliação da função endócrina. *Endocrine Reviews, 3* (4), 367-395; Dabbs, M. J. (1990). Medição de testosterona salivar: coleta, armazenamento e envio de amostras salivares. *Physiology & Behavior, 49*, 815-887; Lipson, S. e Ellison, P. T. (1989). Desenvolvimento de protocolos para a aplicação de análise esteroide salivar a condições de campo. *Am. J. Human Biology, 1*, 249-255; Ellison, P. T. (1992). Medição de progesterona salivar. *Annals of the N.Y. Acad. Sci., 694*, 161-176; Kahn, J. P. et al. (1988). Cortisol salivar: um método prático para a avaliação da função adrenal. *Biological Psychology 23*, 335-349. Laudat, M. H. et al. (1988). Cortisol salivar: uma abordagem prática para a avaliação da função pituitária-adrenal. *J. Clinical Endocrinology & Metabolism, 66*, 343-348.
9 Massoudi, M. S. et al. (1995). Prevalência de anticorpos tireóides entre mulheres de meia-idade saudáveis. Resultados do estudo sobre a tireoide em mulheres saudáveis. *Annals of Epidemiology, 5* (3), 229-233.
10 Jeffries, W. McK. (1996). *The Safe Uses of Cortisone.* Springfield, IL: Charles C. Thomas.
11 Golan, R. (1995). *Optimal Wellness*, 203. Nova York: Ballantine; Baschetti, R. (1995). Síndrome de fadiga crônica e alcaçuz (carta). *New Zealand Medical Journal, 108*, 156-157; Stormer, F. C. et al. (1993). Ácido glicirízico no alcaçuz: avaliação de danos à saúde. *Federal Chemistry & Toxicology, 31*, 303-312.
12 Guthrie, J. et al. Calores, estado menstrual e níveis hormonais em uma amostra de mulheres de meia-idade baseada na população. *Obstetrics & Gynecology, 88*, 437-442.
13 Leonetti, H. et al. (1999). Creme transdérmico de progesterona para sintomas vasomotores e perda óssea pós-menopausa. *Obstetrics & Gynecology, 94*, 225-228.
14 Freedman, R. R. e Woodward, S. (1992). Tratamento comportamental de calores da menopausa: avaliação por acompanhamento ambulatorial. *Am. J. Obstetrics & Gynecology, 167*, 436-439; Stevenson, D. W., e Delprato, D. J. (1983). Programa de autocontrole com componentes múltiplos para calores da menopausa. *J. Behavioral Therapy & Experimental Psychology, 14* (2), 137-140; Domar, A. D. e Dreher, H. (1997). *Healing Mind, Healthy Woman*, 291-292. Nova York: Delta.

Capítulo 5: Reposição hormonal: uma escolha individual
1 Grupo de escrita dos Women's Health Initiative Investigators (2002). Riscos e benefícios do estrogênio mais progestina em mulheres pós-menopausa saudáveis: principais

resultados do teste controlado e aleatório do Women's Health Initiative. *JAMA, 288*, 327-333.
2. Lacey, J. V. et al. (2002). Terapia de reposição hormonal na menopausa e risco de câncer ovariano. *JAMA, 288*, 334-341.
3. Shen, L., Qiu, S., Chen, Y., Xhang, F., Van Breemen, R. B., Nikolic, D. e Bolton, J. L. (1998). Alquilação de 2-deoxinucleosídeos e DNA por meio do metabólito radical 4-hidroxiequilenina semiquinona de Premarin. *Chemical Research in Toxicology, 11*, 94-101; Bhavnani, B. (1998). Farmacocinética e farmacodinâmica de estrogênios equinos conjugados: química e metabolismo. *Proceedings of the Society for Biological Medicine, 217 (1)*, 6-16; Zhang, F. et al. (1999). O principal metabólito da equilina, 4-hidroxiequilenina, autooxida-se para uma δ-quinona que se isomeriza para a poderosa citotoxina 4-hidroxiequilenina-δ-quinona. *Chemical Research in Toxicology, 12*, 204-213.
4. Cole, W. et al. (1005, 26 de junho). O dilema do estrogênio. *Time*, 46-53 (matéria de capa).
5. Broody, J. (2002, 3 de setembro). Encontrando os fatos em meio à confusão sobre terapia de reposição hormonal. *The New York Times*.
6. Shaak, C. (no prelo). Restauração dos níveis hormonais do início da fase lútea em mulheres na menopausa por meio da aplicação transdérmica de progesterona, estradiol e testosterona. Nota: O estudo da dra. Shaak usou a seguinte fórmula patenteada de hormônios bioidênticos, conhecida como TransproET: 150 mg de progesterona, 0,5 mg de estradiol e 0,5 mg de testosterona por centímetro cúbico de creme. As pacientes foram instruídas a usar parte de uma colher de chá de creme (1/8 a 1/4 de colher de chá), duas vezes ao dia, dependendo de seus níveis básicos de hormônio endógeno. Para mais informações, escreva para a dra. Shaak em WomanWell, 405 Great Plain Avenue, Needham, MA 02492, tel.: 781-453-0321; Hargrove, J. et al. (1998). Absorção de estradiol e progesterona por meio de loção Jergens usada como terapia de reposição hormonal. Sessão de apresentação no encontro anual da Sociedade Norte-Americana da Menopausa, Filadélfia.
7. Hargrove, J. T. e Beckum, J. (1999, setembro). Utilidade do estradiol e da progesterona suspensos em propilenoglicol e administrados em gotas para individualização mais precisa da TRH. Apresentado no encontro anual da Sociedade Norte-Americana da Menopausa, Nova York.
8. Follingstad, A. (1978). Estriol, o hormônio esquecido. *JAMA, 239* (1), 29-39; Lemon, H. (1977). Aspectos clínicos e experimentais da atividade carcinogênica antimamária do estriol. *Frontiers of Hormonal Research, 5* (1), 155-173; Lemon, H. (1975). Prevenção com estradiol de carcinoma mamário induzido por 7, 12-dimetilbenzantraceno e procarbazina. *Cancer Research, 35*, 1341-1353; Lemon, H. (1973). Estriol e prevenção de câncer de mama. *Lancet, 1* (802), 546-547; Lemon, H. (1980). Considerações patofisiológicas no tratamento com estrogênio de pacientes na menopausa: O papel do estriol na prevenção de câncer de mama. *Acta Endocrinologica, 233, supl.*, 17--27; Lemon, H., Wotiz, H., Parsons, L. et al. (1966). Excreção de estriol reduzida em pacientes com câncer de mama antes de terapia endócrina. *JAMA, 196*, 1128-1136.
9. Heimer, G. M. e Englund, D. E. (1992). Efeitos do estriol aplicado vaginalmente sobre distúrbios urogenitais da pós-menopausa: um estudo cito-hormonal. *Maturitas, 3*, 171-179; Iosif, C. S. (1992). Efeitos da administração prolongada de estriol no trato urinário inferior em mulheres pós-menopausa. *Archives of Gynecology and Obstetrics, 3* (251), 115-120; Kirkengen, A. L., Andersen, P., Gjersoe, E. et al. (1992,

junho). Estriol no tratamento profilático de infecções recorrentes do trato urinário em mulheres pós-menopausa. *Scandinavian Journal of Primary Health Care*, 139-142; Raz, K. e Stamm, W. (1993). Teste controlado com estriol intravaginal em mulheres pós-menopausa com infecções recorrentes do trato urinário. *NEJM, 329*, 753-756.

10 Speroff, L. et al. (1999). *Clinical Gynecologic Endocrinology and Infertility* (6. ed., 56-64). Filadélfia, PA: Lippincott, Williams & Wilkins.

11 Speroff, L. (1999, setembro). Comentário: terapia pós-menopausa reduz o risco de câncer colorretal. *OB/GYN Alert*, 35.

12 Love, R. R., Cameron, L., Connell, B. L., Leventhal, H. (1991). Sintomas associados ao tratamento com tamoxifeno em mulheres pós-menopausa. *Arch. Intern. Med., 151*, 1842-1847.

13 Zimniski, S. J. et al. (1993). Indução de tumores mamários dependentes de tamoxifeno em ratas. *Cancer Res.*, *53*, 2937-2939; Powell-Jones, W. et al. (1975). Influência de antiestrogênios na ligação específica *in vitro* de (3H)estradiol pelo cistosol de tumores mamários em ratas e carcinomas em seios humanos. *Biochem. J., 150*, 71-75; Vancutsem, P. M. et al. (1994). Mutações frequentes e específicas do gene p53 de ratos em eptocarcinomas induzidos pelo tamoxifeno. *Cancer Res., 54*, 3864-3867; Shuibutani, S. et al. (1997). Potencial de codificação errônea de aduções de DNA derivadas do tamoxifeno: tamoxifeno alfa-(N2-deoxiguanosina). *Biochem., 36*, 13010--13017; Simon, R. (1995). Descobrindo a verdade sobre o tamoxifeno: problemas de multiplicidade na avaliação estatística de dados biomédicos. *J. Natl. Cancer Inst., 87*, 627-629.

14 Koenig, H. et al. (1995). Síntese de progesterona e formação de mielina por células Schwann, *Science, 268*, 1500-1503.

15 Quando estava fazendo residência em obstetrícia e ginecologia no St. Margaret's Hospital em Boston, em meados da década de 1970, vi com frequência mulheres com trinta e tantos, quarenta e poucos anos com diversos filhos que continuavam a engravidar ano após ano, até receberem de bom grado a ideia da histerectomia como forma de evitar nova gravidez. Suas vidas, crenças e biologia contrastavam nitidamente com a atual profissional de 36 anos que começou a ficar preocupada com a hipótese de não engravidar assim que fizesse 35 anos. Nossas crenças exercem efeitos sutis, mas poderosos, sobre nossa biologia – efeitos que são confirmados pelas pesquisas. Brant Secunda é um xamã americano que foi treinado pelos índios huichol, que vivem em uma região remota do México. Brant conta que as mulheres huichol normalmente engravidam quando estão na faixa dos cinquenta e até dos sessenta anos. O trabalho da dra. Alice Domar, do Beth Israel Deaconess Center for Mindbody Medicine, fala do aumento do percentual de gravidez em mulheres previamente inférteis, na maioria profissionais na faixa entre os trinta e quarenta, quando participam de programas caracterizados por apoio do grupo, relaxamento profundo e atenção aos cuidados pessoais. Esse índice torna-se possível em virtude da capacidade que a mente e as crenças têm para efetivar níveis hormonais que favoreçam a concepção.

16 Hully, S. et al. (1998). Teste aleatório de estrogênio mais progestina para a prevenção secundária de doenças coronarianas em mulheres pós-menopausa. *JAMA, 280*, 605-618; Sullivan, J. M. et al. (1995). Progestina reforça as respostas vasoconstritoras em mulheres pós-menopausa em terapia de reposição de estrogênio. *Menopause, 4*, 193-197; Williame, J. K. et al. (1994). Efeitos da terapia de reposição hormonal na reatividade de artérias coronárias ateroscleróticas em macacos cinomólogos, *J. Am. Coll. Cardiol., 24*, 1757-1761; Sarrel, P. (1999). Efeitos diferenciais dos estrogênios e progestinas sobre o tônus vascular. *Human Reproduction Update, 5* (3), 205-209.

17 Tang, G. W. K. (1994). O climatério de trabalhadoras chinesas. *Maturitas, 19*, 177-182.
18 Hammond, C. B. (1994). Preocupações das mulheres com respeito à terapia de reposição hormonal – questões de aceitação. *Fertility & Sterility, 62* (supl., 2), 157S-160S.
19 Teste de Intervenção com Estrogênio/Progestina Pós-Menopausa (PEPI) (1995). Efeitos de regimes de estrogênio ou estrogênio/progestina em fatores de risco para doenças cardíacas em mulheres pós-menopausa. *JAMA, 273*, 199-206.
20 Yaffe, K., Lui, L.-Y., Grady, D., Cauley, J., Kramer, J. e Cummings, S. R. (2000). Declínio cognitivo em mulheres com relação a concentrações de estradiol não associado a proteínas. *Lancet, 356* (9231), 708-712.
21 Grodstein, F., Newcomb, P. A. e Stampfer, M. J. (1999). Terapia hormonal pós-menopausa e o risco de câncer do cólon e do reto: uma revisão e meta-análise. *Am. J. Medicine, 106* (5), 574-582.
22 Kolata, G. (2002, 9 de julho). Usando os riscos como justificativa, os EUA vão parar o estudo de remédios com hormônios. *The New York Times*.

Capítulo 6: Alimentos e suplementos para suportar a mudança

1 Hudson, T. (1994). Estudo-piloto usando medicina botânica no tratamento de sintomas da menopausa. Portland, Oregon, National College of Naturopathic Medicine e Bastyr University of Natural Health Sciences.
2 Tyler, V. E. (1993). *The Honest Herbal: A Sensible Guide to the Use of Herbs and Related Remedies* (3. ed.). Binghamton, NY: Haworth Press.
3 Elghamry, M. I. e Shihata, I. M. (1965). Atividade biológica dos fitoestrogênios. *Planta Medica, 13*, 352-357.
4 Knight, D. e Eden, J. (1996). Uma análise dos efeitos clínicos dos fitoestrogênios. Parte 2. *Obstetrics & Gynecology, 87* (5), 897-904; Kaldas, R. S., e Hughes, C. L. (1989). Efeitos reprodutivos e metabólicos dos fitoestrogênios em mamíferos. *Reproductive Toxicology, 3*, 81-89.
5 Rose, D. P. (1992). Fibras alimentares, fitoestrogênios e câncer de mama. *Nutrition, 8*, 47-51.
6 Tamaya, T. et al. (1986). Inibição de ligações de esteroides no útero, fígado e linfa de coelhas com extratos vegetais herbóreos. *Acta Obstetrica Gynecologica Scandinavia, 65*, 839-842.
7 Yoshiro, K. (1985). As ações fisiológicas do *tan-kwei* e do *cnidium*. *Bull. Oriental Healing Arts Institute USA, 10*, 269-278; Harada, M., Suzuki, M. e Ozaki, Y. (1984). Efeitos da raiz de *Angelica* japonesa e da raiz de peônia sobre a contração uterina da coelha *in situ*. *J. Pharmacol. Dynam., 7*, 304-311; Zhu, D. P. O. (1987). Dong quai. *Am. J. Chinese Medicine, 15*, 117-125.
8 Bohnert, K.-J. (1997, primavera). O uso de *Vitex agnus-castus* na hiperprolactinemia. *Quarterly Review of Natural Medicine*, 19-20; American Botanic Council (1992). *Kommission E monograph: Agnus casti fructus (frutos do agnocasto)*. Fort Worth, TX: Autor.
9 Duker, E. M. et al. (1991). Efeitos dos extratos de *Cimicifuga racemosa* sobre a liberação de gonadotropina em mulheres na menopausa e em ratas ovariectomizadas. *Planta Medica, 57*, 420-424, 1991.
10 Cassidy, A., Bongham, S. e Setchell, K (1994). Efeitos biológicos de uma dieta de proteína de soja rica em isoflavonas sobre o ciclo menstrual de mulheres na pré-menopausa. *Am. J. Clin. Nutr. 68* (supl. 6), 1347S-1353S.

11 Wong, W. W., Heird, W. C. e Smith, E. O. (2000, abril). Efeitos potenciais da soja sobre a saúde em mulheres na pós-menopausa. Dados apresentados no Encontro de Biologia Experimental em San Diego, CA.
12 Foth, D. e Cline, J. M. (1998). Efeitos de estrogênios mamíferos e vegetais sobre glândulas mamíferas e úteros de macacas. *Am. J. Clin. Nutr., 68* (supl.), 1413S-1471S.
13 Scheiber, M. e Setchell, K. (1999, junho). Isoflavonas de soja alimentares influenciam favoravelmente lipídeos e recuperação óssea em mulheres pós-menopausa saudáveis. Sinopse do 81º Encontro Anual da Sociedade de Endocrinologia.
14 Food & Drug Administration, U. S. Department of Health and Human Services (1999). Texto em conferência da FDA: a FDA aprova nova alegação de saúde para a proteína de soja e doenças coronarianas (T99-48).
15 William, K. (1997, novembro). Efeitos interativos da proteína de soja e do estradiol sobre a patobiologia arterial. Sessões científicas anuais da American Heart Association, Orlando, FL.
16 Alexandersen, P. et al. (2001). Ipriflavona no tratamento de osteoporose pós--menopausa: um teste controlado aleatoriamente. *JAMA, 285* (11), 1482-1488.
17 Bennink, M. R., Thiagarajan, L. D. et al. (1999, setembro). A soja alimentar está associada ao declínio da área e do índice de proliferação das células na mucosa do cólon de sujeitos com risco de câncer de cólon. Apresentada no Encontro do Instituto Americano de Pesquisa de Câncer, conforme relatado pelo Reuters Health News Service.
18 Bruce, B., Spiller, G. A. e Holloway, L. (15-18 de abril de 2000). Isoflavonas de soja não exercem efeito antitireóideo em mulheres pós-menopausa com mais de 64 anos de idade. Experimental Biology, San Diego, CA. Health Research and Studies Center, Los Altos, CA 94022; Palo Alto VA Health Care System, Palo Alto, CA 94034; Duncan, A. M. et al. (1999). Isoflavonas de soja exercem modestos efeitos hormonais sobre mulheres pré-menopausa. *J. Clinical Endocrinology & Metabolism, 84* (1), 192-197; Duncan, A. M. et al. (1999). Modestos efeitos hormonais de isoflavonas de soja sobre mulheres pós-menopausa. *J. Clinical Endocrinology & Metabolism, 84* (10), 3479-3484.
19 Albertazzi, P. et al. (1998). Efeito da suplementação com soja alimentícia sobre calores. *Obstetrics & Gynecology, 91,* 6-11.
20 Ibid.
21 Aldercreutz, H. et al. (1986). Determinação de lignanas urinárias e metabólitos fitoestrogênicos, antiestrógenos e anticarcinógenos potenciais na urina de mulheres com diversas dietas habituais. *J. Steroid Biochemistry, 25* (5B), 791-797.
22 Aldercreutz, H. (1984). Alimentos ricos em fibras contendo precursores de lignanas animais protegem contra câncer do cólon e de mama? Uma extensão da "hipótese das fibras". *Gastroenterology, 86* (4), 761-764; Jenab, M. et al. (1996). Influência da linhaça e das lignanas sobre a carcinogênese do cólon e a atividade betaglicuronidase. *Carcinogenesis, 17* (6), 1343-1348; Johnstone, P. V. (1995). Óleo de linhaça e câncer: ácido alfalinoleico e carcinogênese. *In* S. C. Cunnane e L. U. Thompson (eds.), *Flaxseed in Human Nutrition.* Champaign, IL: AOCS Press; Serraino, M. et al. (1991). Efeito da suplementação de linhaça sobre os estágios de início e de promoção de tumores mamários. *Nutrition & Cancer, 17,* 153-159.
23 Lampe, J. W. et al. (1994). Lignana urinária e excreção de isoflavonoides em mulheres pré-menopausa consumindo linhaça em pó. *Am. J. Clin. Nutr., 60,* 122-128; Mousavi, Y. et al. (1992). Enterolactona e estradiol inibem mutuamente o efeito proliferativo sobre MCF e células de câncer de mama em culturas. *J. Steroid Biochemistry & Molecular Biology, 41,* 615-619.

24 Bierenbaum, M. L. et al. (1993). Reduzindo o risco aterogênico em humanos hiper-lipêmicos com suplementação de linhaça: um relatório preliminar. *J. Am. College Nutrition, 12* (5), 501-504.
25 Middleton, E. e Kandaswami, C. (Novembro, 1994). Propriedades salutares potenciais dos bioflavonoides cítricos. *Food Technology*, 115-119.
26 Agradeço muito a Maureen Tsao, M. Ac., e à sua mãe, Fern Tsao, pela assistência proporcionada na preparação desta seção sobre medicina chinesa tradicional e menopausa.
27 Vernejoul, P. et al. (1985). Estudo dos meridianos de acupuntura por traçadores radiativos. *Bulletin de la Académie Nationale du Médicine, 169* (7), 1071-1075.

Capítulo 7: Regime alimentar da menopausa: um programa para equilibrar seus hormônios e prevenir o aumento de peso da meia-idade

1 Fine, J. T., Colditz, G. A., Coakley, E. H., Moseley, G., Manson, J. E., Willett, W. C. e Kawachi, I. (1999). Estudo prospectivo sobre mudanças de peso e qualidade de vida relativa à saúde nas mulheres. *JAMA, 282*, 2136-2142.
2 Fukagawa, N. K. et al. (1990). Efeito da idade sobre a composição do corpo e sobre o metabolismo em repouso. *Am. J. Physiology, 259*, E233.
3 Ganesan, R. (1995). Efeitos aversivos e hipofágicos do estradiol. *Physiological Behavior, 55* (2), 279-285.
4 No momento em que escrevo, o livro *Dr. Atkins New Diet Revolution* vendeu mais de oito milhões de exemplares e foi o *best-seller* dos livros sobre dietas no final da década de 1990. A pesquisa dando suporte ao livro é sólida, embora controvertida.
5 Um estudo clínico da dieta Atkins, apresentado na Southern Society of General Internal Medicine em Nova Orleans (1999) pelo eminente pesquisador, dr. Eric Westman, deixou de mostrar qualquer efeito adverso sobre as funções do fígado e dos rins nos 41 indivíduos levemente obesos que foram alvo do estudo, limitando seu consumo de carboidratos a menos de 20 g por dia. Eles também tomaram um complemento multivitamínico e outro de óleo de peixe, fazendo exercícios três vezes por semana. O estudo Durham durou quatro meses e os sujeitos testados perderam em média 9,5 kg cada. Os níveis de colesterol baixaram 6,1 por cento e o de triglicérides baixou quarenta por cento, enquanto os níveis de colesterol HDL, um protetor, aumentaram em média sete por cento. A pressão arterial e a composição corporal também sofreram mudanças favoráveis. Os resultados do estudo Durham foram confirmados por um segundo estudo, este maior, com 319 pacientes com sobrepeso ou obesos, ao longo de um ano, no Atkins Center for Complementary Medicine na cidade de Nova York. Os resultados foram similares, afastando quaisquer preocupações com a segurança da dieta. Sob diversas condições da perimenopausa, contudo, até a dieta Atkins pode não ser tão eficaz quanto em outros estágios da vida, ou para os homens.
6 Huang, Z., Willett, W. C., Colditz, G. A., Hunter, D. J., Manson, J. E., Rosner, B., Speizer, F. E. e Hankinson, S. E. (1999). Circunferência da cintura, relação cintura-quadril e risco de câncer de mama no Nurses' Health Study. *Am. J. Epidemiol., 150* (12), 1316-1324.
O dr. Zhi-ping Huang, da Escola de Saúde Pública de Harvard, e seus colegas examinaram a associação entre circunferência da cintura e relação cintura-quadril com o risco subsequente de câncer de mama. Mulheres com uma circunferência de cintura entre 81,3 e 91,2 cm tinham um risco de câncer 1,5 vezes maior do que o normal, enquanto aquelas com uma circunferência de cintura entre 91,4 e 139,7 tinham um

risco que era quase duas vezes maior do que o de mulheres cujas cinturas se situavam entre 38,1 e 70,9 cm. A adiposidade abdominal está associada ao excesso de androgênio e à maior conversão do androgênio para estrogênio em tecidos gordurosos. A pesquisa também concluiu que "toda usuária de hormônios pós-menopausa correram um risco maior de câncer de mama, independentemente da obesidade central".

7 Wild, R. D. et al. (1985). Concentrações de lipídeos de lipoproteínas e risco cardiovascular em mulheres com síndrome de ovário policístico. *J. Clinical Endocrinology & Metabolism, 61*, 946; Rexrode, K. et al. (1998). Adiposidade abdominal e doença coronariana em mulheres. *JAMA, 280*, 1843-1848; Gillespie, L. (1999). *The Menopause Diet: Lose Weight and Boost Your Energy*, 18. Beverly Hills, CA: Healthy Life Publications.
8 Huang, Z. et al. (1999). Op. cit.
9 Groff, J. L. e Gropper, S. (2000). *Advanced Nutrition and Human Metabolism*, 147, 252, 447. Belmont, CA: Wadsworth.
10 Reaven, G. M. (2000). *Syndrome X: Overcoming the Silent Killer That Can Give You a Heart Attack*. Nova York: Simon & Schuster.
11 Eriksson, J. et al. (1989). Defeitos metabólicos precoces em pessoas com maior risco de diabetes melito não dependente de insulina. *NEJM, 321*, 337-343; Lillioja, S. et al. (1993). Resistência à insulina e disfunção da secreção de insulina como precursores de diabetes melito não dependente de insulina: estudos prospectivos dos índios pima. *NEJM, 329*, 1988-1992.
12 Reaven, G. M. (1988). Papel da resistência à insulina em doenças humanas. *Diabetes, 37*, 1595-1607; Zavaroni, I. et al. (1989). Fatores de risco para doenças coronarianas em pessoas saudáveis com hiperinsulinemia e tolerância normal à glicose. *NEJM, 320*, 702-706.
13 Fuh, M. M. et al. (1987). Anormalidades do metabolismo dos carboidratos e lipídeos em pacientes com hipertensão. *Arch. Intern. Med., 147*, 1035-1038; Zavaroni, I. et al. (1987). Evidências de que há múltiplos fatores de risco para doenças coronarianas em pessoas com tolerância anormal à glicose. *Am. J. Medicine, 83*, 609-612.
14 Nestler, J. et al. (1999). Efeitos ovulatórios e metabólicos de D-quiroinositol na síndrome de ovário policístico, *NEJM, 340*, 1314-1320.
15 Kazer, R. (1995). Resistência à insulina, fator 1 de crescimento semelhante à insulina e câncer de mama: uma hipótese. *International J. Cancer, 52* (4), 403-406.
16 Bruning, P. F., Bonfrer, J. M., Van Noord, P. A., Hart, A. A., de Jong-Bakker, M. e Nooijen, W. J. (1992). Resistência à insulina e risco de câncer de mama. *International J. Cancer, 52* (4), 511-516; Seely, S. (1983). Dieta e câncer de mama: a possível conexão com o consumo de açúcar. *Medical Hypotheses, 11*, 319-327.
17 Bruning, P. F. et al. (1992). Ibid.
18 Kazer, R. (1995). Op. cit.
19 Gillespie, L. (1999). *The Menopause Diet Mini Meal Cookbook*, 3. Beverly Hills, CA: Healthy Life Productions.
20 Michnobiz, J. (1987). Modulação ambiental do metabolismo do estrogênio em seres humanos. *International Clinical Nutritional Review, 7*, 169-173; Anderson, K. E. (1984). A influência das proteínas dos carboidratos alimentares sobre as principais biotransformações oxidantes do estradiol em sujeitos normais. *J. Endocrinology & Metabolism, 59* (1), 103-107.
21 Opara, E. C. et al. (1996). Suplementação com L-glutamina de uma dieta rica em gorduras reduz o peso corporal e atenua a hiperglicemia e a hiperinsulinemia em ratos

C57BL/6J. *J. Nutrition, 126* (1), 273-279; Rogers, L. L. et al. (1955). Consumo voluntário de álcool em ratos após a administração de glutamina. *J. Biological Chemistry, 214*, 503-507.
22 Cutler, R. G. (1984). Carotenoides e retinol: sua possível importância na determinação da longevidade de espécies primatas. *Proceedings of the National Academy of Science, 81*, 7627-7631.
23 Murakoshi, M. et al. (1992). Potente ação preventiva do alfacaroteno contra a carcinogênese. *Cancer Research, 52*, 6583-6587.
24 Franceschi, S. et al. (1994). Tomates e o risco de câncer do trato digestivo. *International J. Cancer, 59*, 181-184.
25 Hornstra, G. (2000). Ácidos graxos essenciais em mães e seus recém-nascidos. *Am. J. Clin. Nutr., 71* (supl.), 1262S-1269S.
26 Este conceito me foi apresentado pelos doutores Mary Dan Eades e Michael Eades, autores de *Protein Power* (Nova York: Bantam, 1996), e confirmei sua validade. Lembre-se, porém, de que é possível produzir insulina em excesso comendo-se qualquer coisa em demasia e também em épocas de estresse – mesmo quando não há carboidratos presentes.
27 Dulloo, A. G., Duret, C., Rohrer, D., Girardier, L., Mensi, N., Fathi, M., Chantri, P. e Vandermander, J. (1999). Eficácia de um extrato de chá-verde rico em polifenóis catequina e em cafeína, na elevação do dispêndio de energia e na oxidação de gorduras no período de 24 horas em humanos. *Am. J. Clin. Nutr., 70* (6), 1040-1045; Sinatra, S. (1998). *The Coenzyme Q_{10} Phenomenon*. Nova Canaã, CT: Keats.
28 Ianoli, P. et al. (1998). Glucocorticoides regulam e elevam o transporte de nutrientes intestinais de forma dependente do tempo e específica de cada substrato. *Gastrointestinal Surgery, 2* (5), 449-457.
29 McGuigan, J. E. (1994). Úlcera péptica e gastrite. Em K. Isselbacher et al. (eds.), *Harrison's Principles of Internal Medicine, vol. 2* (13. ed., 1369). Nova York: McGraw-Hill.
30 Murray, M. e Pizzorno, J. (1998). *Encyclopedia of Natural Medicine*, 134-137. Rocklin, CA: Prima Publishing; van Marle, J. et al. (1981). Alcaçuz desglicirrinizado (DGL) e renovação do epitélio do estômago de ratos. *European J. Pharmacology, 72*, 219-275.

Capítulo 8: Dando saúde e poder à pelve
1 Helms, J. M. (1987). Acupuntura para o controle da dismenorreia primária. *Obstetrics & Gynecology, 69* (1), 51-56.
2 Lepine, L. A. et al. (1997). Supervisão da histerectomia: Estados Unidos, 1980-1993, *MMWR, 46*, 1-15.
3 Bradley, L. e Newman, J. (2000). Embolização da artéria uterina para tratamento de fibromas: do escalpelo ao cateter. *The Female Patient, 25*, 71-78.
4 West, S. (1994). *The Hysterectomy Hoax*. Nova York: Doubleday.
5 Garcia, C.-R. e Cutler, W. B. (1984). Preservação do ovário: uma reavaliação. *Fertility & Sterility, 42* (4), 510-514.
6 Hasson, H. (1993). Remoção do colo do útero na histerectomia para doenças benignas: riscos e benefícios. *J. Reproductive Medicine, 58* (10), 781-789.
7 Carlson, K., Miller, B. e Fowler, F. (1994). Estudo sobre a saúde das mulheres do Maine. I. Resultados de histerectomias. *Obstetrics & Gynecology, 83*, 556-565.
8 Rohner Jr. T. J. e Rohner, J. F. (1997). Incontinência urinária na América: a relevância social. Em P. D. O'Donnel (ed.), *Urinary Incontinence*. St. Louis, MO: Mosby-Yearbook, Inc.

9   Resnick, N. (1998). Melhorando o tratamento da incontinência urinária. *JAMA, 280* (23), 2034-2035.
10 Pandit, M. et al. (2000). Quantificação dos nervos intramusculares nos músculos estriados do esfíncter urogenital feminino. *Obstetrics & Gynecology, 95*, 797-800.
11 Bhatia, N., Tchou, D. C. H. et al. (1988). Exercícios para a musculatura da base pélvica no tratamento de incontinência urinária anatômica por estresse. *Physical Therapy, 68*, 652-655; Diokno, A. (1996). Benefícios da conservação em SUI. *Contemporary Urology, 8*, 36-48.
12 Singla, A. (2000). Atualização no controle de SUI. *Contemporary Ob/Gyn, 45* (1), 68-85.
13 Burgio, K. et al. (1998). Tratamento comportamental *vs.* medicamentoso da incontinência por urgência em mulheres mais velhas: um teste randômico. *JAMA, 280* (23), 1995-2000.
14 Galloway, N. et al. (1998, junho-julho). *Multicenter trial: Extracorporeal magnetic resonance therapy (EMRT) for the treatment of stress urinary incontinence*. Primeira Consulta Internacional sobre Incontinência, Mônaco. (Sumário n. 31.)
15 Eckford, S. D., Jackson, S. R., Lewis, P. A. et al. (1996). Adesivo de controle da continência: novo aparelho de oclusão externa para controle da incontinência por estresse. *British J. Urology, 77*, 538-540.
16 Staskin D. et al. (1996). Eficácia de um plugue de controle urinário no controle de SUI: primeiros resultados de um estudo multicentros. *Urology, 47*, 629-636.
17 Lose G. e Versi, E. (1996). Testes de adesivos no diagnóstico e quantificação da incontinência. *International J. Urogynecology, 3*, 324-328; Versi, E. et al. (1996). Avaliação do teste de adesivo caseira na investigação da incontinência urinária feminina. *British J. Obstet. Gynaecol., 103*, 162-167.
18 Davila, G. W. et al. (1994). Prótese de apoio ao colo da bexiga: um método não cirúrgico para tratar incontinência urinária por estresse em mulheres adultas. *Am. J. Obstetrics & Gynecology, 173*, 66-71.
19 Bergman, A. e Elia, G. (1995). Três procedimentos cirúrgicos para a autêntica incontinência por estresse. Acompanhamento, durante cinco anos, de um estudo prospectivo e randomizado. *Am. J. Obstetrics & Gynecology, 173*, 66-71.
20 Singla, A. Op. cit., 77.
21 Santarosa, R. P., Blaivas, J. G. (1994). Injeção periuretral de gordura autóloga para tratamento de incontinência do esfíncter. *J. Urology, 151,* 607-611; Bard, C. R. (1990). Pedido da PMAA à FDA pelo IDE #G850010.
22 Burgio, K. et al. Op. cit.

Capítulo 9: Sexo e menopausa: mitos e realidade

1   Sarrel, P. e Whitehead, M. I. (1985). Sexo e menopausa: definindo os problemas. *Maturitas, 7*, 217-24.
2   Bergmark, K. et al. (1999). Alterações vaginais e sexualidade em mulheres com histórico de câncer cervical. *NEJM, 340*, 1383-1389.
3   Savage, L. (1999). *Reclaiming Goddess Sexuality*, 23. Carlsbad, CA: Hay House.
4   Love, P. e Robinson, J. (1994). *Hot Monogamy: Essential Steps to More Passionate, Intimate Lovemaking* (p. 371). Nova York: Dutton.
8   Sarrel, P. (1990). Sexualidade e menopausa. *Obstetrics & Gynecology, 75* (4, supl.), 26S-35S; Sarrel, P. (1982). Problemas sexuais após a menopausa: um estudo de 50 casais casados atendidos em um programa de aconselhamento sexual. *Maturitas, 4* (4), 231-239.
9   Sarrel, P. (1990). Op. cit.

10 Sarrel, P. et al. (1998). Reposição de estrogênio e de estrogênio-androgênio em mulheres pós-menopausa insatisfeitas com terapia exclusivamente com estrogênio. *J. Reproductive Medicine, 43* (10), 847-856; Sherwin, B. et al. (1985). Resposta com sintomas diferenciais à administração de estrogênio e/ou androgênio parenteral na menopausa cirúrgica. *Am. J. Obstetrics & Gynecology, 151*, 153-160.
11 Love, P. e Robinson, J. (1994). Op. cit. (p. 73-76), comentando sobre o estudo de Schreiner-Engel, P. (1981). Excitabilidade sexual e o ciclo menstrual. *Psychosomatic Medicine, 43*, 1999-2212.
12 Collins, G. (2000). Sexo seguro: importante em qualquer idade. *The Female Patient, 20*, 4-8.
13 Love, P. e Robinson, J. (1994). Op. cit., 234-235.

CAPÍTULO 10: ALIMENTANDO O CÉREBRO: SONO, DEPRESSÃO E MEMÓRIA

1 Bliwise, D. L. et al. (1992). Prevalência de sono insuficiente autorrelatado em uma população saudável entre 50-65 anos. *Social Science Medicine, 34* (49), 49.
2 Walsh, J. K. et al. (1992). Insônia. *In* Chokroverty S. (ed.) *Sleep Disorders Medicine: A Comprehensive Textbook* (p. 100). Stoneham, MA: Butterworth.
3 Rapkin, A. et al. (1997). Alopregnenolona metabólita de progesterona em mulheres com síndrome pré-menstrual, *Obstetricas/Gynecology, 90* (5), 709-714.
4 Leathwood, P. D. et al. (1985). Extrato aquoso de raiz de valeriana (*Valeriana officinalis* L.) reduz latência ao adormecimento no homem. *Planta Medica, 54*, 144-148.
5 Murray, M. (1998). *5-HTP: O modo natural de superar a depressão, a obesidade e a insônia*. Nova York: Bantam Books.
6 Holm, E., Staedt, U., Heep, J., Kortsik, C., Behne, F., Kaske, A. e Mennicke, I. (1991). Untersuchungen zum Wirkungsprofil von D, L-Kavain: Zerebrale Angriffsorte und Schlaf-Wach-Rhythmus im Tier-experiment. [Perfil de ação da D, L-kavaína: Locais cerebrais e ritmo sono-vigília em animais.] *Arzneimittelforschung, 41* (7), 673-683; ANPA Committee on Research (2000). O uso de remédios herbáceos alternativos em neuropsiquiatria: relatório do Comitê de Pesquisa da ANPA. *J. Neuropsychiatry & Clinical Neurosciences, 12*, 177-192.
7 McKinlay, J. B. et al. (1987). A contribuição relativa das mudanças endócrinas e das circunstâncias sociais para a depressão de mulheres de meia-idade. *J. Health & Social Behavior, 28*, 345-363; Woods, N. F., Mitchell, E. S. (1996). Padrões de humor deprimido em mulheres de meia-idade: observações do Estudo de Saúde de Mulheres de Meia-Idade de Seattle. *Research in Nursing & Health, 19* (2), 111-123; Martinsen, E. W. (1990). Benefícios proporcionados por exercícios para o tratamento da depressão. *Sports Medicine, 9* (6), 380-389; Morgan, J. et al. (1970). Efeitos psicológicos da atividade física crônica. *Medical Science & Sports, 2* (4), 213-217; Kessler, R. C. et al. (1993). Sexo e depressão na Pesquisa Nacional de Incidência de Enfermidades. I: Prevalência, tempo e recorrência vitalícia. *J. Affective Disorders, 29*, 85.
8 Pratt, L. (1996). Depressão, medicação psicotrópica e risco de enfarte do miocárdio. *Circulation, 94* (12), 3123-3129; Michelson, D. et al. (1996). Densidade mineral óssea em mulheres com depressão. *NEJM, 335*, 1176-1181; Denollet, J. et al. (1996). Personalidade como previsor independente de mortalidade a longo prazo em pacientes com doenças coronarianas. *Lancet, 347*, 417-421; Frasure-Smith, N., Lesperance, F. e Talajic, M. (1995). Depressão e prognóstico de 18 meses após enfarte do miocárdio. *Circulation, 91* (4), 999-1005.
9 Sarno, J. (1991). *Healing Back Pain: The Mind-Body Connection*, 26-27. Nova York: Warner Books; Shealy, N. (1995). *Miracles Do Happen*, 250. Rockport, MA: Element Books.

10 Woods, N. F., Mitchell, E. S. e Adams, C. (2000). Funcionamento da memória entre mulheres de meia-idade: Observações do Estudo de Saúde de Mulheres de Meia-Idade de Seattle. *Menopause, 7* (4), 257-265.
11 Aleem, F. A. (1985). Síndrome da menopausa: níveis de betaendorfina no plasma em mulheres pós-menopausa, medidos com um teste radiativo específico. *Maturitas, 7*, 329-334; Genazzani, A. R. et al. (1988). Tratamento de reposição de esteroides aumenta os níveis de betaendorfinas e betalipotropinas no plasma em mulheres pós-menopausa. *Gynecology & Obstetrical Investigation, 26*, 153-159.
12 Roca, C. A. et al. (1999). Esteroides das gônadas e doenças afetivas. *Neuroscientist, 5* (4), 227-237; Halbreich, U. (1997). Papel do estrogênio na depressão pós-menopausa. *Neurology, 48* (5, supl. 7), S16-S20.
13 Garcia-Segura, L. M. et al. (1996, novembro). Efeito dos esteroides sexuais sobre as células cerebrais. *In* Wren, B. G. *Progress in the Management of the Menopause. The Proceeedings of the 9th International Congress on the Menopause, Sydney, Australia*, 278-285. Nova York: Parthenon Publishing.
14 Young, R. J. (1979). Efeito de exercícios regulares sobre funcionamento cognitivo e personalidade. *British J. Sports Medicine, 13* (3), 110-117; Gutin, B. (1966). Efeito do aumento da aptidão física sobre a habilidade mental após estresse físico e mental. *Research Quarterly, 37* (2), 211-220.
15 Doogan, D. P. e Caillard, V. (1992). Sertralina na prevenção da depressão. *British J. Psychiatry, 160*, 217-222; Eric, L. (1991). Estudo prospectivo, duplo-cego, comparativo e em múltiplos centros da paroxetina e de placebo na prevenção de episódios depressivos importantes e recorrentes. *Biological Psychiatry, 29* (supl. 1), 254S-255S.
16 Pert, C. B. (1997, 20 de outubro). Carta ao editor. *Time, 150* (16).
17 Coppen, A. (1967). A bioquímica de distúrbios afetivos. *British J. Psychiatry, 113*, 1237-1264; Stewart, J. W. et al. (1984). Baixos níveis de B_6 em pacientes ambulatoriais deprimidos. *Biol. Psychiatry, 19* (4), 613-616; Hall, R. C. W. e Joffe, J. R. (1973). Hipomagnesemia: sintomas físicos e psiquiátricos. *JAMA, 224* (13), 1749-1751; Lieb, J., Karmali, R. e Horrobin, D. (1983). Níveis elevados de prostaglandina E2 e tromboxane B2 na depressão. *Prostaglandins Leukot. Med. 10* (4), 361-367.
18 Fux, M., Levine, J., Aviv, A. e Belmaker, R. H. (1996). Tratamento com inositol de distúrbio obsessivo-compulsivo. *Am. J. Psychiatry, 153* (9), 1219-1221; Levine, J. et al. (1995). Teste duplo-cego, controlado do tratamento da depressão com inositol. *Am. J. Psychiatry, 152*, 792-794.
19 DeVenna, M. e Rigamoni, R. (1992). S-adenosil L-metionina oral na depressão. *Curr. Ther. Res., 52*, 478-485; Di Benedetto, P. et al. (1993). Avaliação clínica de S-adenosil L-metionina *versus* estimulação elétrica transcutânea de nervos em fibromialgia primária. *Curr. Ther. Res., 53*, 222-229; Muskin, P. R. (ed.) (2000). *Complementary and alternative medicine and psychiatry (review of psychiatry)* (Vol. 19, p. 8-18). Washington, D.C.: American Psychiatric Association Press; Shehin, V. O. et al. (1990). SAM-e em ADHD de adultos. *Psychopharmacology Bulletin, 25*, 249-253.
20 Jorm, A. F. et al. (1987). A presença da demência: integração quantitativa da literatura. *Acta Psychiatrica Scandinavia, 76*, 465-479; Aronson, M. S. et al. (1990). Mulheres, enfarte do miocárdio e demência nas muito idosas. *Neurology, 40*, 1102-1106.
21 Nash, J. M. (2000, 4 de julho). A nova ciência do mal de Alzheimer. *Time, 156* (4), 51.

NOTAS

22 Snowdown, D. et al. (1996). Habilidade linguística na juventude e função cognitiva e mal de Alzheimer na idade adulta: descobertas a partir do Estudo das Freiras. *JAMA, 275* (7), 528-532; Snowdown, D. et al. (1997). Enfarte cerebral e a expressão clínica do mal de Alzheimer. O Estudo das Freiras. *JAMA, 277* (10), 813-817.
23 Baldereschi, M. et al. (1998). Terapia de reposição de estrogênio e mal de Alzheimer no Estudo Longitudinal Italiano sobre Enfraquecimento. *Neurology, 50*, 996-1002; Kawas, C. et al. (1997). Estudo prospectivo de terapia de reposição de estrogênio e o risco de se desenvolver o mal de Alzheimer: estudo Longitudinal de Baltimore sobre Enfraquecimento. *Neurology, 48*, 1517-1521; Paganini-Hill, A. e Henderson, V. W. (1996). Terapia de reposição de estrogênio e risco de mal de Alzheimer. *Arch. Intern. Med., 156* (19), 2213-2217; Tang, M. X. et al. (1996). Efeito do estrogênio durante a menopausa sobre risco de mal de Alzheimer e idade de seu surgimento. *Lancet, 358*, 429-432; Ohkura, V. et al. (1994). Avaliação da terapia de reposição de estrogênio em mulheres mais velhas: comparações entre casos de mal de Alzheimer e sujeitos de controle não dementes. *Archives of Neurology, 51*, 896-900; Paganini-Hill, A. et al. (1994). Deficiência de estrogênio e risco de mal de Alzheimer em mulheres. *Am. J. Epidemiol., 140*, 256-261; Brenner, D. E. et al. (1994). Terapia de reposição de estrogênio pós-menopausa sobre o risco de mal de Alzheimer: estudo de controle de caso baseado na população. *Am. J. Epidemiol., 140*, 262-267; Honjo, H. et al. (1993). Efeito do estrogênio conjugado sobre a redução cognitiva em mulheres com demência senil, do tipo Alzheimer: um estudo duplo-cego controlado por placebo. *J. Japanese Menopause Society, 1*, 167-171; Kantor, H. et al. (1973). Estrogênio para mulheres mais velhas. *Am. J. Obstetrics & Gynecology, 116*, 115-118; Caldwell, B. M. (1954). Uma avaliação dos efeitos psicológicos da administração de hormônio sexual em mulheres idosas. *J. Gerontology, 9*, 168-174.
24 McEwen, B. S. et al. (1999). Inibição da indução espinal dendrítica em neurônios piramidais ca-1 do hipocampo com antagonistas não esteroides do estrogênio em ratazanas. *Endocrinology, 140*, 1044-1047.
25 Lerner, A., J. et al. (1996, outubro). Interações de histórico de fumo com terapia de reposição de estrogênio como fatores protetores contra o mal de Alzheimer. Apresentação no 26º encontro anual da Sociedade de Neurociência, em Washington, D.C.; Wilson, P. W. F. et al. (1995). Uso pós-menopausa de estrogênio, cigarro e mortalidade cardiovascular em mulheres com mais de 50: o Estudo Framingham. *NEJM, 313*, 1038-1043; Falkeborn, N. et al. (1993). Terapia de reposição hormonal e o risco de apoplexia. Acompanhamento de um grupo sueco baseado na população. *Arch. Intern. Med., 153*, 1201-1209; Finucane, F. F. et al. (1993). Risco reduzido de apoplexia entre usuárias pós-menopausa de hormônios: resultados de um grupo nacional. *Arch. Intern. Med., 153*, 73-79; Paganini-Hill, A. et al. (1988). Tratamento com estrogênio pós-menopausa e apoplexia: um estudo prospectivo. *British Medical J., 297* (6647), 519-522.
26 Manly, J. J. et al. (2000). Níveis endógenos de estrogênio e mal de Alzheimer entre mulheres pós-menopausa. *Neurology, 54*, 833-837.
27 Honjo, H. et al. (1993). Op. cit.; Ohkura, V. et al. (1994). Avaliação do tratamento com estrogênio de mulheres pacientes com demência do tipo Alzheimer. *Endocrinology J., 41*, 361-371; Henderson, V. et al. (1994). Terapia de reposição de estrogênio em mulheres mais velhas: comparações entre casos de mal de Alzheimer e sujeitos de controle não dementes. *Archives of Neurology, 51*, 896-900; Henderson, V. W. (1999, primavera). Estrogênio e mal de Alzheimer: estado atual. *Menopausal Medicine: A Quarterly Newsletter of the Am. Soc. Reproductive Medicine, 7* (1), 1-4; Schmidt,

R. et al. (1996). TRE em mulheres mais velhas: um estudo neuropsicológico e de MRI cerebral. *J. Am. Geriatric Society, 51*, 896-900; Jacobs, D. M. (1998). Função cognitiva em mulheres mais velhas, não dementes, que tomaram estrogênio após a menopausa. *Neurology, 50*, 368-373; Marder, T. et al. (1998). Uso de estrogênio pós-menopausa e mal de Parkinson com e sem demência. *Neurology, 50*, 1141--1143; Shaywitz, S. E. et al. (1999). Efeito do estrogênio sobre padrões de ativação do cérebro em mulheres pós-menopausa em tarefas com uso da memória ativa. *JAMA, 281* (13), 1197-1202; Erikson, P. S. et al. (1998). Neurogênese no hipocampo humano adulto. *Nature Medicine, 4* (11), 1313-1317; Sarrel, P. M. et al. (1994). Ação do estrogênio sobre artérias, ossos e cérebro. *Scientific American* (1994, julho-agosto), 44-53.

28 Evans, P. H. (1991). Cefaloconiose: uma perspectiva dos radicais livres sobre a proposta etiopatogênese induzida por partículas da demência de Alzheimer e distúrbios relacionados. *Medical Hypotheses, 34* (3), 209-219.

29 Freedman, M. et al. (1984). Tomografia axial computadorizada aplicada ao enfraquecimento. *In* M. L. L. Albert (ed.), *Clinical Neurology of Aging*. Nova York: Oxford University Press; Lehr, J. e Schmitz-Scherzer, R. (1976). Sobreviventes e não sobreviventes: dois padrões fundamentais do enfraquecimento. *In* H. Thomas (ed.), *Patterns of Aging. Findings from the Bonn Longitudinal Study of Aging*. Basel: S. Karger; Benton, M. L. et al. (1981). Observações normativas sobre desempenho em teste neuropsicológico na velhice. *J. Clinical Neuropsychiatry, 3*, 33-42.

30 Baldereschi, M. et al. (1998). Op. cit.; Schneider, L. S. et al. (1996). Efeitos da terapia de reposição de estrogênio sobre a resposta a tacrina em pacientes com mal de Alzheimer. *Neurology, 46*, 1580-1584; Brinton, R. D. et al. (1997). 17-betaestradiol aumenta o crescimento e a sobrevivência de neurônios corticais cultivados. *Neurochemical Research, 22*, 1339-1351; Brinton, R. D. et al. (1997). Equilina, um dos principais componentes do Premarin, remédio para reposição de estrogênio, aumenta o crescimento de neurônios corticais via um mecanismo NMDA dependente de receptores. *Experimental Neurology, 147*, 211-220; Matsumoto, A. et al. (1985). Estrogênio estimula a plasticidade neuronal no núcleo articulado aferente do hipotálamo em ratazanas idosas. *Neuroscience Research, 2*, 412-418; Okhura, T. et al. (1995). Estrogênio aumenta o fluxo sanguíneo cerebral e cerebelar em mulheres pós-menopausa. *Menopause, 2*, 13-18; Singh, M. et al. (1994). Privação de esteroides ovarianos resulta em dificuldade reversível de aprendizado e comprometimento da função colinérgica em ratazanas Sprague-Dawley. *Brain Research, 644*, 305--312; Singh, M. et al. (1996). Efeito da ovariectomia e da reposição de estradiol na expressão cerebral hipocâmpica de mensageiros de fator neurotrópico, derivados do cérebro, nas regiões cortical e hipocâmpica de ratazanas Sprague-Dawley. *Endocrinology, 136*, 2320-2324.

31 Sherwin, B. (1997). Efeitos do estrogênio sobre a cognição em mulheres na menopausa. *Neurology, 48* (supl. 7), S21-S26.

32 McEwen, B. S. e Wooley, C. S. (1994). Estradiol e progesterona regulam a estrutura neuronial e a conectividade sináptica em cérebros adultos e em desenvolvimento. *Experimental Gerontology, 29*, 431-436; Wooley, C. S. e McEwen, B. S. (1993). Papel do estradiol e da progesterona sobre a regulação da densidade espinal dendrítica do hipocampo durante o ciclo do estriol na ratazana. *J. Comparative Neurology, 336*, 293-306.

33 McLaughlin, I. J. et al. (1990). Zinco no distúrbio depressivo. *Acta Psychiatr. Scandinavia, 82*, 451-453.

34 Shaw, D. M. et al. (1988). Demência senil e nutrição [carta]. *British Medical J., 288*, 792-793.
35 Gibson, Q. E. et al. (1988). Atividades reduzidas de enzimas dependentes de tiamina nos cérebros e tecidos periféricos de pacientes com mal de Alzheimer. *Archives of Neurology, 45*, 836-840.
36 Strachan, R. N. e Henderson, J. G. (1967). Demência e deficiência fólica. *Quarterly J. Medicine, 36*, 189-204; Perkins, A. J. et al. (1999). Associação entre antioxidantes e memória em amostra multiétnica de idosos usando o Terceiro Estudo Nacional de Avaliação da Saúde e da Nutrição. *Am. J. Epidemiol., 150*, 37-44.
37 Hoffman e Herbert (1990). Cuidado com remédios contra resfriados para idosos. *Courtlandt Forum*, 28-41.
38 Yen, S. S. C. (1995). Reposição de DHEA em homens e mulheres mais idosos: possíveis efeitos medicamentosos. *Ann. New York Acad. Sciences, 774*, 128-142; Mevril, C. R. et al. (1990). Concentrações reduzidas de DHEA no plasma em infecções por HIV e em mal de Alzheimer. *In* M. Kalimi e Regleson, W. (eds.), *The Biological Role of Dehydroepiandrosterone*, 101-105. Nova York: de Gruyter; Regleson, W. et al. (1994). Dehydroepiandrosterone (DHEA) – o "esteroide-mãe". I. Ação imunológica. *Ann. New York Acad. Sciences, 719*, 553-563.
39 Pan, Y. et al. (2000). Fitoestrogênios de soja melhoram o desempenho em labirinto radial de ratazanas reprodutoras aposentadas e ovariectomizadas e não atenuam os benefícios do tratamento com 17-betaestradiol. *Menopause, 7* (4), 230-235; Kim, H. et al. (2000). Atenuação das modificações relevantes para a degeneração neural em proteínas cerebrais por meio de soja alimentar. *Biofactors, 12* (1-4), 243-250. Comentários.
40 Pan, Y. et al. (1999). Efeito do estradiol e de fitoestrogênios de soja sobre a acetil-transferase da colina e o fator de crescimento nervoso mRNA no córtex frontal e no hipocampo de ratazanas. *Proc. Soc. Exp. Biol. Med., 221* (2), 118-125.
41 Refat, S. L. et al. (1990). Efeito da exposição de mineiros ao pó de alumínio. *Lancet, 336*, 1162-1165.
42 Conselho sobre Assuntos Científicos (1985). Aspartame: análise sobre questões de segurança. *JAMA, 254* (3), 400-402; Departamento Norte-Americano de Saúde e Serviços Humanos (1980). *Decision of the Public Board of Inquiry* (DHHS docket 75F-0335). Rockville, MD: FDA; Wurtman, R. J. (1983). Mudanças neuroquímicas após ingestão de doses elevadas de aspartame em carboidratos dietéticos. *NEJM, 309*, 429-430; Yogokoshi, H. et al. (1984). Efeitos da administração de aspartame e de glicose sobre os níveis de grandes aminoácidos neutros do cérebro e do plasma, e de 5-hidróxi-indol cerebral. *Am. J. Clin. Nutr., 40* (1), 1-7; Aspartame Consumer Safety Network, P. O. Box 780634, Dallas, TX 75378. Tel.: 214-352-4268.
43 McEwen, B. S. et al. (1999). Op. cit.
44 Connor, J. R., Melone, J. H. e Yuen, A. R. (1981). Extensão do dendrito no córtex occipital de ratos idosos: uma resposta induzida ambientalmente. *Experimental Neurology, 73* (3), 827-830; Connor, J. R., Diamond, M. C. e Johnson, R. E. (1980). Influência da idade e do ambiente sobre dois tipos de espinhas dendríticas no córtex occipital de ratos. *Experimental Neurology, 70* (2), 371-379.
45 Eriksson, P. et al. (1998). Neurogênese no hipocampo humano adulto. *Nature Medicine, 4* (11), 1313-1317.
46 Diamond, M. et al. (1985). Plasticidade do córtex cerebral de ratos com 904 dias de idade. *Experimental Neurology, 87*, 309-317.
47 Hausdorff, J. et al. (1999). Poder da discriminação etária na função física de idosos: reversibilidade de mudanças no modo de andar relacionadas com a idade. *J. Am. Geriatric Soc., 47*, 1346-1349.
48 Langer, E. (1989). *Mindfulness*, 113. Reading, MA: Addison-Wesley.

Capítulo 11: De botão de rosa a fruto da roseira: cultivando a beleza na meia-idade
1. Fisher, G. J. et al. (1997). Patofisiologia do enfraquecimento prematuro da pele induzido por luz ultravioleta. *NEJM, 337* (20), 1419-1428.
2. Lopez-Torres, M. et al. (1998). Aplicação tópica de alfatocoferol modula a rede antioxidante e diminui danos oxidantes induzidos pelo ultravioleta em pele de rato. *British J. Dermatology, 138,* 207-215; Biesalki, H. K. et al. (1996). Efeitos da exposição controlada de luz solar sobre nível de betacaroteno no plasma e na pele. *Free Radical Research, 24* (3), 215-224; Gollnick, H. et al. (1996). Betacaroteno sistêmico mais filtro solar UV tópico são proteção ideal contra efeitos nocivos da luz UV solar natural. *European J. Dermatology, 6,* 200-205.
3. Perricone, N. V. (1993). Enfraquecimento: prevenção e intervenção. Parte 1: antioxidantes. *J. Geriatric Dermatology, 5* (1), 1-2.
4. Perricone, N. V. (1993). Efeitos fotoprotetores e anti-inflamatórios do palmitato ascórbico tópico. *J. Geriatric Dermatology, 1* (1), 5-10; Perricone, N. V. e DiNardo, J. (1996). Efeitos fotoprotetores e anti-inflamatórios do ácido glicólico tópico. *Dermatologic Surgery, 22* (5), 435-437; Perricone, N. V. (1997). Éster de vitamina C tópico (palmitato ascórbico). *J. Geriatric Dermatology, 5* (4), 162-170; Perricone, N. V. (2000). *The Wrinkle Cure.* Emmaus, PA: Rodale Press.
5. Serbinova, E. et al. (1991). Reciclagem de radicais livres e mobilidade entre membranas das propriedades antioxidantes do alfatocoferol e do alfatocotrienol. *Free Radical Biology & Medicine, 10,* 263-275.
6. Hargrove, J. T. et al. (1998). Absorção de estradiol e de progesterona aplicados via loção Jergens e usados como terapia de reposição hormonal. Divisão de Endocrinologia Reprodutiva, Depto. de Obst. Ginec., Centro Médico Vanderbilt, Nashville, TN (Sinopse no. 97.051).
7. Shaak, C. (no prelo). Restauração dos níveis hormonais do início da fase lútea em mulheres na menopausa com a aplicação transdérmica de progesterona, estradiol e testosterona. A dra. Shaak pode ser contatada a respeito de sua pesquisa permanente em WomanWell, 405 Great Plain Ave., Needham, MA 02492. Tel. 781-453-0321.
8. Schmidt, J. et al. (1998). Tratamento do enfraquecimento da pele com estrogênios tópicos. *International J. of Pharmaceutical Compounding, 2* (4), 270-274.
9. Saliou, C. et al. (1999). Estrato de casca de *Pinus maritima* francês previne a expressão NF-KB dependente de genética e induzida pelo ultravioleta em uma linha de células de queratinócitos humanos. Resumo de uma apresentação de cartazes no Oxygen Club da Califórnia, Congresso Mundial de 1999.
10. Sinatra, S. (1998). *The Coenzyme Q_{10} Phenomenon.* Chicago: Keats Publishing.
11. Lopez-Torres, M. et al. (1998). Op. cit.; Eberlein-Konig, B. et al. (1998). Efeito protetor contra queimaduras de sol da combinação sistêmica de ácido ascórbico e vitamina E. *J. American Academy of Dermatology, 38,* 45-48.
12. Engels, W. D. (1982). Distúrbios dermatológicos: análise de doenças psicossomáticas (nº 4 da série). *Psychosomatics, 23* (12), 1209-1219; Bick, E. (1968). Experiência da pele nas primeiras relações objetivas. *International J. of Psychoanalysis, 49,* 484-486.
13. Strauss, J. S. e Pochi, P. E. (1963). A glândula sebácea humana: sua regulação por hormônios esteroides e seu uso como órgão final para avaliar a ação dos androgênios *in vivo. Recent Progress in Hormonal Research, 19,* 385-444.
14. Peck, G. L. et al. (1979). Remissões prolongadas de acne cística e conglobada com ácido 13-retinoico. *NEJM, 300,* 329-333.

15 Engels, W. D. (1982). Op. cit.; Bick, E. (1968). Op. cit.; Kaplan, H. I. e Sadock, B. J. (eds.) (1989). *Comprehensive Textbook of Psychiatry* (5. ed., 1221). Filadélfia, PA: Lippincott, Williams & Wilkins.
16 DeVille, R. L. et al. (1994). Alopecia androgênica nas mulheres: tratamento com solução tópica de minoxidil a 2%. *Arch. Dermatol., 130* (3), 303-307.
17 Lewenberg, A. (1996). Combinação minoxidil-tretinoína para crescimento capilar: efeitos de frequência, dosagem e modo de aplicação. *Advances in Therapy, 13* (5), 274-283.
18 Halsner, U. E. e Lucas, M. W. (1995). Novos aspectos em transplantes de cabelos para mulheres. *Dermatol. Surg.* (7), 605-610.
19 Hayden, T. et al. (1999). Nossa busca pela perfeição. *Newsweek*, 9 de agosto, 52-59.
20 Burkitt, D. P. et al. (1974). Fibra alimentar e doenças. *JAMA, 229* (8), 1068-1074; Braunwald, E. (ed.) (1987). *Harrison's Principles of Internal Medicine* (11. ed.). Nova York: McGraw-Hill.
21 Grismond, G. L. (1981). Tratamento de flebites induzidas pela gravidez. *Minerva Ginecol., 33*, 221-230.
22 Ako, H. et al. (1981). Isolamento de ativador de enzima de fibrinólise com bromelina comercial. *Arch. Int. Pharmacodyn., 254*, 157-167.
23 Stemmer, R. (1990). *Sclerotherapy of Varicose Veins*. Sigvaris Company (disponível por meio de Ganzoni & Cie AG, St. Gallen, Suíça).

Capítulo 12: De cabeça erguida para a vida: formando ossos saudáveis

1 Cummings, S. et al. (1985). Epidemiologia da osteoporose e de fraturas da osteoporose. *Epidemiology Review, 7*, 178-208.
2 Lindsay, R. (1995). O ônus da osteoporose: custo. *Am. J. Medicine, 98* (2A), 9S-11S.
3 Shipman, P. et al. (1985). *The Human Skeleton*. Cambridge, MA: Harvard University Press; Brown, J. (1990). *The Science of Human Nutrition*. Nova York: Harcourt Brace Jovanovich.
4 Lanyon, L. E. (1993). Respostas do esqueleto a cargas físicas. In G. Mundy e J. T. Martin (eds.), *Physiology & Pharmacology of Bone, vol. 107*, 485-505. Berlim: Springer-Verlag.
5 Travis, J. (2000). Formando ossos: acionando as células que formam ossos e desativando aquelas que as destroem. *Science News, 157*, 41-42.
6 Manolagas, S. C. (1995). Esteroides sexuais, citocinas e medula espinal: novos conceitos sobre a patogênese da osteoporose. *Ciba Foundation Symposium, 191*, 187-202.
7 Riggs, B. et al. (1986). Nas mulheres, o consumo de cálcio alimentar e o índice de perda óssea no meio do rádio e na espinha lombar não estão relacionados. *J. Bone & Mineral Research, 1* (supl.), 167; Genant, H. K. et al. (1985). Osteoporose: avaliação por tomografia computadorizada quantitativa. *Orthopedic Clinics of North America, 179*, 1-8.
8 Trotter, M. et al. (1974). Mudanças sequenciais no peso, densidade e peso percentual dos esqueletos humanos, desde o início do período fetal até a velhice. *Anatomical Record, 179*, 1-8.
9 Adams, P. et al. (1970). Osteoporose e os efeitos do enfraquecimento sobre a massa óssea em homens e mulheres de idade. *J. Medical News Series, 39*, 601-615.
10 Harris, S. et al. (1992). Índices de alteração na densidade mineral óssea da espinha, calcanhar, pescoço do fêmur e rádio em mulheres pós-menopausa saudáveis. *Bone*

Mineralization, 17 (1), 87-95; Riggs, B. et al. (1985). Índices de perda óssea no esqueleto apendicular e axial de mulheres: evidências de substancial perda óssea vertebral antes da menopausa. *J. Clinical Investigation, 77,* 1487-1491.

11 Fujita, T. et al. (1992). Comparação da relação osteoporose-consumo de cálcio entre Japão e Estados Unidos. *Proc. Soc. Experimental Biology & Medicine, 200* (2), 149-152.

12 Frost, H. (1985). A patomecânica da osteoporose. *Clinical Orthopedics, 200,* 198-225.

13 Chappard, D. et al. (1988). Distribuição espacial de trabéculas nos ossos ilíacos em 145 mulheres com osteoporose. *Maturitas, 10,* 353-360; Biewener, A. A. (1993). Fatores de segurança na força óssea. *Calcified Tissue International, 53* (supl. 1), S68-S74.

14 Brown, S. (1996). *Better Bones, Better Body: Beyond Estrogen and Calcium.* Los Angeles: Keats Publishing.

15 Lees, B. et al. (1993). Diferenças na densidade óssea femural ao longo de dois séculos. *Lancet, 341,* 673-675; Eaton, S. et al. (1991). Cálcio em perspectiva evolucionária. *Am. J. Clinical Nutr., 54* (supl.), 281S-287S.

16 Bauer, D. C. et al. (1993). Fatores associados a massa óssea apendicular em mulheres mais velhas. *Ann. Internal Medicine, 118* (9), 647-665.

17 Rigotti, N. A. et al. (1984). Osteoporose em mulheres com anorexia nervosa. *NEJM, 311* (25), 1601-1605.

18 Prior, J. et al. (1990). Perda óssea espinal e perturbações ovulatórias. *NEJM, 323* (18), 1221-1227; Cann, C. et al. (1984). Redução do conteúdo mineral na espinha de mulheres amenorreicas. *JAMA, 251* (5), 626-629.

19 Schuckit, M. (1994). Seção 5: álcool e alcoolismo. In K. Isselbacher et al. (eds.) *Harrison's Principles of Internal Medicine, vol. 2* (13. ed., 2420). Nova York: McGraw-Hill.

20 Diamond, T. et al. (1989). Etanol reduz a formação de ossos e pode causar osteoporose. *Am. J. Medicine, 86,* 282-288; Bikler, D. D. et al. (1985). Doenças ósseas e abuso de álcool. *Ann. Internal Medicine, 103,* 42-48.

21 Gold, P. W. et al. (1986). Respostas ao hormônio liberador de corticotropina no hipercortisolismo da depressão e na doença de Cushing: patofisiologia e implicações diagnósticas. *NEJM, 314,* 1329-1335; Michelson, D. et al. (1996). Densidade mineral óssea em mulheres com depressão. *NEJM, 335* (16), 1176-1181.

22 Tatemi, S. et al. (1991). Efeito de esgotamento experimental do magnésio humano sobre a secreção de hormônio paratireóideo e o metabolismo de 1,25-di-hidroxivitamina D. *J. Clin. Endocrinol. Metab., 73* (5), 1067-1072; Gaby, A. e Wright, J. (1988). *Nutrients and Bone Health.* Seattle, WA: Wright/Gaby Nutrition Institute.

23 Adinoff, A. D. e Hollister, J. R. (1983). Fratura induzida por esteroide e perda óssea em pacientes com asma. *NEJM, 309* (5), 265-268.

24 Hahn, T. J. et al. (1988). Metabolismo mineral alterado em osteopenia induzida por glicocorticoides: efeito da administração de 25-hidroxivitamina D. *J. Clinical Investigation, 64,* 655-665.

25 Crilly, R. G. et al. (1981). Hormônios esteroides, enfraquecimento e ossos. *Clinical Endocrinology & Metabolism, 10* (1), 115-139.

26 Johnell, O. et al. (1979). Morfologia óssea em epilépticos. *Calcified Tissue International, 28* (2), 93-97.

27 Franklin, J. A. et al. (1992). Tratamento de tiroxina a longo prazo e densidade mineral óssea. *Lancet, 340,* 9-13; Paul, T. L. et al. (1988). Terapia de longo prazo com L-tiroxina está associada à redução da densidade dos ossos dos quadris em mulheres pré-menopausa. *JAMA, 259,* 3137-3141; Coindre, J. M. et al. (1986). Perda óssea em hipotireoidismo com reposição hormonal: um estudo histomorfométrico. *Arch. Intern.*

Med., 146, 48-53.
28 Brincat, M. P. et al. (1996). Modelo de teste para osteoporose usando a espessura da derme e a densitometria óssea. *In* B. G. Wren (ed.), *Progress in the Management of the Menopause: The Proceedings of the 8th International Congress on the Menopause*, 175-178. Sydney: Parthenon Publishing Group.
29 Robins, S. P. (1995). Vínculos cruzados de colágeno em doenças ósseas metabólicas. *Acta Orthopedica Scandinavia, 66* (266, supl.), S171-S175; Garnero, P. et al. (1994). Comparação entre novos marcadores bioquímicos de renovação óssea em mulheres osteoporóticas no final da pós-menopausa em resposta a tratamento por alendronatos. *J. Clin. Endocrinol. Metab., 79*, 1693-1700; Chestnut, C. et al. (1997). Terapia de reposição hormonal em mulheres pós-menopausa: N-telopeptídeo urinário de colágeno tipo I monitora o efeito terapêutico e prediz a resposta da densidade mineral óssea. *Am. J. Medicine, 102*, 29-37.
30 Cummings, S. R. et al. (no prelo). Regressão à média na prática clínica: mulheres que parecem perder densidade óssea durante tratamento de osteoporose costumam ganhar se o tratamento é mantido. *JAMA*. Citado *in* B. Ettinger (2000). Tratamento sequencial de osteoporose em mulheres com osteoporose pós-menopausa. *Menopausal Medicine, Newsletter of the American Society for Reproductive Medicine, 8* (2), 3.
31 Munger, R. G. (1999). Estudo prospectivo de consumo de proteína alimentar e risco de fratura nos quadris em mulheres pós-menopausa. *Am. J. Clin. Nutr., 69* (1), 147-152.
32 Potter, S. M., Baum, J. A., Teng, H., Stillman, R. J., Shay, N. F. e Erdman, J. W. (1998). Proteína de soja e isoflavonas: seus efeitos sobre lipídeos do sangue e densidade óssea em mulheres pós-menopausa. *Am. J. Clin. Nutr., 68* (6, supl.), 1375S-1379S.
33 Bonfield, T. (1999, 15 de junho). Pesquisa confirma benefícios da soja – mulheres pós-menopausa, tomem nota. *Cincinnati Enquirer*. Este estudo, realizado pelo dr. Michael Scheiber, do Departamento de Obstetrícia e Ginecologia da Universidade de Cincinnati, e pelo dr. Kenneth Setchell, diretor de espectrometria de massa do Centro Médico do Hospital Infantil, demonstrou que a ingestão de três porções de alimentos à base de soja por dia, contendo um total aproximado de 70 mg de isoflavonas de soja, teve claros efeitos formadores de ossos, que podem ser tão bons quanto os do estrogênio.
34 Hegarty, V. et al. (2000). Ingestão de chá e densidade mineral óssea em mulheres mais velhas. *Am. J. Clin. Nutr., 71*, 1003-1007.
35 Watts, N. B. et al. (1995). Comparação entre estrogênios orais e estrogênios mais androgênio na densidade mineral óssea, sintomas da menopausa e perfis lipídeo--lipoproteínas em menopausa cirúrgica. *Obstetrics & Gynecology, 85*, 529-537.
36 Cummings, S. et al. (1998). Hormônios endógenos e o risco de fratura dos quadris e de vértebras entre mulheres mais velhas. *NEJM, 339*, 733-738.
37 Riggs, B. e Melton, L. (1986). Osteoporose regressiva. *NEJM, 26*, 1676-1686. Buchanan, J. R. et al. (1988). Perda óssea vertebral trabecular precoce em mulheres pré-menopausa normais. *J. Bone & Mineral Research, 3* (5), 583-587.
38 Carter, M. D. et al. (1991). Conteúdo mineral ósseo em três locais de mulheres peri-menopausa normais. *Clinical Orthopedics, 266*, 295-300; Harris, S. e Dawson-Hughes, B. (1992). Índices de alteração na densidade mineral óssea da espinha, calcanhar, pescoço femoral e rádio em mulheres pós-menopausa saudáveis. *J. Bone & Mineral Research, 17* (1) 87-95.
39 Heaney, R. P. (1990). Interação estrogênio-cálcio na pós-menopausa: uma descrição quantitativa. *J. Bone & Mineral Research, 11* (1), 67-84.
40 Speroff, L. (1999, 1º de outubro). Opções de tratamento para a prevenção da osteo-

porose. *Ob/Gyn Clinical Alert,* 46.
41 Lee, J. (1991). Será a progesterona natural o elo perdido na prevenção e tratamento da osteoporose? *Medical Hypotheses, 35,* 316-318; Prior, J. (1991). Progesterona e a prevenção da osteoporose. *Can. J. Ob-Gyn & Women's Healthcare, 3* (4), 178-183; Lee, J. (1990). Reversão da osteoporose: o papel da progesterona. *Clinical Nutritional Review, 10,* 884-889; Prior, M. C. et al. (1994). Medroxiprogesterona cíclica aumenta a densidade óssea: um teste controlado em mulheres ativas com distúrbios do ciclo menstrual. *Am. J. Medicine, 96,* 521-530; Adachi, J. D. et al. (1997). Teste controlado, randomizado e duplo-cego dos efeitos do acetato de medroxiprogesterona sobre a densidade óssea de mulheres em terapia de reposição de estrogênio. *British J. Obstet. Gynaecol., 104,* 64-70; Prior, J. C. et al. (1997). Perda óssea pré-menopausa relacionada com ovariectomia: um teste randomizado, duplo-cego, de um ano, sobre a conjugação de estrogênio ou acetato de medroxiprogesterona. *J. Bone & Mineral Research, 12* (11), 1851-1863.
42 Leonetti, H. et al. (1999). Creme de progesterona transdérmico para sintomas vasomotores e perda óssea pós-menopausa. *Obstetrics & Gynecology, 94,* 225-228.
43 Abraham, G. (1991). Importância do magnésio na administração da osteoporose primária pós-menopausa: uma análise. *J. Nutritional Medicine, 2,* 165-178; Gaby, A. e Wright, J. (1990). Nutrientes e osteoporose: um artigo de avaliação. *J. Nutritional Medicine, 1,* 63-72.
44 Buckley, L. M. et al. (1996). Suplementação de cálcio e vitamina D3 previne perda óssea na espinha subsequente a corticosteroides de baixa dosagem em pacientes com artrite reumatoide. Teste randomizado, duplo-cego, controlado por placebo. *Ann. Internal Medicine, 125* (12), 961-968.
45 Nielson, B. E. et al. (1987). Efeito do boro alimentar sobre o metabolismo de minerais, de estrogênio e de testosterona em mulheres pós-menopausa. *FASEB, 1,* 394-397.
46 Dawson-Hughes, G. et al. (1990). Teste controlado dos efeitos da suplementação de cálcio sobre a densidade óssea em mulheres pós-menopausa. *NEJM, 323,* 878-883.
47 McGuigan, J. (1994). Úlcera péptica e gastrite. *In* K. Isselbacher et al. (eds.), *Harrison's Principles of Internal Medicine, vol. 2* (13. ed., 1369). Nova York: McGraw-Hill.
48 Fontes para esta tabela são: U.S. Department of Agriculture, *Composition of Foods,* manuais nº 8 e 456 (Washington, D.C.: U.S. Government Printing Office, 1963); J. A. Duke e A. A. Atchley, *Handbook of Proximate Analysis – Tables of Higher Plants* (Boca Raton: CRC Press, 1986); Leonard Jacobs, artigo no *East/West Journal,* maio de 1985; John Lee, "Reversão da Osteoporose: o papel da progesterona", *International Clinical Nutrition Review,* vol. 10 (1990), 384-391; Judith Cooper Madlener, *The Sea Vegetable Book* (Nova York: Clarkson N. Potter, 1977); Nutrition Search, Inc., John Kirschmann, dir. comp., *Nutrition Almanac,* rev. ed. (Nova York: McGraw-Hill, 1979); U.S. Department of Agriculture, *Nutritive Value of Foods,* manual nº 72 (Washington, D.C.: U.S. Government Printing Office, 1971); Mark Pedersen, *Nutritional Herbology* (Bountiful, UT: Pedersen, 1987); e Maine Coast Sea Vegetables Co., Shore Road, Franklin, ME 04634.
49 Chu, J. Y. et al. (1975). Estudos sobre metabolismo do cálcio, II. Efeitos do baixo consumo de cálcio e do consumo variável de proteínas sobre o metabolismo de cálcio em humanos. *Am. J. Cli. Nutr., 28,* 1028-1035; Abelow, B. et al. (1992). Associação cultural entre proteína alimentar animal e fratura dos quadris: uma hipótese. *Calcified Tissue International, 50,* 14-18.
50 Gillespie, L. (1999). *The Menopause Diet: Lose Weight and Boost Your Energy,* 36.

Beverly Hills, CA: Healthy Life Publications.
51 Aiello, L. e Wheeler, P. (1995). A dispendiosa hipótese dos tecidos: o cérebro e o sistema digestivo na evolução humana e primata. *Current Anthropology, 36* (2), 199--221; Lorenz, K. e Lee, V. A. (1997). O impacto nutricional e fisiológico de productos cereais na nutrição humana. *Critical Reviews in Food Science & Nutrition, 8*, 383-456; Cassiday, C. M. (1980). Nutrição e saúde em agricultores e caçadores-coletores: estudo de caso de duas populações pré-históricas. *In* R. F. Kandel, G. H. Pelto e N. W. Jerome (ed.), *Nutritional Anthropology: Contemporary Approach to Diet and Culture*, 117-145. Pleasantville, NY: Redgrave Publishing Company; Eaton, S. B. e Nelson, D. A. (1991). Cálcio em perspectiva evolucionária. *Am. J. Clinical Nutrition, 54* (supl.), 281S-287S; Goodman, A. H., Dufour, D. e Pelto, G. H. (2000). *Nutritional Anthropology: Biocultural Perspectives on Food and Nutrition*. Mountain View, CA: Mayfield Publishing. Ver ainda *The Paleopathology Newsletter*, publicado pela Associação de Paleopatologia. Contato: Ms. Eve Cockburn, 18655 Parkside, Detroit, MI 48221-2208.
52 Caspit, A. (1994). Alendronato: um agente investigativo para a prevenção e tratamento da osteoporose. *Drug Therapy, 24*, 41.
53 Adami, S. et al. (1993). Tratamento da osteoporose pós-menopausa com alendronato oral diário e continuado, em comparação com placebos ou com calcitonina de salmão intranasal. *Osteoporosis International, 3* (supl. 3), S21-S27.
54 DeGroen, P. C. (1996). Esofagite associada ao uso de alendronato. *NEJM, 335*, 1016--1021.
55 Delmas, P. et al. (1997). Efeitos do raloxifeno sobre a densidade mineral óssea, a concentração de colesterol no soro e o endométrio uterino em mulheres pós-menopausa. *NEJM, 337*, 1641-1647.
56 Nelson, M. et al. (1994). Efeitos de treinamento de força de alto impacto sobre múltiplos fatores de risco para fraturas por osteoporose: um teste controlado e randomizado. *JAMA, 272* (24), 1909-1914.
57 Nelson, M. (2000). *Strong Women Stay Young*. Nova York: Bantam.
58 Fiatarone, M. et al. (1994). Treinamento com exercícios e suplementação nutricional para fragilidade física em pessoas muito idosas. *NEJM, 330* (25), 1769-1775.
59 Rosen, C. et al. (1994). Os efeitos da luz solar e da alimentação sobre a perda óssea em mulheres idosas da região rural do Maine. *Maine J. Health Issues, 1* (2), 35-48. (Estudo realizado por Michael Holick em Bangor, no Maine.)
60 Vieth, R. (1999). Suplementação com vitamina D, concetrações de 25-hidroxivitamina D, e segurança. *Am. J. Clin. Nutr., 69*, 842-856. (Quem quiser reunir a sério mais informações sobre vitamina D e luz solar deve ler este impressionante artigo sobre o assunto.)
61 Ibid.
62 Neer, R. M. et al. (1971). Estímulo da absorção de cálcio em sujeitos humanos idosos por iluminação artificial. *Nature, 229*, 255.
63 Holick, M. F. (1995). Fatores ambientais que influenciam a produção cutânea de Vitamina D. *Am. J. Clin. Nutr., 61* (supl. 3), 638S-645S.
64 Dawson-Hughes, B. et al. (1991). Efeito da suplementação com vitamina D durante o inverno e a perda óssea geral em mulheres pós-menopausa saudáveis. *Ann. Internal Medicine, 115* (7), 505-511.
65 Mc Neil, T. (1998, primavera). O guru da vitamina D: professor de faculdade de medicina vê a luz e espalha a notícia. *Bostonia*, 34-35.
66 Veith, R. (1999). Op. cit.

67 Berger, J. (1998). *Herbal Rituals*, 64-72. Nova York: St. Martin's Press.
68 Weed, S. (1989). *Healing Wise: Wise Woman's Herbal*, 262. Woodstock, NY: Ashtree Publications.

Capítulo 13: Mantendo saudáveis os seios

1   Toikkanene, S. et al. (1991). Fatores preditivos da mortalidade tardia causada por câncer de mama. *European J. Cancer, 27* (5), 586-591.
2   Chen, C. C. et al. (1995). Eventos adversos de vida e câncer de mama: estudo controlado de caso. *British Medical J., 311*, 1527-1530.
3   Levy, S. et al. (1987). Correlação de fatores de estresse com a depressão prolongada da atividade de células assassinas naturais e prognóstico preditivo em pacientes com câncer de mama. *J. Clinical Oncology, 5*, 348-353.
4   Spiegel, D. et al. (1989). Efeito do tratamento psicossocial na sobrevivência de pacientes com câncer metastático de mama. *Lancet, 2* (8668), 888-891.
5   Prior, J. (1992). Análise do tratamento com estrogênio para prevenção de ataques cardíacos: The Nurse's Health Study. *A Friend Indeed, 8* (8), 3-4; Schairer, C. et al. (2000). Estrogênio na menopausa, reposição de estrogênio progestina e risco de câncer de mama. *JAMA, 283* (4), 485-491.
6   Bulbrook, P. D., Sawin, M. C., Wang, D. Y. et al. (1976). Câncer de mama na Inglaterra e no Japão: estradiol-17b, estrona e progesterona e seus metabólitos urinários em mulheres inglesas e japonesas normais. *European J. Cancer, 12*, 725-735.
7   Seely, S. et al. (1983). Alimentação e câncer de mama: a possível conexão com o consumo de açúcar. *Medical Hypotheses, 11*, 319-327; Kazer, R. (1995). Resistência à insulina, fator 1 de crescimento semelhante à insulina e câncer de mama: uma hipótese. *International J. Cancer, 62*, 403-406; Bruning, P. et al. (1992). Resistência à insulina e risco de câncer de mama. *International J. Cancer, 52*, 511-516.
8   Willett, W. C. et al. (1987). Consumo moderado de álcool e o risco de câncer de mama. *NEJM, 316*, 1174-1180.
9   Ginsburg, E. (1996). Efeitos da ingestão de álcool sobre os estrogênios em mulheres pós-menopausa. *JAMA, 276* (21), 1747-1751.
10 Zhang, S. et al. (1989). Estudo investigativo do consumo de folato e o risco de câncer de mama. *JAMA, 281* (17), 1632-1637.
11 Ambrosone, C. et al. (1996). Fumo de cigarros, polimorfismos genéticos N-acetiltransferase 2 e risco de câncer de mama. *JAMA, 276* (18), 1494-1501.
12 Martinsen, E. W. (1990). Benefícios de exercícios físicos para o tratamento da depressão. *Sports Medicine, 9* (6), 380-389.
13 Coleman, B. C. (1999, 10 de março). Alimentação gordurosa e câncer de mama: não existe vínculo? *Portland Press Herald*.
14 Adlercreutz, H. et al. (1982). Excreção das lignanas enterolactona e enterodiol e de equol em mulheres pós-menopausa onívoras e vegetarianas e em mulheres com câncer de mama. *Lancet, 2* (8311), 1295-1299.
15 Goldin, B. R., Adlercreutz, H. et al. (1982). Padrões de excreção de estrogênio e níveis de plasma em mulheres vegetarianas e onívoras. *NEJM, 307*, 1542-1547.
16 Percival, M. (1997). Fitonutrientes e desintoxicação. Em *Clinical Nutrition Insights* (p. 1-4). Publicado pela Foundation for the Advancement of Nutritional Education. Disponível por meio de Metagenics North East, P. O. Box 848, Kingston, NH 03848.
17 Zava, D. e Duwe, G. (1997). Propriedades estrogênicas e antiproliferativas da genisteína e de outros flavonoides em células humanas de câncer de mama *in vitro*.

Nutrition & Cancer, 27 (1), 31-40.
18. Bagga, D. et al. (1997). Modulação alimentar da proporção de ácidos graxos poli--insaturados Ômega-3/Ômega-6 em pacientes com câncer de mama. *J. Nat. Cancer Inst., 89* (15), 1123-1131.
19. Lockwood, K. et al. (1994). Regressão parcial ou completa de câncer de mama em pacientes com relação à dosagem de coenzima Q_{10}. *Biochemical & Biophysical Research Communications, 199* (3), 1504-1508.
20. Welch, H. G., e Black, W. C. (1997). Uso de séries de autópsias para estimar o "reservatório" de manifestações de carcinoma de ducto *in situ* do seio: quantas outras formas de câncer de mama ainda poderemos encontrar? *Ann. Internal Medicine, 127* (11), 1023-1028; Nielsen, M. et al. (1987). Câncer de mama e atipia em mulheres jovens e de meia-idade: estudo de 110 autópsias médico-legais. *British J. Cancer, 56* (6), 814-819.
21. Welch, H. G., e Black, W. C. (1997). Op. cit., 1023.
22. Moody-Ayers, S. et al. (2000). Tumores "benignos" e "detecção precoce" em pacientes examinadas por mamografia em um grupo natural com câncer de mama. *Arch. Intern. Med., 160* (8), 1109-1115.
23. Prager, K. (1996). Indignação com a falta de recomendação para exames por mamografia. *Medical Tribune*. Citado por Gina Kolata em *The New York Times*, 28 de janeiro de 1997.
24. Moore, F. (1978). Autoexame dos seios. *NEJM, 299* (6), 304-305.
25. Thomas, D. B. et al. (2002). Teste randomizado de autoexame dos seios em Xangai: Resultados finais. *Natl. Cancer Inst., 94*, 1445-1457.
26. Comunicação pessoal de Dana Wyrick. Dana Wyrick é uma massagista terapeuta que desenvolveu esta técnica de automassagem para a saúde dos seios depois de estudar com especialistas em terapia de linfoedemas na Europa e na Austrália, onde a técnica é bem mais usada.
27. Kerlikowske, K. et al. (1993). Valor preditivo positivo da mamografia preventiva por idade e histórico familiar de câncer de mama. *JAMA, 270* (2), 444.
28. Veronesi, U. et al. (1997). Biópsia de nódulo sentinela para evitar a dissecação axilar em câncer de mama com nódulos linfáticos clinicamente negativos. *Lancet, 349* (9069), 1864-1867.
29. National Council on Aging (1997). *Myths and Perceptions About Aging and Women's Health*. Washington, D. C. Não há autor relacionado (1997). Avaliando as chances. *Lancet, 350* (9091), 1563.
30. Ries, L. A G., Eisner, M. P., Kosary, C. L., Hankey, B. F., Miller, B. A, Kleg, L. e Edwards, B. K. (eds.) (2000). *SEER Cancer Statistics Review, 1973-1993*. Bethesda, MD: National Cancer Institute; Black, W. C. et al. (1995). Percepção do risco de câncer de mama e eficácia de exames preventivos em mulheres com menos de 50 anos. *J. Nat. Cancer Inst., 87*, 720-731.
31. Phillips, K. A. (1999). Mantendo em perspectiva o risco de câncer de mama. *NEJM, 340* (2), 141-144.
32. Hirshaut, Y. e Pressman, P. (2000). *Breast Cancer: The Complete Guide* (p. 256). Nova York: Bantam.
33. American College of Obstetrics & Gynecology, Committee on Genetics (outubro de 1996). *Breast-Ovarian Cancer Screening* (Committee Opinion nº 176). Washington, D. C.: Autor.
34. Collins, F. S. (1986). BRCA1 – muitas mutações, muitos dilemas. *NEJM, 334* (3), 186-188.
35. Weisberg, T. (outubro, 1996). Testes genéticos para câncer de mama. *Maine Cancer*

Perspectives, 2 (4), 3.
36 Kesaniemi, Y. A. (dados inéditos). Citado em A. Viitanen (1996), Um novo gel de estrogênio: benefícios clínicos. *In* B. G. Wren (ed.), *Progress in the Management of the Menopause: The Proceedings of the 8th International Congress on the Menopause* (p. 168). Sydney, Austrália: Parthenon.
37 LaVecchia, C., Negri, E., Franceschi, S. et al. (1995). Terapia de reposição hormonal e risco de câncer de mama: um estudo italiano. *British J. Cancer, 72*, 244-248.
38 Campagnoli, C. et al. (1999). TRH e risco de câncer de mama: uma pista para a interpretação dos dados disponíveis. *Maturitas, 33*, 185-190; Collaborative Group on Hormonal Factors in Breast Cancer (1997). Câncer de mama e terapia de reposição hormonal: nova análise cooperativa dos dados de 51 estudos epidemiológicos de 52.705 mulheres com câncer de mama e de 108.411 sem câncer de mama. *Lancet, 350*, 1047-1059.
39 Bhavani, B. R. et al. (1994). Farmacocinética do sulfato 17-betadi-hidroequilina e da 17-betadi-hidroequilina em mulheres pós-menopausa normais. *J. Clin. Endocrinol. & Metab., 78*, 197-204.
40 Hargrove, J. e Eisenberg, E. (1995). Menopausa. *Med. Clin. North Am., 79* (6), 1337--1363.
41 Campagnoli, C. (1999). Op. cit.; Collaborative Group on Hormonal Factors in Breast Cancer (1997). Op. cit.
42 Campagnoli, C. (1999). Op. cit.
43 Huang, Z., Willett, W. C., Colditz, G. A., Hunter, D. J., Manson, J. E., Rosner, B., Speizer, F. E. e Hankinson, S. E. (1999). Circunferência da cintura, relação cintura-quadril e risco de câncer de mama no Nurse's Health Study. *Am. J. Epidemiol., 150* (12), 1316-1324. "Ademais", escreveram eles, "foi sugerido que a adiposidade abdominal está associada com um excesso de androgênio e com o aumento na conversão de androgênio para estrogênio nos tecidos adiposos." Eles também dizem que o uso de hormônios por mulheres pós-menopausa pode elevar os níveis hormonais em todas essas mulheres. "[Em] função disso, todas as usuárias pós-menopausa correm maior risco de câncer de mama, independentemente da obesidade central", raciocinam.
44 Schuurman, A. G., Van den Brandt, P. A. e Goldbohm, R. A. (1995). Uso de hormônio exógeno e o risco de câncer de mama após a menopausa: resultados do Netherlands Cohort Study. *Cancer Causes Control, 6*, 416-424; Cobleigh, M. et al. (1994). Terapia de reposição hormonal em sobreviventes de câncer de mama: hora de mudar. *JAMA, 272* (7), 540-545.
45 Henrich, J. B. (1992). A controvérsia da pós-menopausa entre estrogênio e câncer de mama. *JAMA, 268*, 1900-1902; Wotiz, H. H., Beebe, D. R. e Muller, E. (1984). Efeito do estrogênio sobre tumores de mama induzidos por DMBA. *J. Steroid Biochem., 20*, 1067-1075.
46 Drife, J. O. (1986). Desenvolvimento dos seios na puberdade. *Ann. N. Y. Acad. Sci., 464*, 58-65; Dulbecco, R. et al. (1982). Tipos de células e morfogênese na glândula mamária. *Proc. Natl. Acad. Sci. USA, 79*, 7346-7350; Longacre, T. e Bartow, S. (1986). Estudo morfológico correlativo dos seios humanos e do endométrio no ciclo menstrual. *Am. J. Surgical Path., 10* (6), 382-393; Weinberg, R. A. (setembro, 1996). Como surge o câncer. *Scientific American*, 62-70.
47 Lemon, H. (1973). Estriol e a prevenção de câncer de mama. *Lancet, 1* (802), 546; Lemon, H. (1975). Prevenção com estriol de carcinoma mamário induzido por 7,12-dimetilbenzantraceno e procarbazina. *Cancer Res., 35*, 1341-1353; Lemon, H. (1980). Considerações patofisiológicas no tratamento com estrogênio de pacientes na

menopausa: o papel do estriol na prevenção de câncer mamário. *Acta Endocrinol., 1*, 17-27; Lemon, H., Wotiz, H., Parsons, L. et al. (1996). Excreção reduzida de estriol em pacientes com câncer de mama antes de terapia endócrina. *JAMA, 196*, 1128-1136.

48 Bu, S. Z. et al. (1997). Progesterona induz apoptose e regula a expressão de p53 nas linhas celulares ovarianas humanas com carcinoma. *Cancer, J. American Cancer Society, 79* (10), 1944-1950.

49 Zava, D. T. e Duwe, G. (1997). Estrogênio e propriedades antiproliferativas da genisteína e de outros flavonoides nas células humanas de câncer de mama *in vivo*. *Nutr. & Cancer, 27* (1), 31-40.

50 Cowan, A. D. et al. (1961). Incidência de câncer de mama em mulheres com histórico de deficiência de progesterona. *Am. J. Epidemiol., 114* (2), 209.

51 Chang, K. J. et al. (1995). Influência da administração percutânea de estradiol e progesterone no ciclo de células epiteliais mamárias humanas *in vivo*. *Fértil. & Steril., 63*, 785-791.

52 Badwe, R. A. et al. (1991). Momento da cirurgia durante ciclo menstrual e sobrevivência de mulheres pré-menopausa com câncer de mama operável. *Lancet, 337*, 1261-1264.

53 Hrushesky, W. (1996). Câncer de mama, momento de cirurgia e o ciclo menstrual: pedido de teste prospectivo. *J. Women's Health, 5* (6), 555-566.

54 Wren, B. e Éden, J. A. (1996). Será que as progesteronas reduzem o risco de câncer de mama? Uma análise das evidências. *Menopause: The J. of the N. Am. Menopause Soc., 3* (1), 4-12.

55 McEwen, B. S. et al. (1999). Inibição da indução da espinha dendrítica em nêurons piramidais ca-1 do hipocampo por antagonistas não esteroides do estrogênio em ratas. *Endocrinology, 140*, 1044-1047; McEwen, B. S. e Wooley, C. S. (1994). Estradiol e progesterona regulam a estrutura neural e a conectividade sináptica em adultos e em cérebros em desenvolvimento. *Experimental Gerontology, 29*, 431-436; Wooley, C. S. e McEwen, B. S. (1993). Papel do estradiol e da progesterona na regulação da densidade da espinha dendrítica durante o ciclo da rata. *J. Comparative Neurology, 336*, 293-306.

56 Timmerman, D. et al. (1998). Teste randomizado do uso de ultrassonografia ou de histeroscopia em consultório para avaliação do endométrio em pacientes pós-menopausa com câncer de mama que foram tratadas com tamoxifeno.

57 Osborne, C. K. (1999). Perguntas e respostas sobre tamoxifeno. Em *Tamoxifen for the Treatment and Prevention of Breast Cancer*. V. Craig, ed. Melville, NY: PRR; [s/ autor] (1995). NSABP interrompe teste do B-14: não foi encontrado benefício no uso de tamoxifeno por mais de 5 anos. *J. Nat. Cancer Inst., 87*, 1829.

58 Hemminki, K. et al. (1996). DNA induzido pelo tamoxifeno surge em amostras endometriais de pacientes com câncer de mama. *Cancer Research, 56* (19), 4374-4377; Zimniski, S. J. et al. (1993). Indução de tumores mamários dependentes de tamoxifeno em ratas. *Cancer Research, 53*, 2937-2939.

59 Fisher, B. (1998). Tamoxifeno na prevenção de câncer de mama: relatório do National Surgical Adjuvant Breast and Bowel Project P-1 Study. *J. Nat. Cancer Inst., 90* (18), 1371-1388.

60 Gail, M. H. et al. (1989). Projetando probabilidades individualizadas de desenvolvimento de câncer de mama em mulheres brancas que estão sendo examinadas anualmente. *J. Nat. Cancer Inst., 81* (24), p. 1879-1886.

61 Love, S. (3 de agosto de 1999). Idealizando uma nova droga mágica. *The New York Times*.

Capítulo 14: Vivendo com o coração, paixão e alegria: como ouvir e amar seu coração na meia-idade

1. Svendsen, Nanna Aida (outubro, 1999). Carta pessoal, trecho usado em *Health Wisdom for Women*, 6 (10), 8. Usada aqui com a permissão da autora.
2. Tremollieres, F. A. et al. (1999). Fatores de risco para doenças coronarianas e menopausa: um estudo com 1.684 mulheres francesas. *Atherosclerosis, 142* (2), 415-423.
3. National Center for Health Statistics (1996). *Vital Statistics of the United States. 1992. Vol. 11: Mortality, Part A* (DHHS Publication 96-1101). Hyatsville, MD: U. S. Dept. of Health and Human Services, Public Health Service.
4. American Heart Association (1997). *Heart and Stroke Statistical Update*. Dallas, TX: Autor; Centers for Disease Control and Prevention, National Center for Health Statistics (1996). *Health, United States, 1995* (PHS Publication 96-1232). Hyatsville, MD: U. S. Dept. of Health and Human Services, Public Health Service; Leiman, J. M., Meyer, J. E., Rothschild, N. e Simon, L. J. (Março de 1997). *Selected Facts on U. S. Women's Health: A Chart Book*. Nova York: The Commonwealth Fund; Maynard, C. et al. (1992). Diferenças sexuais no tratamento e resultado de enfarte agudo do miocárdio. Resultados da Myocardial Infarction Triage and Intervention Registry. *Arch. Intern. Med., 152* (5), 972-976.
5. *Selected Facts on U. S. Health*, op. cit.
6. Clow, B. H. (1996). *Liquid Light of Sex: Kundalini Raising at Mid-Life Crisis*, 103-104. Santa Fe, NM: Bear & Co.
7. Childre, D. e Martin, H. (1999). *The HeartMath Solution* (prefácio). São Francisco: HarperSanFrancisco.
8. Skinner, J. (1993). Neurocardiologia: mecanismos cerebrais por trás de arritmias cardíacas fatais. *Neurologic Clinics, 11* (2), 325-351.
9. Kudenchuk, P. J. et al. (1996). Comparação entre apresentação, tratamento e resultado de enfarte agudo do miocárdio em homens *vs.* mulheres. (The Myocardial Infarction Triage and Intervention Registry). *Am. J. Cardiology, 78* (1), 9-14.
10. Cooper, G. S. (1999). Fatores de risco menstruais e reprodutivos para doenças cardíacas isquêmicas. *Epidemiology, 10* (3), 255-259; Hazeltine, F. P. e Jacobson, B. (1997). *Women's Health Research: A Medical and Policy Primer*, 173. Washington, D.C.: APA Press.
11. Iribarren, C. et al. (2000). Associação entre hostilidade e calcificação das artérias coronárias em jovens adultos: o estudo Cárdia. *JAMA, 283* (19), 2546-2551.
12. Friedman, M. e Rosenman, R. (1974). *Type A Behavior and Your Heart*. Nova York: Alfred A. Knopf.
13. Webber, L. S. et al. (1979). Ocorrência em crianças de fatores de risco múltiplos para doenças das artérias coronárias: o Bogalusa Heart Study. *Preventive Medicine, 8*, 407-418; Khoury, P. et al. (1980). Acúmulo e inter-relacionamento de fatores de risco de doenças das coronárias em crianças de idade escolar, entre 6 e 19 anos. *Am. J. Epidemiol., 112*, 524-538.
14. Stampfer, M. et al. (2000). Prevenção primária de doenças das coronárias em mulheres por meio de dieta e estilo de vida. *NEJM, 343*, 16-22.
15. Mo-Suwan, L. e Lebel, L. (1996). Fatores de risco para doença cardiovascular em crianças obesas e normais em idade escolar: associação da insulina com outros fatores de risco cardiovascular. *Biomed. Environ. Sci., 9* (2-3), 269-275; Wing, R. R. e Jeffery, R. W. (1995). Efeito de perdas de peso modestas sobre mudanças em fatores de risco cardiovascular: há diferenças entre homens e mulheres em termos de perda e manutenção do peso? *Int. J. Obes. Relat. Metab. Disord., 19* (1), 67-73.

16 Manson, J. E. et al. (1992). Prevenção primária de enfarte do miocárdio. *NEJM, 326* (21), 1406-1416; Mosca, L. et al. (1999). Guia de cardiologia preventiva para mulheres. Declaração em painel do AHA/ACC Scientific Statement Consensus. *Circulation, 99* (18), 2480-2484.
17 Não estão relacionados os autores (1998). Prevenção de eventos cardiovasculares e morte com pravastatina em pacientes com doenças cardíacas coronárias e uma vasta gama de níveis iniciais de colesterol. The Long-Term Intervention with Pravastatin in Ischaemic Disease (LIPID) Study Group [Grupo de Estudos a Longo Prazo sobre Intervenção com Pravastatina em Doenças Isquêmicas]. *NEJM, 339* (19), 1349-1357.
18 Manson, J. E. et al. (1990). Estudo prospectivo de obesidade e risco de doenças das artérias coronárias em mulheres. *NEJM, 332* (13), 882-889.
19 Wu, T. et al. (2000). Doença periodontal e risco de doença cardíaca coronária. *JAMA, 284* (11), 1406-1410.
20 American Cancer Society (1997). *Cancer Facts and Figures*, 5008. Atlanta: Autor.
21 Hollenbach, K. A. et al. (1993). Cigarros e densidade mineral óssea em homens e mulheres mais idosos. *Am. J. Public Health, 83*, 1265-1270.
22 Berenson, G. S. et al. (1998). Associação entre fatores de risco cardiovascular múltiplos e aterosclerose em jovens adultos. *NEJM, 338*, 1650-1656.
23 Mann, D. (1996, 2 de maio). Estresse profissional pode causar IM fatal. *Medical Tribune, Primary Care Edition,* 21; Suadicani, P., Hein, H. O. e Gyntelberg, F. (1993). As desigualdades sociais associadas ao risco de doenças cardíacas isquêmicas são o resultado de condições de trabalho psicossociais? *Atherosclerosis, 101* (2), 165--175; Legault, S. E. et al. (1995). Patofisiologia e transcurso de tempo de isquemia do miocárdio silenciosa durante estresse mental: correlações clínicas, anatômicas e fisiológicas. *British Heart J., 73*, 242-249; Kaplan, G. A., e Keil, J. E. (1993). Fatores socioeconômicos e doenças cardiovasculares: uma análise da literatura. *Circulation, 88*, 1973-1998.
24 Castelli, W. P. (1988). Doenças cardiovasculares em mulheres. *Am. J. Obstetrics & Gynecology, 158* (6), 1553-1560, 1566-1567; Lacroix, A. Z. (1994). Fatores psicossociais no risco de doenças cardíacas coronarianas em mulheres: uma perspectiva epidemiológica. *Fertility-Sterility, 62* (supl. 2), 133S-139S; Mahoney, L. T. et al. (1996). Fatores de risco coronarianos medidos na infância e no início da vida adulta estão associados à calcificação das artérias coronárias em jovens adultos: o Estudo Muscatine. *J. Am. Coll. Cardiol., 27* (2), 277-284; Schaefer, E. J. et al. (1994). Fatores associados com colesterol HDL no plasma baixo e elevado e níveis de apoliproteína A-I no Framingham Offspring Study. *J. Lipid Research, 35* (5), 871-872; Garrison, R. J. et al. (1993). Méritos educacionais e risco de doença cardíaca coronária: o Framingham Offspring Study. *Prevention Medicine, 22* (1), 54-64.
25 Ferketich, A. K. et al. (2000). Depressão como antecedente de doenças cardíacas entre mulheres e homens no estudo NHANES I. *Arch. Intern. Med., 160*, 1261-1268.
26 Jeppesen, J. (1997). Efeitos de dietas com pouca gordura e rica em carboidratos sobre o risco de doença cardíaca isquêmica em mulheres pós-menopausa. *Am. J. Clin. Nutr., 65* (4), 1027-1033.
27 Kearney, M. T. et al. (1997). William Heberden revisitado: angina pós-refeição – intervalo entre alimentos e exercícios e composição da refeição são importantes determinadores do tempo para início da isquemia e máxima tolerância a exercícios. *J. Am. College of Cardiology, 29* (2), 302-307.
28 Crapo, P. A. et al. (1976). Resposta da glicose e da insulina no plasma a carboidratos simples e complexos, administrados por via oral. *Diabetes, 25* (9), 741-747; Crapo,

P. A. (1977). Respostas pós-refeição da glicose e da insulina no plasma a diferentes carboidratos complexos. *Diabetes, 26* (12), 1178-1183.
29 Modan, M. et al. (1985). Hiperinsulinemia: vínculo entre hipertensão, obesidade e intolerância à glicose. *J. Clin. Invest., 75,* 809-817.
30 Ridker, P. M. et al. (2000). Proteína C-reativa e outros indicadores de inflamação na previsão de doença cardiovascular em mulheres. *NEJM, 342* (12), 836-843; Black, H. R. (1990). Paradoxo das doenças das artérias coronárias: o papel da hiperinsulinemia e da resistência à insulina e suas implicações na terapia. *J. Cardiovascular Pharmacology, 15* (supl. 5), 26S-38S; Brindley, D. M. e Rolland, Y. (1989). Possíveis conexões entre estresse, diabetes, obesidade, hipertensão e metabolismo alterado das lipoproteínas que podem resultar em arteriosclerose. *Clinical Science, 77* (5), 453-461; DeFronzo, R. e Ferrannini, E. (1991). Resistência à insulina: uma síndrome multifacetada responsável por NIDDM, obesidade, hipertensão, dislipidemia e doença cardiovascular arteriosclerótica. *Diabetes Care, 14* (3), 173-194; Eades, M. e Eades, M. D. (1996). *Protein Power.* Nova York: Bantam; Kazer, R. (1995). Resistência à insulina, fator de crescimento-I semelhante à insulina e câncer de mama: uma hipótese. *International J. Cancer, 62,* 403-406; Lehninger, A. L. (1993). *Principles of Biochemistry.* Nova York: Worth; Jeppesen, J. (1997). Op. cit.
31 Tribble, D. L. (1999). Conselho de ciência da AHA. Consumo de antioxidante e risco de doença coronária: ênfase em vitamina C, vitamina E e betacaroteno: Uma declaração para profissionais de saúde da American Heart Association. *Circulation, 99* (4), 591-595.
32 Anderson, J. W. et al. (1995). Meta-análise dos efeitos do consumo de proteína de soja sobre lipídeos no soro. *NEJM, 333* (5), 276-282.
33 Nelson, G. J. e Chamberlain, J. G. (1995). Os efeitos do ácido alfalinoleico sobre os lipídeos do sangue e as lipoproteínas em humanos. *In* Cunnane, S. C. e Thompson, L. U. (eds.). *Flaxseed in Human Nutrition.* Champaign, IL: AOCS Press; Nestel, P. J., Pomeroy, S. E., Sasahard, T. et al. (1997). Complacência arterial em sujeitos obesos aumenta com ácido graxo n-3 alimentar do óleo de linhaça, apesar do aumento na capacidade de oxidação do LDL. *Arterioscler. Throm. Vasc. Biol., 17,* 1163-1170.
34 Witteman, J. C. et al. (1994). Redução da pressão arterial com suplementos orais de magnésio em mulheres com hipertensão suave a moderada. *Am. J. Clin. Nutrition, 60* (1), 129-135.
35 Altura, B. M. et al. (1991). Fatores de risco cardiovasculares e magnésio: relação com aterosclerose, doenças cardíacas isquêmicas e hipertensão. *Magnes. Trace Elem., 10,* 182-192; Bostick, R. M. (1999). Relação entre Ca+, vitamina D, consumo de laticínios e mortalidade causada por doenças cardíacas isquêmicas em mulheres pós-menopausa. *Am. J. Epidemiol., 149* (2), 151-161; Morrison, H. et al. (1996). Folato no soro e risco de doenças coronárias fatais. *JAMA, 275* (24), 1893-1896; Stampfer, M. J. et al. (1993). Consumo de vitamina E e o risco de doença coronária em mulheres. *NEJM, 328,* 1444-1449; Yochum, L. et al. (1999). Consumo de flavonoides na alimentação e risco de doença cardiovascular em mulheres pós-menopausa. *Am. J. Epidemiol., 149* (10), 943-949; Kushi, L. H. et al. (1996). Vitaminas antioxidantes alimentares e morte por doença cardíaca coronariana em mulheres pós-menopausa. *NEJM, 334,* 1156-1162.
36 Digiesi, V. et al. (1990). Efeito da coenzima Q_{10} sobre hipertensão essencial. *Current Therapy Research, 47,* 841-845.
37 Ghirlanda, G. et al. (1993). Evidência dos efeitos de redução da CoQ_{10} no plasma por inibidores HMG-CoA reductase: um estudo duplo-cego, controlado por placebo. *J. Clinical Pharmacology, 33,* 226-229.

38 Sinatra, S. (2000). *Heart Sense for Women*, 108. Washington, D. C.: Lifeline.
39 Singh, R. B. et al. (1999). Efeito da coenzima Q_{10} hidrossolúvel sobre a pressão arterial e a resistência à insulina em pacientes hipertensos com doenças das artérias coronárias. *J. Human Hypertension, 13* (3), 203-208.
40 Yamagami, T. et al. (1977). Estudo da coenzima Q_{10} na hipertensão essencial. *In* K. Folkers e Y. Yamamura (eds.) *Biochemical and Clinical Aspects of Coenzime Q_{10}, vol. 1*, 231-242. Amsterdam: Elsevier.
41 Sinatra, S. (1998). *The Coenzyme Q_{10} Phenomenon*. Los Angeles: Keats Publishing.
42 Howard, A. N. et al. (1996). Hidroxicarotenoides previnem doenças cardíacas coronarianas? Uma comparação entre Belfast e Toulouse. *International J. Vitamin & Nutritional Research, 66*, 113-118.
43 Stephens, N. G. et al. (1996). Teste controlado e randomizado de vitamina E em pacientes com doenças coronarianas. Cambridge Heart Antioxidant Study (CHAOS). *Lancet, 347*, 781-786.
44 Janson, M. (1997). Administrando a hipertensão sem remédios. *Am. J. Natural Medicine, 4* (8), 14-17.
45 Fernandez, C. et al. (1992). L-carnitina no tratamento de isquemia crônica do miocárdio. Uma análise de três estudos multicentro e uma avaliação da bibliografia. *Clinical Ter., 140* (4), 353-377; Kobyayashi, A. et al. (1992). Tratamento de falha cardíaca congestiva com L-carnitina – estudo clínico e experimental. *Japan Circulation J., 56* (1), 86-94.
46 Gaziano, J. M. (1994). Vitaminas antioxidantes e risco de doença das artérias coronárias. *Am. J. Medicine, 97* (supl.), 3S-18S, 3S-21S; Nenseter, M. S., Volden, V., Berg, T. et al. (1995). Nenhum efeito da suplementação com betacaroteno sobre a suscetibilidade a lipoproteínas de baixa densidade à oxidação *in vitro* em mulheres pós-menopausa com excesso de colesterol. *Scan. J. Clin. Lab. Invest., 55*, 477-485; Riemersma, R. A. et al. (1991). Risco de *angina pectoris* e concentração no plasma de vitaminas A, E, C e caroteno. *Lancet, 337* (8732), 1-5; Stampfer, M. J., Hennekens, C. H., Manson, J. E. et al. (1993). Consumo de vitamina E e o risco de doenças coronarianas em mulheres. *NEJM, 328* (20), 1444-1449; Steinberg, E. et al. (1992). Antioxidantes na prevenção de arteriosclerose humana. *Circulation, 85* (6), 2238-2343; Street, D. A., Comstock, G. W., Salkeld, R. M., Schuep, W. e Klag, M. J. (1994). Antioxidantes no soro e enfarte do miocárdio. Baixos níveis de carotenoides e de alfatocoferol são fatores de risco para enfarte do miocárdio? *Circulation, 90* (3), 1154-1161.
47 Rimm, E. B. (1998). Folato e vitamina B_6 da alimentação e de suplementos em relação ao risco de doença cardíaca coronária em mulheres. *JAMA, 279*, 359-364.
48 Leaf, A. et al. (1988). Efeito cardiovascular de ácidos graxos n-3. *NEJM, 318* (9), 549-557; von Schaky, C. et al. (1999). Efeito de ácidos graxos Ômega-3 alimentares sobre arteriosclerose coronária: um teste randomizado, duplo-cego, controlado com placebo. *Ann. Internal Medicine, 130* (7), 554-562.
49 Hertog, M. G. et al. (1997). Flavonóis antioxidantes e doença cardíaca coronariana. *Lancet, 349* (9053), 699.
50 Jain, A. K. et al. (1993). O alho pode reduzir os níveis de lipídeos no soro? Um estudo clínico controlado. *Am. J. Medicine, 94*, 632-635; Kleijnen, J. et al. (1989). Alho, cebolas e fatores de risco cardiovasculares: uma análise das evidências em experimentos humanos com ênfase nos preparados comercialmente disponíveis. *Br. J. Clin., Pharmacol., 28*, 535-544; Mader, F. H. (1990). Tratamento de hiperlipidemia com cápsulas de alho em pó. *Arzneim.-Forsch., 40*, 1111-1116; McMahon, F. G. e Vargas, R. (1993). O alho pode reduzir a pressão arterial? Um estudo-piloto. *Pharmacotherapy, 13* (4), 406-407.

51 Berger, J. (1998). *Herbal Rituals*, 132-138. Nova York: St. Martin's Press.
52 Skrabal, F. (1981). Dieta pobre em sódio/rica em potássio para a prevenção da hipertensão: prováveis mecanismos de ação. *Lancet, 2* (8252), 895-900.
53 Alpers, G. W. et al. (1999). Terapia antiplaquetas: novas bases para decisões ideais de tratamento. *Neurology, 53* (7, supl. 4), 25S-31S; Colaboração dos Pesquisadores Antiplaquetas (1994). Análise colaborativa de testes randomizados de terapia antiplaquetas-1: prevenção de morte, infecção do miocárdio e derrame com terapia antiplaquetas prolongada em diversas categorias de pacientes. *British Medicine J., 308*, 81-106; DeAbago, F. J. et al. (1999). Associação entre SSRIs e hemorragia gastrintestinal superior. *British Medicine J., 319*, 1106-1109; Easton, J. D. et al. (1999). Terapia antiplaquetas: opiniões dos especialistas. *Neurology, 53* (7, supl. 4), 32S-37S; Rong, Y. et al. (1994). Picnogenol protege células endoteliais de danos induzidos por oxidantes. *Biotechnol. Therapy, 5* (3-4), 117-126.
54 Hambrecht, R. et al. (2000). Efeito de exercícios físicos sobre a função coronária endotelial em pacientes com doenças das artérias coronárias. *NEJM, 342*, 454-460; Goldman, E. (1999, 1º de novembro). Exercícios igualam o estrogênio na redução de risco cardíaco. *Internal Medicine News, 16.*
55 Belardinelli, R. et al. (1998). Efeitos de exercício moderado sobre insumo de tálio e resposta contrátil de miocárdio disfuncional a baixas doses de dobutamina em pacientes com cardiomiopatia isquêmica. *Circulation, 97*, 553-561.
56 Lemole, J. (1999, fevereiro). Entrevista pessoal para *Health Wisdom for Women.*
57 Koh, K. K., Mincemoyer, R., Bui, M. N. et al. (1997). Efeitos da terapia de reposição hormonal sobre a fibrinólise em mulheres pós-menopausa. *NEJM, 336*, 683-690; Nasr, A. e Breckwoldt, M. (1998). Terapia de reposição de estrogênio e proteção cardiovascular: mecanismos dos lipídeos são a ponta de um iceberg. *Gynecol. Endocrinol., 12*, 43-59; Oparil, S. (1999). Palestra no Arthur C. Corcoran Memorial: Hormônios e vasoproteção. *Hypertension, 33*, 170-176; Pines, A., Mijatovic, V., Van der Mooren, M. J. et al. (1997). Terapia de reposição hormonal e cardioproteção: conceitos básicos e considerações clínicas. *Eur. J. Gynecol. Reprod. Biol., 71*, 193-197; Van der Mooren, M. J., Mijatovic, V., e Van Baal, W. M. (1998). Terapia de reposição hormonal em mulheres pós-menopausa com fatores de risco específicos para doenças das artérias coronárias. *Maturitas, 30*, 27-36; Rosano, G. (1996). Terapia com 17-b-estradiol reduz angina em mulheres pós-menopausa com síndrome X. *J. Am. Coll. Cardiol., 28*, 1500-1505.
58 Clarkson, T. B. e Anthony, M. S. (1997). Efeitos sobre o sistema cardiovascular: aspectos básicos. *In* R. Lindsay, D. W. Dempster, e V. C. Jordan (eds.) *Estrogen and Antiestrogens*, 89-118. Filadélfia: Lippincott-Raven; Gerhard, M. e Ganz, P. (1995). Como explicar os benefícios clínicos do estrogênio? Da cabeceira da cama à bancada. *Circulation, 92*, 5-8; Reis, S. E., Gloth, S. T., Blumenthal, R. S. et al. (1994). Etinilestradiol atenua acentuadamente respostas vasomotoras coronarianas anormais à acetilcolina em mulheres pós-menopausa. *Circulation, 89* (1), 52-60; Sullivan, J. M. (1996). Terapia de reposição hormonal em doença cardiovascular: o modelo humano. *British J. Obstet. Gynaecol., 103* (supl. 13), 50S-67S.
59 Darling, G. M., Johns, J. A., McCloud, P. L. et al. (1997). Estrogênio e progestina comparados com sinvastatina para hipercolesterolemia em mulheres pós-menopausa. *NEJM, 337*, 595-601; Davidson, M. H., Testolin, L. M., Maki, K. C. et al. (1997). Comparação entre reposição de estrogênio, pravastatina e tratamento combinado para o controle da hipercolesterolemia em mulheres pós-menopausa. *Arch. Intern. Med., 157*, 1186-1192; Koh, K. K., Cardillo, C., Bui, M. N. et al. (1997). Efeitos vasculares do estrogênio e terapias de redução do colesterol em mulheres pós-menopausa com hipercolesterolemia. *Circulation, 99*, 354-360.

60 Barrett-Connor, E., Slone, S., Greendale, G. et al. (1997). Post-Menopausal Estrogen/Progestin Interventions Study: resultados primários em mulheres aderentes. *Maturitas, 30*, 27-36; Miyagawa, K. et al. (1997). Medroxiprogesterona interfere com a proteção esteroide dos ovários contra vasoespasmos coronários. *Nature Medicine, 3*, 324-327; O Grupo de Redação do Teste PEPI (1995). Efeitos do estrogênio ou do estrogênio/progestina sobre fatores de risco de doenças cardíacas em mulheres pós-menopausa. *JAMA, 273*, 199-208; Sarrel, P. M. (1995). Como as progestinas põem em risco os efeitos cardioprotetores do estrogênio. *Menopause: The J. of the N. Am. Menopause Soc., 2* (4), 187-190.

61 Herrington, D. et al. (2000). Efeitos da reposição de estrogênio sobre a progressão da arteriosclerose das coronárias. *NEJM, 343*, 522-529; Hulley, S. et al., para o Heart and Estrogen/Progestin Replacement Study (HERS) Research Group (1998). Teste randomizado do estrogênio mais progestina para prevenção secundária de doença cardíaca coronariana em mulheres pós-menopausa. *JAMA, 280*, 605-613; não se mencionam autores (2000, 13 de março). Reposição de estrogênio e arteriosclerose (ERA). Apresentado no 49º encontro anual do American College of Cardiology, Anaheim, CA.

62 Williams, J. K. e Adams, M. R. (1997). Estrogênios, progestina e reatividade das artérias coronários. *Nature Medicine, 3* (3), 273-274.

63 Grodstein, F., Stampfer, M. H., Manson, J. E. et al. (1996). Uso de estrogênio e de progestina pós-menopausa e o risco de doença cardiovascular. *NEJM, 335*, 453-461.

64 Thorogood, M., Mann, J., Appleby, P. e McPherson, K. (1994). Risco de morte por câncer e doença cardíaca isquêmica em carnívoros e não carnívoros. *British Medicine J., 308* (6945), 1667-1670; Koh, K. (1999). Efeitos vasculares do estrogênio e terapias redutoras de colesterol em mulheres pós-menopausa com colesterol elevado. *Circulation, 99*, 354-360; Sarrel, P. M. (1998). Efeitos de esteroides ovarianos sobre o sistema cardiovascular. *In* J. Ginsberg (ed.) *Circulation in the Female*, 117-141. Carnforth, Lancashire: Parthenon; Sarrel, P. M. (1995). Como as progestinas põem em risco os efeitos cardioprotetores do estrogênio. *Menopause: The J. of the N. Am. Menopause Soc.*, 187-190.

65 Sarrel, P. M. (1994). Aços do estrogênio sobre artérias, ossos e cérebro. *Sci. Med., 1*, 44-53; Sarrel, P. M. (1998). Aspectos cardiovasculares dos androgênios em mulheres. *Seminars in Reprod. Endocrinol., 16* (2), 121-128.

66 Nabel, E. G. (2000). Doenças cardíacas coronarianas em mulheres: um grama de prevenção. *NEJM, 343* (8), 572-574.

67 Fitzgerald, F. T. (1986). O valor terapêutico dos animais de estimação. *Western J. Medicine, 144*, 103-105.

68 Ibid.

69 Friedmann, E., Katcher, A., Lunch, J. J. e Thomas, S. A. (1980). Animais de companhia e a sobrevivência de um ano de pacientes após saírem de uma unidade de cuidados cardíacos. *Public Health Reports, 95*, 307-312.

70 Beck, A. e Katcher, A. (1983). *Between Pets and People: The Importance of Animal Companionship*. Nova York: Putnam; Katcher, A. e Beck, A. (1983). *New Perspectives on Our Lives with Companion Animals*. Filadélfia: University of Pennsylvania Press.

Recursos

CÂNCER DE MAMA
http://www.cancerdemama.org.br
Dados sobre o câncer de mama e versões on-line para pacientes.
Informações sobre mastectomia, links para páginas relacionadas e perguntas e respostas sobre câncer de mama. Pacientes também podem conhecer seus principais direitos e deveres, além de ler o depoimento de pessoas que passaram por essa situação.

DEPARTAMENTO DE ENDOCRINOLOGIA FEMININA DA SBEM
http://www.feminina.org.br
Neste site os especialistas da Sociedade Brasileira de Endocrinologia e Metabologia divulgam conhecimentos sobre as mudanças causadas pelos hormônios que influem diretamente na saúde, beleza e fertilidade da mulher.

DEPARTAMENTO DE GINECOLOGIA DO HOSPITAL DO CÂNCER A. C. CAMARGO
http://www.hcanc.org.br/ovar1.html
Site do Centro de Pesquisa e Tratamento do Departamento de Ginecologia, do Hospital do Câncer A. C. Camargo.

FEDERAÇÃO BRASILEIRA DAS SOCIEDADES DE GINECOLOGIA E OBSTETRÍCIA – FEBRASGO
http://www.febrasgo.com.br
Disponibiliza informações sobre encontros, atividades da Federação, índices de suas revistas *Feminina* e *Revista Brasileira de Ginecologia e Obstetrícia*.

SOCIEDADE BRASILEIRA DE ESTUDOS EM SEXUALIDADE HUMANA
http://www.sbrash.crg.br
Trata do aprimoramento profissional e científico de estudiosos e profissionais que, de alguma maneira, lidam com aspectos da sexualidade humana.

SOCIEDADE BRASILEIRA DE GINECOLOGIA ENDÓCRINA
http://www.sobrage.org.br
Apresenta novidades, notícias e agenda de eventos para os associados.

SOCIEDADE BRASILEIRA DE MASTOLOGIA
http://www.sbmastologia.com.br
Página da Sociedade Brasileira de Mastologia, entidade filiada à Associação Médica Brasileira e à Senologic Internacional Society, e que congrega aproximadamente 1.700 sócios.

SOCIEDADE BRASILEIRA DO CLIMATÉRIO — SOBRAC
http://www.menopausa.org.br
A Sobrac criou o site e o dirigiu aos médicos interessados na assistência à mulher climatérica, procurando prover esses especialistas com o que há de mais recente e relevante para a sua atuação na prática clínica diária.

SOCIEDADE DE OBSTETRÍCIA E GINECOLOGIA DO ESTADO DE SÃO PAULO
http://www.sogesp.com.br
Página com o calendário de atividades da Sociedade de Obstetrícia e Ginecologia do Estado de São Paulo e notícias gerais da especialidade.

Índice remissivo

5-HTP (5-hidroxitriptofano), 303, 311

A

Ablação do endométrio, 240-241, 242
Abuso físico, resposta de estresse após, 69
Aceitação, curando por meio da, 41
Acesulfame de potássio, 214
Acetato de medroxiprogesterona (MPA), 154, 429
Acetilcolina, função cerebral e, 302, 305, 315, 318, 321
Ácido alfa-hidróxido (AHA), 335-336
Ácido alfalipoico, 221, 338, 342, 349, 469
Ácido araquidônico, 219
Ácidos de frutas, 335, 336, 343, 346
Ácidos graxos, 71, 191, 216-217, 220, 236, 277, 310, 341, 344, 347
Ácidos graxos essenciais, 216-217, 277, 307
Acne adulta, 38, 206, 343-347, 349
   anatomia da, 344
   hormônios e, 348-349
   medicação, 340
   tratamentos naturais para, 345-346
Activella, 167, 429
Acupuntura, 192, 194, 195
   infecções do meato urinário e, 195
   para calores, 129
   para cólicas menstruais, 192
   para períodos menstruais intensos, 132, 435
   para tumores fibromas, 195, 245
Adenomiose, sangramento intenso e, 234
Adrenalina, 70, 72
Alcaçuz desglicirrinizado (DGL), 227
Álcool
   depressão e, 307
   função cerebral e, 318
   inchaço e, 224-225
   índice glicêmico, 215
   L-glutamina e, 214
   risco de câncer de mama, 405, 412-413
   saúde óssea e, 373-379
   sono e, 299
Alendronato, 168, 175, 365, 387-388

Alimentos e suplementos, 130, 178, 332, 341, 465
Alopecia androgênica, 351-353
Alumínio, 320
Alzheimer, Alois, 313
Amen (progesterona sintética), 153
Amenorreia, saúde óssea, 373, 381
Amígdala, 62, 75, 76
Amitriptilina, 307
Andrews, Sam, 219
Androgênios, 58-59, 113, 349-351
Anel de incontinência, 261
Anel vaginal (Estring), 146, 160
Animais domésticos, 46, 481, 483
Anorexia, saúde óssea e, 371-373
Antiácidos, 225-228
Antibióticos, 347, 401
Antidepressivos SSRI (inibidores seletivos da recaptação da serotonina), 301, 472
Antidepressivos tricíclicos, 306, 307, 311
Anti-inflamatórios não esteroides (NSAIDs), 237, 240, 472
Antioxidantes, 221-223, 333
   ácidos de frutas, 335-336
   antiácidos, 227
   arteriosclerose e, 454
   em verduras, 215-216
   fontes vegetais de, 178
   lignanas, 189
   luz solar e, 400
   para função cerebral, 317-318
   para saúde do coração, 466-469
Apoplexia, 139, 141, 144, 154, 176, 315, 318
Aposentadoria, 37, 100, 102, 103, 274, 295, 461
Arem, Ridha, 375
Arteriosclerose, 453-455
   anatomia da, 454-455
   colesterol e, 456-457
   depressão e, 64, 456, 461-462
   diagnóstico da, 455-456
   doença periodontal e, 458
   fumo e, 459
   homocisteína e, 458
   idade e, 460-461

ÍNDICE REMISSIVO

poderosa *versus* sem poder, 460-461
pressão alta e, 458
Artrite e exercícios de peso, 389
Aspartame, 320
Aspirina, doença cardíaca e, 472-473
Ativador de plasma, 361
Atkins, Robert C., 218
Auel, Jean, 290
Aulas de Pilates, 108, 109
Autoexames, seios, 416, 419, 426
Autossacrifício, 28, 93, 94, 96, 404, 406

B
Balart, Luis A., 219
Barbach, Lonnie, 289
Beano, para alimentos a base de soja, 188
Bebês-bumerangue, 87
Beladona, toxicidade da, 181
Beleza, cultivando, 328-363
    acne da meia-idade, 343-347
    alterações da pele, 328-334
    dos cabelos, 350-356
    procedimentos cosméticos, 356-359
    rosácea, 347-349
    rugas, 334-342
    varizes, 359-363
Benedek, Therese, 53
Bennink, Maurice, 186
Benson, Herbert, 129
Benzodiazepinas, 301
Berger, Judith, 471
Bethea, Morrison, 219
Better Bones, Better Body: Beyond Estrogen and Calcium (Brown), 371
Bifosfonatos, 168
Biofeedback, 258-259
Bioflavonoides, 191
Biópsia, nódulo sentinela, 423-424
Black cohosh, 130, 131, 181, 183, 286, 415
Body, Mind and Sports (Douillard), 476
Brand-Miller, Jennie, 219
Brines, Julie, 98
Bromelina, 361-362
Brown, Susan, 99
Bupleurum, 236

C
Calcitonina do salmão, 168
Camomila, 178, 298
Câncer (ver também tipos específicos), depressão e, 21
Câncer cervical, mudanças na vagina e na sexualidade, 269
Câncer de mama, 179, 180, 185, 188, 190, 200, 206-208, 269, 285, 320, 360, 405
Câncer do cólon, 150, 170, 176, 185
Câncer uterino, 139, 152, 439
Cannon, Walter B., 67
CapSure Shield, 260
Carboidratos, 50, 130, 198-199, 202-206, 208, 211-214, 216-218, 220, 224, 226-227, 234, 277, 297, 299, 307, 345, 350, 353-354, 360, 411-412, 435, 455, 463, 464-472
Carcinoma dos dutos *in situ* (DCIS), 417--418, 439
Carotenos/carotenoides, 215
Cayce, Edgar, 237
Células basais, 331
Células T, perda óssea, 70
Centro Women to Women, 25-26, 32, 36, 38, 344, 356
Centros de Energia Emocional, 80
Cetose, 198, 199
Chá-verde, 216, 221, 336, 343, 465, 470
Chacra cardíaco, 447
Chacras, 82
Chai Hu Long Gu Muli Wang, 194
Chalifoux, Alice, 326
Chiappone, Judie, 424
Ciclo menstrual, 48, 50, 54, 58, 61, 112, 118, 179, 194, 207, 235, 305, 419, 430, 432, 434
Cirurgia cosmética, 356, 359
Citocromo P450, 211
Climatério, 111, 119, 136-137, 155, 162
Clow, Bárbara Hand, 79, 83, 447
Coenzima Q_{10}, 221-222, 342, 416, 457, 466--467
Colágeno, 113, 135, 221, 328, 330-333, 336--342, 359, 468
Colagiuri, Stephen, 219
Colesterol, 63, 65, 92, 125, 140, 154, 166, 174, 185, 190, 215, 218, 272, 416, 437, 446, 453-457, 460-461, 463-465, 467-468, 470, 474-477
Cólicas menstruais, 192, 194-195, 207, 218, 235-236
    eicosanoides e, 204
    sabedoria das, 235
Collins, Francis, 426
Collins, Terah Kathryn, 104
Combipatch, 167
Compressa de óleo de rícino, 237, 239
Conexão corpo-mente, 67, 344
Conflitos de limites, 231
Confusão mental, 123, 136, 149, 155, 302
Controle de peso, 209-210
Corpo lúteo, 151

Cortisol, 71-72, 78-79, 124-127, 184, 195, 202, 208, 224, 277, 343, 355, 466
Coumestrol, 181
Cravos, 330, 346
Creme de estriol, 284-285
Creme de inhame, progesterona de, 153
Crinone (gel vaginal de progesterona), 153, 161, 174, 240, 246, 435
Cromo, 220
Cuidado excessivo, 94
Cuidar de idosos, 95, 107

D

D e C (dilatação e curetagem), 240
Daidzeína, 181, 187
DeAngelis, Lissa, 219
Dedaleira, 178
Deficiência de estrogênio, 149, 157, 257, 476
Demência, 148, 227, 276, 278, 313-317, 319, 322-323, 351, 437, 447, 464
Departamento de Endocrinologia Feminina da SBEM, 518
Departamento de Ginecologia do Hospital do Câncer, 518
Depressão pós-parto, 50
Derivados do ácido retinoico, 339
Dermatite, 330
Desconhecido, navegando pelo, 23, 89, 108
DesMaisons, Kathleen, 212
Despertar vocacional, 105
Dexametasona, perda de cabelos e, 355
Dextrometorfano, função cerebral e, 318
DGL (alcaçuz desglicirrinizado), 227
DHA (ácido docosaexanoico), 191, 208, 217, 310, 319
DHEA (deidroepiandrosterona), 58, 119, 125-127, 133, 144, 158, 282-283, 318, 344--345, 354, 436
Diabetes, 70, 190, 200, 205, 217, 264, 353, 455-456, 463-464
Diamond, Marian, 322
Dieta de Atkins, 218-219, 197, 199
Dieta do equilíbrio hormonal, 132, 208, 354
Difenidramina, função cerebral e, 302, 318
Dispareunia, 266
Distúrbio Afetivo Sazonal (SAD), 50, 303, 307
DMAE (dimetilaminoetanol), 336, 338, 342
Doença cardíaca, 166-167, 424, 441, 451--452, 457, 463, 467, 468, 469, 471, 474, 477, 479, 481
Doença periodontal, 456
Doenças autoimunes, 67, 70, 72
Doenças, sabedoria interior, 31-32, 35, 48, 50-51, 55, 63, 116, 135-136, 232, 292

Dominância de estrogênio, 204, 246-247
Dong quai (*Angelica sinensis*), 130, 172, 178-179, 181-182, 194, 286, 415
Dopamina, 58, 182
Dossey, Larry, 482
Douillard, John, 475
Dr. Atkins New Diet Revolution, 198, 219

E

Eades, Mary Dan e Michael, 198, 219
Eating Well for Optimum Health: The Essential Guide, 219
Eczema, 217, 330
Éfedra (*ma huang*), 180
Eicosanoides, 204-205, 207-209, 213, 217--219, 221, 224, 227, 234-236, 315, 333, 337-338, 344, 415, 454, 457, 464, 469, 472
Eixo hipotálamo-pituitária, 133
Elastina, 330, 332-333, 336-337
Elavil, 295
Eletrocardiogramas (ECGs), 69, 451, 456
Eletrólise, 351
Embolização arterial uterina (UAE), 248-249
Emoções, 86, 90-91, 136, 164, 192, 202, 255, 269, 275, 296, 323, 329-330, 344, 347, 349, 357, 403, 406, 409, 413, 418, 446, 450, 453, 462, 480-481
EMRT (ressonância magnética extracorpórea), 259
Endométrio, 132, 139, 185, 206-207, 234, 236-238, 440
Enterodiol, 181, 190
Enterolactona, 181, 190
Envelhecimento, atitude diante do, 321-322
Enxaquecas, 54, 131, 184, 195
Epilepsia, 319
Epinefrina, 58, 70, 124-126, 208
Equilíbrio potássio-sódio, 471-472
Equol, 181
Erva-de-são-joão, 136, 310-311
Ervas para exaustão suprarrenal, 124
Esfoliante, 335, 346
Espinhas, 330, 346-347
Espiritualidade, 291
Espironolactona, queda de cabelos e, 351
Esteroides, 113, 282, 348
Estévia (adoçante), 214, 320
Estradiol, 144-148, 155, 160, 169, 171, 181, 190, 206, 279, 280, 285, 315, 319, 340, 412, 431, 479
Estratest, 158
Estring, 146
Estriol, 144, 147-148, 260, 284-286, 340, 431

Estrogênio, 411-415, 423, 425, 428-436, 438
Estrona, 113, 144, 147-148, 431
Estudo Framingham, 140
Estudo PEPI, 154, 477
Estudo sobre Reposição de Estrogênio/Progesterona, 141, 316, 477
Estupro, autocura na meia-idade após, 79
Evitando confrontos, 77, 95
Exame de hormônio na saliva, 120, 122
Exames de sangue, 121, 126, 157, 204, 282, 459
Exercícios Kegel, 134, 256, 258, 286
Expectativa de vida, 322

F

Famílias da vitamina B e ácido fólico, 310
Farmácias de manipulação, 144, 158, 174, 246, 283, 285
Fator de crescimento análogo à insulina (IGF-1), 207, 412
Feitiço da lua (filme), 266
Federação Brasileira das Sociedades de Ginecologia e Obstetrícia (Febrasco), 518
Fem-Assist, 260
FemGest, 246, 434
Feng shui, 13, 104, 290, 300
Fibras, 319, 333, 341
Fibrilação ventricular, 450
Fibrina, 361
Field, Tiffany, 329
Fígado, saúde óssea e, 462
Fight Fat After Forty (Peeke), 200
Filtro solar, 328, 335
Fitonutrientes, 179
Fluoxetina, 301, 306, 472
Folículos ovarianos, 112
Fonte de energia, 41, 463
For Yourself (Barbach), 289
Força vital, 265-266, 275, 314
Fosamax, 168, 175
Foster-Powell, Kaye, 219
Fraturas nos quadris, 176
Frequência urinária, 148, 166, 248, 263, 283
Friedmann, Erika, 482
Frutas frescas, 299, 343, 468
Fruto do agnocasto, 130, 286, 415
Fruto do pilriteiro (*Crataegus oxycantha*), 470
FSH (hormônio folículo-estimulante), 57-59, 112, 118-120, 129, 155, 164, 182, 340
Função da suprarrenal
  estressores, 126
  menopausa e, 124
  suplementação da, 127-128
testes, 126
Função sexual, 157, 266, 267, 269, 272, 274, 280
  anatomia do desejo, 266
  auxiliares da lubrificação, 134, 157, 279, 283
  barreiras culturais, 20, 270
  desejo sexual, 266, 269, 276, 278, 281-283
  estrogênio/progesterona, 141, 428
  Viagra e sensualidade, 268, 272

G

Gabaldon, Diana, 290
Gênero sexual, 63, 452
Gengibre fresco, 178
Genisteína, 181, 187
Geração sanduíche, 91
Ginkgo biloba, 136, 311, 319
Glândula pituitária, hormônios e, 58, 112, 118, 181, 247
Glândulas sebáceas da pele, 331, 344-346
Globulina que dá coesão ao hormônio sexual (SHBG), 412
GnRH (hormônio liberador de gonadotrofinas), 33, 36, 58-59, 62, 75, 247
  agonistas, 247
  recuperação de memória, 75
Gorduras alimentares, 234
Gorduras Ômega-3, 132, 189, 191, 208, 217, 236, 342, 415
Gorduras Ômega-6, 217, 219
Gorduras saturadas, 218
Gorduras trans, 208, 217-218
Gotu kola (*Hydrocotyle asiatica*), 319
Gravidez de gêmeos, 118

H

Hausdorff, Jeffrey, 324
HeartMath Solution, The (Rechtschaffen), 449
Heitz, Bill, 13, 36
Heller, Richard F. e Rachael F., 212
Hendricks, Gay, 74
Herbal Rituals (Berger), 470
Herpes oral, 330
Hidrocloreto de betabel, 349
Hipermobilidade uretral, 257, 260
Hiperplasia adenomatosa do endométrio, 139
Hipertensão, 184, 446-447, 453, 455, 463-464, 467, 470-471, 473
Hipocampo, 62, 75, 315
Hipotireoidismo, 119, 123, 186, 203, 276

Histerectomia, 31, 117, 132, 242, 248-251, 253-256, 277, 316, 352
Homens, 17, 37, 55, 72, 96, 98, 139, 230, 256, 266, 268, 286, 296, 327, 329, 360, 450-452, 457, 461-462, 477
Homocisteína, 455-456, 458, 469
Hormone of Desire: the Truth about Sexuality, 283
Hormone Solution, The (Schwartz), 145
Hormônio da tireoide, 119
Hormônio em suspensão de propilenoglicol, 145
Hormônios bioidênticos, 14, 142-145, 151, 164, 170
Hormônios sintéticos, aspectos financeiros de, 138, 141-142, 146, 155, 237, 247, 248, 347, 428
Hortelã-pimenta, 225
Hospital do Câncer A. C. Camargo, 518
Hot Monogamy, 288
How Serious Is It Really? (La Roche), 323
Huddleston, Peggy, 249
Humor, libido e, 305

I

Idade, arterosclerose e, 460
Identidade e autoestima, 17
Identificação das emoções por meio do corpo, 91
Imagem do corpo, 289-290
Imipramina, 306
Impress Softpatch, 260
Impulso sexual, 118, 156, 253, 266-268, 275, 281, 287
Incontinência por urgência, 258, 262-263
Incontinência urinária por estresse (SUI), 134, 200, 230, 253, 256-258, 260-261, 279, 285-286
Índice de massa corporal, 199-201, 206, 456, 460-461
Índice glicêmico, 205-206, 211-212, 215, 219-220, 224-225, 345, 464
Infecção do meato urinário, 134, 195
Infecções da bexiga, 149, 279
Infecções vaginais recorrentes por fungo, 149, 166
Inhame selvagem, 286
Inibina, 112, 119
Inositol, 311-312
Insônia, 76, 92, 135, 193-194, 296, 299-302, 304, 306, 311, 320
Intercurso doloroso, 134, 279
Interleucina-1, 207
Ioga, 272, 300

Iogurte, como máscara facial, 343
Ipriflavona, 185
Irritabilidade, aumento na perimenopausa, 64, 111, 163
Isoflavonas, 130, 134, 136, 172, 179, 181, 183, 185-188, 190, 286, 342, 412, 415, 465

J

Joseph, Barbara, 424

K

Kaplan, Helen Singer, 288
Katcher, Aaron, 482
Kava kava, 302-303
Keto Bar, 214
Kundalini (energia universal), 83, 230, 291, 447

L

Langer, Ellen, 325
LaRoche, Loretta, 323
Laticínios, 211, 218, 325-236, 246, 465
L-carnitina, 199, 220, 468
Lee, John, 123, 434
Lemole, Jerry, 474-475
Lésbicas, hormônios reprodutivos e, 61
Levy, Becca, 324
L-glutamina, 214
LH (hormônio luteinizante), 182-183
Libido, 114, 125, 133, 157, 266-267, 270, 275-277, 279, 281-283, 286, 288, 306
Lignanas, 181, 183, 189-190, 215
Linfa, 421, 473-475
Linhaça, 166, 175, 179-180, 184, 189-191, 215, 217, 219, 245, 341, 414-415, 465
Liquid Light of Sex, The 83
Lobélia, toxicidade da, 180
Love, Patricia, 287, 288-289, 291
Love, Susan, 439
Luz natural, 307

M

Mães solteiras, 117
Magnésio, 135, 208, 226-227, 241, 277, 448, 466, 469, 472
Mal de Alzheimer, 313-314
    estrogênio e, 315-316
    radicais livres, 333
    agonistas GnRH, 247
    risco, TRH e, 168-169
Mamografias, 188, 416- 418, 422
Mastectomia, 329, 357, 426
Masters e Johnson, 272
Masturbação, 251, 272
Matairesinol, 181

McGarey, Gladys, 303
Mead, Margaret, 44
Medicina alopática, 179
Medicina chinesa, 14, 132, 182, 192-194, 236, 239
Medula óssea, 70-71, 484, 485
Melanócitos, 330
Melatonina, 300, 302-303
Menopausa
  artificial, 117, 170-171
  natural, 116-118, 171, 253
  prematura, 34, 116-117, 170
Menopausal Years: The Wise Woman Way (Weed), 241
Metabolismo da insulina, 469
Metiltestosterona, 158
Metronidazol (Flagyl), para rosácea, 348
Mindfulness (Langer), 325
Minoxidil, 354-355
Miomectomia, para fibromas, 247
Mirtilo (*Vaccinium myritillus*), 316
Mitocôndrias, 220, 468
Modelo Gail de risco de câncer de mama, 438
Moore, Francis, 419
Mudança de carreira, 107
My Healing from Breast Cancer (Joseph), 424

N

Natural Hormone Pharmacy, 145, 432
Nemeroff, Charles B., 69
Neuroectoderme, 329
Neurotransmissores, reguladores de humor, 311
Nódulos linfáticos, 70, 421, 423-424, 473
Nolvadex, 149, 168, 436, 438-439
Norepinefrina, 58, 70
Noretindrona, 154-155, 429
Norgestimato, 154-155, 429
Norgestrel, 154
North American Menopause Society, 20
Nurses' Health Study, 456, 458-459, 468, 478-479

O

Office of Women's Health Research, 452
Ortho-Prefest, 155
Oscilações de humor, 114, 117, 119, 132, 135, 147, 149, 184, 293, 304, 320
Osteocalcina, benefícios da soja para, 185
Osteoclastos, 185
Osteoporose, 65, 135, 140, 148, 159, 168, 175, 226, 253, 284, 303, 320, 431, 436
Otimismo, 322
Otosclerose, 431
Outlander (Gabaldon), 290
Ovários, 32, 52, 58, 112-114, 116-119, 123, 133, 147-148, 156, 158, 169-170, 193, 196, 207, 211, 250-251, 253, 255, 277, 282, 316, 345, 426, 433, 478

P

Paixão, 265, 270, 287-288, 291-292
Paroxetina, 306, 472
Parton, Dolly, 324
Paxil, 309, 472
Peeke, Pamela, 200
Pelos faciais, 350-351
Pensamento confuso, 312
Perda óssea, 33, 135, 150, 168, 185, 247
  células T, 70
Perimenopausa, 30, 46, 48, 50-52, 58, 64, 75, 77, 103, 112-113, 116, 118-119, 123, 128-129, 131, 133, 136-137, 144, 150, 156, 159, 163, 179, 182-184, 186, 188-189, 191, 193-194, 199, 202-206, 208, 210, 214, 217, 221-222, 224-225, 229, 230-231, 232, 234--236, 242-243, 247, 256-257, 260, 262, 267, 280, 284, 288, 293-294, 297, 301, 312, 315, 327, 339, 345, 352, 405, 416, 419, 423, 427, 432, 434, 436, 458, 483
Peróxido de benzoil, 346-347
Perricone, Nicholas, 336
Pert, Candance, 309
Pesos vaginais, 256
Pessimismo, 322
Phillips, Kelly-Ann, 425
Pílula anticoncepcional, 146, 237
Placas fibrosas, 454
Plano de vida, 409
Porcentagem de gordura corporal, 197, 199--200, 229, 436
Porges, Stephen, 69
Potatoes, Not Prozac (DesMaisons), 212
Prager, Kenneth, 419
Prato de incontinência, 261
Pravachol, 457
Pravastatina, 457
Prednisona, 125
Pregnenolona, 318
Premarin, 139, 140-143, 152, 155, 167, 188, 268-269, 285, 316, 352, 427, 429, 461, 477
Prempro, 141-143, 152, 154-155, 164, 166--167, 169, 176, 316, 428-429, 477
Prepare for Surgery, Heal Faster (Huddleston), 249
Pressão sanguínea, 68, 456
Prisão de ventre, varizes e, 360

Proantocianidinas oligoméricas (OPCs), 468, 471
Problemas de pele, 344, 463
Problemas intestinais, benefícios da soja, 185
Produção excessiva de insulina, 210
Produtos à base de grãos, 211, 213, 226
Produtos contendo enxofre, 346-347
ProGest, 246, 431, 434
Progesterona bioidêntica, 144, 152-154, 169, 246, 305, 425, 428, 430-431, 434-436
Progestina, 154, 155, 167, 169, 247, 412, 428-429, 431
Prolactina, 61, 340, 403
Prolapso uterino, 256
Prolapso, 256, 262
Prometrium (progesterona oral), 153, 174, 176, 240, 431, 435
Prostaglandina F2-alfa, 207-208, 234, 237, 238, 240
Protein Power (Eades e Eades), 198, 219
Protein Power Lifeplan (Eades e Eades), 219
Prótese para suporte do colo da bexiga, 261
Provera, 140-142, 152, 154-155, 167, 240, 429, 461, 477
Prozac, 47, 64, 188, 295, 301, 303, 306, 308-310, 472
Psoríase, 217, 330, 337

Q
Quimioterapia, menopausa artificial e, 117

R
Radiação ultravioleta, pele e, 333
Radicais livres, 181, 190, 221, 315, 317, 331-333, 336-338, 342, 414, 454, 464, 466-469, 475-476, 478
Raiva da menopausa, 62
Raiva, 46, 62-66
  cura por meio da, 40
  ponte intelectual sobre a, 65-66
  medicando-se para manter o statu quo, 64-65
Raiz de alcaçuz (*Glycyrrhiza glabra*), 183
Rako, Susan, 283
Raloxifeno, 149-150, 168, 175, 320-321, 436
Ranitidina, 226, 466
Reaven, Gerald, 206, 219
Receptores de estrogênio, 75, 149-150, 181, 183, 320, 431, 435-436
Rechtschaffen, Stephan, 449
Recipes for Change, 219
Reclaiming Goddess Sexuality, 267
Relação cintura-quadril, 199
Relax, You May Only Have a Few Minutes Left, 323

Reliance Urinary Control Insert, 260
Remédios contra ansiedade, 78, 348
Remédios de estatina, 467
Remifemin, 183
Remoção de pelos a *laser*, 351
Reposição hormonal
  oral, 412
  transdérmica, 144
Resnick, Neil M., 257
Ressecamento vaginal, 134, 147-149, 166, 175, 183-184, 187, 247, 266, 268, 279, 281, 285
Revival (suplemento de soja), 187-189, 342
Risco de câncer
  intestino, 185
  ovários, TRH, 285, 426
Rosácea, 347-349
Rubenstein, Boris, 53

S
SAM-e, 311
Sangramento intenso, 133, 205, 235, 238-242, 248, 256
Saúde dos seios, 410, 413, 416, 427, 430, 434, 436, 467
Savage, Linda, 267, 270
Schulz, Mona Lisa, 14, 35, 81, 407-408, 442, 453
  intuição médica, 453
Schwartz, Érika, 145, 432
SeaCure, 228
Selênio, 468
Selye, Hans, 67
Sensação de perda clitorial, 266
Sensualidade, 273, 289-290
Serafem, 310
SERMs (moduladores seletivos de receptores de estrogênio)
  raloxifeno, 149-150, 320-321, 436
  tamoxifeno, 149-150, 168, 186, 188
Serotonina, 58, 202, 210, 212, 305, 306-307, 309-311
Sertralina, 302, 306, 472
Sexo seguro, 287-288
Sherwin, Barbara, 316
Shockney, Lillie, 424
Shou Wu Pian, 354
Siegel, Bernie, 73
Sinvastatina, 457
Síndrome do ninho vazio, 84-86, 88-89, 90, 97, 105, 109-110, 441
Síndrome do ovário policístico, 200, 206
Síndrome X, 205-206, 219, 353
Siple, Molly, 219

Sistema nervoso autônomo, 67-69, 70, 74, 445
Sistema Nervoso Parassimpático (PNS), 67-69
Sistema Nervoso Simpático (SNS), 68-69, 71
Snyder, Solomon, 309
Sociedade Brasileira de Estudos em Sexualidade Humana, 518
Sociedade Brasileira de Ginecologia Endócrina, 518
Sociedade Brasileira de Mastologia, 519
Sociedade Brasileira do Climatério (Sobrac), 519
Sociedade de Obstetrícia e Ginecologia do Estado de São Paulo, 519
Solidão, sabedoria da, 483-485
Spray de tretinoína, 354
Steward, H. Leighton, 219
Sugar Busters: Cut Sugar to Trim Fat, 219
Sugestões para redução de inchaços, 224
Suores noturnos, 111, 117, 130, 136, 183, 194, 281, 298
Suplementos probióticos, 264
Suprarrenais, exaustão/esgotamento, 124--128, 133, 156, 282
Svendsen, Nanna Ainda, 445
Syndrome X, 219

T
Tamoxifeno, 149
Tarzan e sua companheira (filme), 99
Tato, libido e, 290
Tecido uretral, 262
Tecido vaginal, hormônios e, 133
Técnicas de relaxamento, 130, 298, 300
Terapia Behaviorista Cognitiva (CBT), 322
Terapia da reposição hormonal, 64, 131, 141-142, 266, 271, 276, 284, 303, 339-340, 361, 405
Teste de densidade óssea DEXA, 376-377
The Carbohydrate Addict's Lifespan Program, 212
The Glucose Revolution, 219
The Sugar Addict's Total Recovery Program, 212
Timo, sistema nervoso autônomo, 70
Tocotrienóis, 337, 339, 343, 468
Tofranil, 306
Tolterodina, 262
Tono vagal, 69
Toxicidade da *Phytolacca americana*, 180

Toxicidade do *blue cohosh*, 180
Traumas, reforçando passados, 59, 65, 77--78, 202
Tumores fibromas, 242-243, 248, 435
Tums, 226-227

U
Umectante, 276, 334-335
Urticária, 330

V
Vaginite atrófica, 284
Valeriana, 300, 302-303, 310
Valley of Horses, The (Auel), 290
Vane, John, 472
Variedade sexual, 289
Verduras crucíferas, 180, 414
Verduras frescas, 215-216, 222, 471
Vícios, 195, 459
Virtue, Doreen, 111
Vitamina A, 215, 239, 336, 346
Vitamina C, 469
Vitamina D, 415
Vitamina E, 362
  tocotrienóis, 337
Vulnerabilidade, poder da, 42

W
Weed, Susun S., 241
Weil, Andrew, 219
Welch, Gilbert, 417
Wilson, Jack, 13
Wilson, Robert, 138
Wolever, Thomas, 219
Women's Health Initiative, 141
Wyeth-Ayerst, 140
Wyrick, Dana, 420

X
Xiao Yao Wan (para cólicas menstruais), 236

Y
Yannan Pei Yan, 359
Yunnan Bai Yao, 194, 236, 242

Z
Zava, David, 433
Zocor, 457
Zoloft, 472

GRÁFICA PAYM
Tel. (011) 4392-3344
paym@terra.com.br